Anstalten und Einrichtungen

des öffentlichen Gesundheitswesens

in Preussen.

—✳—

Anstalten und Einrichtungen

des

öffentlichen Gesundheitswesens in Preussen.

Festschrift

zum

X. internationalen medizinischen Kongress

Berlin 1890.

Im Auftrage Seiner Excellenz
des Ministers der geistlichen, Unterrichts- und Medizinal-Angelegenheiten

Dr. von Gossler

nach amtlichen Quellen

herausgegeben

von

Dr. M. Pistor,

Regierungs- und Geheimer Medizinalrath.

Mit zahlreichen in den Text gedruckten Zeichnungen.

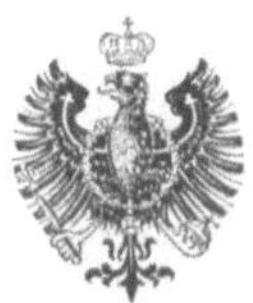

Springer-Verlag Berlin Heidelberg GmbH

1890

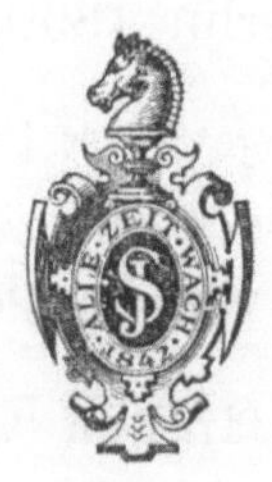

ISBN 978-3-642-50398-6   ISBN 978-3-642-50707-6 (eBook)
DOI 10.1007/978-3-642-50707-6
Softcover reprint of the hardcover 1st edition 1890

Vorwort.

Se. Excellenz der Minister der geistlichen, Unterrichts- und
Medizinal-Angelegenheiten Herr Dr. von Gossler regte unmittelbar,
nachdem das Organisationscomité für den im August 1890 zu
Berlin stattfindenden X. internationalen medizinischen Kongress gebildet worden war, die Herausgabe einer Festschrift zur Begrüssung
des Kongresses an.

Eine Anzahl von bemerkenswerthen, meist neu erbauten oder
ausgestatteten, der ärztlichen Ausbildung, wie der wissenschaftlichen
Forschung dienenden Anstalten und Einrichtungen an den Preussischen Universitäten, die militärärztlichen Bildungsanstalten und zwei
Garnisonlazarethe für Berlin, sowie einige hervorragende Provinzial-
und Genossenschafts-Anstalten für öffentliches Gesundheitswesen
sind in der vorliegenden Festschrift unter Berücksichtigung ihrer
geschichtlichen Entwickelung, baulichen Anlage und inneren Ausstattung, Leitung und Verwaltung, wie der Ergebnisse ihrer Leistungen
und der letztjährigen Etatsverhältnisse beschrieben worden; dieselben stehen, soweit nicht bei Einzelnen etwas Anderes bemerkt
ist, sämmtlich unter staatlicher Verwaltung.

Die militärärztlichen Bildungsanstalten und die beiden Garnison-
Lazarethe sind in der Medizinal-Abtheilung des Preussischen
Kriegsministeriums, alle übrigen Anstalten und Einrichtungen von
Professor Dr. Albert Guttstadt nach amtlichen Quellen bearbeitet.

Berlin, im Juli 1890.

Dr. Pistor.

Inhalts-Verzeichniss.

I. Anstalten und Einrichtungen der Preussischen Universitäten.

          Inhalts-Verzeichniss.

Breslau.

Göttingen.

Greifswald.

Halle.

Kiel.

Königsberg.

Marburg.

II. Genossenschafts- und Provinzial-Anstalten.

I.

Anstalten und Einrichtungen

der

Preussischen Universitäten.

———✳———

Berlin.

Der botanische Garten.

(W., Potsdamer Strasse 75.)

Geschichtliches[1]). Der grössere an der Potsdamer Strasse
gelegene Theil des jetzigen botanischen Gartens war um die Mitte
des siebzehnten Jahrhunderts für die kurfürstliche Brauerei mit
Hopfen bepflanzt, die kleinere westliche Partie bildete damals noch
einen Theil des mit Elsen bestandenen sogenannten Hopfenbruches.

Im Jahre 1679 liess Friedrich Wilhelm der grosse Kurfürst
bei der Aufhebung der Brauerei den Garten für Obstbäume und
Küchengewächse herrichten und Samen, lebende Gewächse und
junge Bäume herbeischaffen. Unter persönlicher Betheiligung an
den gärtnerischen Arbeiten pflegte er im Garten mit Vorliebe seine
Mussestunden hinzubringen, und machte denselben für das ganze
Land zu einem Musterinstitute.

Unter dem Könige Friedrich I. wurde der Garten nach Aufführung von Glas- und Treibhäusern und Anlage einer Orangerie
in einen königlichen Lustgarten verwandelt; für Botanik geschah
nur wenig bis zum Jahre 1801. Erst mit Karl Ludwig Willdenow, welcher in jenem Jahre die Direktion übernahm, beginnt
eine neue und glücklichere Periode für den Garten. Mit rücksichts-
loser Energie und zäher Ausdauer verfolgte er sein Ziel, den botanischen Garten der möglichsten Erweiterung der Pflanzenkunde

---

[1]) Eine ausführliche, auf authentische Quellen gegründete Darstellung
lieferte Dr. Ign. Urban im Jahrbuch des königlichen botanischen Gartens und
Museums zu Berlin, I. (1881) S. 1—95, Taf. I—II, welche als selbständiges
Werk erschien (Berlin, Gebr. Borntraeger).

1*

dienstbar zu machen und durch Anstellung von Versuchen mit ökonomisch, technologisch und medizinisch wichtigen Gewächsen auch die angewandte Botanik zu fördern; er ist daher als der eigentliche Gründer des modernen botanischen Gartens zu betrachten. Nach seinem am 10. Juli 1812 erfolgten frühzeitigen Tode wurde Professor Heinrich Friedrich Link Direktor. Der Garten machte weitere bedeutende Fortschritte, die vor Allem dem Wohlwollen zu verdanken sind, welches der damalige Minister v. Altenstein dem Institute fast ein Vierteljahrhundert hindurch bewies. Durch ausserordentliche Bewilligung von Geldmitteln seitens des Staates war es möglich geworden, tüchtige Reisende zur Herbeischaffung von Sämereien und lebenden Pflanzen in ferne Länder zu schicken. Grosse Förderung aber erfuhr der Garten durch die Reisen, welche der damalige Inspektor Otto im Auftrage des Ministeriums zu den berühmten Handelsgärten Englands und der Niederlande machte. Für die Unterbringung aller dieser Gewächse mussten neue Häuser aufgeführt werden. So entstand 1820 das jetzige Winterhaus und 1821 das älteste Palmenhaus aus Holz, sowie das jetzige Succulentenhaus.

Alexander Braun, Link's Nachfolger, erweiterte den Garten durch Ankauf von 451 Ar. Unter seiner Leitung wurde 1857/58 das neue Palmenhaus erbaut, dessen äusserst zweckmässige Einrichtungen sich an den Pflanzen in kürzester Frist bemerklich machten. — In den folgenden Jahren fand 1862 die Anordnung der Freilandstauden nach dem natürlichen System, der Umbau des älteren Palmenhauses und Einrichtung desselben zu dem jetzigen Succulentenhause, der Bau des jetzigen Orchideen- und Farnhauses 1862 und 1875 statt.

Als Nachfolger von A. Braun wurde 1878 Professor August Wilhelm Eichler berufen. Die neugegründete Stelle eines ersten Assistenten erhielt Ign. Urban. Die Veränderungen, welche der Garten seit 1878 erfuhr, beziehen sich im Wesentlichen auf das freie Land und waren zum Theil von dem Bestreben der Direktion geleitet, den Garten in noch umfangreicherem Masse, als es bisher geschehen war, und in bequemerer Weise zu einem anziehenden Bildungsmittel des Publikums zu machen. Die wichtigsten Umgestaltungen waren: die Anlage eines Alpinums, die Umpflanzung der Stauden nach dem Eichler'schen System, die Herrichtung eines offizinellen und Nutzpflanzenstückes, die vollständige Umgestaltung des Ostrandes des Gartens (Verbreiterung des Terrains bis zur

Potsdamer Strasse, Aufführung der neuen Mauer, Berasung und Bepflanzung mit einem Eichensortimente), ferner die Anlage einer grösseren Stauden-Reserve, Aufstellung der Gewächshauspflanzen während des Sommers in neun grossen, theils pflanzengeographischen, theils systematischen Gruppen, endlich die Chaussirung der Wege und die geschmackvolle Anordnung und Bepflanzung der Schmuck- und Zierplätze des Gartens. Von baulichen Veränderungen sind ausser der Aufführung des botanischen Museums besonders hervorzuheben: der Neubau des Victoriahauses für tropische Wasserpflanzen, eine Reihe von Bassins für Wasser- und Moorpflanzen der gemässigten Zone und die bis dahin so schmerzlich vermisste Wasserleitung.

Nach Eichler's im Jahre 1887 erfolgtem Tode trat auf $2^{1}/_{2}$ Jahre ein Interimistikum in der Oberleitung ein, welchem durch die Berufung des Professors Adolph Engler und durch die Ernennung des bisherigen Kustos Professor Urban zum Unterdirektor am 1. Oktober 1889 ein Ende gemacht wurde; als Kustos wurde Dr. F. Pax angestellt. Der günstige Winter 1889/90 gestattete es, an Stelle des alten Alpinums, des Nutzpflanzenstückes, des östlichen Theiles des Sommerstückes, eines Theiles des Reservestaudenstückes, sowie einer noch unbepflanzten Wiese in verhältnissmässig kurzer Zeit eine Anlage zu schaffen, welche dem Publikum zur Belehrung und dem Garten zu hoher Zierde gereicht: die pflanzengeographischen Partien der gemässigten Zone. Das Nutzpflanzenstück wurde auf den Rasenplatz nördlich vom botanischen Museum verlegt und mit neuen, zum Theil sehr ausführlichen Etiquetten versehen.

Gegenwärtiger Zustand. Der Königliche botanische Garten hat eine Grösse von ungefähr 1120 Ar und die Gestalt eines kurzen Rechtecks. Im Südwesten der Stadt gelegen, begrenzt er in seiner Längsausdehnung den äussersten Theil der Potsdamer Strasse und reicht bis zum Dorfe Schöneberg. Er wird ringsum von einer 2,3 m hohen Mauer umgeben und besitzt zwei Eingänge, den einen in der Nordostspitze an der Potsdamer Strasse, den anderen dem botanischen Museum gegenüber, an der Grunewaldstrasse 6—7.

Die technische Leitung des Gartens liegt zur Zeit in der Hand des Garteninspektors Wilhelm Perring, welchem 2 Obergehülfen, 15 etatsmässige Gehülfen, 10 jüngere Gehülfen und Volontäre, ein Thürhüter, 1 Heizer (Schlosser), 1 Maurer, 1 Tischler, 1 Zimmermann, 1 Glaser, 1 Oekonomiefrau, 17 Arbeiter (davon 1 Gartenaufseher, 1 Nachtwächter), 7—10 Arbeitsfrauen und 10—12 Arbeits-knaben unterstellt sind.

Der Etat für 1890/91 beläuft sich auf 97 505 Mark.

Die wissenschaftlichen Hülfsmittel sind die Bibliothek, die Mikroskope nebst Hülfsapparaten und das Gartenherbar, welche im Verein mit den Pflanzenkatalogen im früheren Direktorialdienstgebäude aufbewahrt werden.

Da die Hauptaufgabe des Gartens in der Förderung der wissenschaftlichen Pflanzenkunde besteht, wird dafür gesorgt, dass der Garten für wissenschaftliche botanische Arbeiten jederzeit ein reiches Material darbietet und so viel als möglich Typen des Pflanzenreiches repräsentirt; um den Ueberblick der natürlichen Abtheilungen des Pflanzenreiches möglich zu machen und die Auffindung der Pflanzen zu erleichtern, werden die letzteren und namentlich die im freien Lande, soweit es die Bedingungen ihres Gedeihens erlauben, nach systematischen oder anderen wissenschaftlichen Prinzipien kultivirt. Dass fremdartige Bestrebungen in die Verfolgung der wissenschaftlichen Zwecke des Gartens störend eingreifen, und dass dieser in einen Zier- und Lustgarten ausarte oder zu Handel mit Gewächsen u. s. w. missbraucht werde, soll möglichst verhütet werden.

Die Anzahl der im Jahre 1890 im Garten kultivirten Pflanzen beträgt ca. 19 000 Arten, Varietäten und Formen.

Die Freilandpflanzen (s. Plan S. 7). Wenn man sich vom Haupteingange aus jenseits des Gärtnerhauses und der Pförtnerwohnung nach links hin wendet, so gelangt man zunächst zu den im Freien aushaltenden, nach dem Eichler'schen System angeordneten Stauden; ihre Gesammtsumme (einschliesslich der Zwiebel-, Moor-, Wasserpflanzen etc.) beläuft sich auf nahe 4000 Arten. Sie erstrecken sich von der Inspektorwohnung längs der Potsdamer Strasse und beginnen mit den Compositen (w), denen sich die übrigen Aggregaten (v), Rubiinae (u), Labiatiflorae (s, t) und Tubiflorae (r) anschliessen. Auf einem Seitenstück links stehen die Campanulinae (q), Contortae (p) und Primulinae (o). Auf dem zweiten Hauptstück in der Fortsetzung des ersteren finden wir die Leguminosae (n), Rosiflorae (m), Myrtiflorae (l) und Umbelliferae (k). Denselben parallel zur rechten Hand sind die Saxifraginae (i); Caryophyllinae (h), Tricoccae, Terebinthinae, Gruinales, Columniferae (g), die Cistiflorae und Rhoeadinae (f) angepflanzt. In der Fortsetzung des zweiten Hauptstückes haben die Polycarpicae (e), die Centrospermae (mit Ausschluss der Caryophyllaceae) (d) sammt

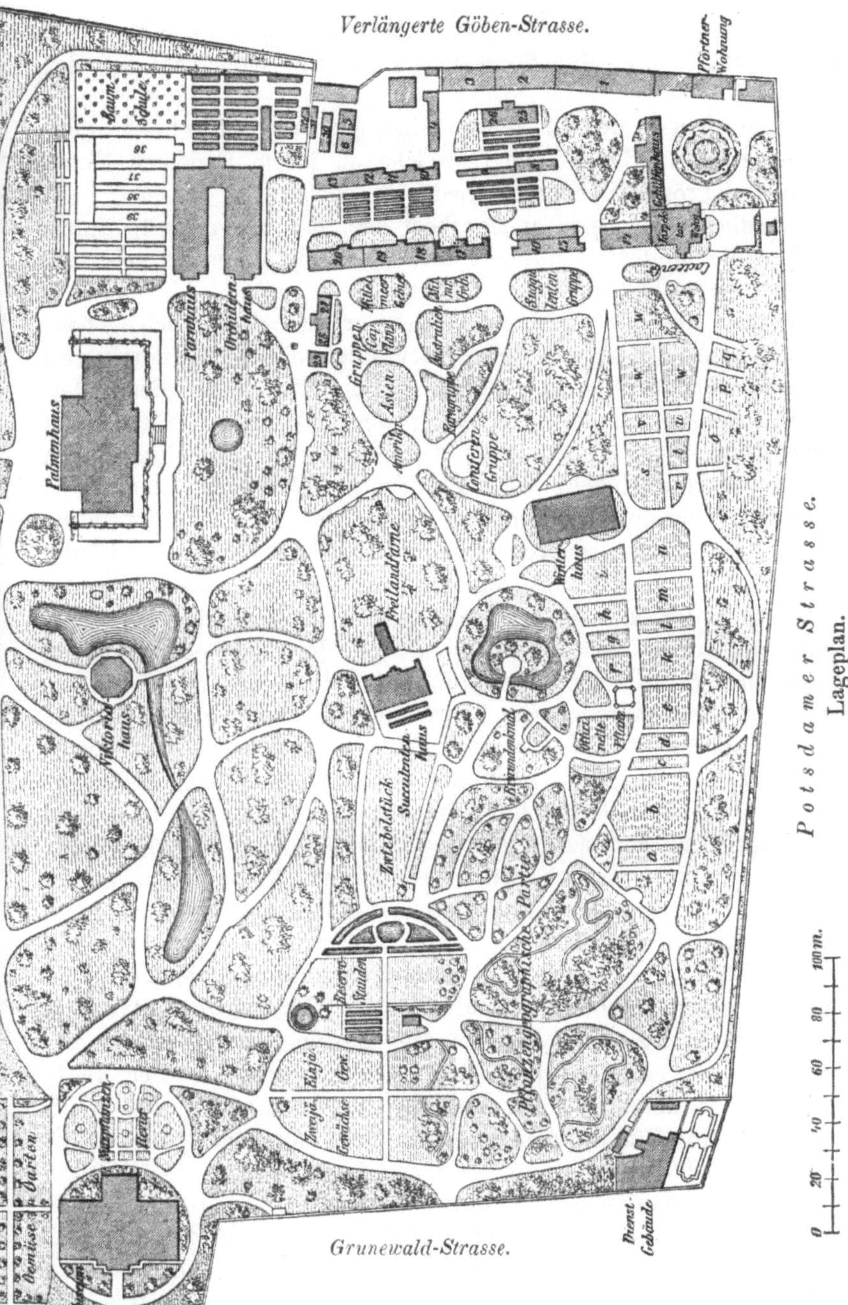
Verlängerte Göben-Strasse.
Pförtner-Wohnung
Baum-Schule
Palmenhaus
Varmhaus
Orchideen-Haus
gruppen
Asien
Amerika
Ranzgruppe
Australien
Cap-Pflanz.
Mittelmeer-Serie
Staudentanten-gruppe
Coniferen-Gruppe
Batterie
Winter-haus
Freilandfarne
Viktoria-haus
Succulenten-haus
Zwiebelstück
Blumenament
Pflanzengeographische Partie
Reservo-Stauden
Zweijä.
Einjä.
Tomaische Gew.
Versuch.
Potsdamer Strasse.
Lageplan.
Grunewald-Strasse.
Dienst-Gebäude
0   20   40   60   80   100 m.

den Urticinae und Aristolochiaceae (c) ihren Platz gefunden. Die Monocotylen (a, b): Glumiflorae und Juncaceae schliessen hier das System ab.

Rechts neben den Gramineen sind auf dem Moorbeete (Mo) eine Anzahl Stauden vereinigt, welche zu ihrem Gedeihen Moorboden und grösseren Schatten bedürfen.

Nördlich nahe bei dem Moorbeet liegt das offizinelle Stück, welches die im Freien aushaltenden oder einjährigen Arznei- und Giftpflanzen enthält.

In dem südöstlichen Abschnitte des Gartens befindet sich die neugeschaffene Anlage zur Darstellung der Vegetationsformationen in der nördlichen gemässigten Zone. An die Formationen der mitteleuropäischen Ebene schliessen sich in der nördlichen Hälfte die des mitteleuropäischen Vorgebirges, der subalpinen und der alpinen Region an. Auf Hügeln von verschiedener Höhe und mit den den einzelnen Gebirgssystemen entsprechenden Gesteinen sind die Floren der mittel- und nordeuropäischen Hochgebirge angepflanzt und zwar westlich die der skandinavischen Gebirge, sodann die der Sudeten, in der Mitte in drei parallelen Höhenzügen die der nördlichen Kalkalpen, der Zentralalpen und der südlichen Voralpen, denen sich östlich eine Hügelgruppe für die Flora der Pyrenäen, weiterhin die makaronesische Flora und östlich von den Alpen die Mediterranflora anreiht. In der südlichen Hälfte ist der östliche Theil der Karpathenflora, dem pontischen Laubwalde, der Balkanflora, sodann dem Kaukasus, Libanon, dem Himalaya und Altai gewidmet, während der westliche Theil die japanisch-chinesische und die nordamerikanische Flora (atlantisches Nordamerika, Rocky Mountains, Präriengebiet, kalifornische Gebirge und pacifisches Gebiet) aufnimmt.

Im Süden des Gartens liegt das sogenannte Sommerstück. Von einer grösseren Fläche, welche durch zwei sich kreuzende Wege in vier Theile zerlegt wird, werden drei derselben alljährlich für die Aufnahme der einjährigen Gewächse hergerichtet. Der vierte dieser Theile nimmt die zweijährigen Pflanzen auf, von denen immer die eine Hälfte im ersten, die andere im zweiten Vegetationsjahre sich befindet.

Wendet man sich vom Sommerstücke zurück dem Zentrum des Gartens zu, so begegnet man zunächst der Staudenreserve, gelangt sodann zu den Bassins der Wasser- und Sumpfpflanzen der gemässigten Zone und endlich zum Zwiebelstück. Das letztere enthält ein besonders reiches Sortiment aller im Freien aushaltenden Zwiebel- und Knollengewächse.

Zwischen dem Zwiebelstück und der Sammlung offizineller Pflanzen steht das von Freunden und Schülern Professor Alexander Braun im Jahre 1879 errichtete Denkmal.

Etwas abseits von den übrigen Stauden, ziemlich im Zentrum des Gartens, sind die Freilandfarne und Equiseten am Rande einer Coniferengruppe theils in kreisförmigen, von Steinen umgebenen Beeten, theils auf halbmondförmigen, ummauerten Terrassen ausgepflanzt.

Das Nutzpflanzenstück liegt nördlich vom botanischen Museum. Es sind hier die gebräuchlichsten unserer Getreide-, Küchen-, Oel-, Farbe-, Gespinnpflanzen ohne Rücksicht auf ihre Dauer vereinigt.

Wir wenden uns nun zu der systematisch geordneten Sammlung der bei uns im Freien aushaltenden Gehölze, zum Arboretum. Die Vertheilung der Familien lässt sich hier aus Mangel an Raum nicht im einzelnen besprechen. Es mag nur darauf hingewiesen werden, dass sich längs der westlichen Mauer die Pomaceen und Amygdalaceen, an der südlichen die Berberidaceen, an der östlichen die Leguminosen und das Quercetum befinden, dass die beträchtliche Sammlung von Weiden westlich vom Zwiebelstück, die Coniferen theils im Zentrum des Gartens, theils vor dem Palmenhause ihren Platz gefunden haben.

Die Gewächshauspflanzen. Es werden etwa 12 000 Arten und Varietäten in den 40 Gewächshäusern und Gewächshaus-Abtheilungen des Gartens kultivirt oder überwintert. Der grössere Theil derselben wird während des Sommers zur Bildung pflanzengeographischer und systematischer Gruppen verwendet, welche südlich von der inneren Reihe der kleineren Häuser zur Aufstellung gelangen und durch die Art der Gruppirung auf bequeme Weise die Physiognomik der verschiedenen Floren und der betreffenden Familien veranschaulichen. Die bemerkenswerthesten Arten der im Garten besonders reich vertretenen Familie der Cacteen bilden dort, wo wir mit der Schilderung des Systems begannen, den Ausgangspunkt; ihnen schliesst sich die Gruppe der Succulenten des zentralamerikanischen Hochlandes an. Daneben befindet sich eine Gruppe von Succulenten des Karroagebietes in Südwestafrika. Hierauf folgt eine Gruppe mit den immergrünen Gewächsen aus der Winterregenregion des Kaplandes, dann eine Mittelmeerpartie, seitwärts

davon die neuseeländische und australische Gruppe, weiterhin die
ostasiatische Gruppe, endlich eine Gruppe von Pflanzen aus dem
nördlichen Nordamerika und eine Gruppe von Pflanzen des anderen
Amerikas. Nordöstlich von dieser Partie, im Schatten einheimischer
Laubbäume, befindet sich die Farngruppe, welche durch eine
grössere Anzahl Baumfarne ausgezeichnet ist, südöstlich die Gruppe
der Gewächshaus-Coniferen.

Da die meisten der Häuser während des Sommers leer stehen,
so wollen wir uns hier nur auf einige Warmhäuser beschränken,
die das ganze Jahr hindurch von Gewächsen eingenommen werden.

Wendet man sich vom Winterhause nach Westen, so gelangt
man beim Succulentenhause vorbei zum Victoriahause (S. 11),
welches in den Jahren 1882—83 entstand. Dasselbe hat im Grundriss die Form eines regelmässigen Zehnecks und enthält ein rundes
mittleres Bassin für die Victoria, einen Umgang und ein wandstän-
diges, ringförmiges Bassin für andere Wasserpflanzen. Der Aufbau
besteht aus einem eisernen Rippenwerk von glockenähnlicher Form.
Die Heizung geschieht durch Warmwasserrohre, welche sowohl
durch das Mittel- wie das Seitenbassin geführt sind. Ausser der
Victoria regia, welche gewöhnlich in zwei Exemplaren eingesetzt
wird, werden hier während des Sommers eine Reihe tropischer
Wassergewächse kultivirt, von denen die Nymphaeen, Pontederia-
ceen, Nelumbien, hauptsächlich in das Auge fallen. Im Winter
werden hier, nachdem das Wasser abgelassen ist, Kalthauspflanzen
aufgestellt.

Das Palmenhaus besteht aus einem zur Aufnahme der
Pflanzen bestimmten Bau aus Glas und Eisen und einem im Rücken
der mittleren Partie liegenden massiven Anbau. Die Hauptfront
ist nach Osten gerichtet. Das eigentliche Gewächshaus setzt sich
aus einem 17,4 m hohen und 17 m langen Mittelbau und zwei
11 m hohen Seitenflügeln von 18 m Länge und 17 m Tiefe zusammen. Die gesammte Länge beträgt 53,4 m, der Flächenraum
933 qm, der kubische Inhalt 10 092 kbm. Eine Doppelreihe gusseiserner Röhrenpfeiler bildet den Kern der Konstruktion; die äussere
Pfeilerreihe ist mit Doppelfenstern verglast, von denen die inneren
während des Sommers entfernt werden; zwischen dieser und der
inneren Reihe umziehen den Innenraum zwei durchbrochene Galerien,
die eine durch das ganze Haus verlaufend in der Höhe der ersten
Etage, die andere in der Höhe der zweiten Etage nur im Mittelbau.
Das in einzelne Satteldächer zerlegte Dach ist mit starken Roh-

glastafeln verglast. Die Anlage des aus massivem Backsteinmauer-
werk konstruirten, überwölbten Kellers, der von einer breiten Ter-
rassenanschüttung umgeben wird, war durch die eigenthümliche Art

Victoriahaus.

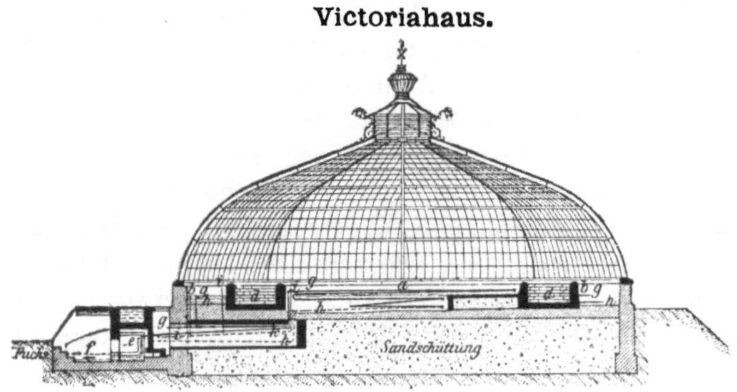

Längsschnitt.

a) Bassin für die Victoria regia. *b)* Bassin für kleinere Wasserpflanzen. *c)* Erdkästen für Schling-
pflanzen. *d)* Umgang. *e)* Heizkessel. *f)* Vorraum zu *e*. *g, h)* Heizrohre. *i)* Zuleitungsrohr zum Füllen
des Bassins. *k)* Abflussrohr. *l)* Schornstein.

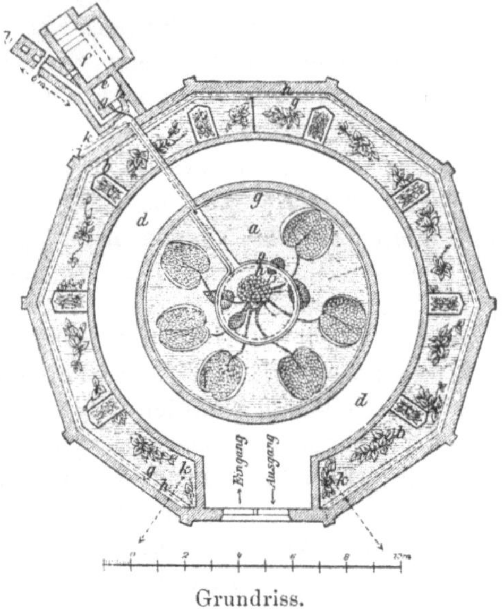

Grundriss.

der Heizung bedingt. Ausser einer direkten Wasserheizung, deren
zwei Kessel in den Keller selbst hineinragen und 18 Kupferrohre
von je 10 cm Durchmesser speisen, ist noch eine Dampfheizung vor-

handen, ebenfalls aus zwei (kommunizirenden) Kesseln bestehend, welche nur wenige Stunden am Tage thätig ist. Sie hat den Zweck, durch die zunächst durch den Keller streichenden Rohre den Erdboden des Hauses zu erwärmen, sodann aber mittelst der in das Haus eintretenden Dämpfe für die Pflanzen die warmen Nebel der Tropen zu ersetzen. Des Morgens wird die Temperatur des Hauses durch die Wasserheizung auf 12^0 und durch Einlassen des Dampfes auf $15—17^0$ gebracht. Im Mittelbau befinden sich hauptsächlich die hochstämmigen Palmen, deren Wachsthum durch die Ueberwölbung des Fussbodens, in welchen sie sich höchstens noch 0,6 m versenken lassen, eine bestimmte Grenze gestellt ist. Der südliche Seitenbau, welcher trockenere, wärmere Luft aufweist, birgt hauptsächlich Cycadeen und Pandanus-Arten; im nördlichen Seitenflügel stehen Baumfarne, Phoenix-, Livistona-Arten in feuchterer Luft und stärkerem Schatten.

Dem Victoriahause gegenüber, nordöstlich vom Palmenhause, ist das Orchideenhaus gelegen. Es besteht aus 3 Abtheilungen; die hinterste enthält auch die Kollektion vortrefflich vegetirender Nepenthes-Arten. Neben dem Orchideenhaus liegt das Farnhaus.

Schliesslich ist noch ein kleines, unfern des Einganges gelegenes Erdhaus (25—26) zu erwähnen, welches eine Kollektion besonders schwierig zu kultivirender, zum Theil auch medizinisch oder technisch wichtiger Warmhauspflanzen enthält.

Der Garten ist mit Ausnahme des Sonntags und der Feiertage täglich von 7—7 Uhr (im Winter bis zum Eintritt der Dämmerung) geöffnet. Durchreisende können ihn dagegen an jedem Tage besichtigen. An manchen Tagen mag sich die Zahl der Besucher wohl auf 6—7000 belaufen.

Wer sich wissenschaftlich im Garten beschäftigen will, erhält vom Direktor eine besondere Erlaubnisskarte, durch welche es ihm gestattet wird, die dem Publikum verbotenen Wege zu betreten und sich von den Gehülfen Untersuchungsmaterial abschneiden zu lassen. Desgleichen werden Pflanzentheile oder ganze Pflanzen, soweit irgend abgebbar, an Botaniker nach auswärts verschickt. Ausserdem liefert der Garten Pflanzen für die botanischen Vorlesungen an der Universität sowie für den Unterricht an einigen königlichen Schulen.

Das botanische Museum.

(W., Grunewaldstrasse 6—7.)

Geschichtliches. Das Königliche Herbarium, welches erst im Jahre 1879 die Bezeichnung »Königlich Botanisches Museum«[1] erhielt, besteht als solches seit dem Ankaufe der Willdenow'schen Pflanzensammlung 1818. Der Werth dieser über 20 000 Arten Phanerogamen und Farne und über 6000 niedere Kryptogamen umfassenden Sammlung beruht zumeist darin, dass sie die Originalexemplare der von Willdenow als neu beschriebenen Arten enthält, sodann in den zahlreichen Typen, welche ihm die Botaniker aller Nationen geschenkt hatten, endlich in einer grossen Sammlung der von Humboldt und Bonpland auf ihren Reisen im tropischen Amerika zusammengebrachten Pflanzen. Der für die Botanik lebhaft interessirte Minister v. Altenstein setzte es durch, dass diese wichtige Sammlung für den Preis von 36 000 Mark dem Vaterlande erhalten blieb und überwies das Herbar der Universität. Die Sammlungen wurden zunächst in der Nähe der Universität im Hintergebäude des der Akademie gehörigen Hauses Dorotheen-Strasse 10, sodann seit 1822 im Wohnhause des für den botanischen Garten kurz vorher angekauften, aber der Gärtnerlehranstalt überlassenen Grundstückes Neu-Schöneberg 27—28 untergebracht. Als »Aufseher der öffentlichen Kräutersammlung« war seit 1819 D. F. L. v. Schlechtendal angestellt. Ihm lag es zunächst ob, das Willdenow'sche Herbar, dessen äusserer Zustand ein wenig befriedigender war, in Ordnung zu bringen. Als Gehülfe fungirte bei diesen Arbeiten der berühmte Dichter und Weltumsegler A. v. Chamisso, welcher, als Schlechtendal im Jahre 1833 als Professor nach Halle berufen wurde, die Aufsicht über das Herbarium übernahm, aber bereits im Jahre 1838 starb.

Sein Nachfolger Joh. Fried. Klotzsch führte eine der wichtigsten Neuerungen, das Ausleihen der Sammlungen, ein. Bis dahin

---

[1] Vergl. die ausführliche Darstellung des Dr. Ign. Urban im Jahrbuch des königlichen botanischen Gartens und Museums zu Berlin, I. (1881) S. 95 bis 164, sowie die Fortsetzungen dazu von Eichler, l. c. S. XI—XVI und Bd. III. (1884) S. XII—XIV.

waren dieselben fast ausschliesslich und nur von wenigen Personen im Gebäude selbst benutzt und studirt; von nun an konnten alle Botaniker, welche sich mit morphologischen oder floristischen Studien beschäftigten, das Untersuchungsmaterial zugeschickt erhalten; das Herbarium bekam auf diese Weise im In- und Auslande eine Reihe von Mitarbeitern, welche unentgeltlich und mit Freuden die Bestimmungen vornahmen und ihm dadurch eine Menge von Originalexemplaren verschafften.

Wenn der Staat auch die laufenden Mittel (jährlich 720 Mark) in einer für uns jetzt unverständlichen Weise einschränkte, so machte er es doch durch Bewilligung ausserordentlicher und zwar ganz erheblicher Gelder möglich, grosse und werthvolle Privatherbarien der Anstalt zuzuführen. Den ersten Rang unter ihnen nimmt das Herbar Kunth's, des 1850 verstorbenen Vicedirektors des Berliner botanischen Gartens und Herbariums, ein, welches über 50 000 meist exotische Pflanzenarten enthielt und für 24 000 Mark erworben wurde. — Das an Umfang geringere, auch bei weitem weniger bedeutende Herbar Link's bereicherte hauptsächlich die europäische Flora, besonders durch die von ihm selbst in Portugal und Griechenland gesammelten Pflanzen, sowie die Klasse der kleineren Pilze. — Eine sehr schwierige Abtheilung fand im Jahre 1855 durch den Ankauf von Nees von Esenbeck's Glumaceensammlung eine beträchtliche Bereicherung. — Erworben wurde auch die umfangreiche Flechtensammlung des Majors v. Flotow.

Wegen Raummangels siedelte das Herbarium 1857 in den östlichen Flügel des Universitätsgebäudes über.

Leider musste das Herbarium im Jahre 1871 noch einmal einen mit Kosten und grossem Zeitverluste verbundenen, auch die Sammlungen schädigenden Umzug in das Hintergebäude des Hauses Friedrichstrasse 227 durchmachen, weil die Räume in der Universität zu anderweitigen Zwecken bestimmt wurden. Kurz vor und nach diesem Umzuge fand der Ankauf der grossen und werthvollen Mettenius'schen Farnsammlung statt.

Zwei grosse Herbarien flossen dem Institute in den folgenden Jahren als Geschenke zu, 1871 das Herbar des Generallieutenants v. Gansauge, welches zum Theil sehr werthvolle europäische, aber auch einige aussereuropäische Kollektionen enthielt, und 1874 das des Professors Laurer, welches eine ausgezeichnete Flechtensammlung, daneben aber auch eine beträchtliche, besonders an Hornschuch'schen Originalien reiche Kollektion von Moosen umfasste.

Nach dem 1877 erfolgten Hinscheiden A. Braun's kaufte der Staat seine Sammlungen für 21 000 Mark für das botanische Museum an; seine wissenschaftlichen Manuskripte wurden 1879 von der Akademie der Wissenschaften für 4000 Mark erworben und dem Museum mit der Verpflichtung übergeben, dieselben geordnet aufzubewahren und den Fachgelehrten zugänglich zu machen. Die botanischen Sammlungen bestanden 1. aus einem morphologischen Herbar, 2. einem Phanerogamenherbar, in welchem die deutsche und französische, mit nicht unbeträchtlichen Kollektionen auch die nordamerikanische Flora, vor allem aber in grosser Vollständigkeit die Flora abessynica durch die Schimper'schen Exsiccaten vertreten war; dazu kam 3. ein sehr reichhaltiges, für uns besonders werthvolles Kryptogamenherbar; 4. eine Sammlung von Früchten und Samen, unten denen in erster Linie die der Cycadeen, Coniferen und Juglandeen Erwähnung verdienen.

Der schon unter Braun vorbereitete Bau eines Museums im botanischen Garten wurde unter A. W. Eichler's Leitung im Jahre 1878 begonnen und für einen Kostenaufwand von 280 000 Mark für den Bau selbst und 80 000 Mark für die innere Einrichtung ausgeführt, so dass im März 1880 die Sammlungen in das neue Gebäude übergeführt und in zweckmässig eingerichteten Schränken untergebracht waren.

Von grösseren Sammlungen, welche dem Museum in der Folgezeit zugingen, sind zu erwähnen: Das Herbar des Dr. G. v. Martens (Geschenk der Erben), welches die Originalien zu der von Schübler und Martens bearbeiteten Flora Württembergs, die Kollektionen des württembergischen Reisevereins und als wichtigsten Bestandtheil eine Sammlung von Meeresalgen, höchst sorgfältig aufgelegt und von dem früheren Besitzer, einer der ersten Autoritäten auf diesem Gebiete, wissenschaftlich genau bestimmt, enthielt. Ferner das Herbar des in Argentina verstorbenen Professors Lorentz, dessen Werth einerseits in einer grossen, kritisch bearbeiteten Moossammlung, andererseits in einem reichhaltigen Herbar der Flora jenes Landes besteht. Sodann die grosse Sammlung Glaziou'scher Pflanzen aus Brasilien (von Professor Eichler erworben), deren Fortsetzung Professor Urban dem Museum überwies. Endlich das aus Staatsmitteln angekaufte mykologische Herbar G. Winter's, des Verfassers der deutschen Pilzflora. — Die Bibliothek erfuhr durch den Ankauf der Büchersammlung des 1887 verstorbenen Professors A. W. Eichler eine erhebliche Bereicherung.

Vermehrt wurden die Sammlungen in jüngster Zeit durch das umfangreiche Herbar des Ende 1889 verstorbenen Garteninspektors Th. Bernhardi, welches von der Wittwe geschenkt wurde und manche werthvollen, bisher im Museum noch nicht vorhandenen Sammlungen enthält; durch die von den Erben angekaufte Nymphaeaceen-Sammlung des verstorbenen Professors Caspary und durch das etwa 30 000 Arten umfassende Herbar des Direktors, besonders reich an exotischen Pflanzen und Originalien zu dessen Monographien.

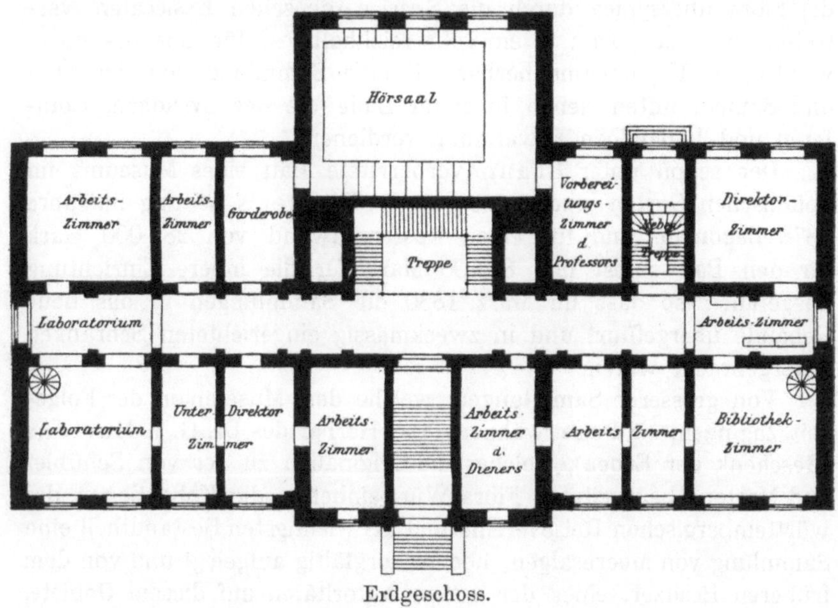

Erdgeschoss.

Von den aus den deutschen Kolonien eingegangenen Pflanzen waren die von Dr. Hollrung in Neu-Guinea und von Joh. Braun in Kamerun gesammelten bereits von dem zweiten Kustos Dr. Schumann wissenschaftlich bearbeitet und publizirt worden. Die zahlreichen anderen Sammlungen, welche in den letzten Jahren aus den deutschen Schutzgebieten und anderen Theilen Afrikas eingegangen, aber noch unbestimmt geblieben waren, werden nunmehr energisch in Angriff genommen.

Gegenwärtiger Zustand. Die allgemeine Aufsicht über die Sammlungen führt der Direktor Professor Engler, welcher die

Vermehrung, Ordnung und Instandhaltung derselben, sowie den ganzen Geschäftsgang und die Dienstleistungen der dabei angestellten oder beschäftigten Personen zu überwachen hat; er vertritt zugleich das Institut nach aussen. Ihm zur Seite steht der Unter-Direktor Professor Urban. — Als Kustoden sind Professor August Garcke, Dr. Karl Schumann und F. C. Dietrich angestellt, ausserdem drei wissenschaftliche Hülfsarbeiter thätig.

Dem Museumsdiener sind zwei Gehülfen, ein Arbeitsknabe und, für die Reinigung der Räume, eine Arbeitsfrau unterstellt.

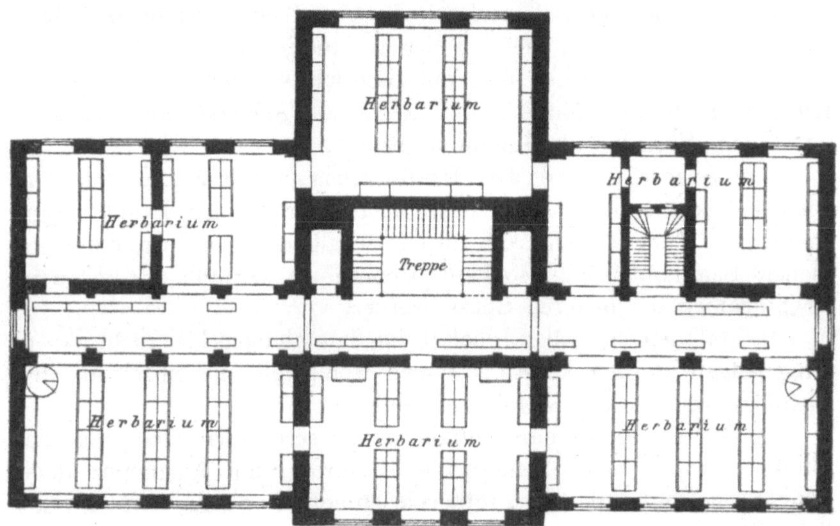

Erstes Stockwerk.

Das botanische Museum hat für 1890/91 einen Etat von 22 600 Mark (mit Ausschluss des Gehaltes des Direktors und des Unter-Direktors).

Beschreibung des Gebäudes. Das Königliche botanische Museum ist in der Südwestecke des botanischen Gartens gelegen, unweit der dort vorübergehenden Grunewaldstrasse. Seine Vorderfront ist nahezu gegen Süden gerichtet. Es bedeckt eine Landfläche von rund 850 qm, seine Länge beträgt 50 m, seine Tiefe im Mittelbau 26 m und seine Höhe bis zum Dachfussboden 19 m, während die Flügelbauten eine Tiefe von 18 m bei einer Höhe von 16,50 m haben. An den höheren, nach vorn und mehr noch nach hinten ausspringenden Mittelbau schliessen sich rechts und links zwei niedrigere Seitenflügel. Die Raumvertheilung in den 3 Stockwerken und in dem ganz über der Erde liegenden Kellergeschoss ist folgende:

Das Kellergeschoss enthält zwei Wohnungen für Unterbeamte, die Heizkammern, das Portier-, das Packzimmer und den Kohlenkeller.

Die Bestimmung der Räume im Erdgeschoss ergiebt sich aus dem Grundriss S. 16; der Hörsaal hat 100 Sitzplätze.

Die sämmtlichen Räume des 1. Stockes sind zur Aufnahme des Herbariums bestimmt.

Der 2. Stock, in welchem sich das eigentliche Museum befindet, hat die nämlichen Räume wie der 1. Stock, nur sind die beiden Säle im Mittelbau höher und mit Galerien versehen. Die beiden Eckzimmer an der Hinterfront dienen als Arbeits-, alle übrigen nebst dem Korridor als Sammlungsräume.

Die Sammlungen des Herbariums. Die Anordnung der Pflanzen schliesst sich vorläufig noch betreffs der Familien an Endlicher's Genera plantarum an, innerhalb der einzelnen Familien dienen Bentham's und Hooker's Genera als Grundlage, bei den Kryptogamen die neueren Spezialwerke.

Da auf den speziellen Inhalt[1]) der Sammlungen hier nicht näher eingegangen werden kann, so sollen wenigstens die einzelnen Abtheilungen eine kurze Erwähnung finden.

a) Das Generalherbar enthält die aussereuropäischen und die älteren europäischen Phanerogamen-Pflanzen, mit Ausnahme derjenigen, welche in den Separatherbarien enthalten sind, und sämmtliche Kryptogamen.

α. Die Kryptogamen sind in den nach Norden gelegenen Zimmern des westlichen Flügels untergebracht.

β. Die Phanerogamen nehmen den hinteren Saal des Mittelbaues (Gymnospermen, Monocotylen, ein Theil der Monochlamydeen), das rechts angrenzende Zimmer (Rest der Monochlamydeen) und die ganze Vorderseite (Compositen bis Leguminosen) ein.

b) Das Europäische Herbar (in der Nordostecke) ist nach Nyman's Conspectus geordnet.

---

[1]) Es ist derselbe in dem Urban'schen Werke im Jahrbuch des königlichen botanischen Gartens und Museums zu Berlin, I. S. 123—158, nachzusehen; dazu die Eingänge seit 1881 bei Eichler l. c. S XII—XIV und Bd. III, S. XII—XVI.

c) Das Märkische Herbar (im Zimmer hinter der Hintertreppe).

d) Das Willdenow'sche Herbar (in der Nordwestecke) mit 20 260 Arten Phanerogamen.

e) Das Herbar Leopold von Buch's von den canarischen Inseln.

f) Das Herbar des Prinzen Waldemar von Preussen vom Himalaya.

g) Eine Anzahl kleinerer Herbarien, von denen dasjenige J. J. Rousseau's Erwähnung verdient.

Die Inserenden- und Doublettenschränke sind auf den Korridoren aufgestellt.

Die mit dem Herbarium verbundene Bibliothek steht leider in gar keinem Verhältnisse zur Reichhaltigkeit des Institutes an Pflanzensammlungen und Museumsobjekten.

Die Sammlungen der Museumsabtheilung. Das in dem 2. Stocke befindliche eigentliche Museum umfasst solche Gegenstände aus dem Pflanzenreiche, welche entweder durch Besonderheiten der Struktur oder durch ihre praktische Anwendung ein allgemeineres Interesse gewähren. Man findet demnach hier Früchte und Samen, Hölzer, Wurzeln, Rinden, Fasern und sonstige Rohprodukte, auch ganze Pflanzen und Pflanzentheile in Spiritus oder anderweitiger Konservirung, sowie Präparate, Abbildungen und Modelle. Ausserdem nimmt es diejenigen pflanzlichen Objekte auf, welche sich in den Mappen des Herbariums nicht aufbewahren lassen, z. B. Früchte, Stammtheile, grössere Pilze; es bietet also für das Herbarium eine sehr wesentliche Ergänzung.

Im Treppenaufgange sind interessante grössere Monstrositäten, Verbänderungen, Durchwachsungen u. dergl. in geeigneter Weise aufgehängt.

Auf den Korridoren werden die hauptsächlichsten Typen der pflanzengeographischen Gebiete, sowie die Produkte der wildwachsenden Nutzpflanzen derselben zur Anschauung gebracht und zwar im westlichen Korridor rechts aus dem Kaplande und dem australischen Gebiete, links aus dem alt-oceanischen, dem andinen, dem östlichen malayischen und polynesischen und aus dem indischmalayischen Gebiete, im östlichen Korridor rechts aus dem tropischen Amerika, dem pacifischen Nordamerika, dem atlantischen Nordamerika und den subarktischen Gebieten von Nordamerika, links aus dem mitteleuropäischen und aralocaspischen, in dem angrenzenden Raume aus dem zentralasiatischen, dem mandschurisch-japa-

nischen und dem Mittelmeergebiete, aus dem ostafrikanischen, west-
afrikanischen und malagassischen Gebiete,

Der nach Süden gelegene Saal enthält die Produkte der allgemein
verbreiteten tropischen Kulturpflanzen der verschiedenen Gebiete
unter Beifügung von Abbildungen und ausführlichen Etikets mit
Angaben über Verbreitung, Nutzen u. s. w. und in zwei Schautischen
die von Schweinfurth aus altegyptischen Gräbern entnommenen
Pflanzenreste und pflanzliche Produkte aus Kamerun und dem
übrigen tropischen Westafrika.

Die Hauptmasse der Gegenstände ist zu einer zusammenhängenden Sammlung vereinigt, welche nach dem in Englers's und
Prantl's natürlichen Pflanzenfamilien niedergelegten Systeme geordnet ist.

Der nordwestlich gelegene Saal enthält die niederen Kryptogamen: Algen, Pilze, Flechten und Moose. Von besonderem Interesse
sind hier zwei sich gegenüberstehende Rahmenschränke, welche in
vortrefflich präparirten Exemplaren eine bequeme Uebersicht über
diese Gruppen liefern.

Der nach Norden gelegene Saal des Mittelbaues umfasst die
Gefässkryptogamen, Gymnospermen und Monokotylen. Exemplare
von Welwitschia mirabilis, Fruchtstände von Phytelephas macro-
carpa und Raphia Ruffia, ein Wachsmodell von Rafflesia Arnoldi
fallen hier besonders in die Augen. Im südöstlichen Saale reicht
das System von den Amentaceae bis zu den Sapindales, auf den
Gallerien des südlichen Mittelsaales von den Tricoccae bis zu den
Columniferae, im südwestlichen Saale von den Passiflorinae bis zu
den Compositen. Bemerkenswerth sind im westlichsten die von
Treub aus Java eingesandten knolligen Stammtheile von Hydno-
phytum montanum und Myrmecodia echinata.

Der Zutritt zu den Sammlungen ist jedem, der durch botanische
Arbeiten oder persönlich dem Direktor oder den Kustoden bekannt
ist oder von bekannten Personen eingeführt wird, gestattet.

Wer Pflanzen oder andere Gegenstände der Sammlungen zu
sehen, zu vergleichen oder zu untersuchen beabsichtigt, erhält das
Gewünschte eingehändigt und einen Platz zur Arbeit angewiesen.
An Botaniker, welche im Preussischen Staate durch ihre amtliche
Stellung oder ihren sonstigen Ruf Gewähr leisten, können auf kurze
Zeit nach auswärts Pflanzen zur Untersuchung verabfolgt werden;
solche aber, welche ausserhalb Preussens wohnen, können diese

Vergünstigung nur durch besondere Erlaubniss des Ministeriums erhalten.

Dem Publikum ist nur die Museumsabtheilung während des Sommers am Montag und Donnerstag Nachmittag geöffnet.

Das Museum für Naturkunde.

(N., Invalidenstrasse 43.)

Das Museum für Naturkunde ist im Anschluss an die Neubauten der Königlichen landwirthschaftlichen Hochschule und der Königlichen Bergakademie von 1883 bis 1889 erbaut worden (s. Lageplan S. 23).

In demselben haben die geologisch-paläontologische, die mineralogisch-petrographische, sowie die zoologische Sammlung und das mit jeder verbundene entsprechende Institut mit den für jede Abtheilung erforderlichen Unterrichts- und Verwaltungsräumen Platz gefunden.

Das Museum hat drei Geschosse mit einem Unterbau und besteht aus einem 64,72 m langen und 49,85 m tiefen Hauptbau, in welchem die geologisch-paläontologische und die mineralogisch-petrographische Sammlung nebst den damit verbundenen Instituten Platz gefunden haben. An diesen Hauptbau schliesst sich ein 139,54 m langer Querbau mit vier Flügelbauten an. Dieser gesammte Gebäudetheil ist mit Ausnahme des westlichen Flügels und Eckbaues, welcher das zoologische Institut und das mit diesem in direkter Verbindung stehende Wohnhaus des Direktors dieses Instituts enthält, der zoologischen Sammlung überwiesen.

Auf dem unbebaut gebliebenen hinteren Theile des Grundstückes ist ein Versuchsgarten für das zoologische Institut mit Thierställen und Wasserbehältern eingerichtet.

Von dem an der Strasse belegenen Vorgarten aus führt die breite Freitreppe des Hauptbaues in eine Vorhalle und von dort in den langgestreckten Lichthof. An den beiden Längsseiten desselben befinden sich die dem Publikum geöffneten Säle der geologisch-paläontologischen und der mineralogisch-petrographischen Sammlung. An der dem Eingang gegenüber liegenden nördlichen Seite des Lichthofes schliessen sich die Säle der zoologischen Sammlung an. Die beiden erstgenannten Sammlungen haben überdies noch je einen dem Publikum geöffneten Saal im Erdgeschoss des Hauptbaues. Verschiedene Treppenanlagen vermitteln vom Erdgeschosse aus den Verkehr nach den wissenschaftlichen Sammlungen, den Lehr- und Arbeitszimmern der anderen Stockwerke.

Der östliche Eckbau, in welchem sich die Verwaltungs- und Arbeitsräume der zoologischen Sammlung befinden, sowie das zoologische Institut im westlichen Flügelbau haben gesonderte Eingänge erhalten.

Die Architektur des Hauptbaues ist in den gleichen Formen wie die der anstossenden Königlichen Bergakademie und der landwirthschaftlichen Hochschule gehalten. Dem Mittelbau ist durch eine Säulenstellung und die Anbringung der Statuen von Johannes Müller und Leopold von Buch, sowie der Porträt-Reliefs von Ehrenberg, Alexander von Humboldt und Weiss eine reichere Ausstattung verliehen, während die inneren Räume einfach gehalten sind, um den Blick des Beschauers nicht von den Sammlungsgegenständen abzulenken.

Das Gebäude ist bis auf den hölzernen Dachstuhl feuersicher hergestellt und wird durch eine Dampf- und Warmwasserheizung erwärmt. Bei Anlage der letzteren wurde ganz besonderer Werth auf eine rauchfreie Verbrennung des Heizmaterials gelegt, welche Absicht durch Donneley's Wasser-Patent-Rost in vollem Masse erreicht wurde.

Für die Gestaltung der inneren Einrichtung war die Trennung der Sammlungen in eine Schau- und eine wissenschaftliche Sammlung von wesentlichster Bedeutung. Die Schausammlung erforderte breite Gänge für den Verkehr des Publikums. Die Anordnung der Schaugegenstände musste eine übersichtliche sein, die Objekte durften nicht hinter, sondern nur neben einander und nur in einer Höhe Aufstellung finden, in welcher sie von dem Beschauer noch vollkommen deutlich erkannt und betrachtet werden können. Endlich war die Schaufläche thunlichst gross zu gestalten und durch Konstruktionstheile, wie Pfosten und Sprossen, nicht zu beeinträchtigen.

Die diesen Anforderungen entsprechenden und mit Trennungs-

wänden versehenen Doppelschränke sind in den Räumen der zoologischen Sammlung nach dem sogenannten Fischgräten-System
aufgestellt. Dadurch werden dreiseitige, geschlossene Schrankab-

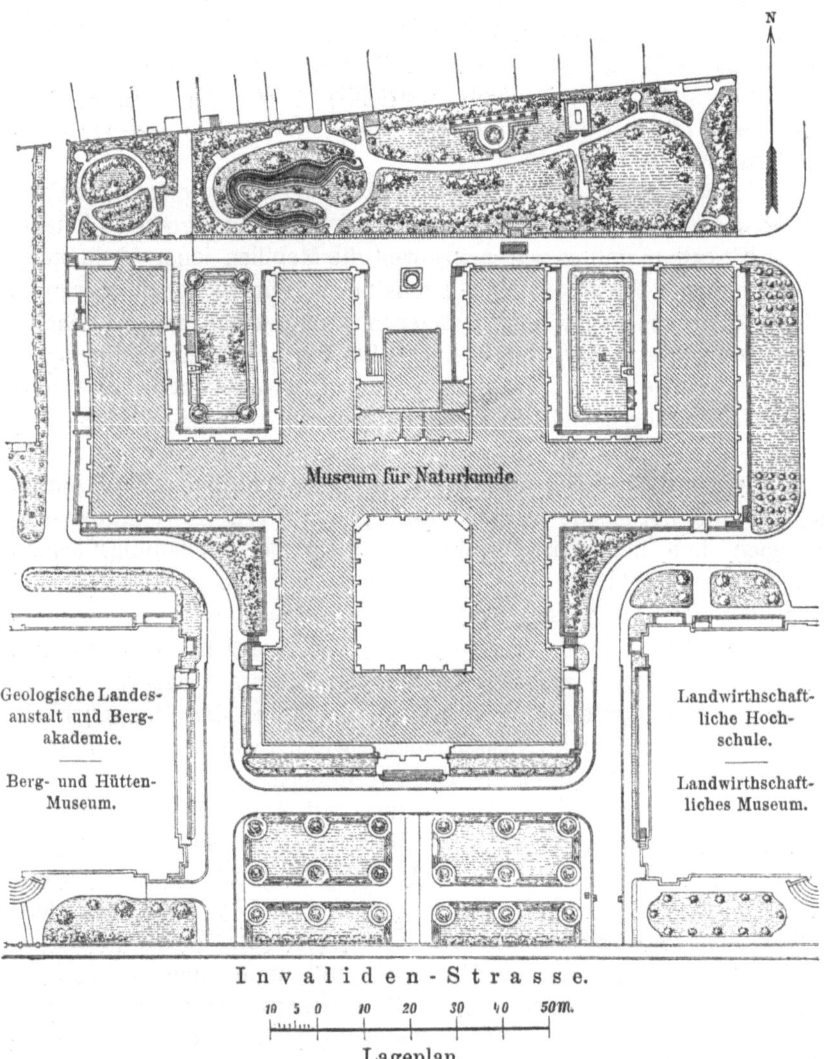

Lageplan.

theilungen gebildet, welche von der vierten offenen Seite her ihr
Licht erhalten. Als Anstrichsfarbe für das Innere der Schränke
ist ein mattes Graugelb gewählt, welches auf das Auge des Be-

schauers milder als Weiss wirkt und die Umrisse und Farbentöne der verschiedenartigen Gegenstände besonders deutlich erkennen lässt.

Bei der wissenschaftlichen Sammlung war dagegen auf die Gewinnung einer grossen Schaufläche weniger Gewicht zu legen. Die Gänge zwischen den Schrankreihen waren knapper, die Tiefe und Höhe der Schränke dagegen reichlicher zu bemessen, so dass die Gegenstände geeigneten Falles auch hintereinander zur Aufstellung gelangen können.

Die geologisch-paläontologische und die mineralogisch-petrographische Sammlung erforderte zum grössten Theile Schubkästen und es waren insoweit die Mobilien jener Abtheilung zweckmässiger Weise aus Holz herzustellen. Für die neuen Schränke der zoologischen Sammlung ist dagegen Eisen gewählt, um die Schaufläche möglichst wenig durch starke Pfosten zu beeinträchtigen.

Die Sicherung gegen Staub ist, ausser durch eine aus Winkeleisen hergestellte Falzdichtung, durch Dichtungsflächen aus Sammet oder Dichtungsrollen aus Baumwollenstoff erreicht.

Die sonst üblichen Brettlagen in den Schränken sind durch eiserne durchbrochene Träger ersetzt, bei deren Anwendung sich je nach dem Bedürfnisse breite oder schmale Aufstellungsflächen schaffen lassen. Diese Anlage hat ausserdem den grossen Vorzug, dass die tiefen Schatten, welche die Brettlagen auf die darunter stehenden Gegenstände werfen, vermieden werden. Nur für einzelne Klassen von Gegenständen sind Einlagetafeln aus Eisenblech oder aus Glas bestehend angebracht. In Folge der Beweglichkeit der aus Wachsleinwand bestehenden Zwischenwände der Schränke lassen sich dieselben in ihrer Tiefe verändern.

Die Kosten des eigentlichen Baues mit Ausschluss der inneren Einrichtung haben rund 3 200 000 Mark betragen, so dass bei rund 8145 qm bebauter Fläche auf 1 qm 394 Mark und bei rund 182 303 cbm Rauminhalt auf 1 cbm rund 17,5 Mark entfallen. Die Kosten der inneren Einrichtung betragen rund 970 000 Mark.

Die hier zunächst aufgeführten beiden Sammlungen, die geologisch-paläontologische und die mineralogisch-petrographische Sammlung, bildeten bis zum 1. April 1888 zusammen das »Mineralogische Museum«.

Die im Jahre 1789 auf Anordnung des Ministers Heinitz durch den Geheimen Oberbergrath Dietrich Karsten angelegte Mineraliensammlung, entstanden aus der von letzterem dem Staat geschenkten eigenen und den vom Oberbergrath Ferber und Oberfinanzrath Gerhard angekauften Sammlungen, wurde vermittelst Kabinetsordre vom 18. Oktober 1810 zur Universitätssammlung bestimmt und im linken Flügel der Universität im September 1814 aufgestellt, mit der Bestimmung, dass die Bergwerksbehörde Mitbesitzerin des Mineralienkabinets bleibe und vorzunehmende Veränderungen ihre Zustimmung zu erhalten hätten. Das Kabinet führte seitdem den Namen »Mineralogisches Museum der Universität zu Berlin«. Direktoren desselben waren Professor Weiss von Gründung der Universität bis zu seinem am 1. Oktober 1856 erfolgten Tode, seit 1857 Professor Gustav Rose, während der zweite Beamte des Museums, Professor Beyrich, die selbständige Beaufsichtigung der paläontologischen Sammlung erhielt. Nach dem am 15. Juli 1873 erfolgten Ableben Gustav Rose's ging die Direktion des mineralogischen Museums auf Professor Beyrich über, neben welchem Professor Websky mit der speziellen Verwaltung der oryktognotischen Abtheilung, Professor Roth mit der systematisch-petrographischen Abtheilung betraut wurden.

1. Die geologisch-paläontologische Sammlung.

Die unter der Leitung des Geheimen Bergraths Professor Dr. Beyrich stehende, jetzt umfangreiche und wichtige Sammlung entstand nach und nach theils durch Ankauf grösserer Privatsammlungen und einzelner hervorragender Gegenstände, theils durch von Reisenden und durch Geschenke ihr zugekommene Erweiterungen. Von den ersten Anfängen beginnend folgten sich die wichtigeren Erwerbungen wie nachstehend angegeben:

1. Die Rosenmüller'sche Sammlung fossiler Säugethierreste aus den fränkischen Knochenhöhlen; 2. ein Theil der grösstentheils nach Bonn gekommenen Höninghaus'schen Sammlung von Versteinerungen; 3. die Sammlung v. Schlotheim's, als Belegstücke für seine Petrefaktenkunde wichtig; 4. Versteinerungen der Pariser Tertiärformation, 400 Spezies von Deshayes gekauft; 5. Sammlung des Landbaumeisters Krüger in Quedlinburg; 6. Schädel des Elephas primigenius, gefunden in der Lippe bei Aasen, gekauft von Sack; 7. Sammlung des Medizinalrathes Otto von schlesischen Versteinerungen; 8. nordamerikanische Säugethierreste von Dr. Koch; 9. eine Sammlung von Versteinerungen, grösstentheils aus dem fränkischen Jura und dem Fichtelgebirge, des Grafen zu Münster;

10. Sammlung des Forstrathes Cotta in Tharand, besonders ver-
steinerte Hölzer aus dem Rothliegenden; 11. Sammlung von Gypsabgüssen der durch Falconer und Cautley gesammelten Wirbelthierreste aus Indien, Geschenk der Direktoren der ostindischen
Kompagnie; 12. Versteinerungen des Uebergangsgebirges und der
Kreideformation aus Nordamerika, von Professor Dr. Ferdinand
Römer gesammelt; 13. eine Sammlung von Versteinerungen des
belgischen Kohlenkalksteins, Geschenk des Professors Dr. de Koninck
in Lüttich, 1853; 14. Leopold v. Buch's Sammlungen von Versteinerungen, zugleich mit Mineralien, Gebirgsarten, Karten und
Büchern, aus seinem Nachlass angekauft; 15. Versteinerungen aus
Venezuela und Columbien von Hermann Karsten, besonders aus
den unteren Kreidebildungen, 1853; 16. eine Sammlung Dr. Jor-
dan's von Versteinerungen aus dem Saarbrückener Steinkohlen-
gebirge mit zahlreichen Saurier- und Fischresten; 17. Bernsteinsammlung des Dr. Thomas in Königsberg; 18. Skelett von
Halitherium Schinzi, gekauft von Kaup; 19. Prachtplatte von
Pentacrinuskronen von Boll; 20. Pterodactylus von Eichstädt, Pracht-
exemplar; 21. Redenbacher'sche sehr reiche Sammlung Solenhofener Versteinerungen; 22. Prachtexemplare von Fischen von
Glarus; 23. Umfangreiche Suiten aus dem Jura und dem Tertiär
von Oberitalien; 24. Bernsteinsammlung des Medizinalrathes Berendt
in Danzig, sämmtliche Originale zu seinen und Göppert's Arbeiten enthaltend; 25. Sammlung des in München verstorbenen
Hofraths v. Fischer, bedeutende Suiten aus der Kreide, dem
Jura und der Trias der Alpen, namentlich der bayrischen und des
Salzkammerguts, ferner von Solenhofen, sowie einzelne schöne Exemplare von Mystriosaurus und Ichthyosaurus; 26. Sammlungen
aus der Kreide und dem Tertiär von Aegypten, zusammengebracht
während der Jahre 1877—1884 durch Professor Dr. Schweinfurth,
der die betreffenden Reisen zum Theil auf Kosten der Königlichen
Akademie, zum Theil gegen Remuneration aus den Fonds des
Kultusministeriums gemacht hatte; 27. van Binkhorst'sche Sammlung Mastrichter Petrefacten, enthält die Originale zu den van Binkhorst'schen Arbeiten; 28. Sammlung des Freiherrn v. Richthofen,
enthaltend die gesammten Materialien von seinen Reisen durch
China, auf welche sein berühmtes Reisewerk sich stützt; 29. Archae-
opteryx lithographica; 30. Häberlein'sche Sammlung Solenhofener
Petrefacten; 31. Tertiäre Säugethierreste von Pikermi in Attica, 1882
ausgegraben durch Dames mit Unterstützung der Königlichen Akademie

der Wissenschaften; 32. Nötling'sche Sammlung von Jura und Kreide aus Syrien, zusammengebracht auf einer von der Königlichen Akademie der Wissenschaften ausgestatteten Reise 1885; 33. Hippopotamus- und Aepyornisreste von Madagascar, gesammelt von Hildebrandt; 34. Kühl'sche Bernsteinsammlung, ca. 2250 Stück; 35. Sammlung von Prachtstücken von Crinoiden und Asteriden aus dem Unterdevon von Bundenbach (Rheinprovinz); 36. Ein Exemplar von Stereosternum tumidum Cope aus dem Carbon (?) von Brasilien; 37. Eine Platte mit 12 zum Theile vollständigen Skeletten von Neusticosaurus pusillus aus der Lettenkohle von Ludwigsburg in Württemberg; 38. Künow'sche Sammlung von Bernstein - Einschlüssen (früher in Königsberg i. Pr.).

Sämmtliche aufgeführten Einzeltheile dieser und der übrigen Sammlungen hat, soweit Schenkung nicht besonders erwähnt ist, der Preussische Staat allmählich für oft sehr hohe Summen angekauft.

Die Schausammlung im Saal 177 des Erdgeschosses giebt eine Uebersicht über die Natur der ausgestorbenen, der gegenwärtigen vorausgegangenen Schöpfungen. Die hohen und flachen Glasschränke rechts vom Eingange enthalten die besten Repräsentanten der wirbellosen Thiere, beginnend mit den niedrigsten thierischen Organismen, den Foraminiferen und Schwämmen, und dann in der Ordnung des zoologischen Systems fortschreitend bis zu den Cephalopoden und Gliederthieren. Die linke Schrankreihe enthält die Wirbelthiere; zunächst die Fische, welchen der Reihe nach Amphibien, Reptilien, Vögel und Säugethiere folgen. In dem Glasschrank an der Nordwand und an den Rückseiten der beiden letzten hohen Glasschränke sind grössere, in den Schränken nicht unterzubringende Wirbelthierreste zusammengestellt. Einzelne grosse Platten mit den Skeletten grosser Saurier oder mit deren Fussspuren stehen auf Postamenten rechts und links vom Eingange und auf Gestellen an der Südwand. Vor den Säulen befinden sich auf niedrigeren Postamenten grössere Schaustücke zur Vervollständigung der in den zunächst stehenden Glasschränken vorhandenen Abtheilungen.

Die im Saal 190 aufgestellten fossilen Pflanzenreste sollen eine Uebersicht der besonders in den kohlenführenden Formationen verschiedenen Alters erhaltenen Ueberreste früherer Vegetationen gewähren. In den 4 flachen Glasschränken sind die ausgestellten Pflanzen in systematischer Folge geordnet. Grössere Platten und fossile Hölzer werden in entsprechender Weise in den hohen Glasschränken, auf besonderen Gestellen und an den Wänden Aufstellung finden.

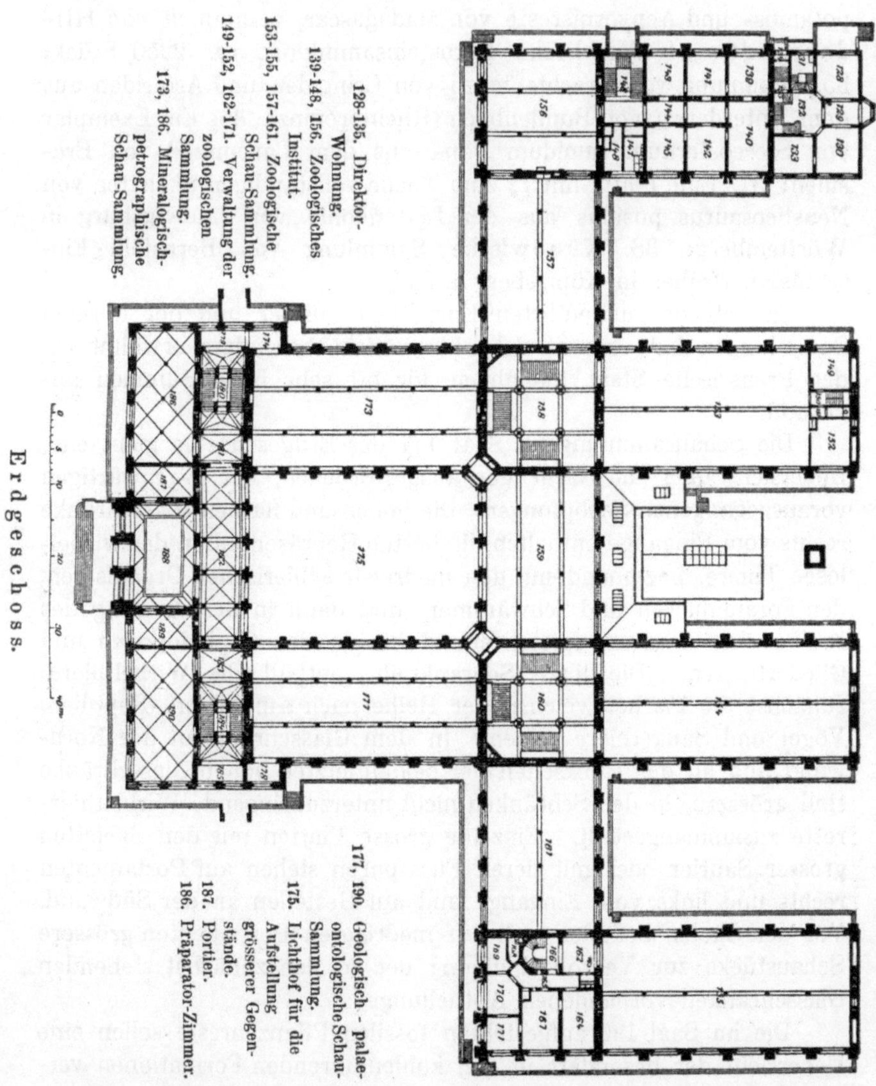

Die mit Schubladen versehenen Untergestelle der Schränke beider Säle sind zur Aufnahme von Gegenständen, die sich für die Schausammlung nicht eignen, bestimmt.

In den beiden Sälen des 1. Stockwerkes ist die Hauptsammlung thierischer Versteinerungen derart vertheilt, dass in dem südlichen Saale nur Wirbelthiere und Gliederthiere, im nördlichen die wirbellosen Thiere aufbewahrt werden. Im südlichen Saal für Wirbelthiere enthalten die einzelnen Schränke in ihrer Folge die tertiären und diluvialen Säugethiere, ferner die Vögel, Reptilien, Amphibien, Teleostier und Ganoiden, sowie die Selachier, Insekten und Crustaceen. Eine Sammlung von Gypsabgüssen der fossilen Wirbelthiere aus den Sivalik-Vorhügeln am Südfuss des Himalaya reiht sich diesen Gegenständen an. Auch sind grössere Schädel und Skelettreste aus europäischen und amerikanischen Diluvialablagerungen aufgestellt. Gestelle an der Westwand nehmen grössere Platten von Fischen und Sauriern auf.

Der nördliche Saal für wirbellose Thiere enthält 12 Doppelblockschrankreihen. Die Vertheilung der Sammlung ist folgende:

a) Ostseite: Doppelreihe I—III Gastropoden, IV—VI Cephalopoden.

b) Westseite: Doppelreihe I Korallen, II Echinodermen, III Brachiopoden, IV—VI Pelecypoden.

8 Blockschränke an der Südwand bergen die Foraminiferen, Schwämme und Hydrozoen. Sowohl in den Aufsätzen über den Schrankreihen, wie in den grossen Glasschränken an der Nordwand sind die grösseren Stücke aufbewahrt, welche in den Schubladen keinen Platz haben. Einreihige Zwischenschrankreihen dienen zur Aufnahme von Ergänzungen und Erweiterungen der Sammlung.

Eine Ergänzung dieser Sammlungen befindet sich in den Schränken auf dem Korridor links vom Eingang in das grosse Auditorium, welche die Reste grosser Proboscidier und Edentaten enthalten.

Im Auditorium selbst sind die geologischen Demonstrationsstücke für Vorlesungen über geologische Disziplinen untergebracht.

Das geologisch-paläontologische Institut nimmt das 2. Stockwerk ein.

Nach Süden liegen der Reihe nach: das Direktorialzimmer, das Arbeitszimmer des Direktors, das Vorbereitungszimmer für Vorlesungen, das Auditorium mit ca. 45 Sitzplätzen für Vorlesungen über Geologie und Paläontologie.

Nach der Lichthofseite zu: das Dienerzimmer, Zimmer für die Sammlung geologischer und topographischer Karten, Zimmer für die Bibliothek und Zimmer für mechanische Arbeiten.

Nach der Ostseite zu: Zimmer für Lehrsammlungen mit 2 Arbeitsplätzen, Zimmer für repetirende Studenten, Zimmer für geübtere Praktikanten, beide Zimmer mit je 6 Arbeitsplätzen, Zimmer des Assistenten, Zimmer des Kustos. Dazu kommt noch ein Packraum mit Aufzug.

Die auf dem Korridor zwischen den Thüren der einzelnen Zimmer aufgestellten Schränke enthalten solche Materialien der Sammlung, welche nach ihrem Vorkommen geographisch-geognostisch geordnet sind.

In dem Korridor, welcher die Verbindung zwischen dem geologisch-paläontologischen und dem mineralogisch-petrographischen Institut herstellt, ist die Osthälfte zu beiden Seiten mit Schränken besetzt, welche Sammlungen aus aussereuropäischen Ländern (Asien, Afrika [Aegypten]) enthalten.

Boden- und Kellerräume sind mit den alten Schränken der früheren Sammlung besetzt, in welchen theils Nebenreihen, theils Doppelstücke untergebracht sind.

Die geologisch-paläontologische Sammlung und das damit verbundene Institut umfasst 2379 qm. Hiervon entfallen: auf die Schausammlung 646, auf die Hauptsammlung 988, auf die Arbeitsräume 545, auf Keller und Boden 200 qm, im Ganzen 235 qm Schaufläche und 3306 qm Schubkastenfläche.

2. Die mineralogisch-petrographische Sammlung.

Dieselbe steht unter der Leitung des Geheimen Bergrathes Professor Dr. Klein. Als Kustos fungirt Dr. Tenne. In der Sammlung sind die folgenden grösseren und wichtigeren Theilsammlungen von Mineralien und Meteoriten vereinigt:

1. Die vom Kaiser Alexander schon im Jahre 1803 geschenkte russische Sammlung, nach dem Agorofski'schen Katalog bestehend aus 1536 Nummern von erdigen und 1545 Nnmmern von metallischen beweglichen salzigen Fossilien;

2. die Privatsammlung des Professors Weiss, besonders reich an krystallisirten Mineralien;

3. die Sammlung von Klaproth, bestehend aus 3139 nicht metallischen, 1486 metallischen Mineralien, 23 Nummern Meteoriten und 183 grösseren Stücken, besonders wichtig wegen der Belegstücke für Klaproth's Mineralanalysen;

4. die Hauptstücke aus der Sammlung des Oberbergrathes Simon;

5. eine topographische Sammlung der Mineralien der verschiedenen Gruben und Steinbrüche Schwedens vom Grafen Lobo;

6. eine Sammlung schwedischer Mineralien, gesammelt auf zwei Reisen von den Professoren H. Rose und G. Rose;

7. eine Sammlung der auf der Reise von A. v. Humboldt, G. Rose und Ehrenberg nach Sibirien erhaltenen Mineralien, 1829;

8. die Sammlung des Medizinalrathes Bergemann, nach dem Kayser'schen Katalog bestehend aus 302 grösseren Stücken, 9853 krystallinischen und 2800 Mineralien;

9. die des Banquier Tamnau, aus 17 000 Nummern bestehend, die Species nach den Fundorten geordnet, besonders reich an nordamerikanischen Mineralien;

10. 10 grosse und schöne Diamantkrystalle vom Kommerzienrath Lowenstimm Sr. Majestät dem Könige verehrt;

11. die Meteoritensammlung von Chladni, dem Museum von demselben verehrt.

12. Meteorstein von Jowa, gefallen den 15. Februar 1875, ganzes Stück, 2276 g schwer, Geschenk des Professors Dr. Henrichs in Jowa an die Königliche Akademie der Wissenschaften;

13. Meteorit von Rittersgrün, Abschnitt, 3650 g;

14. Meteorit von Nagaya in Entrerios, Argentina, 974 g und 823 g, Geschenk des Professors Dr. Burmeister in Buenos-Ayres;

15. umfangreiche Sammlung von Mineralien aus den Provinzen der Argentinischen Republik, Geschenk des Professors Dr. Brakebusch in Cordoba;

16. Sammlung von Mineralien aus Japan, Geschenk des Ministerialrathes Tsunashiro Wada in Tokio, vervollständigt durch die von Dr. Gottsche mitgebrachten Objekte;

17. die Privatsammlung des Geheimen Regierungsrathes Professor Dr. Rammelsberg, wichtig wegen der Belegstücke zu Rammelberg's Mineralanalysen. Dieselbe enthält ca. 1200 Stücke;

18. Carl Rumpff'sche Sammlung von Mineralien, ca. 14 000 Nummern enthaltend. Geschenk der Frau Klara Rumpff auf Schloss Aprath bei Elberfeld. Die Sammlung gehörte ehemals dem Erzherzog Stephan auf Schloss Schaumburg.

Die dem Publikum geöffnete Schausammlung befindet sich in den beiden zu ebner Erde gelegenen Sälen, und zwar ist in dem an der westlichen Front des Kopfbaues gelegenen Saal No. 137

die Aufstellung eines vollständigen Systems in den flachen Glasschränken erfolgt, wesentlich nach mineralogisch-krystallographischen Rücksichten, beginnend vom Eingang links und endigend am Eingang rechts. Dieses System wird begleitet von einem zweiten, aus grossen und mittelgrossen Stücken bestehend, die das Vorkommen in der Natur erläutern sollen. Letzterer Theil der Sammlung befindet sich in den hohen Glasschränken und den Aufsätzen auf den Wandschränken. Zur Aufstellung von besonderen Schaustücken dienen zwei halbhohe Glasschränke rechts und links vom Eingang und zwei höhere im Mittelgang.

Fernerhin haben in dem Saal die werthvollsten Schaustücke der kürzlich durch die hochherzige Schenkung der Frau Klara Rumpff an das Museum gelangten Carl Rumpff'schen Mineraliensammlung, vormals auf Schloss Schaumburg befindlich, Aufstellung gefunden. Andere, kleinere Schaustücke dieser Sammlung werden seiner Zeit dem System in den Flach- und Hochvitrinen einverleibt werden.

Inmitten des Saales befinden sich die zur Schau ausgestellten Meteoriten. Die Sammlung enthält im Ganzen jetzt 245 Fall- und Fundorte.

Im Saal an der Südfront (No. 186) ist die petrographische Schausammlung aufgestellt. In flachen Glasschränken ist ein petrographisches System gezeigt, in den Eckschränken und den Aufsätzen der Wandschränke, sowie auf einzelnen Postamenten, im Saal zerstreut, befinden sich die grösseren Stücke derselben Sammlung.

Die mineralogische Hauptsammlung ist im ersten Stockwerk in Blockschränken nach dem System geordnet aufbewahrt. In den Schrankaufsätzen sind grössere Stücke und in den Eckschränken Suiten von Gangstufen untergebracht.

Die petrographische Hauptsammlung ist in Blockschränken verschlossen und geographisch-geognostisch geordnet.

Es befinden sich im Erdgeschoss in den Sälen 173 und 186 die Suiten aus Europa und Asien, im zweiten Stockwerk in den Sälen 287, 321 und 313 die Suiten aus Amerika, Afrika und Australien.

Das mineralogisch-petrographische Institut hat im ersten Stockwerk einen grossen Hörsaal, in welchem auch der Unterrichtsapparat an Mineralien, Gesteinen, Instrumenten, Modellen u. s. w. für Mineralogie, Krystallographie und Petrographie aufbewahrt wird. Hier befinden sich auch verschiedene Dienst- und Arbeitszimmer.

Im zweiten Stockwerk liegen: das Arbeitszimmer und die bezügliche Sammlung des Dozenten für Geologie, Professor Dr. Roth; ein kleiner Hörsaal für Vorlesungen über allgemeine und chemische Geologie und dergleichen; ein Arbeitszimmer für Anfänger mit 8 Plätzen, welches die mineralogischen und petrographischen Repetirsammlungen, sowie Uebungsinstrumente für die Anfänger enthält; ein Arbeitszimmer zu krystallographischen und petrographischen Untersuchungen mit 6 Arbeitsplätzen, in welchem die Instrumente für Vorgeschrittene aufbewahrt sind; das Arbeitszimmer zu petrographisch-chemischen Untersuchungen mit 4 Arbeitsplätzen; Zimmer für die Waage und den Spektralapparat, für die petrographischen Trennungsmethoden und für die wissenschaftlichen Arbeiten der Assistenten mit den hierhergehörigen Instrumenten, in letzterem sind 2 Arbeitsplätze vorhanden; das Zimmer des Präparators mit den Schneide- und Schleifmaschinen; ein Dienerzimmer, welches gleichzeitig zu gröberen Arbeiten benutzt wird.

Geringwerthige Mineralien werden in Schränken im Unterbau aufbewahrt. Hier sollen auch die Zugänge an Mineralien, ehe sie in die Sammlung kommen, Aufnahme finden. Ebenso bietet auch der Dachboden noch Platz für grössere Zugänge dar.

Die mineralogisch-petrographische Sammlung und das damit verbundene Institut umfasst 2633 qm Grundfläche.

Hiervon entfallen auf die Schausammlung 646, die Hauptsammlung 923, die Arbeitsräume, Auditorien u. s. w. 864, und auf die Keller- und Bodenräume 200 qm, im Ganzen 240 qm Schaufläche und 3444 qm Schubkastenfläche.

3. Die zoologische Sammlung.

Die zoologische Sammlung, unter der Direktion des Geheimen Regierungsrathes Professor Dr. K. Möbius, ist der umfangreichste Theil des Museums für Naturkunde und besteht aus einer grossen Haupt- und einer weniger umfangreichen Schausammlung; beide sind räumlich vollständig getrennt.

Für die Schausammlung sind der Lichthof, 2 Treppenflure und 6 Säle im Erdgeschoss bestimmt; für die Hauptsammlung 6 Säle und 2 Treppenpodeste im ersten Stockwerk, 5 Säle und 2 Treppenpodeste im zweiten Stockwerk. In der Schausammlung befindet sich eine Auswahl von Thieren, Präparaten und Abbildungen, welche den neuesten Standpunkt der gesammten Thierkunde veranschaulichen.

Da sie nicht bloss über die äusseren Formen, sondern auch über den inneren Bau, die Entwickelung, Lebensweise und Verbreitung der Thiere belehren soll, so sind neben ausgestopften oder in Spiritus bewahrten ganzen Thieren auch noch Skelette, anatomische Präparate, Modelle und Abbildungen aufgestellt. Auf kleinen Karten ist die Verbreitung in horizontaler und vertikaler Richtung und das geologische Alter einzelner Gruppen und Arten durch Färbung ihres Verbreitungsgebietes angegeben.

Die Land- und Meergebiete, aus denen die aufgestellten Exemplare stammen, sind durch verschiedene Farben der Ränder ihrer Namenschilder kenntlich gemacht, deren Bedeutung in jedem Saale durch grosse Erdkarten und Tabellen erläutert wird.

Auf den Namenschildern findet man nicht lediglich Namen, sondern ausserdem noch kurze Angaben über allgemeine Merkmale der verschiedenen Thiergruppen, über merkwürdige Eigenschaften und Lebensweisen einzelner Arten und sonstige Bemerkungen, auf welche die Aufmerksamkeit der Beschauer gelenkt werden soll.

Bei der Aufstellung ist das System befolgt, dass die vollkommener ausgebildeten Thiere jeder Klasse links von den weniger vollkommenen und höher als diese stehen. Der Blick hat also den aufgestellten Thieren in derselben Richtung zu folgen, wie den Worten beim Lesen eines Buches.

Für die zoologische Hauptsammlung sind die Säle und Treppenpodeste des 1. und 2. Stockwerkes bestimmt. Die Säugethiere und Vögel sind im ersten Stockwerk aufgestellt.

Im 2. Stockwerk enthält der Saal des westlichen Flügels die Mollusken, Brachiopoden, Moosthiere, Würmer, Echinodermen, Spongien und Protozoen; das vor demselben liegende Treppenpodest die Würmer. Für Fische und Krustenthiere sind der grosse Saal des mittleren Nordflügels, der westliche Saal des Langhauses und das westliche Treppenpodest bestimmt. Der östliche Saal des Langhauses enthält die Reptilien und Amphibien; der östliche Nordflügel die Insekten, Spinnenthiere und Tausendfüssler.

Im 1. und 2. Stockwerk des östlichen Eckbaues befinden sich ein Konferenz- und Bibliothekzimmer, Arbeitszimmer für den Direktor, mehrere Kustoden, Assistenten und für den Sekretär der zoologischen Sammlung und der allgemeinen Verwaltung.

An der Nordseite des westlichen Nordflügels liegen in jedem Geschoss zwei Arbeitszimmer für wissenschaftliche Beamte und im Kellergeschoss zwei Arbeitszimmer für Diener. Im Kellergeschoss des westlichen Nordflügels sind sämmtliche in Spiritus aufbewahrte Vorräthe und Doubletten, systematisch geordnet, in alten Schränken aufgestellt. Neben diesem Vorrathsraume liegt eine Kammer mit einem Destillationsapparate und zwei grossen Trögen, in denen Skelette mittelst Dampf vom Kesselhause aus gereinigt werden können. Im Erdgeschosse des östlichen Nordflügels ist ein grosser Raum für Glasvorräthe; neben diesem sind 2 Arbeitszimmer für Herstellung anatomischer Präparate, ein Raum zum Trocknen von gereinigten Skeletten, eine Tischlerwerkstätte, eine Einrichtung zum geruchlosen und schnellen Mazeriren von Skeletten in erwärmtem Wasser, ein feuersicherer Benzin-Entfettungsapparat und eine Kammer zum Trocknen ausgestopfter Säugethiere und Vögel.

Auf dem Dachboden ist ein Raum zum Zeichnen und Photographiren von Thieren eingerichtet. Im Garten hinter dem Museum steht ein Glashaus, worin gereinigte Skelette im Sonnenlichte gebleicht werden.

Die zoologische Sammlung umfasst 11 478 qm. Hiervon entfallen auf die Schausammlung 3724, die Hauptsammlung 5412, die Arbeitsräume 942, die Boden- und Kellerräume 1400 qm.

Die Schausammlung enthält 1990 qm Schaufläche, 3897 m Zwischenböden und 664 Insektenkästen; die Hauptsammlung 2838 qm Schaufläche, 19 186 m Zwischenböden und 4636 Insektenkästen.

Die Entstehung der zoologischen Sammlung fällt mit der Gründung der Universität zusammen. Sie hat von Anfang an bis 1888 in dem Gebäude derselben als zugehörige Anstalt ihre Stelle gehabt, doch gingen Plan und Ausführung schon damals weit über das Mass des zu den akademischen Vorträgen wünschenswerthen Demonstrations-Materials hinaus und zwar nach der Richtung hin, eine umfassende Grundlage für die systematische Kenntniss aller lebenden Thierarten und damit einen Mittelpunkt der Thierkunde, zunächst für Deutschland, zu bilden, wie es in jenen Zeiten bereits einen solchen in Paris für ganz Europa gab, dem sich dann nach den Kriegszeiten die Museen in London, Leyden und Wien gleichwerthig zur Seite stellten. Den Grundstock bildeten die naturhistorischen Gegenstände, welche aus der königlichen Kunstkammer an die neue Anstalt abgegeben wurden: Säugethiere, Vögel, Insekten und Conchylien; dazu kamen aber gleich die Spezialsammlungen, denen das Museum eine nicht geringe Anzahl auch heute noch für den Spezialforscher wichtiger Originalexemplare von theilweise im vorigen Jahrhundert beschriebenen Arten verdankt.

Prof. Illiger, der erste Leiter, vorher Entomolog, hatte sich seit der Berufung nach Berlin zunächst den Säugethieren und Vögeln zugewandt und als Frucht seiner ordnenden Thätigkeit wie als Leitfaden für die Aufstellung den bekannten »Prodomus systematis Mammalium et Avium« 1811 herausgegeben, reich an Anregungen für den Fortschritt der natürlichen Systematik, wurde aber schon 1813 in einem Alter von 38 Jahren dem neuen Wirkungskreise durch den Tod entrissen. An seine Stelle trat seit 1815 definitiv als Direktor Dr. M. Heinrich C. Lichtenstein, geboren 1780, der 1803—1806 eine naturwissenschaftliche Reise in Südafrika ausgeführt und 1811 die ordentliche Professur für Zoologie an der Universität erhalten hatte; beide Stellen blieben von da an bis 1882 in einer Person vereinigt. Die umfangreiche Vermehrung der Sammlung durch Lichtenstein's Geschick, Geschäftskunde und rastlose Thätigkeit erforderte eine Raumerweiterung, so dass bald nicht nur das obere Stockwerk des ganzen östlichen Flügels, sondern auch schon 1825 der entsprechende Theil der östlichen Hälfte des Mittelgebäudes der Universität von dem zoologischen Museum eingenommen wurde.

Die entomologische Abtheilung hatte seit 1818, durch den Ankauf der Insektensammlung des Grafen v. Hoffmansegg (18 504 Arten in 555 000 Exemplaren für 22 000 Thaler) beinahe neu begründet, eine mehr selbständige Stellung, indem Medizinalrath Dr. Joh. Christoph Fried. Klug derselben unter dem Titel eines Mitdirektors vorstand. Als Präparator war seit 1811 A. Rammelsberg aus Braunschweig bis zu seinem Tode 1860 thätig.

Im Jahre 1843 erfolgte zuerst die etatsmässige Anstellung von Kustoden, um den Direktoren einen Theil der wissenschaftlichen Arbeiten abzunehmen, namentlich solche, die, der neuen physiologisch-anatomischen Richtung der Zoologie entsprechend, mehr Zeit und Geduld, manuelle Geschicklichkeit und speziellere anatomische Vorkenntnisse erforderten; in ihnen tritt deutlich der Einfluss des grossen Physiologen und Zootomen Joh. Müller zu Tage und die steigende Berücksichtigung der wirbellosen Thiere.

1856 starb Klug, 1857 Lichtenstein, 1858 Joh. Müller. An Lichtenstein's Stelle trat Professor Wilh. Peters, ein Schüler Joh. Müller's, der in den Jahren 1842—48 eine naturwissenschaftliche

Reise in Südost-Afrika (Mossambique) ausgeführt und daselbst zahlreiche zoologische Gegenstände gesammelt hatte. Klug's Stellung wurde insofern nicht wieder ausgefüllt, als Dr. A. Gerstäcker, der dessen spezielle Geschäfte als Kustos übernahm. ebenso wie der seit 1850 für die Lepidopteren angestellte Kustos Hopffer dem Museumsdirektor untergeordnet blieben. Professor Peters wandte seine Thätigkeit zunächst einer allgemeinen Reorganisation der Verwaltung zu, Generalkataloge mit fortlaufenden Nummern für die einzelnen Thierklassen und Eingangskataloge für alles, was noch nicht aufgearbeitet und aufgestellt war, wurden eingeführt; jeder Gegenstand im Museum erhielt seine in dem einen oder andern Katalog niedergelegte Nummer; der verführerische Verkauf der Doubletten wurde ganz abgeschafft, die theilweise seit längerer Zeit an auswärtige Sammlungen oder Gelehrte ausgeliehenen Gegenstände zurückgefordert, neue Instruktionen gegeben, mit einem Wort die Zügel schärfer angezogen. Er wusste eine bedeutende Vermehrung des Museumsetats zu erwirken und vermochte demgemäss mehr auf Ankäufe zu verwenden und die verschiedenen Thierklassen gleichmässiger zu bedenken. Die alten Vorräthe wurden aufgearbeitet, die Aufstellung mehrfach nach neueren Ansichten umgeändert, Gestalt und Verschluss der Spiritusgläser verbessert und eine Skelett- und Schädelsammlung angelegt. Speziell wandte er seine Thätigkeit denjenigen Abtheilungen der Wirbelthiere zu, die früher weniger berücksichtigt worden waren und deren Bestimmungen mehr Schwierigkeiten machen, so den Fledermäusen, Nagethieren, Schlangen, Fröschen und Fischen.

Die Mollusken, Bryozoen, Echinodermen und Korallen wurden durch Dr. Ed. v. Martens, Kustos seit 1859, neu geordnet und ansehnlich vermehrt, für Schwämme und Foraminiferen ein Anfang gemacht, die Entozoen durch Dr. Ant. Schneider eingehend revidirt. Unter den zahlreichen Erwerbungen, welche in diese Verwaltung fallen, sind als die wichtigsten hervorzuheben: Die Einreihung der von Peters selbst in Mossambique gesammelten zoologischen Gegenstände aus allen Klassen; die vom Geheimen Rath Albers durch testamentarische Verfügung der zoologischen Sammlung übergebene Sammlung von Land- und Südwasser-Conchylien, bis jetzt noch getrennt gehalten; die von Dr. Feodor Jagor in Singapore, auf Java und auf den Philippinen gemachten sehr reichhaltigen zoologischen Sammlungen aller Art; die auf der Königlich preussischen Expedition nach Ostasien 1860 — 1862 in Niederländisch-

Indien, Japan, China und Siam gesammelten zoologischen Gegenstände, namentlich Fische, Crustaceen, Mollusken, Echinodermen und Coelenteraten; eine Reihe interessanter Stücke aus den beiden Fischerei-Ausstellungen in Berlin 1873 und 1880; die während der Erdumsegelung von Seiner Majestät Schiff Gazelle 1874—1876 hauptsächlich im Atlantischen Ocean, auf der Kergueleninsel, an der Westküste Australiens und in der Magelhaenstrasse durch Dr. Theoph. Studer (jetzt Professor in Bern) gesammelten zoologischen Gegenstände; endlich eine Anzahl neuer oder seltener Thiere aus Japan, durch Dr. Fr. Hilgendorf gesammelt.

In neuerer Zeit wurden der zoologischen Sammlung noch folgende grössere Sammlungen einverleibt:

Dr. Rosenhauer's Sammlung deutscher Insekten mit zahlreichen biologischen Präparaten; paläarktische Dipteren, gesammelt von Professor H. Loew (1878); eine Sammlung nassauischer und anderer deutscher Spinnen von Dr. Zimmermann (1886); schlesische und andere europäische Myriopoden von Dr. E. Haase (1887); eine Sammlung von Vogelnestern von Holtz in Greifswald (1888); eine reichhaltige und vorzüglich präparirte Käfersammlung von Dr. Thieme in Berlin (1888); die grosse, wissenschaftlich sehr werthvolle Konchyliensammlung des verstorbenen Rentiers F. Paetel, der zoologischen Sammlung geschenkt von dessen Söhnen (1889).

Eine Zuwendung von sehr hohem wissenschaftlichen Werthe erhielt die zoologische Sammlung dadurch, dass ein grosser Theil der früheren zootomischen Sammlung (1888) mit ihr vereinigt wurde; sie kam dadurch in den Besitz zahlreicher Skelette von Säugethieren, Vögeln und Fischen.

Gegenüber diesem grossartigen Zuwachs an Material konnten aber die Sammlungsräume selbst unter der Verwaltung von Peters nur ganz unbedeutend vermehrt werden, so dass nichts übrig blieb, als den Mehrbedarf an Raum durch Erhöhung der Schränke, Einschiebung von neuen zwischen die alten und fortschreitende Zusammendrängung der Gegenstände innerhalb derselben zu decken, wodurch die Sichtbarkeit und Zugänglichkeit des Einzelnen sehr leiden musste. Nach Peters' am 21. April 1883 erfolgtem Tode wurde der schon von ihm geplante und eifrig betriebene Neubau des Museums für Naturkunde in der Invalidenstrasse zwischen der Bergakademie und dem landwirthschaftlichen Institute ausgeführt und am 2. Mai 1887 die Verwaltung der zoologischen

Sammlung dem aus Kiel berufenen Professor K. Möbius übertragen. Dieser leitete den Umzug der zoologischen und zootomischen
Sammlung in das Museum für Naturkunde und entwarf den Plan
zur inneren Einrichtung der Sammlungsräume und der neuen Aufstellung der Schau- und Hauptsammlung. Unter seiner Direktion
arbeiten gegenwärtig der zweite Direktor Professor v. Martens,
die Kustoden Professor C. Cabanis, Dr. F. Hilgendorf, Dr.
A. Reichenow, Dr. F. Karsch, fünf Assistenten, drei festange-
stellte Präparatoren und mehrere wissenschaftliche und technische
Hülfsarbeiter.

Die zoologische Sammlung enthielt am 1. April 1890:

	Nummern		Nummern
Säugethiere	6399	Myriopoden	1202
Vögel	28202	Crustaceen	81703
Reptilien und Amphibien	10785	Frei lebende Würmer.	1796
Fische	12781	Entozoen	2924
Insekten { Coleopteren	63868	Mollusken	41921
Lepidopteren	25058	Tunikaten	348
Orthopteren	5298	Bryozoen	456
Neuropteren	987	Echinodermen	3096
Hymenopteren	22785	Coelenteraten	3021
Dipteren	11042	Spongien	1249
Hemipteren	10663	Protozoen	195
Arachniden	6583	(hauptsächlich Foraminiferen).	

Unter einer Nummer sind nur Thiere derselben Art und desselben Fundortes vereinigt; soweit die Thiere ausgestopft aufgestellt
sind, also bei den meisten Säugethieren, Vögeln, einigen Reptilien
und Fischen, ist die Anzahl der Exemplare gleich derjenigen der
Nummern, bei den übrigen kommen öfters mehrere, zuweilen bis
zu 20 und mehr Stücke auf eine Nummer, und dürfte daher die
Anzahl der Stücke durchschnittlich mindestens das Zwei- bis Drei-
fache von derjenigen der Nummern sein. Obwohl die ganze Sammlung verhältnissmässig jungen Datums ist, namentlich jünger als die
zoologischen Sammlungen in Paris, London und Wien, so enthält
sie doch eine Anzahl gewissermassen historisch wichtiger Stücke,
die von Pallas, Rudolphi, Ehrenberg, Chamisso und andern
stammen. Die Originalexemplare oder Typen im engsten Sinne,
d. h. die Stücke, auf welche eine neue Art gegründet wurde, sind
auf der Etikette mit * bezeichnet.

Besondere faunistische Abtheilungen der Schausamm-

lung sind: Die Säugethiere, Vögel, Reptilien, Amphibien, Fische,
Insekten, Mollusken und Spongien Deutschlands; die häufigeren
Fische des Mittelmeeres; die Conchylien des Mittelmeeres und der
Nordsee nebeneinander.

Als besonders beachtenswerth mögen hier noch einige Stücke
einzeln genannt werden:

Säugethiere: Zwei Gorilla, einer aus dem britischen Museum,
vier Orang-utan und sechs Schimpanse. Erwachsener und junger
Nasenaffe. Chiromys in Spiritus und ausgestopft. Neugeborene
Bären und Löwen, diese gefleckt. Cryptoprocta. See-Otter.
Moschus-Ochse und litthauischer Wisent. Quagga. Elephantenrobbe.
Seelöwe von der Berings-Insel und von Chile. Delphinus tursio von
Cuxhaven, $2^1/_2$ m lang. Grosse Walfischskelette (Balaena mysticetus,
Balaenoptera musculus, Megaptera longimana).

Vögel: Alca impennis und die ebenfalls dem Aussterben nahe
Labrador-Ente (Camptolaemus labradorus). Struthio molybdophanes
vom Somali-Land. Rhinochaetus jubatus. Balaeniceps rex. Alle
vier Megaloperdix-Arten. Clytoceyx rex. Picathartes gymnocephalus.
Alle bis jetzt bekannten Musophaga-Arten, 25, darunter 5 Typen.

Reptilien: Mehrere Elephanten-Schildkröten, angeblich von
Peru und Ostindien. Grosse Sphargis coriacea. Iguana in natür-
licher Farbe aus Venezuela von L. Martin. Hatteria.

Amphibien: Rana ridibunda oder fortis aus der Umgebung
von Berlin. Ungewöhnlich grosse Larve (175 mm) von Pelobates
fuscus ebendaher. Opisthodelphys aus Venezuela.

Fische: Ungewöhnlich grosser Wels (181 cm lang) und Hecht
(127 cm lang, 40 Pfund schwer) vom hiesigen Fischmarkt. Core-
gonus generosus Peters aus dem Puls-See bei Soldin (Mark Brandenburg). Grosser Heilbutt aus Norwegen. Grosser See-Aal, Conger
vulgaris, von Kuxhaven, beinahe 2 Meter lang. Arapaima gigas.
Lepidosteus tristoechus. Acipenser huso. Skelett von Serranus
goliath. Protopterus. Ceratodus aus Neuholland.

Insekten. Seitliche Zwitter von Lucanus, Lycaena, Gonopteryx
und Chimabacche. Fälle auffälliger äusserlicher Aehnlichkeit zwischen
Insekten verschiedener Familien oder Ordnungen, z. B. die ameisen-
ähnliche Myrmecoris (Hemipto) und Myrmecophana (Orthopt.),
ferner zwischen Calopteron, Trichrous und Callidium, Doryphora
und Epilachna, Papilio ideoides und Hestia u. a. — Dichotomien
an Beinen und Antennen bei Arten von Carabus, Melolontha und
Blaps. — Schmetterling mit Raupenkopf. — Puppen von Ornithoptera

aruana; Raupen, welche von den Negern gegessen werden. —
Meliponen - Stock. — Gromphadorrhina (grosse Blattide), Idolum
(Mantide), Eustâlia (Locustide). — Atalanta auricoma (Hemipt.),
Wachsmassen absondernd. — Diplonychus und Zaitha (ebenfalls
Hemipt.) mit Eiern auf dem Rücken. — Milesia (grosse Syrphide). —
Präparate, welche die Anatomie, die Lebensverhältnisse von Schmetter-
lingen und anderen Insekten darstellen.

Myriopoden: Zwitter von Polydesmus taenia.

Arachniden: Holconia mit Spiralfaden am Palpus. — Nephila
madagascariensis mit Zwergmännchen. — Hauptvertreter der deutschen Spinnen in trockenpräparirten Stücken mit Vorführung der
Nester. — Riesen-Pycnogonide (Colossendeis).

Crustaceen: Macrocheira. — Grosse Gammarus vom Baikal-
see. — Grosse Lysianassa ampulla aus dem Eismeer.

Anneliden: Riesenregenwürmer (Microchaeta rappi) aus Südafrika. Criodrilus aus dem Tegelsee.

Helminthen: Das Museum besitzt durch den Ankauf der
Sammlung des 1832 hier verstorbenen Professors Rudolphi die
Typen der von demselben 1808 bis 1819 beschriebenen Arten, sowie die Originale zu der Monographie der Nematoden von Professor Ant. Schneider, welcher 1860 bis 1864 an dem Museum
wissenschaftlich beschäftigt war.

Mollusken: a) Cephalopoden. Modell und einige Stücke eines
Riesentintenfisches, Megateuthus martensi. Schulpe der grossen
Thysanoteuthis aus Japan. Rumpf von Spirula. Schulpe von Sepia
gibbosa. Mehrere Nautilus in Spiritus. — b) Gastropoden. Pleuro-
tomaria beyrichi. Velutina coriacea von Pallas. Cenus cedo nulli.
Sammlung von Gastropoden-Eiern. Spiroglyphus und Hipponyx,
auf anderen Schneckenschalen aufsitzend. Crepidula unguiformis,
in der Mündung von solchen. Helix desertella, haufenweise auf
einem dürren Zweig. Lithoglyphus naticoides von Küstrin und
Berlin. — c) Muscheln. Grosse Tridacna. Ostrea angulata. Cristaria
(Dipsas) plicata mit Buddha - Bildern. Altersstufen der Austern.
Giftige Mytilus vom Jadebusen. Handschuh aus dem Byssus von
Pinna.

Tunikaten: Die von Chamisso auf seiner Erdumsegelung
1815 bis 1818 gesammelten Salpen.

Bryozoën: Adeona, mehrere Arten. Einheimische und aus-
ländische Plumatellen. Grosse Massen von Alcyonella. Originalexemplare von Zoobotryon.

Echinodermen: Abnormer halbvierzähliger Echinas. Liaster speciosus. Mehrere Pentacrinus, darunter das Original der Joh. Müller'schen Arbeit. Rhopalodina.

Coelenterata: Originale zu Ehrenberg's und Klunzinger's Arbeiten. Cryptohelia. Heteropsammia. Herpetolitha mit Knospung simulirender Abschnürung. Grosse Hydroidpolypen aus den ostasiatischen Meeren.

Spongien: Spongilla vesparium aus einem Süsswassersee in Borneo. Hyalonema apertum. Lithistiden aus Japan.

Protozoën: Die von dem berühmten Infusorienforscher Chr. G. Ehrenberg hinterlassene Sammlung mikroskopischer Präparate und die Handzeichnungen für seine Schriften.

4. Das zoologische Institut.

Nach dem Tode von Wilhelm Peters wurde die zoologische Universitätsprofessur von der Direktion des zoologischen Museums getrennt und damit die Gründung eines besonderen, den Zwecken des akademischen Unterrichtes und der wissenschaftlichen Forschung ausschliesslich dienenden zoologischen Institutes nothwendig.

Dasselbe wurde im Frühling des Jahres 1884 — zunächst provisorisch — im zweiten Stockwerke des östlichen Flügels des Universitätsgebäudes, nach den Angaben des aus Graz neu berufenen Professors der Zoologie, Geheimen Regierungsrath Franz Eilhard Schulze eingerichtet und fand 1889 in dem westlichen Hinterflügel des neuen Museumsgebäudes eine definitive Stätte.

Neben dem Direktor sind angestellt als Kustos Dr. Czeschka Edler von Mährenthal und zwei Assistenten.

In dem zoologischen Institute, welches in gleichem Masse dem akademischen Unterrichte, wie der wissenschaftlichen Forschung zu dienen bestimmt ist, befinden sich zwei Hörsäle; der im zweiten Stockwerk gelegene mit Ober- und Seitenlicht versehene grössere Hörsaal ist für 300 Sitzplätze, der im ersten Stockwerke befindliche kleinere für 80 Sitzplätze eingerichtet. Damit die für die zoologischen Vorlesungen besonders nothwendigen zahlreichen Demonstrationsobjekte, Präparate und Modelle schnell herbeigeschafft werden können, befinden sich zwei zur Aufnahme der Unterrichtssammlung bestimmte Säle unmittelbar neben dem grossen Auditorium.

Während der eine dieser Sammlungssäle ausschliesslich zur

Aufnahme der wegen ihrer Grösse und Aufstellungsweise mehr Raum erfordernden Wirbelthiere bestimmt ist, enthält der andere ausser den Präparaten und Modellen sämmtlicher wirbelloser Thiere auch noch die in Schränken eigenartiger Konstruktion übersichtlich aufgehängten zahlreichen grossen kolorirten Wandtafeln, ein sehr wesentliches Hülfsmittel für den Vortrag, besonders bei stark besuchten Vorlesungen.

Für den praktischen Unterricht im Beobachten und Untersuchen mittelst der mannigfachen Hülfsmittel und zum Theil sehr komplizirten Methoden der heutigen Zoologie bietet ein ebenfalls im zweiten Stockwerke gelegener Lehrsaal Raum für 50 Praktikanten; ausserdem sind an den Fenstern der verschiedenen Sammlungsräume zahlreiche Arbeitsplätze angebracht.

Für die wissenschaftlichen Forschungsarbeiten sind die besonders lichten Arbeitsräume im ersten Stockwerke und im Erdgeschosse bestimmt.

Besondere Fürsorge ist der Herstellung von Einrichtungen zur Erhaltung und Pflege derjenigen lebenden Thiere gewidmet, welche Gegenstand wissenschaftlicher Untersuchungen im Institute sein sollen; zu diesem Zwecke findet sich in dem hinter dem Museumsgebäude gelegenen Institutsgarten ein kleiner Stall für Säugethiere, ein Vogelhaus und ein Reptilienbehälter. Zur Aufnahme und Zucht von Wasserthieren ist ebendaselbst ein gemauertes Fächerbassin und eine Reihe kleiner isolirter Behälter für stagnirendes Wasser, sowie ein ausgemauerter Teich nebst grabenartiger Fortsetzung für fliessendes Wasser angelegt.

Im Untergeschosse des Institutes sind Thierbehälter verschiedener Art, besonders aber Terrarien und Aquarien aufgestellt. Ausserdem findet sich im Dachgeschosse noch ein Warm- und Kalthaus nebst freier Terrasse zur Pflege von tropischen und subtropischen Thieren, und daneben ein Raum für photographische und verwandte Arbeiten.

Das zu den wissenschaftlichen Untersuchungen und Uebungen erforderliche Material von in Spiritus oder anderweitig konservirten Thieren wird in einem als Materialsammlung bezeichneten Saale des Erdgeschosses aufbewahrt.

Die Bibliothek ist im ersten Stockwerke zwischen den Zimmern des Kustos und des Institutsdirektors in einem besonderen Bibliotheks- und Lesezimmer aufgestellt. Die Arbeitsräume des Präparators und der Diener liegen im Erdgeschoss.

Es gestaltet sich demnach die ganze Institutseinrichtung im Allgemeinen räumlich so, dass man von dem die lebenden Thiere beherbergenden Garten und Untergeschoss aus aufsteigend zunächst in die zur Aufnahme des konservirten Arbeitsmaterials und für die gröberen Arbeiten der Diener und des Präparators hergerichteten Räume des Erdgeschosses, von da aus in das für subtilere Arbeiten und wissenschaftliche Untersuchungen sowie für die Bibliothek bestimmte erste Stockwerk und schliesslich weiter emporsteigend zu jenen Räumen gelangt, welche der Demonstration und dem Unterrichte durch das gesprochene Wort dienen.

Das zoologische Institut umfasst 2554 qm Grundfläche.

Der Etat für 1890/91 beläuft sich für die allgemeine Verwaltung des Museums auf 36 768 Mark, für die geologisch-paläontologische Sammlung nebst Institut auf 13 480 Mark, für die mineralogisch-petrographische Sammlung nebst Institut auf 16 440 Mark, für die zoologische Sammlung auf 85 820 Mark und für das zoologische Institut auf 20 520 Mark.

Das chemische Institut I.

(NW., Georgenstrasse 34—36.)

Es ist gewiss eine auffallende Erscheinung, dass von allen preussischen Universitäten die hauptstädtische Hochschule die letzte gewesen ist, welche ein der Entfaltung der Wissenschaft und den Anforderungen der Gegenwart entsprechendes chemisches Institut erhalten hat, zumal die Männer, welche an der Berliner Universität in den ersten fünfzig Jahren ihres Bestehens auf dem Gebiete der Chemie gewirkt haben, unter den berühmtesten Forschern unseres Jahrhunderts eine hervorragende Stelle einnehmen. Sind doch die Namen Klaproth, Mitscherlich, Rose für alle Zeiten mit goldenen Lettern in den Büchern der Geschichte verzeichnet!

Wesentlich ist diese Erscheinung durch den Umstand bedingt worden, dass die Universität bei ihrer Gründung bereits eine wissenschaftliche, auch die Chemie umfassende Korporation vorfand, nämlich die 1700 von Leibniz gestiftete, 1744 von Friedrich dem Grossen regenerirte Akademie der Wissenschaften. Eigenthum der Akademie ist das Haus No. 10 in der Dorotheenstrasse, welches ursprünglich der akademische Astronom und der akademische Chemiker gemeinschaftlich bewohnten. Allein schon vor vielen Jahren hatte der Astronom das Feld räumen müssen, und der Chemiker war Alleinherrscher auf der akademischen Besitzung geblieben. Seit Gründung der Universität sind es nun stets die akademischen Chemiker gewesen, welche den chemischen Lehrstuhl der Hochschule innegehabt haben, und die Universität war auf diese Weise bis zu einem gewissen Grade der Verpflichtung enthoben, den chemischen Professoren für ihre Arbeiten Räumlichkeiten zu beschaffen, deren sie sich bereits in ihrer Stellung als Akademiker erfreuten. Obwohl sich mit der raschen Entfaltung der Wissenschaft die Bedürfnisse der chemischen Forschung und des chemischen Unterrichtes in unerwarteter Weise steigerten, unterblieb die Gründung eines Institutes, dessen Nothwendigkeit allgemein anerkannt war, weil entweder die Universität auf fremdem Grundeigenthum oder die Akademie für in gewissem Sinne fremde Zwecke hätte bauen müssen.

Bei Neubesetzung des chemischen Lehrstuhls nach dem Tode Mitscherlich's im Jahre 1863 machte sich das bestehende Bedürfniss mit solchem Nachdruck geltend, dass an massgebender Stelle der Bau eines neuen Institutes beschlossen wurde. Der für den Neubau erforderlichen Vorarbeiten waren nicht wenige; zunächst war die Beschaffung eines geeigneten Bauplatzes schwer, gelang aber durch Ankauf eines Grundstückes, welches neben dem der Akademie der Wissenschaften gehörigen Hause und Grundstück, dessen zentrale Lage in der That nichts zu wünschen übrig liess, belegen war.

Mit Aufstellung des Programmes für den Neubau wurde der an Stelle Mitscherlich's nach Berlin berufene Professor A. W. von Hofmann betraut, welcher sich bei Lösung dieser Aufgabe, wie er dankbar anerkennt, der thatkräftigen Mitwirkung seines Freundes Gustav Magnus sowie seiner damaligen Assistenten, der Herren C. A. Martius und O. Olshausen zu erfreuen gehabt hat.

Im Frühsommer des Jahres 1865 konnte der Bau in Angriff genommen werden. Vorübergehende Störungen erfuhr die Arbeit durch die Ereignisse des Jahres 1866, sowie durch einen Wechsel in der Bauleitung.

Die wirklich bebaute Grundfläche des Berliner Laboratoriums

beträgt nicht mehr als 2133,6 qm. Wenn man aber bedenkt, dass sich das Institut in allen Theilen zu zwei Stockwerken erhebt, und dass man bei dem Bau wegen des schlechten Grundes die Fundamente grösstentheils auf starke, über Senkkästen geschlagene Bögen zu legen hatte, so wird man es nicht auffallend finden, dass sich der Kostenaufwand für das Berliner Laboratorium sehr hoch gestellt hat. Die Gesammtkosten erreichten einschliesslich des Grundstück-Erwerbes und einiger anderen Summen für Entschädigungen u. s. w. die Höhe von 954 000 Mark, welche die Preussische Regierung kein Bedenken getragen hat, für den Bau des neuen Institutes zu bewilligen.

Die Konfiguration des Bauplatzes lässt erkennen, wie gross die Hindernisse waren, welche sich unter den gegebenen Verhältnissen der Aufgabe entgegenstellten.

Ein Blick auf die Pläne zeigt, dass das disponible Grundstück zwischen der Dorotheen- und Georgenstrasse eine sehr ungleiche Breite besitzt. Bei einer Länge von 89,3 m hat die an die Dorotheenstrasse stossende Front nur eine Breite von 21,25 m, während die Front in der Georgenstrasse nahezu doppelt so breit ist, nämlich 42,25 m.

Das zwischen beiden Strassen sich hinziehende Grundstück besteht aus zwei aneinanderliegenden Rechtecken, von denen das eine 51 m lang und 42,25 m breit, das andere 38,3 m lang und 21,25 m breit ist. Die den Bauplatz seitlich begrenzenden Grundstücke sind mit ansehnlichen, theilweise 4 Stockwerke hohen Gebäuden bebaut, so dass alles Licht entweder von den beiden Strassen, oder aus inneren, zwischen den Flügeln des Gebäudes angeordneten Lichthöfen geschöpft werden musste. Diese Einschränkung zwischen hohen Mauern bedingte alsbald die Nothwendigkeit, den Bau seiner ganzen Ausdehnung nach in 2 Stockwerken aufzuführen und die eigentlichen Arbeitsräume, in denen Licht und Luft Hauptbedingungen sind, in das über dem Erdgeschosse sich erhebende Stockwerk zu legen.

Die Anordnung der verschiedenen Gebäudetheile zeigt ein Blick auf die beiden angefügten Pläne.

Die Hauptfaçade des Laboratoriums mit dem Eingang für die Studirenden fiel naturgemäss in die Georgenstrasse, an die breite Strassenfront des Grundstückes; an der der Strasse parallelen Hinterseite des grossen Rechtecks entstand ein zweiter, dem Vorderbau analoger Hinterflügel, und diese beiden Bauten wurden auf den

Seiten durch grosse Arbeitsgalerien, in der Mitte durch einen bedeutenden, den grossen Hörsaal enthaltenden Mittelflügel mit einander verbunden. So bildeten sich zwei von allen Seiten umbaute Höfe. Sämmtliche an diesen Höfen liegende Flügel des Gebäudes gehören zur Universität. Das kleine, an die Dorotheenstrasse anstossende Rechteck ist nur von drei Seiten bebaut. An der Strasse selbst liegt das alte, der Akademie gehörende Haus No. 10, welches eine vollständige Umwandlung erfahren hat; auf der entgegengesetzten Seite des Rechtecks befindet sich ein analoger Querflügel, welcher an den hinteren Theil des Universitäts-Laboratoriums anstösst und mit diesem zusammenfällt. Vorder- und Hintergebäude des kleinen Rechtecks sind ebenfalls mit einander, aber nur durch einen Seitenflügel verbunden. Es entsteht auf diese Weise ein dritter, etwas kleinerer Hof, mit den Höfen des Universitäts-Laboratoriums mittelst einer durch den gemeinschaftlichen Hinterflügel geführten Durchfahrt kommunizirend, welche die Verbindung des ersteren, den Vorschriften der Berliner Baupolizei gemäss, mit der Strasse vermittelt.

Sämmtliche um den kleineren Hof gelegenen Gebäude gehören der Akademie, mit Ausschluss des Quergebäudes, welches Eigenthum theilweise der Akademie, theilweise der Universität ist.

Die im Erdgeschosse vertheilten Räume des Institutes.

Der durch den erwähnten Haupteingang an der Georgenstrasse in das chemische Institut Eintretende gelangt auf zwei Stufen in das geräumige, gewölbte Vestibulum, aus welchem eine seine ganze Breite einnehmende Treppe zu dem Korridor des Erdgeschosses emporführt. Der Korridor ist von dem Vestibulum durch drei grosse Glasthüren geschieden. Der durch die mittlere Thür in das Gebäude Eingetretene steht dem eleganten Treppenhause und zumal dem Hauptflügel der nach dem grossen Hörsaale und nach dem Obergeschosse führenden Treppe gegenüber. Da nun die Hauptlokale der Anstalt fast alle im oberen Stockwerke liegen, so wird es ausreichend sein, nur einen kurzen Blick in die Räume des Erdgeschosses zu werfen.

Der mehrfach erwähnte Korridor vermittelt durch eine Treppe an seinem westlichen Ende die Verbindung des Vordergebäudes mit der grossen im westlichen Eckrisalit befindlichen Durchfahrt und sämmtlichen Höfen und bildet den Zugang zu dem kleinen Hörsaal nebst Vorbereitungszimmer unmittelbar neben dem Vestibül. In seine östliche Hälfte münden die Thüren des sog. Destillir-Raumes, der »Werkstätte« und des metallurgischen Laboratoriums, welch' letzteres seinerseits durch eine eiserne Wendeltreppe mit den oberen Arbeitsräumen in Verbindung steht.

Auf dem Podest der bereits erwähnten Haupttreppe liegt dem Haupteingange des Institutes gerade gegenüber und daher dem von der Strasse Einblickenden bereits sichtbar die portalartig ausgebildete Thüre zu dem grossen Hörsaale.

Beim Eintritt in denselben befinden wir uns hinter der obersten von zehn Bänken, welche amphitheatralisch geordnet bis zum Experimentirtische hinabreichen und durch Treppen an den Seitenwänden des Saales zugänglich sind. Die Bodenfläche des Saales stellt ein Quadrat von 12,5 m Seitenlänge und mithin von 156 qm Inhalt dar. Der Saal war ursprünglich für 230 Zuhörer berechnet, musste indessen successive durch Anfügung einer elften Bank, durch Anbringen von Klappsitzen, endlich durch eine Galerie mit 72 Plätzen dem wachsenden Bedürfniss entsprechend erweitert werden, so dass jetzt 362 Plätze zur Verfügung stehen.

Der Experimentirtisch in dem unteren Theile des Saales besitzt bei einer Länge von 12,6 m eine Breite von 1 m und ist von der Hinterwand weit genug entfernt, um die freie Bewegung des Dozenten und seiner Assistenten zu gestatten. Es würde zu weit führen, die Einrichtung des Experimentirtisches genauer zu beschreiben. Wir erwähnen nur, dass in denselben zwei grössere Vertiefungen eingelassen sind, in deren einer sich eine Wasserwanne befindet, während die andere gestattet, mit Quecksilber zu manipuliren. Ausserdem befinden sich in demselben zwei Oeffnungen, welche durch unter dem Fussboden hinlaufende Röhren mit gut ziehenden Schornsteinen in direkter Verbindung stehen, wodurch die Möglichkeit gegeben ist, auf dem Tische selbst vor den Augen der Hörer Versuche mit schädlichen Gasen anzustellen. In dem unteren Theile der Hinterwand bemerken wir in der Mitte eine grössere, an den Seiten je eine kleinere Abzugsnische sowie Regale mit den wichtigsten Reagentien; ein schmaler Tisch zieht sich, durchbrochen nur durch die Mittelnische und die Thüren, an der ganzen Südseite entlang. Weiter oben sind die Namen der Elemente, ihre Symbole und Atomgewichte verzeichnet. Ausserdem befindet sich hier noch eine Vorrichtung, um Zeichnungen, Diagramme etc. aufhängen zu können. Die bisher für die künstliche Erleuchtung dienenden Gasflammen werden in kürzester Frist durch eine Reihe von elektrischen

Glühlampen über dem Experimentirtisch, sowie durch zwei grosse Bogenlichter an der Decke des Saales ersetzt werden.

Das Tageslicht empfängt der Saal von jeder Seite durch zehn Fenster, welche in zwei Etagen zu je fünf über einander liegen; ausserdem sind weiter unten in der Mauer noch zwei kleinere Fenster angebracht, die sich dicht neben dem Experimentirtisch befinden und zu dessen besserer Beleuchtung beitragen.

Mit dem Hörsaal in direkter Verbindung stehen die Lokale für die Vorbereitung der Vorlesungen und die Sammlungen des Institutes. In der dem Hörsaal gegenüberstehenden Wand dieses Raumes befinden sich zwei Thüren, von denen die eine in der Mitte der Wand gelegene nach dem den hinteren Querflügel des Laboratoriums durchschneidenden, die Verbindung mit der Wohnung des Direktors herstellenden Korridor führt, an welchem rechts ein kleines Sprechzimmer des Dozenten liegt. Links von dieser Thür ist der Eingang zu einem Lokale, für die Aufstellung feinerer Apparate und Instrumente bestimmt, welche man der Atmosphäre des Vorbereitungszimmers nicht anhaltend aussetzen will; gleichzeitig dient dasselbe als Durchgang zu dem grossen, durch drei nach dem westlichen Hof gerichtete Fenster erleuchteten Sammlungssaal, in welchem Präparate, Mineralien etc. sowie grössere Apparate und namentliche Diagramme für die Vorlesungen aufbewahrt werden.

Im Erdgeschoss des östlichen Verbindungsflügels haben ausserdem noch zwei Dienerwohnungen Platz gefunden, welche der sehr beträchtlichen Höhe des Erdgeschosses wegen in zwei Etagen aufgeführt und mittelst einer Doppeltreppe vom östlichen Hofe aus zugänglich sind.

Ein von dem Korridor des hinteren Quergebäudes sich abzweigender Seitengang führt uns schliesslich zu den Wohnungen der drei Assistenten, von denen die aus zwei Zimmern bestehende des ersten ihr Licht aus dem Wirthschaftshofe des Direktors erhält, während die Wohnungen des zweiten und dritten Assistenten von dem westlichen Hofe aus erleuchtet werden.

Mit diesen Räumen kommt das Erdgeschoss des chemischen Institutes zum Abschluss. Eine am südlichen Ende des Hauptkorridors im Querflügel befindliche Glasthür scheidet dasselbe von den zur Wohnung des Direktors gehörigen Lokalitäten. Noch verdient bemerkt zu werden, dass alle Räume des Erdgeschosses mit in Backstein ausgeführten Kreuzgewölben gedeckt sind.

Die im Obergeschosse vertheilten Räume des Institutes.

Im Obergeschoss liegen zu beiden Seiten des geräumigen sehr hellen Präparirsaales in der Vorderfaçade die grossen, von zwei Seiten durch kolossale Fenster erleuchteten Laboratorien, von denen ersteres für die Anfänger (Qualitative Analyse), letzteres für die weiter Vorgeschrittenen (Quantitative Analyse) bestimmt ist. Ein jedes dieser Laboratorien ist für 24 Laboranten eingerichtet; es würde aber auch, wenn es erforderlich wäre, eine grössere Anzahl darin Platz finden. Diese beiden Räume sowie der beiden Laboratorien gemeinschaftliche Präparirsaal sind mit allen Arbeitsrequisiten, mit Gas, Wasser und den nöthigen Vorrichtungen für den Abzug gasförmiger und flüssiger Produkte aufs vollkommenste ausgestattet. In sämmtlichen Fensterpfeilern liegen Abdampfnischen, deren Abzugsröhren hinter den Pfeilern der das Gebäude krönenden Ballustrade in die Atmosphäre ausmünden. In ähnlicher Weise ist die der Eingangsthüre des quantitativen Saales gegenüberliegende Wand von Abzügen für eine grössere Arbeitsnische durchsetzt, während sich an der entsprechenden Wand des qualitativen Saales ein Dunkelpavillon für spektralanalytische Untersuchungen befindet.

An die grossen Arbeitslaboratorien für Vorgeschrittene und Anfänger schliessen sich zwei fast 32 m lange und nahezu 4 m breite Galerien an, von denen die westliche Galerie durch zwei Glaswände mit wohlschliessenden Thüren in drei Räume geschieden ist. Der erste ist für diejenigen Arbeiten der Anfänger bestimmt, welche nicht füglich an den permanenten Plätzen oder in dem gemeinschaftlichen Präparirsaal vorgenommen werden können. Die ganze, den Fenstern gegenüberliegende Wand ist zu diesem Ende von Abzugsröhren durchbrochen, welche die zu ventilirenden, in der Mauer ausgesparten Nischen mit der Atmosphäre in Verbindung setzen. Namentlich befinden sich in diesem Raume die Vorrichtungen zum Arbeiten mit Schwefelwasserstoff. Der mittlere Raum ist speziell für die volumetrische Analyse eingerichtet, und der dritte zur Aufnahme der Bibliothek bestimmt. Der Haupteingang in die letztere ist von der anderen Seite, auf welcher sie mit dem hinteren Querflügel verbunden ist.

Auch die vollkommen symmetrisch gelegene östliche, an den Saal für quantitative Analyse sich anschliessende Arbeitsgalerie

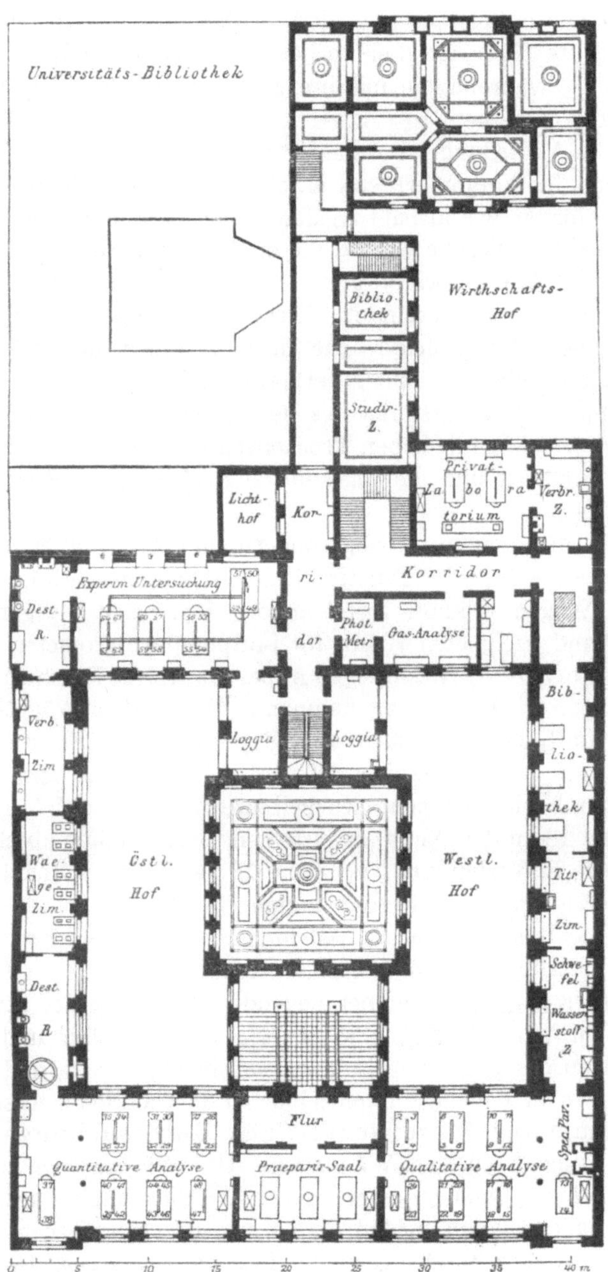

Erstes Stockwerk.

spaltet sich durch Glasthüren in drei Abtheilungen, von denen die
erste und dritte für feinere Feuerarbeiten, Elementaranalyse u. s. w.
bestimmt sind, während die mittlere zwischen beiden Abtheilungen
als Wägezimmer dient.

Die erste Abtheilung ist zunächst für diejenigen, welche in dem
Laboratorium für Vorgeschrittene arbeiten, bestimmt. Beim Eintritt
in dieselbe stossen wir alsbald wieder auf die Wendeltreppe, welche
wie der daneben gelegene Aufzug diesen Theil der Anstalt mit dem
metallurgischen Laboratorium und den im Kellergeschosse befindlichen Vorrathsräumen verbindet. Diese Abtheilung enthält ausserdem noch eine gut ventilirte Nische für die häufigen, den Wägungen
vorangehenden Glühoperationen, Verbrennungen u. s. w.; ebenso ist
hier der Apparat zur Bereitung des destillirten Wassers aufgestellt,
dessen Dampf gleichzeitig einen Trockenschrank mit 15 verschliessbaren Fächern heizt und die Digestion zugeschmolzener Röhren bei
100^0 gestattet.

Die für die Wägungen abgesonderte mittlere Abtheilung des
Korridors, welche längs der Fenster die Aufstellung von etwa zwanzig
chemischen Wagen erlaubt, bietet an der dem Fenster gegenüberliegenden Wand geeigneten Raum für Luftpumpe, Barometer, überhaupt für die feineren physikalischen Apparate, welche bei chemischen
Untersuchungen in Anwendung kommen. Die in dem Wägezimmer
aufgestellte Luftpumpe ist nach dem System von C. Staudinger
in Giessen von dem Mechaniker W. Schultz in Berlin ausgeführt.
Sie wird durch eine einfache Kurbelbewegung in Betrieb gesetzt
und steht mit 18 an der Wand aufgestellten, durch Hähne abschliess-
baren Tellern in Verbindung, so dass 18 Recipienten unabhängig
von einander ausgepumpt werden können.

Die Cementbelegung des Fussbodens in diesem Raume sucht
schädlichen Erschütterungen möglichst vorzubeugen.

Die hinter dem Wägezimmer liegende Abtheilung der Arbeits-
Galerie ist in ganz ähnlicher Weise für Feuerarbeiten und Verbrennungen ausgestattet wie die vor demselben gelegene und dient
den Laboranten in dem fast unmittelbar an die Galerie anstossenden
Laboratorium für wissenschaftliche Untersuchungen bei
den Vorbereitungen zu den Wägungen. Das Wägezimmer ist also
den beiden höheren Schülerklassen gemeinschaftlich, allein ungeachtet
seiner Zugänglichkeit auf beiden Seiten von der eigentlichen Labo-
ratoriumsatmosphäre durch geeignete Zwischenlokale geschieden.

Das bereits erwähnte Laboratorium für wissenschaftliche Untersuchungen steht nicht direkt mit dem Korridor in Verbindung, sondern ist durch ein kleines, mittelst Oberlicht erleuchtetes Lokal von ihm getrennt. Der Saal für wissenschaftliche Untersuchungen ist trotz seiner Bemessungen bei einer Länge von 14,3 m und einer Breite von 7,25 m doch nur für 12 bis 16 Laboranten bestimmt, denen auf diese Weise der zum freieren Arbeiten nothwendige Raum auf das reichlichste zugemessen ist. Dieses Laboratorium wird zunächst durch drei auf den östlichen Vorderhof gehende Fenster erleuchtet. Es erhält indessen auch noch Licht durch ein grosses in den Lichthof der Universitätsbibliothek sich öffnendes Fenster sowie durch eine Glasthür, welche dem letzteren direkt gegenüber auf eine glasbedeckte Loggia führt. Die Beleuchtung wird durch die an der südlichen Wand gelegenen grossen Arbeitsnischen mit einem gleichfalls nach dem Lichthof der Universitätsbibliothek führenden Fenster vervollständigt. Trotzdem hat sich die Beleuchtung dieses Raumes, da die Fenster meist auf nicht allzu geräumige Lichthöfe münden, bei trübem Wetter öfter als unzureichend erwiesen; durch ein grosses Oberlichtfenster von 10 m Länge und 4 m Breite ist dieser Uebelstand beseitigt worden.

Die oben erwähnte Loggia, welche nach Osten hin frei geöffnet ist, dient den in dem Laboratorium für wissenschaftliche Untersuchungen Beschäftigten zum Arbeiten in freier Luft. An den Wänden der Loggia sind überdies die für die Digestion zugeschmolzener Röhren bei hoher Temperatur bestimmten Luftbäder in einer solchen Weise angebracht, dass die in denselben häufiger vorkommenden Explosionen ohne Gefahr für die in der Loggia Arbeitenden verlaufen.

Für alle übrigen Bedürfnisse der hier Arbeitenden ist gleichfalls sowohl in dem Laboratorium selbst, als auch in dem anstossenden Raume auf das umfassendste gesorgt.

Auch in dem zwischen dem Laboratorium und dem Verbrennungszimmer in der Arbeitsgalerie gelegenen Raume befindet sich noch eine grössere Arbeitsnische, ausserdem ein Luftbad, ein Schmelzofen, die Glasbläserlampe und ein zweiter Apparat für die Herstellung von destillirtem Wasser. Eine Anzahl von Schränken für Materialien verschiedener Art vervollständigen die Ausstattung dieses Raumes.

Der Zugang zu dem Laboratorium für wissenschaftliche Untersuchungen wird für die Praktikanten durch eine auf den Hauptkorridor des hinteren Querflügels führende Thür vermittelt.

Der Hauptkorridor des hinteren Querflügels führt durch eine
dem Eingange in das Laboratorium für wissenschaftliche Untersuchungen gegenüber liegende Thür in die für photometrische Arbeiten bestimmte Dunkelkammer, alsdann nach einer mit der bereits
beschriebenen symmetrisch gelegenen zweiten Loggia zum Arbeiten
im Freien; endlich zweigt sich nahezu in der Mitte ein Seitenkorridor ab, aus welchen nur noch ein zu dem Laboratorium für
wissenschaftliche Arbeiten gehöriges Lokal, nämlich das geräumige,
durch zwei nach Norden ausblickende Fenster erhellte Zimmer für
die Gasanalyse liegt.

Derselbe Korridor vermittelt überdies den Zugang einerseits zu
den Arbeitsräumen des Direktors, andererseits zu der schon oben
erwähnten Bibliothek des Institutes, welche auf diese Weise den in

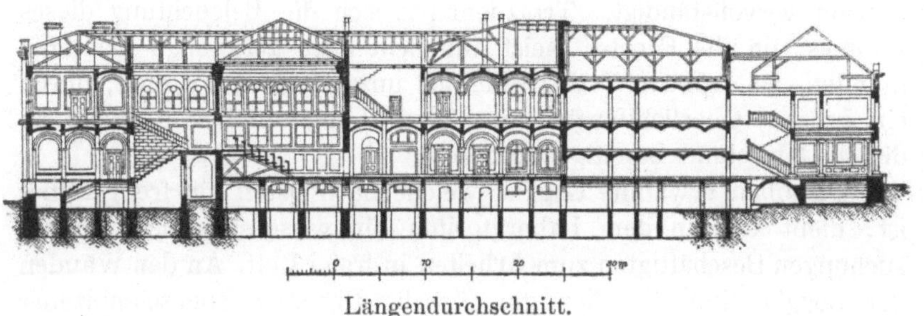

Längendurchschnitt.

dem Laboratorium für wissenschaftliche Untersuchungen Arbeitenden
besonders leicht zugänglich gemacht wird.

Die Arbeitsräume des Direktors bestehen in einem stattlichen
Privatlaboratorium, welches von drei grossen, nach dem zur
Dienstwohnung gehörigen Wirthschaftshofe gehenden Fenstern erleuchtet wird, mit anstossendem Verbrennungszimmer und
einem gegenüberliegenden, an das Lokal für Gasanalysen angrenzenden Raume für Wägungen. An das Privatlaboratorium reihen
sich endlich noch die bereits in dem Verbindungsflügel gelegenen
Privatzimmer des Direktors, nämlich das Studirzimmer, von dem
Privatlaboratorium nur durch eine Thür getrennt, das Vorzimmer
und die Privatbibliothek, beide ebenfalls direkt mit dem Arbeitszimmer durch Thüren verbunden.

Alle diese Zimmer sind auch von dem Korridor des Verbindungsflügels zugänglich, welcher sich in der Verlängerung des Haupt-

korridors im hinteren Querflügel, hinter der die Anstalt abschliessenden Glasthür, nach der Wohnung des Direktors erstreckt.

Zum besseren Verständnisse der Anordnung der Räume in dem Institute ist dem Plane noch ein Längendurchschnitt durch die Mitte der Anlage von der Dorotheenstrasse bis zur Georgenstrasse beigegeben.

Mit dem Grundriss vor Augen wird der Beschauer sich schnell in der Zeichnung zurechtfinden.

Von der Georgenstrasse ab reihen sich im Erdgeschoss an die Vorhalle, der erste Korridor, das grosse Treppenhaus und der Hörsaal, an das Vorbereitungszimmer der lange Korridor des hinteren Querflügels mit den Thüren zum Sammlungssaal und 2 grossen Fenstern, endlich der Zugang zu der Wohnung des Direktors, der mit einem erweiterten Vorplatz die Dorotheenstrasse erreicht. Die grosse Höhe der unteren Institutsräume (6,25 m) hat in den zur Privatbenutzung bestimmten Räumen des hinteren Verbindungsflügels die Anlage eines Entresols an die Hand gegeben, dessen Benutzung durch die in 3 Absätzen aufsteigende Haustreppe ermöglicht wird. Rückwärts wandernd gelangt man im ersten Stock aus den Wohnräumen nach dem Hauptkorridor des Quergebäudes, auf welchen die Treppe zu den Bodenräumen, der Eingang in das Laboratorium für Untersuchungen, sowie in die Loggien münden. Auf diesem Wege können wir aber nicht wieder zu dem Vordergebäude gelangen, da hier die südliche Wand des Hörsaales unser weiteres Vordringen hindert.

Wir erreichen das Vordergebäude aber ohne Schwierigkeit durch eine der beiden grossen, in dem Durchschnitt allerdings nicht sichtbaren, Arbeitsgalerien. Der Weg führt von diesen aus durch eines der vorderen Laboratorien in den Präparirsaal und mit dem Abstieg durch das grosse Treppenhaus ist der Ausgangspunkt — die Front der Georgenstrasse — wieder erreicht.

Aeussere Architektur des Institutes.

Die Hauptfaçade der Laboratorien liegt, wie bereits erwähnt, nach der Georgenstrasse, in der sich das Portal für die Studirenden befindet, während der Eingang von der Dorotheenstrasse ausschliesslich für den Direktor bestimmt ist. Die Façade ist Rohbau, die Farbe des Backsteines ein warmes, wohlthuendes Braunroth, die reichen Ornamente sind Terracotta aus dem berühmten Atelier von

March in Charlottenburg. Besonders vortheilhaft zeigen sich dem
auf der parallel laufenden Stadtbahn Vorüberfahrenden die einfachen, grossen Linien der schön gegliederten Façade.

Wie aus der Beschreibung erhellt, besteht der Bau aus zwei
Hauptgeschossen. Das Erdgeschoss beginnt in einer Höhe von 1,9 m
über dem Niveau der Strasse. Dieses Geschoss ist 5,65 m hoch,
und dieselbe Höhe besitzt auch das Obergeschoss. Ueber letzterem
liegt endlich noch ein Dachgeschoss, dessen Höhe mit Einschluss
der das Dach krönenden Ballustrade 3,6 m beträgt. Der ganze
Bau erhebt sich also bis zu der stattlichen Höhe von 16,63 m über
dem Niveau der Georgenstrasse und gewährt bei einer Länge von
42,25 m einen imponirenden Anblick.

Die Architektur sämmtlicher Gebäudetheile mit Ausnahme der
nach der Dorotheenstrasse gelegenen Façade, für welche eine freiere
Auffassung der italienischen Renaissance Platz gegriffen hat, ist im
Stil vollendeter venetianischer Hoch-Renaissance angelegt. Fenster
und Thüröffnungen sind demgemäss im Rundbogenstil durchgeführt.
Die Façade ist durch an beiden Enden leicht vorspringende Risalite in wohlthuender Weise gegliedert, und der zwischen beiden
Risaliten liegende Mittelbau erhält wieder durch die gewaltigen
Bogenportale der in das Innere einspringenden Vorhalle eine natur-
gemässe Auszeichnung. Nicht weniger bestimmt ausgesprochen ist
die Höhentheilung der Façade. Auf einem kräftig profilirten Granitsockel baut sich das Kellergeschoss auf und wird durch ein Gurtgesims gekrönt, welches gleichzeitig das Erdgeschoss abschliesst;
Letzteres trennt sich von dem Obergeschoss durch ein zweites
reiches Gurtgesims, in dessen verschlungenen Ornamenten der
Architekt mit grossem Glück die zahlreichen, für die Luftzuführung
der Ventilationsschachte der Laboratorien nöthigen Oeffnungen verborgen hat. Ueber den mit Lysenen umrahmten Fenstern des
Obergeschosses liegt das Hauptgesims mit reichem Fries in Terracotta, an welchem die runden Fenster des untergeordneten Dachgeschosses angebracht sind. Das kräftig ausladende Hauptkrönungs-
gesims und die über demselben liegende Attika schliessen den
Bau ab.

Das Erdgeschoss ist mit 14 grösseren Medaillons, welche Haut-
relief-Portraits einer Reihe berühmter Chemiker aufnehmen, geschmückt. Folgende Forscher haben hier einen Platz gefunden:
Laurent Lavoisier, Wilhelm Scheele, Henry Cavendish, Joseph
Priestley, John Dalton, Louis Berthollet, Louis Gay-Lussac,

Humphrey Davy, Jakob Berzelius, Eilhard Mitscherlich, Heinrich Klaproth, Heinrich Rose, Leopold Gmelin, Charles Gerhardt, Auguste Laurent.

Direktor des ersten chemischen Institutes ist zur Zeit der Geheime Regierungsrath Professor A. W. von Hofmann, der gemeinschaftlich mit Professor Ferdinand Tiemann die Arbeiten der Praktikanten leitet.

Als Assistenten sind gegenwärtig im Institute thätig Dr. Siegmund Gabriel, a. o. Professor, Dr. Johannes Biedermann, Dr. Georg Pulvermacher und Dr. E. Richter. Ueber die Benutzung des Institutes seitens der Studirenden giebt für die letzten 24 Winter- und Sommersemester folgende Uebersicht Auskunft:

Besuch des chemischen Institutes I während der letzten 24 Jahre[1]).

Jahr	Zuhörer in den Vorlesungen über Experimentalchemie[2])		Theilnehmer an den Experimentalübungen		Jahr	Zuhörer in den Vorlesungen über Experimentalchemie		Theilnehmer an den Experimentalübungen	
	W.-S.	S.-S.	W.-S.	S.-S.		W.-S.	S.-S.	W.-S.	S.-S.
1866	37	79	—	—	1879	135	167	86	78
1867	77	159	—	—	1880	158	166	103	75
1868	96	115	—	8	1881	181	227	96	77
1869	147	145	69	67	1882	199	222	93	84
1870	145	134	77	76	1883	251	249	102	86
1871	106	113	67	52	1884	260	310	95	89
1872	184	118	80	89	1885	259	299	99	93
1873	134	105	78	70	1886	246	286	102	87
1874	84	91	67	75	1887	240	259	107	99
1875	73	61	62	59	1888	167	160	98	91
1876	109	95	83	73	1889	225	210	92	85
1877	113	111	81	64	1890	188	260	87	—
1878	143	129	74	73					

Der Etat für 1890/91 beläuft sich auf 22 880 Mark.

[1]) Nach amtlichen Mittheilungen der Universitäts-Quästur.
[2]) In der Wintervorlesung wird die unorganische, in der Sommervorlesung die organische Experimentalchemie vorgetragen.

Die vereinigten naturwissenschaftlichen Anstalten für Chemie, Physik, Pharmakologie, Physiologie.

Das trapezförmige Grundstück, nach Süden durch die Dorotheen-Strasse, nach Norden durch das Reichstags-Ufer, nach Osten durch die Schlachtgasse, nach Westen durch die Neue Wilhelm-Strasse begrenzt, wurde in westöstlicher Richtung durch einen Fahrweg in ungefähr gleiche Hälften getheilt, eine nördliche, welche der philosophischen, eine südliche, welche der medizinischen Fakultät zufiel. Jene nahm westlich das physikalische, östlich ein zweites chemisches Institut, diese westlich das physiologische, östlich das pharmakologische Institut auf. Auf dem 77,63 Ar grossen, vorbezeichneten Terrain erheben sich 2 Gebäude mit je 108 m Frontlänge, von denen das eine an der Dorotheen-Strasse für das physiologische und pharmakologische, das andere am Reichstags-Ufer belegene für das physikalische und das zweite chemische Institut nebst den dazu gehörigen Direktorialwohnungen eingerichtet ist. Siehe Abbildung auf S. 59.

Auf die hochinteressanten Untersuchungen des Baugrundes und die daraus hervorgegangenen baulichen Vorarbeiten zur Herstellung einer sicheren Fundamentirung, welche für die hier unterzubringenden Institute zum Schutze gegen Erschütterungen der feinsten Instrumente und Apparate ausgeführt worden sind, kann an dieser Stelle nicht eingegangen werden.

Sämmtliche Bauten sind oberhalb des aus belgischem Granit hergestellten Sockels in ausserordentlich schön und scharf geformten Verblendziegeln und Terracotten von warmer, nicht zu dunkler Farbe ausgeführt, deren Eindruck durch bunte Metlacher Friese gehoben wird. Die Dachbedeckung besteht überall aus Wellenzink.

Die Kosten der ganzen Bauanlage mit der inneren Einrichtung betragen zusammen ungefähr 4 500 000 Mark. Hiervon entfallen auf die Fundirung des physiologischen Instituts etwa 200 000 Mark, des physikalischen etwa 310 000 Mark, des pharmakologischen etwa 120 000 Mark, des II. chemischen Instituts etwa 110 000 Mark, auf die der Wohngebäude zu diesen Instituten etwa 60 000 Mark, zusammen 800 000 Mark, mithin fast der fünfte Theil der gesammten Baukosten.

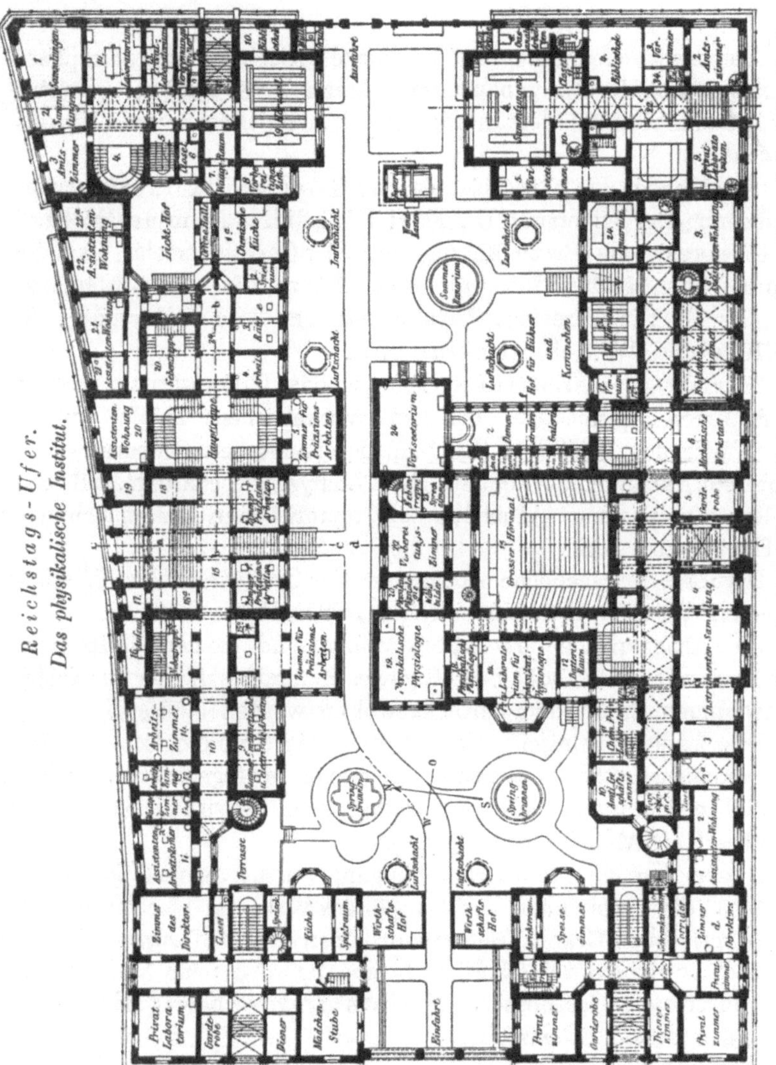

Das technologische und das zweite chemische Institut.
Schlachtgasse.
Das pharmakologische Institut.
Reichstags-Ufer.
Das physikalische Institut.
Das physiologische Institut.
Dorotheen-Strasse.
Neue Wilhelm-Strasse.

a. Das chemische Institut II.

(NW., Schlachtgasse 1.)

Das zweite chemische Institut wurde gleichzeitig mit dem pharmakologischen Institut gebaut und Ostern 1883 eröffnet; es dient speziell dem Studium der anorganischen, analytischen und Mineral-Chemie.

Direktor des Institutes ist der zweite ordentliche Professor der Chemie an der Universität Dr. Karl Friedrich Rammelsberg.

Die praktische Beschäftigung mit der Chemie erfolgt in dem Laboratorium des Institutes unter Beihülfe von drei Assistenten, zur Zeit Dr. C. Friedheim, Privatdozent an der Universität, Dr. B. Klüss und W. Schmitz-Dumont.

Für den praktischen Unterricht ist das Laboratorium in zwei Abtheilungen geschieden. In dem synthetischen Theile werden die Studirenden mit der Darstellung chemischer Präparate und leichteren Aufgaben der qualitativen Analyse beschäftigt, während in der analytischen Abtheilung die quantitativen Untersuchungen die Hauptsache sind.

Der Etat für sachliche Ausgaben des Institutes, einschliesslich Gas- und Wasserverbrauch, beträgt 11 285 Mark.

Die Arbeitsplätze des Laboratoriums sind in dem letzten Semester immer vollständig besetzt gewesen, und es haben zahlreiche Anmeldungen Studirender zurückgewiesen werden müssen.

Das zweite chemische Institut und das technologische Institut sind gemeinschaftlich in einem Flügelbau untergebracht, welcher sich östlich dem am Reichstags-Ufer gelegenen physikalischen Institut anschliesst (s. Abbildung auf S. 59).

Dieser Bau hat seinen Haupteingang von der Schlachtgasse aus erhalten; die Verbindung der Hauptstockwerke ist hier durch eine aus bayerischem Granit freitragend konstruirte halbrunde Treppe vermittelt, welche durch Oberlicht beleuchtet wird; eine Nebentreppe führt durch alle Geschosse, und ein Aufzug verbindet das Kellergeschoss mit dem Erdgeschoss.

In den beiden oberen Geschossen dieses Gebäudeflügels ist das zweite chemische Institut eingerichtet, und zwar liegen die Hauptarbeitsräume desselben eine Treppe hoch (s. Grundriss S. 61). Das grosse Laboratorium ist mit 24 Arbeitsplätzen versehen; im Anschluss an dasselbe ist ein Raum für Arbeiten mit Schwefelwasserstoff und ein Wägezimmer angeordnet. Weiter folgt ein Arbeitszimmer für Massanalyse, ein Laboratorium mit 6 Arbeitsplätzen für Geübtere, ein Assistentenzimmer, ein Zimmer für gasanalytische Arbeiten und das Amtszimmer nebst einem Laboratorienraum für den Dirigenten. — Im zweiten Stockwerk ist in ganz ähnlicher Anordnung wie bei dem pharmakologischen Institut ein Auditorium für 130 Zuhörer mit Vorbereitungszimmer eingerichtet; die Abendbeleuchtung dieses Saales wird durch 4 Wenhamlampen bewirkt. Ausserdem befinden sich hier ein Verbrennungszimmer, ein Samm-

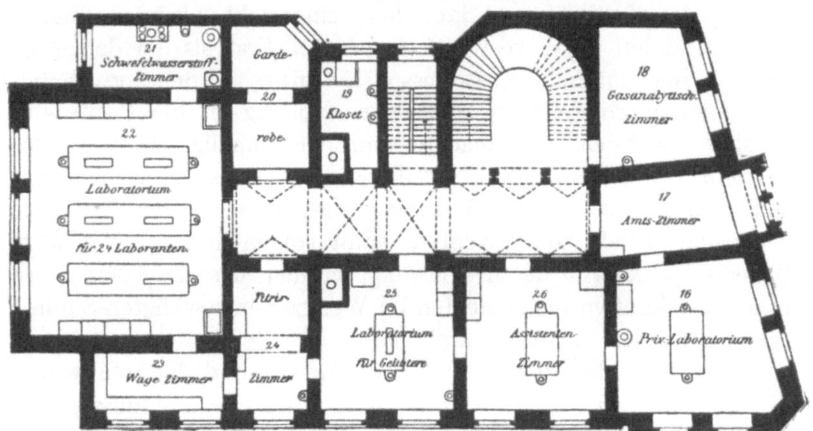

Erstes Stockwerk.

lungsraum und zwei Laboratorienzimmer für synthetische Arbeiten sowie eine Assistentenwohnung.

Die Arbeitstische und alle Ausstattungsstücke, als Digestorien, Schränke u. s. w., sind in einfachen, aber ansprechenden Formen, zum grössten Theil aus Kiefernholz mit Oelfarbenanstrich, die Tischplatten aus geöltem Eichenholz, die Digestorien mit Kachelbekleidung hergestellt. Ueberaus reichlich sind die Laboratorien mit Apparaten und Geräthen aller Art versehen. Die Heizung erfolgt nach dem der Firma David Grove in Berlin patentirten System einer Luftheizung mit Gasfeuerung.

b. Das physikalische Institut.

(NW., Neue Wilhelmstrasse 16 a.)

Bis zum Jahre 1833 besass die Universität keine Sammlung von physikalischen Apparaten. Es waren nur wenige Instrumente vorhanden, die zu den wissenschaftlichen Untersuchungen einzelner Professoren angeschafft waren und sich in deren Händen befanden. Zwar waren dem Vernehmen nach seit Errichtung der Universität 500 Thaler jährlich in den Etat derselben zur Vermehrung und Erhaltung der physikalischen Sammlung eingestellt, allein für diesen Zweck bis dahin nicht verwendet worden. Erst als der derzeitige Vorsteher der Sammlung, Professor Magnus, in dem erwähnten Jahre einen durch Versuche erläuterten Vortrag an der Universität zu halten beabsichtigte, machte ihm der damalige Minister der Unterrichts - Angelegenheiten, Freiherr v. Altenstein, bei einer mündlichen Unterredung den Vorschlag, die nothwendigsten Apparate aus eigenen Mitteln zu beschaffen; dafür sollten ihm auf vier Jahre 500 Thaler jährlich in der Art bewilligt werden, dass in jedem Jahre von den angekauften Instrumenten im Werthe der bewilligten Summe in den Besitz des Staates übergingen.

Dieser Vorschlag gelangte zur Ausführung, und dadurch wurde der Grund zu der gegenwärtigen physikalischen Sammlung gelegt. Die Summe von 500 Thalern wurde später auf einen jährlich erneuten Antrag stets wieder in ähnlicher Weise bewilligt, bis im Jahre 1843 die Sammlung durch den damaligen Minister Eichhorn einen festen Etat erhielt.

Ausser dieser jährlichen Summe ist der Sammlung niemals eine Bewilligung zu Theil geworden. Nur zweimal hat sie eine Vermehrung durch Ueberweisung von Instrumenten erhalten: einmal aus der Sammlung, welche für Vorträge über Goethe's Farbenlehre an der Universität vorhanden war, sodann nach dem Tode des Professors Paul Erman durch einige wenige Instrumente, welche in dessen Verwahrung waren und der Universität gehörten; beide zusammen 27 Nummern. Man kann daher wohl sagen, dass die Sammlung nur aus den für ihre Erhaltung und Vermehrung bestimmten Summen neu angeschafft worden ist.

Das Lokal der physikalischen Sammlung befand sich seit dem Jahre 1844 im Universitätsgebäude, genügte zwar damals für die

Aufstellung der Instrumente, entbehrte aber jeder Räumlichkeit, in der ein Versuch hätte angestellt werden können und eignete sich noch weniger für irgend eine physikalische Untersuchung. Trotz dieser ungünstigen Verhältnisse sind verschiedene Arbeiten von jungen Physikern mit den Hülfsmitteln der Sammlung in dem Privatlaboratorium von Magnus ausgeführt worden, wobei zugleich auch die reichhaltige Privatsammlung desselben in liberalster Weise zur Verfügung stand.

Nach dem 1870 erfolgten Tode von Magnus ging testamentarisch seine Apparatensammlung sowie seine reichhaltige Bibliothek in den Besitz der Universität über und bildete den Grundstock für das im Jahre 1871 unter der Direktion von H. v. Helmholtz eröffnete physikalische Universitätslaboratorium. Die für dieses benutzten sechs Räume lagen eine Treppe hoch im östlichen Flügel des Universitätsgebäudes und waren mit den im Erdgeschoss gelegenen Sammlungsräumen und dem Auditorium durch eine Wendeltreppe verbunden. Acht Jahre hindurch wurden hier unter zum Theil sehr ungünstigen Umständen physikalische Arbeiten auf den verschiedensten Gebieten ausgeführt. Ohne irgendwie auf Vollständigkeit Anspruch machen zu wollen, seien hier angeführt die physiologisch-optischen Untersuchungen von Lamansky, Dobrowolsky, Schöler, Mandelstamm, Rosow, Hirschberg u. a., die elektrischen und magnetischen Arbeiten von Oberbeck, Boltzmann, Root, Rowland, Goldstein, Schiller, Sokolow, Silow, Nahrwold u. s. w. Bald aber zeigte sich, dass die Zahl von 15 Arbeitsplätzen des Laboratoriums regelmässig beträchtlich hinter der Anzahl der Bewerbenden zurückblieb; auch das Auditorium erwies sich aus vielen Gründen unzulänglich.

Ausser den vorn schon erwähnten Arbeiten ist noch eine grosse Anzahl von Untersuchungen in dem physikalischen Institut ausgeführt worden. Dieselben wurden veröffentlicht in den Monats- und Sitzungsberichten der Berliner Akademie, in Poggendorf's (jetzt Wiedemann's) Annalen für Physik und Chemie, in Graefe's Archiv für Ophthalmologie, in der Zeitschrift für Instrumentenkunde, in den Verhandlungen verschiedener gelehrter Gesellschaften u. s. w.

Im Jahre 1873 begann der Bau des jetzigen Institutes und im Frühjahr 1878 konnte die Uebersiedelung aus den Universitätsräumen in den Neubau erfolgen. Schon in den ersten Semestern waren alle Räume vollständig besetzt, und in den letzten Jahren hat bereits ein Theil der Anmeldungen nicht berücksichtigt werden können. Der erste Direktor des Institutes, der Geheime Regierungsrath Professor ord. Dr. v. Helmholtz, legte Ostern 1888 die Direktion desselben nieder, um die Leitung der neu gegründeten Physikalisch-Technischen Reichsanstalt als Präsident zu übernehmen. Als sein Nachfolger trat ein der Professor ord. A. Kundt.

Als Assistenten sind am Institut zur Zeit thätig: Dr. Leo Arons (früher Privatdozent in Strassburg), Dr. Eugen Blasius, Dr. August Raps.

Der Etat für das Jahr 1890/91 beträgt 27 890 Mark.

Bauliche Beschreibung. Das physikalische Institut ist auf dem Grundstücke der früheren Artilleriewerkstätte erbaut und zwar in der Mitte der nördlichen Flucht des Bauplatzes, mit der Hauptfront nach der Spree gerichtet, von welcher es durch eine neu angelegte Uferstrasse (Reichstags-Ufer) getrennt ist. Im Westen wird es begrenzt von dem für den Direktor des Institutes bestimmten Dienstwohngebäude, im Osten von dem zweiten chemischen und dem technologischen Institute. Die Front folgt der gebogenen Linie des Flusslaufes, und daher sind Nord- und Südfront nicht parallel, so zwar, dass die östliche Seite eine grössere Tiefe besitzt als die westliche, nämlich rund 25 gegenüber 16 m.

Das Gebäude bedeckt eine Fläche von 1350 qm, die im wesentlichen die Gestalt eines Vierecks besitzt; an der Rückfront sind zwei Anbauten von oblonger Grundform angefügt; der östliche Theil des Gebäudes ist durch Einführung eines Hofes von 80 qm in zwei Flügel getheilt. An der südwestlichen Ecke liegt ein runder Treppenthurm.

Die beiden Fronten zerfallen in zwei Flügelbauten von 19,73 m Länge und einen Mittelbau von 31,13 Länge.

Sämmtliche Bauten enthalten drei Stockwerke und ein hohes Kellergeschoss; der Mittelbau ist jedoch höher geführt und enthält an der Vorderfront noch eine Halbetage. An der Hinterfront ist im Mittelbau ein Theil der Dachetage ganz ausgebaut. Die hierdurch gewonnenen Zimmer gewähren nach Süden hin einen freien Ausblick über die benachbarten Gebäude hinweg und werden daher vorzüglich zu optischen Untersuchungen benutzt.

Die Stockwerkshöhen betragen im Keller 3,45, im Erdgeschoss 4,50, in der ersten Etage 4,95, in der zweiten Etage 4,50, in der Halbetage 3,15, in der ausgebauten Dachetage 3,0 m.

Die Anbauten an der Hinterfront enthalten nur ein niedriges Kellergeschoss von 1,85 und ein Erdgeschoss von 4,40 m Höhe; der

Fussboden des Erdgeschosses liegt 1,50 m tiefer als der des Hauptgebäudes.

In der senkrecht zur Südfront stehenden Hauptmittelaxe liegt das Vestibül mit einer Marmortreppe nach Norden, während es in einen nach Süden gehenden schmaleren Ausgang mit Granittreppe führt.

Aus dem Vestibül gelangt man nach dem östlich gelegenen Haupttreppenflur mit dreiarmiger, gusseiserner Treppe, die mit Marmor belegt ist; westlich durch den Hauptkorridor von 3,0 m Breite, der parallel der Südfront durch die ganze Länge des Gebäudes führt, zu der nördlich am Korridor gelegenen grossen Nebentreppe mit freitragenden Granitstufen.

An der Südfront in dem das ganze Gebäude überragenden Thurme, der auf seinem platten Dache mit einem steinernen Tische versehen ist, befindet sich eine runde Wendeltreppe von Sandstein mit Eisenbelag. Die letztere und die östliche Nebentreppe vermitteln den Verkehr nach allen Etagen, die westliche Nebentreppe vom Erdgeschoss bis zum Dachboden, die Haupttreppe vom Erdgeschoss bis zum zweiten Stock.

Im Kellergeschoss befinden sich die Zentral-Heizungsvorrichtungen, die Räume für die Aufbewahrung der Materialien, die Schmiede; ferner die Wohnungen des Dieners, des Portiers und des Heizers. Zwei Gasmotoren dienen zum Betrieb der elektrodynamischen Maschinen, deren Leitung zum Experimentirtisch des grossen Auditoriums führt. Einer der Gasmotoren kann auch mit dem Ventilationspulsator verbunden werden.

Das Erdgeschoss enthält im westlichen Theile des Gebäudes nördlich vom Korridor das Wage- und Barometerzimmer, ein Arbeitszimmer für mechanische und akustische Uebungsarbeiten sowie das Arbeitszimmer eines Assistenten; südlich vom Korridor einen grossen Saal für magnetische und galvanische Arbeiten. — Im Mittelbau liegen nördlich vom Korridor ein Spülraum mit Entree und Spülbottich, die westliche Nebentreppe, das Vestibül, eine Assistentenwohnung, ein Dunkelzimmer für ophthalmologische Arbeiten; südlich vom Korridor: vier Präzisions-Arbeitsräume (mit Ober- und Seitenlicht in den Anbauten). — Der östliche Theil des Gebäudes enthält nördlich vom Korridor drei Assistentenwohnungen, einen Korridor, das östliche Nebentreppenhaus, Klosets; südlich vom Korridor zwei Arbeitszimmer, einen Spülraum mit Bottich, eine chemische Küche (mit Schmelzheerd, einem Rauchfang

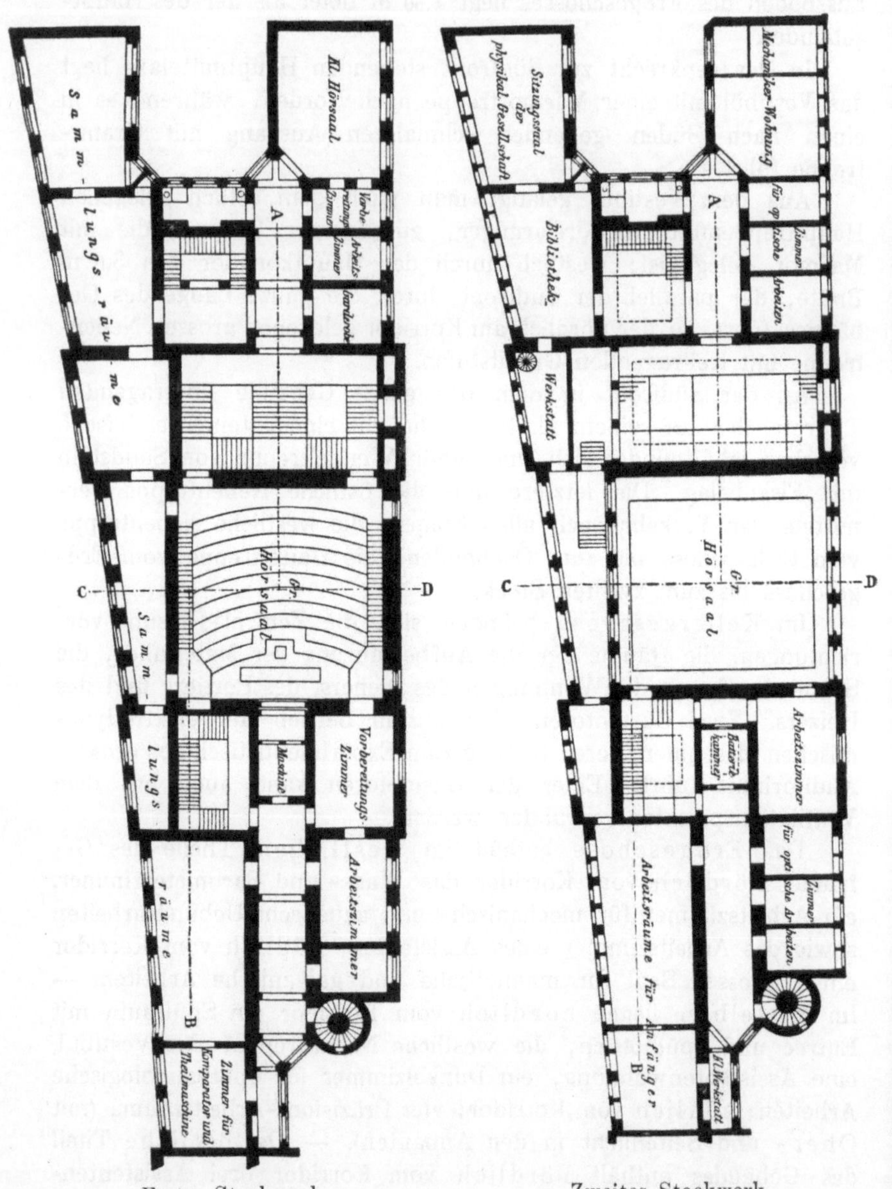

Erstes Stockwerk.   Zweites Stockwerk.

und zwei Digestorien), eine Vorhalle im östlichen Hofe, eine Nebentreppe nach dem Hofe.

Im ersten Stock (S. 66) liegen im westlichen Theil des
Gebäudes: nördlich vom Korridor zwei Sammlungssäle, südlich
das Arbeitszimmer des Vorlesungs-Assistenten und ein optisches
Arbeitszimmer; im Mittelbau nördlich: Sammlungsräume für
Optik und Akustik. — Der Mittelbau enthält insbesondere das grosse
Auditorium mit amphitheatralisch angeordneten Subsellien für 212 Zuhörer und mit einer Galerie in der Höhe des zweiten Stockwerkes,
das Haupttreppenhaus, südlich das Vorbereitungszimmer; — im
östlichen Theile des Gebäudes nördlich vom Korridor zwei
Sammlungsräume, Nebentreppe, Klosets; südlich vom Korridor
zwei Arbeitszimmer, Vorbereitungszimmer, ein kleines Auditorium
mit ansteigenden Subsellien für 60 Zuhörer.

Die im zweiten Stockwerke westlich des Gebäudes ge-
legenen Säle, Zimmer und Nebenräume dienen für die Arbeiten der
Anfänger. Im Mittelbau nördlich befinden sich Spülraum mit
Bottich, Nebentreppe, Batteriekammer, mechanische Werkstatt,
welche durch eine gusseiserne Wendeltreppe mit der darüber liegen-
den Halbetage verbunden ist, ein Arbeitszimmer; südlich ein
Arbeitszimmer, Galerie des grossen Auditoriums, Haupttreppenhaus.
— Im östlichen Theil des Gebäudes liegen nördlich zwei
Bibliothekssäle, von denen einer zugleich als Sitzungszimmer der
physikalischen Gesellschaft dient, Nebentreppe und Bodentreppe,
Klosets; südlich drei optische Arbeitszimmer und die Wohnung
des Mechanikers.

Der Dachboden enthält zwei optische und das photographische
Zimmer.

Die Plattform des Thurmes wird bei den Uebungen in der
Ausführung von barometrischen Höhenmessungen benutzt.

Das Gebäude wird durch Luftheizung, die Räume des west-
lichen Flügels und die nach dem Hofe gelegenen Vorbauten durch
Warmwasserheizung mittelst Warmwasseröfen erwärmt; es ist mit
Gas- und Wasserleitung versehen. Die Heizung in den Dienst-
wohnungen des Institutes geschieht vermittelst Kachelöfen. Das
Direktorialgebäude ist mit Luftheizung versehen.

Die Erleuchtung des grossen Hörsaales wird durch vier Sonnen-
brenner in Glaskörben bewirkt.

Die Fenster des grossen Hörsaales sowie einzelner Arbeitszimmer können durch Stahljalousien verdunkelt werden; in den

übrigen optischen Zimmern geschieht dieses durch dicht schliessende Holzladen.

In den südlichen Räumen des westlichen Flügels im ersten Stockwerke und im grossen Auditorium ist eine Wellenleitung angebracht, welche durch die in demselben Geschosse stehende Gaskraftmaschine von sechs Pferdekräften betrieben werden kann.

Das Aeussere des Gebäudes ist in Ziegelverblendung, mit Anwendung von Terrakotten und einem Sockel von belgischem Granit hergestellt.

c. Das pharmakologische Institut.

(NW., Dorotheen-Strasse 34a.)

Nach dem Tode Mitscherlich's wurde die ordentliche Professur für Pharmakologie dem damaligen Professor extraord. Liebreich übertragen. Derselbe rückte entsprechend der Richtung, welcher er in seiner Untersuchung über das Chloralhydrat Ausdruck gegeben hatte, die experimentelle Seite der Pharmakologie in den Vordergrund, nachdem schon Mitscherlich diesen Weg einzuschlagen versucht hatte. Das für diese Zwecke erforderliche pharmakologische Institut wurde zuerst provisorisch in der Luisen-Strasse 35 untergebracht, während die pharmakologische Sammlung noch in der Universität verblieb, wo die Vorlesungen über Materia medica bis zur Uebersiedelung des Institutes nach dem S. 58 erwähnten Neubau im Dezember 1883 auch gehalten wurden. Dirigent des Institutes ist der ordentliche Professor Dr. Liebreich.

Die 26 Arbeitsplätze des chemischen Laboratoriums (8 Plätze hiervon sind provisorisch in dem Privatlaboratorium des Dirigenten eingerichtet) sind von Schülern besetzt, welche analytische Uebungen und wissenschaftliche Arbeiten ausführen. Die Abtheilung wurde 1883—1888 von Dr. Bernhard Fischer geleitet, seit 1888 steht die chemische Abtheilung unter Leitung des Dr. Freund, während die physiologische Abtheilung der Führung des Dr. Langgaard anvertraut ist.

In dem Institut befindet sich zugleich die pharmakologische Sammlung, deren Gründung durch den Antrag des Professors

Dr. Martius in Erlangen, eine von ihm eingerichtete Sammlung von Drogen und chemisch-pharmazeutischen Präparaten für den Preussischen Staat anzukaufen, herbeigeführt wurde, nachdem auf Befürwortung des Geheimen Medizinalrathes Dr. Link der Minister v. Altenstein den Ankauf für die Universität genehmigt hatte. Die Sammlung wurde unter der Direktion Link's in einem Zimmer des östlichen Flügels des Universitätsgebäudes, das damals auch noch zur Aufbewahrung physikalischer Instrumente diente, aufgestellt, enthielt die wichtigsten Handelssorten der Drogen in guten, wenn auch viele in kleinen Exemplaren darunter, und zum Theil auch die Verfälschungen und Verwechselungen derselben, und war nach dieser Richtung so reichhaltig, dass man sie als eine der vollständigsten zu dieser Zeit betrachten konnte. Von geringerer Bedeutung waren die chemisch-pharmazeutischen Präparate und einige Mineralien.

Im Jahre 1835 wurde die Sammlung durch ein Geschenk des Kaiserlich russischen wirklichen Staatsrathes Baron Schilling v. Canstadt, bestehend aus etwa 80 tibetanischen Arzneimitteln, bereichert. Zu verschiedenen Zeiten (1837, 1838 und 1844) wurden ferner drei kleine Sammlungen des Hofrathes Dr. Isensee von sehr unbedeutendem praktischen und wissenschaftlichen Werth angekauft.

Im Jahre 1841 bewilligte der Minister Eichhorn die Summe von 100 Thalern als jährliche Unterhaltungskosten der Sammlung, für deren Erhaltung und Vermehrung auf solche Weise zwar gesorgt war. Ungenügend aber blieben die Räumlichkeiten für die Sammlung, bis nach Link's Tode dessen Nachfolger Professor Dr. C. G. Mitscherlich ein anderes Zimmer im zweiten Stock des westlichen Flügels des Universitätsgebäudes für die Sammlung auf seinen Antrag erhielt, welches dem Zwecke entsprechend eingerichtet, bei sehr gutem Lichte ausreichenden Raum gewährte. Darauf erfolgte die Vervollständigung der Drogen und die Erneuerung derjenigen, welche durch Alter verdorben waren, sowie eine zweckmässigere Aufstellung der Sammlung, wobei dem sich geltend-machenden Bedürfniss entsprechend auf den Unterricht der Mediziner vorzugsweise Rücksicht genommen wurde.

Es fanden sich hier alle wichtigen Drogen mit den Haupthandelssorten, deren Zahl zu Anfang 760 betrug, in sehr gut gearbeiteten, flachen, freistehenden, aber verschlossenen Schränken von Eichenholz, welche das Licht sowohl von oben als von den Seiten erhalten, unter Glas so aufgestellt, dass sie von allen Seiten gesehen, aber von den Studirenden nicht herausgenommen werden konnten.

Die zweite Abtheilung bestand aus dem Material für wissenschaftliche Untersuchungen und enthielt ausserdem die Heilmittel, welche einen historischen Werth haben.

Aus dem jährlichen Etat der Sammlung wurden in den folgenden Jahren nach und nach angeschafft: 1. Eine Sammlung der wirksamen Bestandtheile der Drogen, welche in Gläsern in einem für diesen Zweck angefertigten und mit Glasthüren versehenen Schrank aufbewahrt werden; 2. eine Sammlung von Verpackungen der rohen Arzneimittel, welche an der Wand mittelst einer besonderen Einrichtung so aufgestellt sind, dass sie leicht zugänglich und gut sichtbar sind; 3. Zeichnungen, welche die Struktur einiger rohen Arzneimittel darlegen. Diese drei Sammlungen dienen zu Unterrichtszwecken.

Die Abtheilung für wissenschaftliche Zwecke erfuhr im Jahre 1857 durch Ankauf einer werthvollen Sammlung von Chinarinden von Dr. Klotzsch, welche aus den Chinarinden, welche Ruiz an Ort und Stelle selbst sammelte, aus einigen Chinarinden, welche Pöpping und Warszewicz ebenso gesammelt hatten, und aus einer reichen Sammlung der in England vorkommenden Handelssorten besteht, eine Bereicherung.

In dem neuen pharmakologischen Institute wurden die Präparate in einem eigenen Sammlungsraum aufgestellt und in andere Gefässe übertragen, um der fortschreitenden Zerstörung und Ausrangirung der Drogen Halt gebieten zu können. Vermehrt wurde die Sammlung durch eine Kollektion japanischer Drogen, welche von Seiten Japans dem Institut zum Geschenk übergeben wurden, und im Jahre 1889 überwies der Herr Minister Dr. von Gossler dem Institute eine Sammlung chinesischer Drogen, welche von dem Apotheker Völkel in China zusammengestellt worden war, behufs weiterer Untersuchung und Bestimmung.

Bauliche Beschreibung. Das pharmakologische Institut bildet den südöstlichen Theil der naturwissenschaftlichen Institute der Universität in der Dorotheen-Strasse (s. S. 59). Eine stattliche, 1,6 m breite, mit Oberlicht beleuchtete gusseiserne Treppe mit Belag aus Marmorplatten verbindet die drei Hauptgeschosse mit einander, während noch Nebenverbindungen durch eine vom Keller bis zum Dach durchgehende Diensttreppe sowie durch mehrere Wendeltreppen und einen Aufzug für Apparate und Demonstrationsgegenstände hergestellt sind. Das Erdgeschoss enthält rechts vom Eingange das Amtszimmer, links von demselben ein Privatlaboratorium des Dirigenten für physikalische Arbeiten. Beide Räume stehen durch Wendeltreppen mit den über denselben im 1. Stockwerk gelegenen Privatlaboratorien des Dirigenten für chemische Arbeiten in Verbindung. Ausserdem befindet sich im Erdgeschoss ein Bibliotheksraum, der Vivisektionsraum, ein Raum für Gasanalyse und dem Eingang gegenüber ein grösserer Saal für die Sammlungen des Institutes. Die Wände desselben sind in zwei Reihen über einander vollständig mit Glasschränken bekleidet; die obere Schrank-

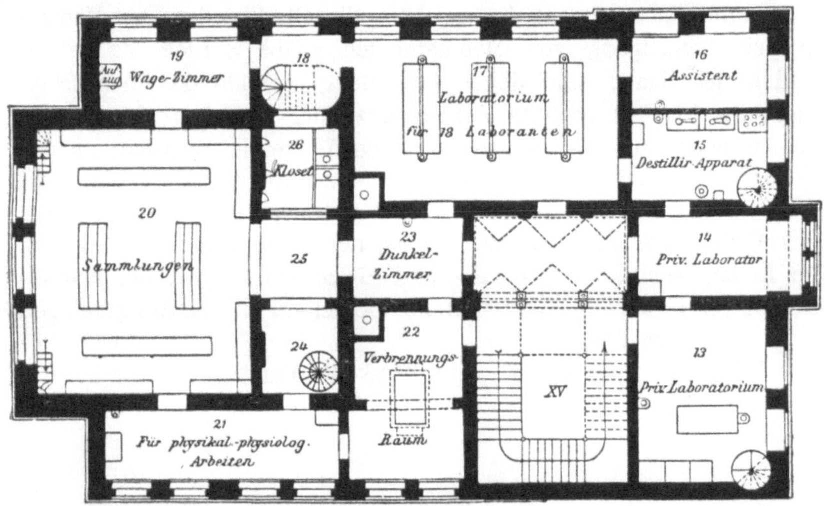

Erstes Stockwerk.

reihe wird durch eine kleine Wendeltreppe und einen auf eisernen Säulchen ruhenden Laufgang zugänglich gemacht; auch dieser Laufgang hat noch Veranlassung zur Anbringung von Ausstellungsschränken gegeben, indem in Brüstungshöhe flache Schaukästen mit geneigten Glasdeckeln auf zierlichen eisernen Konsolstäben ausgekragt sind. — Ein ganz gleich eingerichteter, nur etwas höherer Saal zu Sammlungszwecken befindet sich über dem ersteren im Hauptgeschoss, in welchem ausser den schon genannten Privatlaboratorien des Dirigenten ein grösseres Laboratorium für 18 Praktikanten mit Wägeraum sich befindet, ferner ein Assistentenzimmer, ein Zimmer für Destillationen, ein Dunkelraum für spektralanalytische Untersuchungen, ein Verbrennungsraum und ein Zimmer für physikalisch-physiologische Arbeiten. Im zweiten Stockwerk endlich liegt über den Sammlungsräumen der stattlich ausgebildete Hörsaal des Institutes mit 130 amphitheatralisch angeordneten Klappsitzen nach Vogel'schem System. Ausser der Beleuchtung durch Seitenfenster hat derselbe noch ein grosses Oberlicht erhalten, so dass er überaus reichlich erhellt ist. Am Abend wird er durch vier in die Glasfläche eingesetzte Siemens'sche Regenerativbrenner beleuchtet, mit welchen zugleich Ventilationseinrichtungen verbunden sind. Neben dem Hörsaal befindet sich ein kleines Vorbereitungszimmer, an der Ostfront ein langgestrecktes Laboratorium mit 60 Arbeitsplätzen, der sogenannte Rezeptirsaal, in welchem die Studirenden der Medizin in der Anfertigung von Medikamenten geübt werden; an beiden Enden des Saales sind daher nach dem Vorbilde des chemischen Institutes in Pest erhöhte Arbeitsplätze der Dozenten eingerichtet, von welchen aus die nöthigen Handgriffe gezeigt werden; an der Westfront endlich liegt eine schmale Mikroskopirgalerie. Den Rest des Geschosses nehmen Toiletten- und Garderoberäume und eine aus Wohn- und Schlafzimmer bestehende Assistentenwohnung ein. Im Kellergeschoss sind Diener- und Heizerwohnungen, ein Hundestall, zwei Räume für vorbereitende Arbeiten, die Heizungsanlagen u. s. w. untergebracht.

Der Etat für 1890/91 beträgt 16 840 Mark.

---

d. Das physiologische Institut[1].

(NW., Dorotheen-Strasse 35.)

Fasst man das physiologische Institut für sich in's Auge, so erhellt der Gedanke des Baues leicht aus dem Grundriss des Erdgeschosses (S. 73) und des 1. Stockes (S. 74). Der Dorotheen-Strasse entlang erstreckt sich ein beiläufig 70,5 m langes Hauptgebäude, an dessen höheren, in den Grundrissen durch die drei

---

[1] Aus der im Jahre 1886 vom Geheimen Medizinalrath Professor Dr. du Bois-Reymond verfassten Beschreibung in der Festschrift für die Naturforscherversammlung gekürzt und dem heutigen Zustande gemäss abgeändert.

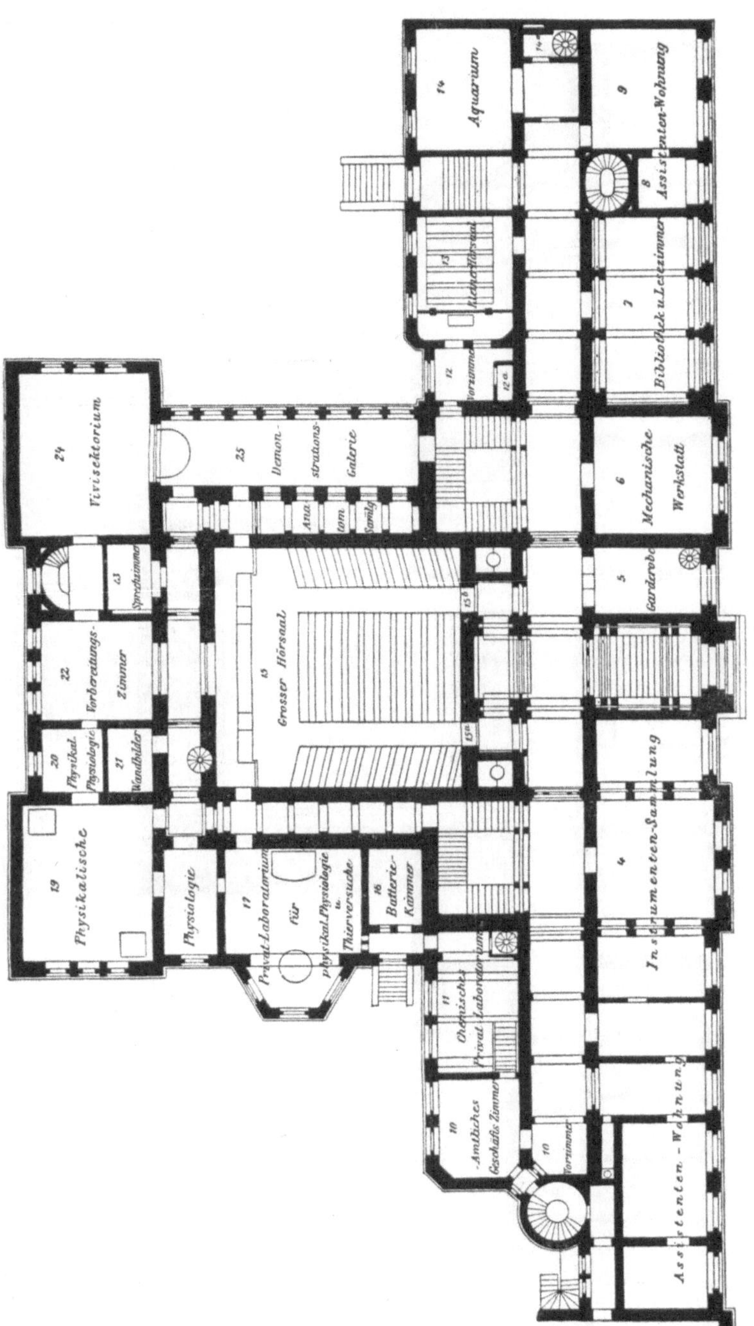
Aquarium
Assistenten-Wohnung
Bibliothek u. Lesezimmer
Mechanische Werkstatt
Garderobe
Instrumenten-Sammlung
Assistenten-Wohnung
Vorsaal
Vorraum
Amtliches Geschäfts-Zimmer
Chemisches Privat-Laboratorium
Batterie-Kammer
Privat-Laboratorium für physikal. Physiologie u. Thierversuche
Physiologie
Physikalische
Physikal. Physiologie
Wandbilder
Vorbereitungs-Zimmer
Sprechzimmer
Vivisektorium
Demonstrations-Galerie
Anatom. Samlg.
Grosser Hörsaal
Vorraum
Erdgeschoss.

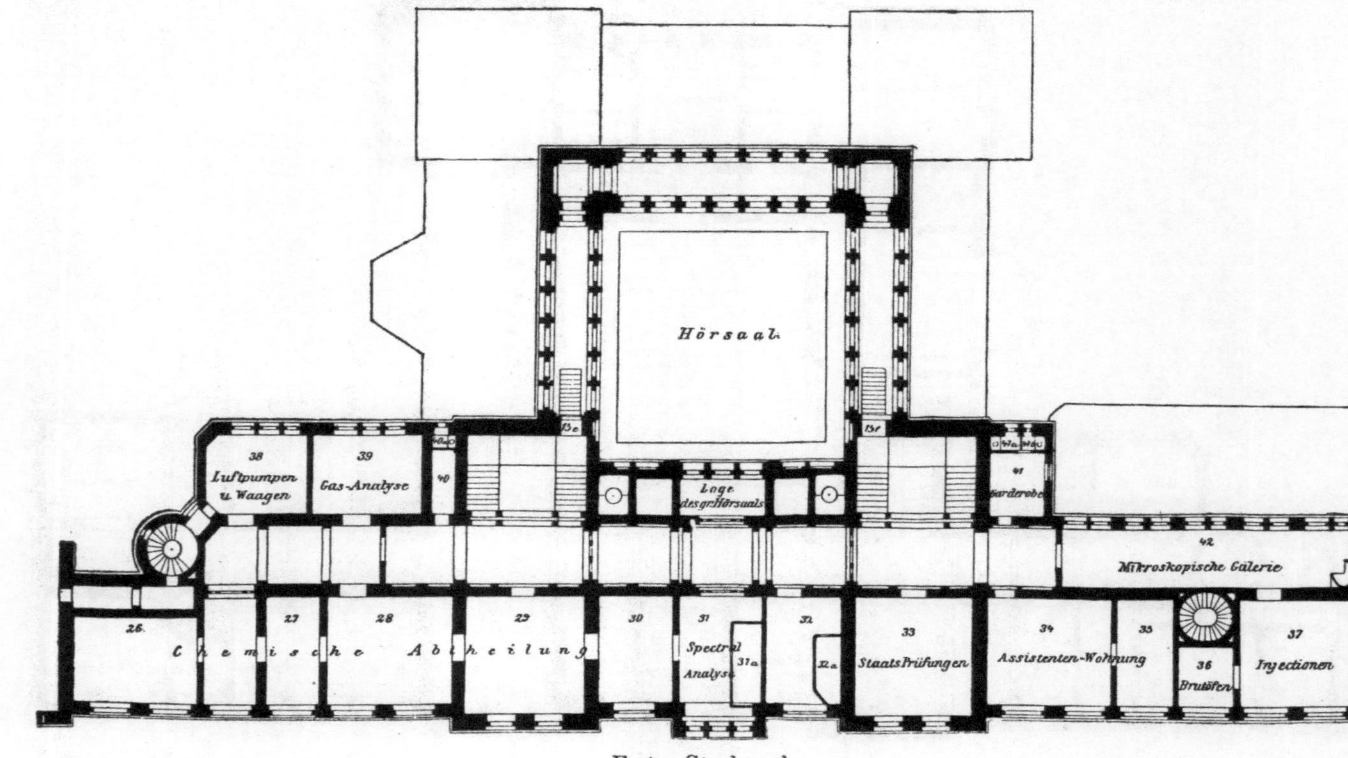

Erstes Stockwerk.

Risalite kenntlichen Mittelbau hinterwärts der den grossen Hörsaal (15 in Fig. 1) enthaltende Saalbau sich lehnt, so dass von der Dorotheenstrasse aus betrachtet der Grundriss des Ganzen etwa die Gestalt eines umgekehrten T (⊥) nachahmt. Den Hörsaal umgiebt, durch einen Korridor von ihm getrennt, eine Folge von Arbeitsräumen, welche bei geringerer Höhe ihm reichliches Seitenlicht lassen, während sie und der Hörsaal ausserdem Oberlicht empfangen. In Fig. 2 sieht man daher vom Saalbau nur noch die Umrisse dieser

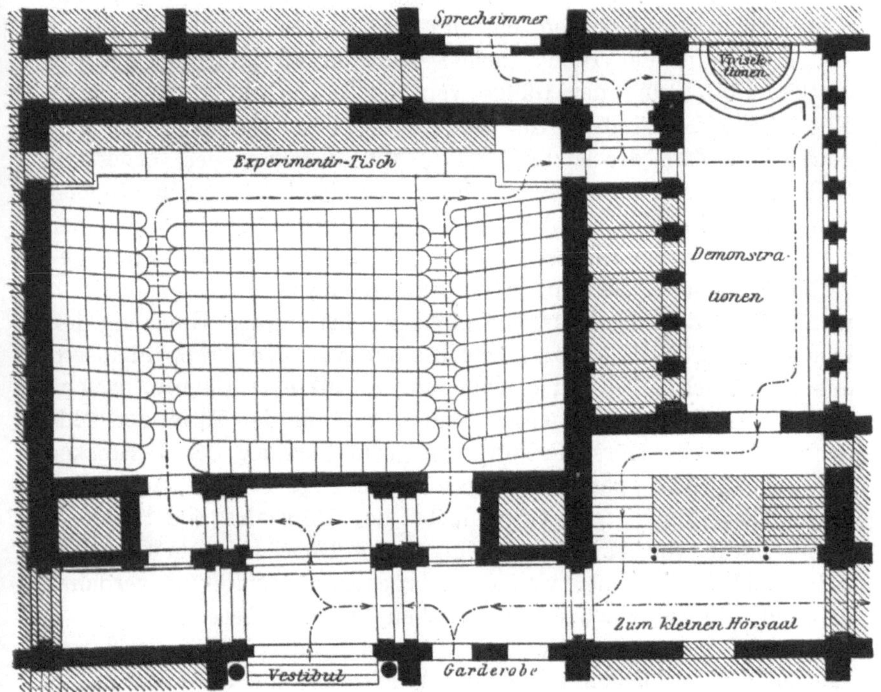

Hörsaal.

Nebenräume und die von zahlreichen Fenstern durchbrochenen Umfassungsmauern des Hörsaales.

Dem Hauptgebäude entlang laufen in allen Stockwerken 3 m breite Korridore. Jederseits im Mittelbau, und auf diese Korridore sich öffnend, führt ein in den Grundrissen erkennbares Treppenhaus mit freitragenden Granittreppen bis zum 2. Stock.

I. Der Saalbau.

1. Der grosse Hörsaal. Von dem Haupteingange des Gebäudes im Mittelbau, zu dessen Seiten die in Thon gebrannten Medaillons Albrecht v. Haller's und Johannes Müller's sich zeigen, gelangt man durch das Vestibulum auf einer 3,5 m breiten Marmortreppe (A in Fig. 1) in den Korridor des Erdgeschosses und über diesen fort weitere Stufen hinauf zu den Vomitorien 15 a und b (Fig. 1) auf der Höhe der obersten Sitzreihen des Hörsaales. Von den beiden Vomitorien abwärts führen Stufengänge, welche die Sitzreihen in drei Gruppen, eine mittlere zu zehn, zwei seitliche zu fünf Plätzen in der Reihe theilen, eine Anordnung, bei der die mittlere Entfernung der Gänge von den Sitzen am kleinsten ausfällt. Bei elf Sitzreihen, von denen die oberste nur 17 Plätze hat, beträgt die Zahl der letzteren 217. Mit Ausnahme der vordersten Reihe haben sämmtliche Sitze Tische vor sich. Die Reihen erheben sich über einander in der amphitheatralischen Kurve. Bei der neuerlich stark gewachsenen Zahl der Zuhörer ist es nöthig geworden, an den freien Enden der Sitzreihen Klappsitze anzubringen, wodurch die Zahl der Plätze auf 259 vermehrt wurde. Rings um den Hörsaal läuft in Höhe des 1. Stockes und von den Treppenhäusern aus zugänglich (15 e und f Abbildung S. 74) eine Galerie, welche noch viele Zuhörer aufnehmen kann, und in der Mitte der südlichen Seite des Hörsaales an einer vom Korridor des 1. Stockes aus zugänglichen, passend ausgestatteten Loge für bevorzugte Zuhörer vorbeiführt. Die Grundfläche des Hörsaales bildet nahezu ein Quadrat von 13 m Seitenlänge; die Höhe bis zum Oberlicht beträgt 11,3 m. Seiner vielfach gebrochenen Architektur verdankt er wohl seine vorzüglichen akustischen Eigenschaften.

Der Experimentirtisch, in Fig. 1 und 3 im Grundriss, erstreckt sich an der nördlichen Wand, den Vomitorien und der Loge gegenüber, fast durch die ganze Breite des Saales und bietet alle wünschenswerthen Versuchsmittel dar: Wasser und Gas, Wasser- und Quecksilberwanne, stark saugenden Luftabzug, chemische Reagentien, elektrische Ströme aus einer Batteriekammer im Kellergeschoss, elektrisches Licht, endlich mechanische Kraft in Gestalt der von Reuleaux wiederbelebten Wasserkapselräder [1]), welche

---

[1]) Verhandlungen des Vereins für Gewerbefleiss in Preussen. Jahrg. 1868. I. Heft.

alles auf dem Experimentirtisch zu Bewegende treiben: von einem Blitzrad oder einer Saxton'schen Maschine bis zum König'schen Flammenspiegel, oder dem Regnault-Reiset'schen Athmungsapparat.

Die Wände des Saales sind bis zur Galerie mit Lindenholz getäfelt, so dass Wandbilder daran wie auf einem Reissbrett mit Heftzwecken befestigt werden.

Die Einrichtungen zur Erleuchtung des Saales wurden leider gerade in dem Augenblick fertig, wo die elektrische Beleuchtung sich Bahn zu brechen begann. Demgemäss ist der Saal noch mit Gas beleuchtet, dessen lästige Eigenschaften aber nicht empfunden werden, indem die Flammen über dem Oberlicht in dem glasgedeckten Bodenraum angebracht sind. Vier Wagen, jeder mit 92 Argandbrennern und Neusilberreflektoren, werden über das Oberlicht gefahren und verbreiten, ohne die Luft im Saale zu erwärmen und zu verunreinigen, eine Tageshelle vom angenehmsten Farbenton. Durch eine von zwei Seiten her über das Oberlicht sich schliessende eiserne Rolljalousie kann umgekehrt der Saal in etwa $^3/_4$ Minuten völlig verfinstert werden, wenn vorher die ähnlich konstruirten Jalousien vor den Seitenfenstern herabgelassen wurden.

Hinter dem Experimentirtisch, jenseits des Korridors, befindet sich (Fig. 1) das Vorbereitungszimmer (22). Die weite dazu führende, architektonisch zu einer Art von Portal mit Giebelkrönung ausgebildete Oeffnung in der Mitte der nördlichen Wand des Saales wird durch eine zweiflügelige und zwar doppelte Schiebethür geschlossen, indem jeder Flügel aus einer dem Saal zugekehrten Holzthür und einer dem Korridor zugekehrten matten Glasthür besteht. Erstere dient als schwarze Tafel, letztere als Lucae'sche Tafel, um durchscheinende Knochenumrisse mit Weichtheilen auszufüllen.

Besondere Erwähnung verdient die Art, wie in diesem Hörsaale Galvanometer-Ablenkungen gezeigt werden. Eine Spiegelbussole kommt auf einen äusserst stabilen Ständer in dem Raume zwischen der untersten Sitzreihe und dem Experimentirtisch zu stehen. An letzterem ist ein fester Spiegel so befestigt, dass ein von der Demonstrations-Galerie (25 in Fig. 1 und 3) durch die Thür 15 c dem Tisch entlang einfallender elektrischer Lichtstrahl dem Bussolspiegel zugeworfen und von diesem nach einer 3 m langen Skala über dem Portal reflektirt wird. Der in Grösse eines Fünfmarkstückes auf der Skala erscheinende Lichtfleck ist hell genug, um bei einiger Beschattung gegen das Oberlicht ohne Verfinsterung des Saales sehr gut sichtbar zu sein. Die feinsten thierisch- oder thermoelektrischen Versuche können dergestalt Hunderten von Zuhörern zugleich gezeigt werden.

Ueber dem Giebel des Portals ist die von Professor Lürssen nach Schorb's Modell in Marmor ausgeführte Kolossalbüste Johannes Müller's, über der Loge gegenüber die Uhr angebracht.

2. Nebenräume des Saalbaues. Zu beiden Seiten des Vorbereitungszimmers (22) liegen, Vorlesungszwecken dienstbar, noch folgende Räume: östlich ein kleines zum Aufenthalt des Dozenten und zu seinem Verkehr mit den Studirenden bestimmtes Sprechzimmer (23 in Fig. 1, vergl. Fig. 2), westlich ein feuerfestes, mit eiserner Thür versehenes Gewölbe (21), welches die unschätzbare Wandbilder-Sammlung des Institutes, grösstentheils von der Hand des leider verstorbenen Dworzazek, beherbergt.

Schematische Wandtafeln, verbunden mit Demonstrationen am Mikroskope selbst, sind unstreitig geeigneter, scharfe und richtige Vorstellungen mikroskopischer Gegenstände zu verschaffen, als im verfinsterten Raume an die Wand projicirte Bilder, auf deren Erzeugung denn auch hier im allgemeinen Verzicht geleistet ist. Dass nach den Vorlesungen mikroskopische Demonstrationen stattfinden sollen, erfahren die Zuhörer dadurch, dass über der Thür 15c (Fig. 1, vergl. Fig. 2) das Wort »Demonstration« in weithin sichtbarer Schrift erscheint. Die Zuhörer wissen alsdann, dass sie den Saal, statt durch die Vomitorien, durch diese Thür zu verlassen haben, wie der Pfeil in Fig. 3 es ihnen vorschreibt, und sie betreten die östlich den Saalbau begrenzende Demonstrations-Galerie, deren Fenster entlang sie auf einem 12 m langen Konsol die hinreichende Anzahl von Mikroskopen aufgestellt finden.

Diese Galerie bietet noch eine dem Institut eigene Veranstaltung. Nichts ist im allgemeinen unfruchtbarer, als in physiologischen Vorlesungen Vivisektionen einer grossen Anzahl von Zuhörern zugleich vorführen zu wollen. Sehr wenig Fälle ausgenommen sehen die Meisten nichts von dem, was gezeigt wird, und verlieren Zeit, Spannkraft und Theilnahme, besonders wenn die Zurichtung erst vor ihren Augen vorgenommen wird. Im hiesigen Institut ist diese Schwierigkeit folgendermassen überwunden. Die Demonstrations-Galerie öffnet sich durch eine breite matte Glasthür in das die nordöstliche Ecke des Saalbaues bildende Vivisektorium (24 in Fig. 1 und 2). Vor der Thür befindet sich im Boden eine halbkreisförmige, von zwei konzentrischen Gittern umschlossene Vertiefung. Hier werden die von einem Gehülfen im Vivisektorium vorbereiteten Thierversuche in der Art gezeigt, dass die Zuhörer genöthigt sind, wie der Pfeil in Fig. 3 es ihnen vorschreibt, zwischen den konzentrischen Gittern sich in zwei Reihen aufzustellen, von welchen die hintere über die vordere hinwegsieht. So können etwa je 15 Personen auf einmal den Versuch bequem und ganz genau sehen. Auch andere im Hörsaal nicht wohl anstellbare Versuche, wie der am Weber'schen Kreislaufsmodell, oder Versuche, bei welchen jeder herantreten muss, wie über den elektrischen Geschmack, über den Ortsinn, über die Athmungsgrösse, werden in der Demonstrations-Galerie angestellt.

Ein Theil dieser Galerie ist durch ein Gitter abgetrennt und beherbergt die anatomische Sammlung, welche theils organologischen Erläuterungen beim physiologischen Unterricht dient, theils einen Anhang der mikroskopisch-biologischen Abtheilung bildet, deren Vorsteher, Professor Gustav Fritsch, sich ihre Vermehrung nach den verschiedensten Richtungen der neueren Wissenschaft angelegen sein lässt. Sie enthält einige dem Institut eigenthümliche Gegenstände, wie die von Professor Fritsch zusammengebrachte Sammlung elektrischer Fische, welche wohl die vollständigste gegenwärtig vorhandene ist. Die Demonstrations-Galerie schmückt die von dem jüngeren Christian Lehr ausgeführte Büste Charles Darwin's.

Damit sind die für die physiologische Hauptvorlesung getroffenen Veranstaltungen zunächst erschöpft. Ehe wir weiter gehen, wird es zweckmässig sein, den der Organisation des Institutes zu Grunde gelegten Gedanken zu entwickeln. Die Physiologie in ihrer gegenwärtigen Gestalt zerfällt in mehrere so verschiedene Zweige, dass sie fast wie ebensoviele besondere Disziplinen erscheinen, deren jede ihre eigenen Hilfsmittel, Verfahrungsarten, Räumlichkeiten beansprucht. Mindestens vier solcher Richtungen lassen sich unterscheiden: die chemische, die physikalische, die speziell-physiologische, auf die Erforschung der Funktionen am lebenden Thier durch den Thierversuch abzielende, endlich die mikrographisch-histologische, welche weniger scharf begrenzt durch Organologie, Entwickelungsgeschichte und Morphologie mit den übrigen biologischen Disziplinen, Phylogenie, Urgeschichte, Anthropologie u. dgl. m. zusammenhängt. Es erschien passend das Institut diesen verschiedenen Richtungen gemäss in ebensoviele Abtheilungen zu gliedern, welche unter der Oberleitung des Direktors von sogenannten Abtheilungsvorstehern, denen nach Bedürfniss noch Assistenten und Diener beizugeben wären, mehr selbständig verwaltet werden sollten. Das vorgeordnete Ministerium ging bereitwillig auf diesen gross angelegten Plan ein, welcher nunmehr zum Verständniss der übrigen baulichen Anlagen den Schlüssel geben wird.

Natürlich mussten bei dem Bau des Institutes diejenigen Abtheilungen räumlich bevorzugt werden, bei welchen zahreicher Besuch der Studirenden zu erwarten war und vor allem wünschenswerth schien. Wie nicht gesagt zu werden braucht, sind dies die chemisch-physiologische und die mikroskopische Abtheilung, zu deren Benutzung eigentlich alle Medizin Studirenden angehalten sein sollten, während vivisektorische und physikalisch-physiologische Versuche immer nur die Sache einiger wenigen besonders Beanlagten und Strebsamen bleiben werden. Demgemäss gebietet die speziell-physiologische Abtheilung nur über den als Vivisektorium bezeichneten Raum, der übrigens durch die benachbarte Treppe mit Thierställen und anderen Räumlichkeiten im Kellergeschoss zusammenhängt, auch mit einem Digestorium versehen ist. Die physikalisch-physiologische Abtheilung ihrerseits ist in dem die nordwestliche Ecke des Saalbaues bildenden Pavillon (19 in Fig. 1) untergebracht, welchem für feinere Versuche noch zwei kleine Nebenräume (18 und 20) beigesellt sind.

Der Raum (19) enthält in zwei einander diagonal gegenüberliegenden Ecken erschütterungsfreie Pfeiler für Bussolen u. dgl. m. Sie sind aus einer Tiefe von mehreren Metern frei aufgemauert, durchbrechen, ohne es zu berühren, das Gewölbe des Kellergeschosses und sind mit dem Fussboden nur durch ein Kautschukhalsband zum Abhalten üblen Geruches aus etwa um ihre Basis stagnirendem Grundwasser verbunden. Die Bussolen oder sonstigen Apparate stehen auf Cementsäulen, welche auf der marmornen Deckplatte des Pfeilers ruhen. Bei alledem und trotz dem das ganze Grundstück zum Abhalten von Erschütterungen umgebenden Isolirgraben muss gesagt werden, dass Quecksilber in einer auf die Marmorplatte gesetzten Schale fortwährend aus der Mitte konzentrisch sich verbreitende Wellen zeigt; nur in den frühen Morgenstunden, wenn keine Wagen mehr das Erdreich weithin in Schwingungen versetzen, bleibt es in Ruhe. Bussolspiegel verrathen indess nichts von diesen Erschütterungen.

Im Institut hat jeder Raum, der dessen bedarf, seinen eigenen kleinen Motor. Der Kapselräder auf dem Experimentirtisch wurde schon gedacht. Das Vivisektorium besitzt eine mit Gas zu betreibende Rennes'sche kalorische Maschine, der Raum für physikalische Physiologie einen Schmidt'schen Wassermotor.

An die physikalische Abtheilung grenzt südlich, der westlichen Seite des Saalbaues entlang und bis in das Hauptgebäude reichend, das Privatlaboratorium des Direktors (11, 16 und 17 in Figur 1). Es ist von seinem amtlichen Geschäftszimmer (10) aus zugänglich, vom übrigen Laboratorium aus aber nur durch die beiden von (17) nach (18) und nach dem Korridor sich öffnenden Thüren, und ist so vor Störungen gesichert. Bei seiner Einrichtung ist darauf Bedacht genommen, dass jeder künftige Direktor, welches auch seine besondere Arbeitsrichtung sei, dazu Gelegenheit finde.

II. Das Hauptgebäude.

1. Erdgeschoss. Um für die Sitzreihen im grossen Hörsaale das richtige Gefälle zu erlangen, hat der Fussboden des Saalbaues anderthalb Meter unter den des Erdgeschosses des Hauptgebäudes gelegt werden müssen. Aus dem chemischen Raume des Privatlaboratoriums des Direktors führt eine in Figur 1 erkennbare Treppe in dessen amtliches Geschäftszimmer (10), welches durch eine eiserne Wendeltreppe mit dem im ersten Stock des Dienstwohngebäudes gelegenen Arbeitszimmer und durch ein Vorzimmer (10a) mit dem westlichen Ende des in dem Hauptgebäude entlang laufenden Korridors im Erdgeschoss verbunden ist. Indem wir diesen nach Osten (von links nach rechts in den Figuren) entlang gehen, treffen wir auf nachstehende Räume.

Rechterhand folgt auf eine Dienstwohnung für einen Assistenten der für die Sammlung der Instrumente und Apparate bestimmte Saal (4). Hier war es, wo am 6. Oktober 1882 von den im Kellergeschoss darunter gelegenen Räumen für gröbere chemische Arbeiten aus durch einen fehlerhaften Schornstein Feuer sich verbreitete und grossen Schaden anrichtete, indem es nicht blos alle Gegenstände, selbst die in Schränken verwahrten, mit saurem Theer überzog, sondern auch die Reliquien aus Johannes Müller's Zeit, seine Apparate zur Lehre von den Sinnen und der Stimme, die Kempelen'sche Sprechmaschine und noch sonst manches Unersetzliche zerstörte.

Dem Instrumentensaal gegenüber liegt links das westliche Treppenhaus, dem östlichen Treppenhaus gegenüber dementsprechend die mechanische Werkstatt (6).

II.　　　　　　　　　　　　　　　　　　　6

Der Bibliotheksaal (7) ist mit besonderer Sorgfalt ausgestattet, hat ein polychromatisch verziertes Kreuzgewölbe, eichenes naturfarbenes Mobiliar, Bücherschränke mit Drahtgittern, welche ausser der Bibliothek des Institutes auch noch die der Berliner physiologischen Gesellschaft beherbergen. Hier hält diese Gesellschaft ihre Sitzungen, und theilte R. Koch einer Versammlung von etwa achtzig Physiologen und Aerzten, in zweistündigem unvergesslichen Vortrage, zuerst seine Entdeckung des Tuberkelbacillus mit. Die Nähe der Demonstrations-Galerie bietet der Gesellschaft Gelegenheit, nach der Sitzung dort vorbereiteten Versuchen und sonstigen Schaustellungen beizuwohnen.

Der kleine Hörsaal mit 65 Sitzen ist für die Vorlesungen der beim Institut angestellten ausserordentlichen Professoren und Privatdozenten bestimmt und bietet im Kleinen fast alle im grossen Hörsaal aufgezählten Versuchsmittel dar.

Am östlichen Ende des Korridors führt links eine Treppe ins Freie, auf das Froschbassin des östlichen Hof- und Gartenplatzes zu. Schliesslich stösst der Korridor auf das Aquarium. Das Berliner physiologische Institut ist wohl das erste, welches ein vollständig eingerichtetes Aquarium erhielt. Es besteht aus neun grösseren und kleineren Becken, welche beliebig mit Süss- und mit Salzwasser gefüllt und theilweise auch erwärmt werden können. Um darin zu fischen, dient ein hinter ihnen entlang laufender Gang; sie gestatten aber auch, nach Art öffentlicher Schauaquarien, die Beobachtung ihres Inhaltes bei durchfallendem Lichte. Das Aquarium und der kleine Hörsaal haben beide Oberlicht, wie aus Figur 2 verständlich wird.

2. Erster Stock (S. 74). Aus dem Vorraum des Aquariums führt eine eiserne Wendeltreppe in die mikroskopische Galerie (42) im ersten Stock, in welcher selbstredend an Mikroskopen und Mikrotomen neben dem, was der Anfänger braucht, das Beste sich findet, was die heutige Technik vermag. Zimmer (37) an der Dorotheenstrasse enthält das Injektorium und den Brütofen.

Verlässt man westwärts die von der Wendeltreppe her betretene mikroskopische Galerie, so befindet man sich am östlichen Ende des Korridors im ersten Stock des Hauptgebäudes. Man trifft links zuerst wieder auf eine Assistentenwohnung, dann auf ein für Prüfungen eingerichtetes Zimmer (33). Nahe der Eingangsthür zur mikroskopischen Galerie ist das von Professor Lürssen geschenkte Gypsmodell des Denkmals eingemauert, welches dem ersten Assistenten bei der mikroskopischen Abtheilung, Karl Sachs, in den Nuovi Bagni bei Bormio, mit dem Fernblick auf die Stätte, wo er den Tod fand, von seinen Freunden errichtet wurde.

Was nun, abgesehen von der Loge des grossen Hörsaales, im ersten Stock noch von Räumen übrig ist, gehört der chemisch-physiologischen Abtheilung. Auf das Prüfungszimmer folgt ein für übelriechende Operationen bestimmter Raum (32, H_2S) mit stark gelüftetem Glasverschlage (32a); dann in der Mitte des Gebäudes der Raum für Spektralanalyse (31) mit Dunkelkammer (31a). Vor dem Fenster dieses Raumes kann ein Heliostat aufgestellt werden und, wenn es gewünscht wird, seinen Strahl nicht blos in das gegenwärtige Zimmer, sondern auch längs der Hauptaxe des Mittel- und des Saalbaues durch die Loge in den grossen Hörsaal und mit noch einer Reflexion auf den Experimentirtisch werfen.

Das an den spektralanalytischen Versuchsraum stossende kleinere Zimmer (30) enthält die chemische Sammlung. Fünf weitere Räume (26—29), acht Axen entsprechend, sind zu chemisch-physiologischen Arbeiten bestimmt und mit allen neueren Hülfsmitteln versehen. Besonderen Zwecken dienen das Zimmer (26) mit zwei Digestorien, welches Geübtere aufnimmt, und (27), welches, mit zwei Ver-brennungsnischen, für organische Elementaranalyse eingerichtet ist. Die Zimmer (28) und (29), beziehlich zu präparativen und zu analytischen Arbeiten bestimmt, haben jedes vier Digestorien.

Auf der anderen, nördlichen Seite des Korridors liegt das Waagen- und Luftpumpenzimmer (38) und, möglichst gesichert vor Temperaturwechseln, das Zimmer für Gasanalyse (39).

3. Zweiter Stock. Einen zweiten Stock besitzt in der Vorder-front nur der Mittelbau. Die Seitenflügel haben einen solchen nur nach Norden, den Hof- und Gartenplätzen zugekehrt.

Der zweite Stock des Mittelbaues enthält an wissenschaftlichen Räumen ein vollständiges photographisches Atelier als Anhang der mikroskopisch-biologischen Abtheilung und zwei Zimmer zu op-tischen Versuchen, ein dunkles und ein helles, deren ersteres durch ein Fenster, letzteres durch eine Thür auf den Balkon des west-lichen Risalits sich öffnen. Der Sinn dieser Einrichtung ist, dass man vom Balkon aus dem vor dem Laden der Dunkelkammer auf-gestellten Heliostat beikommen kann, ohne den Laden zu öffnen und sich neben dem Heliostaten in oft sehr unbequemer Weise zum Fenster hinaus zu lehnen. Die Dunkelkammer ist mit sogenanntem Scheibenpapier mattschwarz tapezirt und hat Vorkehrungen für Mikrophotographie.

Der zweite Stock enthält sonst nur noch Wohnungen. Vom Korridor des zweiten Stockes aus erreicht man durch eine Treppe den schon erwähnten glasgedeckten Bodenraum über dem grossen Hörsaal mit den zu des letzteren Beleuchtung und Verfinsterung dienenden Einrichtungen, sowie das noch höher — etwa 19 m über dem Experimentirtisch im grossen Hörsaal — gelegene Becken, welches durch die städtische Leitung mit Wasser gefüllt gehalten wird, und von welchem aus die Wassermotoren gespeist werden. Diese durch das Reglement der Wasserabgabe gebotene Einrichtung sichert die Gleichmässigkeit des Druckes.

4. Kellergeschoss. In der westlichen Hälfte des Korridors folgt nach der Strasse zu auf ein Wohnzimmer eine Flucht von Räumen für gröbere chemische Arbeiten, mit Destillationsapparat, Schmelzofen, drei Digestorien u. dergl. m., darauf die Wohnstube des Heizers. Gegenüber, nach Hof und Garten zu, liegen die Thierställe für den Privatgebrauch des Direktors und ein Gelass für allerhand Materialien, im Mittelbau das westliche Treppenhaus.

In der östlichen Hälfte öffnet sich auf das Vestibulum die unter der mechanischen Werkstatt und der Bibliothek (6 und 7) gelegene Wohnung des Pförtners, welche durch eine eiserne Wendeltreppe mit der Garderobe (5) verbunden ist. Unter der Assistentenwohnung aber liegt (unter 9) ein Raum, welcher das Tiefbassin des Aquariums und eine Otto'sche Gaskraftmaschine von einer Pferdekraft enthält. Diese dient zunächst dazu, mittelst zweier Hartgummi-Centrifugalpumpen und emaillirter Eisenröhren das aus dem Seewasserbecken abgeflossene Wasser in das Hochbassin auf dem Boden zurückzuheben, von wo es mit der nöthigen Geschwindigkeit wiederkehrt, um durch die mitgerissene Luft das Wasser frisch zu erhalten. Nebenher bewegt der Gasmotor nach Bedürfniss eine in demselben Raum aufgestellte, zur chemischen Abtheilung gehörige Centrifuge. Der Raum unter (8) ist die Schmiede für den Maschinisten und den Mechaniker, mit Herd, Rauchmantel, Gebläse, Amboss und sonstigem Zubehör.

III. Das Kellergeschoss unter dem Mittel- und dem Saalbau.

Die Heizung des ganzen Institutes, mit Ausnahme der Dienstwohnungen, geschieht durch Dampf, welcher sogenannte Heizregister erwärmt, hohle Eisenmassen, deren Oberfläche hervorspringende Rippen vergrössern. Die an den Registern erwärmte Luft erfüllt die Räume, entweicht durch dem Fussboden nahe Oeffnungen und wird schliesslich durch die vom Strassenpflaster bis zur Verdachung gegen 25 m hohen Lüftungsschlote abgeführt, in denen die Rauchrohre eine starke Saugkraft erzeugen. Die äussere Luft folgt diesem Zuge durch den Einfallsschacht auf dem östlichen Gartenplatz, neben der Demonstrationsgalerie (s. Lageplan auf S. 59), und durch einen weiten gemauerten Kanal, von welchem aus sie sich an die verschiedenen Register auf allen Punkten des Gebäudes vertheilt. Diese Heizung erfüllt sehr vollkommen ihren Zweck; der heisse Dampf schützt auch das Wasser in dem Hochbassin zwischen den Lüftungsschloten vor dem Einfrieren.

Um die Angemessenheit und Beständigkeit der Temperatur in den verschiedenen Räumen zu überwachen, sind darin Thermoregulatoren angebracht. Eine durch die Wärme sich biegende Feder aus zwei Metallen zeigt durch Schliessung einer Kette im Heizraum an, dass die Temperatur gewisse Grenzen verlässt, da dann der Maschinist es in seiner Gewalt hat, nach Bedürfniss grössere oder geringere Mengen warmer Luft zuströmen zu lassen.

Der Dampf wird in dem unter den Subsellien des grossen Hörsaales gelegenen Kesselhause in inexplosiblen (sogenannten Belleville-) Röhrenkesseln erzeugt. Der Druck in den Kesseln und der Dampfkammer kann 6—7 Atmosphären betragen, in den Heizröhren wird er durch ein Reduzirventil auf 2—3 Atmosphären herabgesetzt. Aus den Heizröhren sammelt sich heisses Wasser in vier Kondensationstöpfen an und wird durch die Speisepumpen den Kesseln wieder zugeführt.

Mit demselben Dampfe kann eine Lachapelle'sche Dampfmaschine von sechs Pferdekräften im Kellergeschoss des östlichen Treppenhauses betrieben werden. Diese Maschine bewegt entweder, zur Unterstützung der Lüftung durch Pulsion, einen neben ihr befindlichen Centrifugalventilator, oder mittelst einer Uebertragung durch Treibriemen eine im Erdgeschoss darüber befindliche Dynamomaschine von Siemens und Halske. Letztere sendet ihren Strom beliebig nach dem photographischen Atelier, dem grossen oder kleinen Hörsaal, dem Vorbereitungszimmer oder der Demonstrationsgalerie, wo auf dem Konsol vor den Fenstern, der offenen Thür 15c des grossen Hörsaales gegenüber, die Bogenlampe steht und ihre durch eine Sammellinse parallelisirten Strahlen längs dem Experimentirtisch in den Hörsaal schickt.

Um den Heizraum im Kellergeschoss verdienen noch einige Räume Erwähnung. Von Süden her folgen einander: 1. Der Stall für Kaninchen und Meerschweinchen. Im Sommer gelangen die Thiere durch die Kellerfenster ins Freie auf den Grasplatz in der Umgebung des Lufteinfallschachtes neben der Demonstrationsgalerie. 2. Das Ranarium. In 45 cm Höhe läuft rings um den Raum eine gemauerte und in Cement geputzte Rinne von 38 cm Breite und 30 cm Dicke. Durch Schieferplatten ist die Rinne in Abschnitte von 40 cm Länge getheilt. Jeder Abschnitt ist mit einem eisernen Drahtnetz abgedeckt und kann aus einem Quetschhahn einzeln durchtropft oder nach Bedürfniss kräftig durchspült werden. Ein Ueberlauf bewirkt, dass das Wasser nicht höher und nicht tiefer als 2 cm in dem Abschnitt stehen bleibt. Ein solcher Abschnitt nimmt etwa anderthalb Dutzend Frösche auf, so dass in den 31 Abschnitten, zu denen noch 10 ähnliche im Privatranarium des Direktors kommen, nöthigenfalls ein Wintervorrath von 700 Stück bequem Platz findet. Die Trennung in einzelne Zellen verhindert die Ausbreitung der bekannten Froschseuche. 3. Die Hundeställe, unter dem Vivisektorium gelegen, sind, um die Störung der Bewohner der Dienstwohngebäude durch das Hundegeheul zu vermindern, von diesen möglichst weit entfernt. Die Hunde werden einzeln in Käfigen gehalten. Ausser einem grösseren Stall sind zwei Isolirställe für zu beobachtende Hunde und eine Hundeküche vorhanden.

In der nördlichen Flucht, westlich vom kleinen Treppenhause, zwischen Vivisektorium und Vorbereitungszimmer (22 und 24, Fig. 1) finden sich eine Eiskammer mit Eisschrank, daneben eine Leichenkammer für Thierkadaver bis zur Abholung durch den Abdecker und zwei Batteriekammern, die eine mit dem Tableau am Experimentirtisch des grossen Hörsaales, die andere mit dem Vivisektorium und dem physikalisch-physiologischen Raume (19) verbunden.

Der westliche Korridor endlich ist für gewisse physiologisch-optische Versuche eingerichtet, welche einen Dunkelraum von grosser Länge erfordern.

Sämmtliche Kellerräume und Hauptkorridore, die Umgänge um den grossen Hörsaal, die Räume im Erdgeschoss südlich vom Hauptkorridor, das amtliche Geschäftszimmer und das chemische Privatlaboratorium, endlich, wie wir schon sahen, der Raum für die Wandbilder sind gewölbt. Die Korridore und Treppenhäuser haben Metlacher Fussböden; Gypsfussböden das chemische Privatlaboratorium mit der Batteriekammer, das Vivisektorium und das Injektorium der mikroskopischen Abtheilung, ursprünglich auch die chemische Abtheilung, in welcher sie aber wegen Staubens nicht zweckmässig gefunden, sondern zum Theil durch Metlacher Fliesen ersetzt wurden. Die Kellerräume sind asphaltirt. In den Hörsälen und deren Vorbereitungszimmern, der Bibliothek, der Instrumentensammlung, dem physikalischen Privatlaboratorium, der physikalisch-physiologischen Abtheilung, dem amtlichen Geschäftszimmer liegt eichener Stabfussboden. Wo nicht Oelanstrich vorzuziehen war, sind die Räume, meist bis Reichhöhe mit Oeltapete, die Decken, der Helligkeit wegen, weiss tapezirt.

Das Institut enthält vier Wohnungen für Abtheilungsvorsteher oder deren Assistenten und Wohnungen für einen Hausverwalter, einen Pförtner, einen Maschinisten (diese drei mit Familie), einen Heizer und einen Hausdiener.

Es hat Feuerhähne und eine Alarmglocke zum Herbeirufen der Feuerwehr, ist durch Blitzableiter in Verbindung mit den eisernen Fahnenstangen auf dem Mittelbau geschützt und hat Fernsprechanschluss.

Die erste Vorlesung fand im Wintersemester 1877—78 statt und wurde am 6. November 1877 durch eine Rede des zeitigen Direktors, Geheimen Medizinalrathes und Professors E. du Bois-Reymond, ständigen Sekretärs der Königlichen Akademie der Wissenschaften, eröffnet. In dieser Rede, welche unter dem Titel »der physiologische Unterricht sonst und jetzt« im Verlage von August Hirschwald, 1878, erschien, finden sich die Gedanken ausgesprochen, welche bei dem Bau und der Organisation des Institutes massgebend gewesen sind, und es werden besonders die Gründe entwickelt, welche gegen eine Zweitheilung des physiologischen Unterrichtes sprechen, wie solche an der neuen Reichs-Universität versucht worden ist.

Die dem Direktor unterstellten Abtheilungen haben jede ihren eigenen Vorsteher und zwar leitet: die mikroskopisch-biologische Abtheilung seit ihrem Bestehen Professor Dr. Gustav Fritsch; als Assistent steht demselben Dr. Karl Benda zur Seite; die chemische Abtheilung Professor Dr. Albrecht Kossel mit seinem Assistenten Dr. Karl Schotten; die speziell physiologische Abtheilung Professor Dr. Gad; die physikalisch-physiologische Abtheilung, welche im Jahre 1889 endlich dem ursprünglichen Plane gemäss die Organisation des Institutes vervollständigte, Professor Dr. Arthur König. Vorlesungs-Assistent ist Dr. Heymann. Die mechanische Werkstatt steht unter der Leitung von Walther Oehmke.

Bei der Neugestaltung des Institutes wurde für dessen instrumentale Einrichtung dem Direktor eine Summe von 32 400 Mark zur Verfügung gestellt. Der jährliche Etat des Institutes beläuft sich gegenwärtig im Ganzen auf 45 200 Mark. Davon sind 16 080 Mark für Gehalte, Remunerationen und sonstige dauernde persönliche Ausgaben, etwa 3000 Mark für dauernde sächliche Ausgaben (Remonteverträge u. d. m.) bestimmt. Von den für sächliche Ausgaben übrigbleibenden 26 120 Mark wurden im verflossenen Etatsjahre rund 9920 Mark für Heizung, Gas und Wasser gezahlt, so dass für wissenschaftliche Ausgaben 16 200 Mark verfügbar blieben. Die Instandhaltung der Gebäude geschieht auf Kosten des Baufonds der Universität.

Die wissenschaftlichen Leistungen des Institutes während der zwölf Jahre seines Bestehens in der gegenwärtigen Gestalt sind den Fachgenossen noch mehr im Gedächtniss, als dass es nöthig scheinen könnte, hier ein Verzeichniss davon zu geben. Was den Besuch der Anstalt betrifft, so genügt wohl die Bemerkung, dass sie trotz ihrer, wie es scheinen könnte, grossartig bemessenen Anlage, sehr bald nach fast allen Richtungen sich als zu beschränkt erwies; um ein Beispiel anzuführen: die chemisch-physiologische Abtheilung wird in jedem Semester von etwa 80 Laboranten besucht, die sich folgendermassen vertheilen: 30 Zöglinge der militärärztlichen Bildungsanstalten, 15 Studirende, welche einen Kursus durchmachen, 10 Adepten, welche eigene Untersuchungen anstellen, darunter praktische Aerzte und Universitätslehrer, 25 Pharmazeuten. Stets aber befindet sich Professor Kossel in der Lage, noch weiter sich Meldende zurückweisen zu müssen.

Das erste anatomische Institut.

(NW., Luisenstrasse 56, Garten der Thierarzneischule.)

Die Gründung des anatomischen Theaters fällt in das Jahr 1713. Im Jahre 1724 wurde dasselbe dem Collegium medico-chirurgicum übergeben, in welchem besonders die Aerzte des stehenden Heeres ihre Ausbildung erhielten. Die alte Anatomie befand sich damals im oberen Stockwerk eines zu den Königlichen Stallgebäuden gehörigen Lokals an der Charlotten- und Dorotheenstrassen-Ecke in der Nähe der Königlichen Akademie und bestand aus einem geräumigen Saale, fünf Zimmern und einer Küche. Aus dem Jahre 1750 liegt ein »Verzeichniss der Merkwürdigkeiten, welche in dem anatomischen Theater in Berlin vorhanden sind, herausgegeben von dem Prosektor A. Schaarschmidt, Berlin bei J. J. Schütz« vor, dem wir folgende Anerkennung der damaligen Anstalt entnehmen: »Unsere vortrefflichen Anstalten des anatomischen Theaters geben, sowohl was die Menge der dahin gebrachten Körper, welche bis auf das kleinste bearbeitet werden, als auch was die hochgelehrten, erfahrenen und aufs beste ausgesuchten Herren Professores betrifft, keinem einzigen in der Welt etwas nach. — Der Vorrath der bei dem Theater aufgehobenen anatomischen Präparate, welche theils der überaus geschickte vormalige Prosektor Herr Cassebohm, theils einige von den Königlichen Pensionair-Chirurgis verfertiget haben, schaffen bei den vielen curiosis und den zahlreichen chirurgischen und physischen Instrumenten dem Theater das vorzüglichste Ansehen.« In derselben Abhandlung werden auch folgende Lehrer bei dem damaligen anatomischen Theater genannt: 1. Dr. A. Buddeus, öffentlicher Lehrer der Zergliederungskunst und Naturwissenschaften; 2. Dr. M. M. Ludolff, der therapiae generalis und der Botanik öffentlicher Lehrer; 3. Dr. J. H. Pott, Lehrer der Chemie; 4. Dr. Th. Sprögel, Lehrer der Therapie; 5. Dr. S. Pallas, Chirurg.; 6. Dr. F. H. L. Muzel, Lehrer der Physiologie und Pathologie und Arzt der Charité; 7. Dr. J. F. Mekel, Lehrer der Zergliederungskunst; 8. Dr. A. Schaarschmidt, Prosektor.

Als 1810 die Universität gegründet wurde, gab die Pepinière das anatomische Theater unter gewissen Bedingungen an dieselbe ab. Es verblieb noch lange Zeit in der bis dahin benutzten Räumlichkeit und wurde später nach dem hinter der Garnisonkirche No. 1 befindlichen Grundstücke verlegt, welches für 30 000 Thaler angekauft worden war und durch die erforderlichen Baulichkeiten zu seinem Zwecke eingerichtet wurde.

Von den Direktoren des anatomischen Theaters vor der Gründung der Universität nennen wir nur den letzten, Professor J. G. Walter, dem als zweiter Professor der Anatomie Dr. Knape zur Seite stand. Bei der Gründung der Universität erhielt der neu ernannte Professor der Anatomie und Physiologie Rudolphi die Direktion des anatomischen Theaters sowie des anatomisch-zootomischen Museums; der bereits beim Collegium medicum thätig gewesene Professor Knape blieb zweiter Professor der Anatomie. Der erste Prosektor scheint der nachherige Professor der Anatomie in Greifswald Dr. Rosenthal gewesen zu sein. Neben dem Prosektor waren in den anatomischen Anstalten auch noch Prosektor-Gehülfen thätig. Unter diesen nennen die Akten als ersten Dr. Eysenhardt. Die Direktion beider genannten Anstalten erhielt nach Rudolphi's Tode im Jahre 1833 Johannes Müller und nach dem Tode des letzteren im Jahre 1858 C. B. Reichert. Der zweite Professor der Anatomie Knape starb 1831; seine Stelle ist nicht wieder besetzt worden. Es wurde vielmehr auf den Vorschlag Joh. Müller's eine zweite Prosektur gegründet zur Unterstützung des ersten Prosektors, und ausserdem die Stelle eines Gehülfen bei dem anatomischen Museum. In der ersten Prosektur folgte Dr. Schlemm im Jahre 1820, der bereits nach Dr. Eysenhardt seit 1818 als Prosektor-Gehülfe fungirt hatte. Nach dem 1858 erfolgten Tode Schlemm's und nach der bei Abtrennung der Professur der Physiologie von der Anatomie erfolgten Berufung Reichert's übernahm der bis dahin als zweiter Prosektor angestellte Dr. Lieberkühn bis 1867, gestorben als Professor in Marburg, das Prosektorat.

Unter der Direktion Reichert's befand sich die Anatomie mit ihrer Abtheilung für menschliche Anatomie in dem alten, völlig unzureichenden Gebäude »Hinter der Garnisonkirche No. 1« und mit der Abtheilung für vergleichende Anatomie, Histologie und Entwickelungsgeschichte nebst dem Museum zootomico-anatomicum im westlichen Flügel des Universitätsgebäudes. Da indess das Institut für menschliche Anatomie weder genügende Räumlichkeiten, noch Licht und Lüftung besass, so wurde auf Antrag Reichert's ein Neubau, und zwar zum 50jährigen Jubiläum der Universität im

Jahre 1860, bewilligt, im Jahre 1865 fertig gestellt und in Benutzung genommen.

Neben diesem weit grösseren und meist gut erhellten Gebäude blieb aber die zweite Abtheilung der Anstalt im Universitätsgebäude unverändert bestehen. Auch die Vertheilung der Vorlesungen und Kurse auf die beiden Räumlichkeiten blieb bis zum Tode Reichert's im Wesentlichen unverändert; nur wurde ein Theil der Präparate des anatomisch-zootomischen Museums, soweit sie sich auf descriptive menschliche Anatomie bezogen, in das neue Gebäude gebracht.

Das neue Gebäude ist in sehr zweckentsprechender Weise in dem grossen Parke der Königlichen Thierarzneischule untergebracht und im Allgemeinen auch als wohl gelungen zu bezeichnen; nur war für Ventilation und Abendbeleuchtung in keiner Weise gesorgt worden. Gasflammen fanden sich nur in den Korridoren und in einigen Arbeitszimmern; im grossen Auditorium war zwar ein Gaskronleuchter angebracht, aber in solcher Höhe und mit einer so geringen Anzahl Flammen, dass damit eine Beleuchtung der Tafel und des Demonstrationstisches nicht zu erzielen war. Den Präparirsälen fehlte jede künstliche Beleuchtung. In demselben Gebäude waren damals noch untergebracht: a) Das Leichenschauhaus (Morgue), bestehend aus einem Leichenkeller, aus einem Obduktionsraume und aus einem Untersuchungszimmer für die Gerichtsärzte; die Bedienung musste seitens des anatomischen Institutes gestellt werden. b) Die Anstalt für kunstakademische anatomische Vorlesungen, welche 2 Zimmer im Westflügel des ersten Stockes inne hatte. Die Bedienung war, wie bei a, vom anatomischen Institute aus zu stellen, und waren jährlich 6 Leichen für die Zwecke dieser Anstalt abzutreten. — Den Unterricht in der plastischen Anatomie während der Jahre 1860—1886 besorgten nach einander Dr. Klebs, damals Assistent am Berliner pathologischen Institute, zur Zeit Professor der pathologischen Anatomie in Zürich, und später der Geheime Sanitätsrath Dr. Hoffmann. c) Ein chemisch-physiologisches Laboratorium, welches dem damaligen Leiter der ersten medizinischen Universitätsklinik, Professor Dr. Frerichs, zu freier Benutzung eingeräumt war (3 Zimmer im ersten Stock).

War also auch das ganze Gebäude als ein sehr grosses zu bezeichnen, so erwies es sich doch in Folge der Abzweigung von 7 grossen Zimmern und einem Keller, ferner durch die Vorbehaltung von 3 grossen Zimmern für die anatomischen und chirurgischen Staatsprüfungen und bei der seit dem letzten Dezennium

ausserordentlich gesteigerten Frequenz des medizinischen Studiums
binnen Kurzem als unzureichend.

Am 1. Oktober 1883 ging die Leitung des gegenwärtigen
ersten anatomischen Institutes auf den Geheimen Medizinalrath Professor Dr. Wilhelm Waldeyer über.

Das zootomisch-anatomische Museum wurde im Jahre 1803
durch den Ankauf der bedeutenden anatomischen Sammlung des
Geheimrathes Dr. J. G. Walter gegründet. Dieselbe bestand aus
3070 grösstentheils zur menschlichen Anatomie gehörigen Präparaten, wofür vom Staate die Summe von 100000 Thalern gezahlt
wurde. Das Museum wurde vom Jahre 1803 bis 1809 in dem Hause
Unter den Linden No. 21 aufgestellt, bei der Gründung der Universität
im Jahre 1810 in das Universitätsgebäude verlegt und verblieb
nach dem im Jahre 1837 erfolgten Umbau in den dortigen Räumen
bis 1884.

Als Direktorium des anatomisch-zootomischen Museums
wurden von 1803 bis 1810 bestimmt: das Direktorium der Königlichen Akademie der Wissenschaften und der jedesmalige Direktor
der Königlichen Pepinière. Unter denselben stand der erste Professor der Anatomie, damals Professor Walter, nebst dem ersten
General-Chirurgen, damals Dr. Görcke, denen es überlassen war,
sich Assistenten zu wählen. Nur sollten für diese Assistenzstellen
besonders Eleven oder Kompagnie-Chirurgen verwendet werden,
ohne jedoch dabei befähigte junge Aerzte aus dem Civil ganz auszuschliessen. Seit der Gründung der Universität ist die Direktion
des Museums mit der des anatomischen Theaters unter Rudolphi
und Joh. Müller verbunden gewesen und ist es noch jetzt.

Vor der Gründung der Universität erhielt das Museum nur
wenig Zuwachs durch vereinzelte Beiträge. 1809 kam durch Ankauf
die Roloff'sche Sammlung Lieberkühn'scher Injektionen hinzu.
1811 erhielt Rudolphi die in der Königlichen Kunstkammer aufbewahrten Naturalien in Theilung mit dem zoologischen Kabinet.
1814 wurden die Reil'schen und Grapengiesser'schen Sammlungen für das Museum gekauft; die vom Grafen v. Borcke der
Universität geschenkte Sammlung erhielten getheilt das anatomische
und zoologische Museum. 1819 wurde ein Theil der Stock-
hausen'schen Sammlung für 76 Thlr. 21 Sgr. erworben und das
grosse Walfischskelett No. 6358 für 800 Thaler angekauft. 1820 kam
die Berger'sche Sammlung anatomischer Gegenstände aus Braunschweig an das hiesige und an das Greifswalder Museum für die

Summe von 2500 Thalern Gold. 1823 wurden Theile der Ribke'schen und die ganze Albert'sche Sammlung für 277 Thaler und ein Rhinocerosskelett vom Professor d'Alton für 700 Thaler gekauft. 1828 erwarb das Museum die Rehmann'sche Schädelsammlung für 130 Dukaten, 1829 ein Skelett von Bradypus ursinus für 36 Frd'or. 1833 schenkte Joh. Müller bei Uebernahme der Direktion dem Museum seine vergleichend-anatomische Sammlung, bestehend aus 418 präparirten und 385 unpräparirten Gegenständen. Auch bewirkte er den Ankauf der grossen Schulze'schen Sammlung, die namentlich auf die Fauna des Mittelmeeres Bezug hat, im Werthe von 800 Thalern. Im Jahre 1835 wurden 220 Thaler zum Ankauf des Skeletts eines Orang-Utang überwiesen, 1837 500 Thaler zum Ankauf von Schädeln fremder Völker, namentlich der Sunda-Inseln, der Chinesen, Bengalen, sowie anderer von Thieren, auch des Skeletts eines Chinesen und eines Javaners bewilligt, 1839 auf Grund einer Kabinetsordre das Skelett einer Giraffe und 1846 des Thylacinus cynocephalus durch ausserordentliche Zuschüsse von 300 und 225 Thalern erworben. Im Jahre 1847. wurde auf besondere Fürsprache des Direktors der Anstalt der fossile Hydrarchos angekauft, das kostbarste Stück des Museums. Im Jahre 1858 schenkte Professor Jacobowitsch aus St. Petersburg der Anstalt eine kostbare Sammlung von fast 4000 mikroskopischen Schnittchen, betreffend die Struktur des Gehirns und Rückenmarks, und Dr. G. Wagener eine grosse Sammlung von Eingeweidewürmern. Fortdauernd war die Direktion des Museums darauf bedacht, durch vom Staate unterstützte Reisen in ferne Länder und Welttheile sich das Material für wissenschaftliche Untersuchungen und zur Vermehrung der Sammlungen zu verschaffen.

Unter der Direktion des Dr. Walter erreichte die Sammlung die Höhe von 3330 numerirten Präparaten. Unter der Direktion Rudolphi's vermehrte sich die Zahl auf 7197. Durch Johannes Müller's Bemühungen stieg die Zahl der in den Katalog eingetragenen Gegenstände auf 19 577.

Die Zahl der Präparate des Museums stieg unter der Verwaltung Reichert's von No. 19 577, der letzten am 4. April 1858 eigenhändig von Johannes Müller eingetragenen, bis auf No. 26 356, welche von Reichert im Jahre 1883 eingeschrieben wurde. Der Katalog umfasst acht starke Quartbände und beginnt im Jahre 1805 mit dem gedruckten Verzeichnisse der J. G. Walter'schen Sammlung; vom dritten Bande ab (No. 3071) ist das Verzeichniss handschriftlich durch C. A. Rudolphi, Joh. Müller und C. B. Reichert weiter geführt worden.

Mit Beginn des Jahres 1884 wurde auch das Museum — nach dem am 21. Dezember 1883 erfolgten Tode Reichert's — Professor Waldeyer zur einstweiligen Verwaltung übergeben.

Da das Museum Präparate aus den verschiedensten Wissensgebieten (normale und pathologische menschliche Anatomie, Zoologie, Zootomie und vergleichende Anatomie, Entwickelungsgeschichte und Paläontologie) enthielt, so wurde auf den Antrag der betheiligten Fach-Professoren und des interimistischen Direktors seitens des Königlichen Kultusministeriums verfügt, dass das Museum als solches in seinem gegenwärtigen Bestande aufgelöst und die Präparate an die verschiedenen betheiligten Anstalts-Sammlungen des ersten und zweiten anatomischen Institutes, des zoologischen Museums und Institutes, des physiologischen und pathologischen Institutes vertheilt werden sollten. Diese Vertheilung ist ausgeführt und 1888 beendet worden.

Das jetzige erste anatomische Institut im Thierarzneischulparke hat mit Uebernahme der Leitung durch Professor Waldeyer nicht unbeträchtliche Erweiterungen und Aenderungen in seiner Einrichtung und seinem Betriebe erfahren.

An der Ostseite des Gebäudes wurde ein Flügel angebaut (A im Grundriss auf S. 95); in denselben wurden verlegt: die Wohnung des Pförtners (Kellergeschoss), die Arbeitszimmer des ersten Prosektors und des Kustos und die Zimmer für die kunstakademischen Vorlesungen (Erdgeschoss). Dadurch wurde der grösste Theil des Westflügels frei. Aus dem letzteren wurde nun auch (April 1886) auf Anordnung des vorgeordneten Ministeriums die forensische und Leichenschau-Anstalt ins neue Gebäude verlegt, so dass damit der ganze Westflügel zu anderen Zwecken verfügbar wurde. Die Zwischenwände der Zimmer des Oberstockes wurden beseitigt, der westliche Arm des Flurs durch eine Mauer abgesperrt und alles dieses zu einem zweiten grossen Museumsraume umgestaltet. Im Erdgeschoss ward auf dieselbe Weise ein dritter grosser Präparirsaal gewonnen, so dass nunmehr 350 Praktikanten gleichzeitig präpariren können. Der Oberstock des neugebauten Ostflügels enthält einen grossen Saal für die mikroskopisch-anatomischen Uebungen nebst einem dazu gehörigen Vorzimmer.

Sonach gestaltet sich die Vertheilung und Benutzung der einzelnen Räume jetzt folgendermassen (s. Abbildungen auf S. 95):

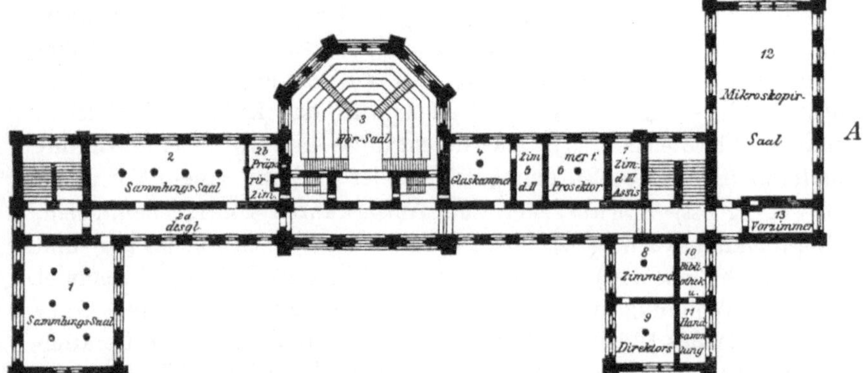

Erstes Stockwerk.

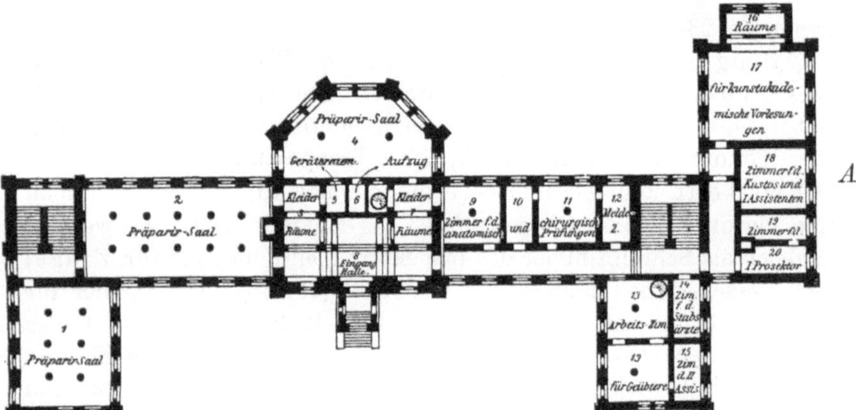

Erdgeschoss.

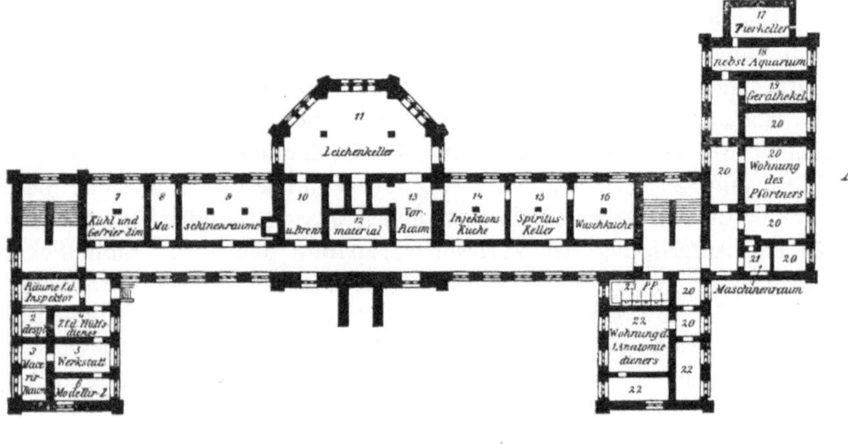

Kellergeschoss.

Kellergeschoss, Westflügel: enthält, ausser Kellerräumen für den Inspektor (1 und 2), einen Macerirraum (3), ein Modellirzimmer (6), eine Werkstatt (5) und ein Zimmer für die Hülfsdiener (4). — Im Langbau treffen wir: das Kühl- und Gefrierzimmer für Leichen (7), Maschinenräume und Keller für Brennmaterial (8, 9, 10, 12), den Leichenkeller (11) mit einem Vorraume (13) für grosse Spirituskisten zum Aufbewahren von Leichentheilen, eine Injektionsküche (14), einen Geräthe- und Spirituskeller (15) und die Waschküche (16). — Im älteren (kleineren) Ostflügel befindet sich die Wohnung des 1. Anatomiedieners (22), im neuen Ostflügel die des Pförtners (20), ein Maschinenraum (21), ein Geräthekeller (19), ein Thierkeller nebst einem Aquarium (17, 18). Im kleinen Ostflügel sind auch die Bedürfniss-Anstalten untergebracht (23).

Erdgeschoss. Dasselbe enthält im Westflügel und im westlichen Theile des Langbaues drei Präparirsäle (1, 2, 4) nebst einer Eingangshalle (8), zwei Kleiderräume (3 und 7), einen Gerätheraum (5) und Aufzug (6) nebst Treppe zum Leichenkeller. — Die Ostseite umfasst in 9—11 die Zimmer für die anatomischen und chirurgischen Prüfungen, dann das Meldezimmer (12), welches zugleich als Schreibzimmer des Inspektors dient; im kleinen Flügel ein grosses Arbeitszimmer für Geübtere (13, 13), das Zimmer für die Stabsärzte des Friedrich-Wilhelms-Institutes (14) und des 2. Assistenten (15); der grosse Flügel enthält die beiden Zimmer für den 1. Prosektor (19 und 20), das Zimmer des Kustos und 1. Assistenten (18) und die Räume für die kunstakademischen Vorlesungen (16, 17).

Erstes Stockwerk. Dasselbe enthält westlich die beiden Sammlungssäle (1, 2), zu denen auch noch ein Theil des früheren Flurs gehört (2a), nebst einem Präparirzimmer (2b); im Mittelbau den Hörsal (3); östlich eine Glaskammer, die aber auch als Arbeitszimmer für Geübtere benutzt wird (4), die Zimmer des 2. Prosektors (5, 6) und des 3. Assistenten (7), ferner im kleinen Flügel die Zimmer des Direktors (8, 9), von denen das eine zugleich als Raum für die Anfertigung der Vorlesungspräparate dient, die Bibliothek und Handsammlung des Direktors (10, 11), endlich im grossen Flügel den Mikroskopirsaal nebst Vorzimmer (12, 13). Im Dachgeschosse des Mittelbaues befindet sich die Wohnung des Inspektors, und stehen in den seitlichen Theilen noch umfangreiche hohe und helle Bodenräume zur Verfügung.

Ueberall ist Gasbeleuchtung sowie Wasserheizung, für den Hörsaal später elektrische Beleuchtung eingeführt; in den Präparirsälen, Sammlungs- und Hörsälen eine Pulsionsventilation eingerichtet. Endlich wird das Dachgeschoss des Ostflügels für eine photographische Anstalt benutzt.

Die nicht mehr benutzten Leichentheile und sämmtliche Abfälle werden, nebst den Särgen, bis zur Beerdigung in einem Seitengebäude untergebracht, welches neben dem Westflügel errichtet ist.

Der laufende Etat der Anstalt beziffert sich auf 39 690 Mark jährlich, wovon 18 370 Mark für sachliche, der Rest für Besoldungen in Verwendung kommen.

An ausserordentlichen Zuschüssen für die nothwendigsten Ergänzungen an Mobiliar, Einrichtung einer Gasbeleuchtung in den Präparirsälen, Umwandlung der chemischen Untersuchungszimmer in Arbeitsräume für den zweiten Prosektor, Neuanschaffungen von Mikroskopen, Injektionsapparaten und anderen Utensilien, Vermehrung der Bibliothek, der Sammlungen u. a. sind seit dem Jahre 1883 seitens des vorgeordneten Ministeriums 38 670 Mark bewilligt worden und zur Verwendung gekommen. Fernerhin sind 2 Assistentenstellen neu eingerichtet worden.

Gegenwärtig besteht das Personal der Anstalt, ausser dem Direktor, aus dem 1. Prosektor Professor Dr. Robert Hartmann, 2. Prosektor Professor Dr. Hans Virchow, Kustos Dr. Gustav Brösike und den Assistenten Dr. Georg Jablonowski und Dr. W. Zimmermann.

Ausserdem fungiren ein Inspektor, ein Präparator, ein Pförtner, ein ordentlicher Anatomiewärter und drei Hülfswärter. Einer der letzteren ist nur im Wintersemester thätig.

Zur Unterstützung bei den Präparirübungen und den mikroskopischen Uebungen sind ausserdem noch 6 Demonstratoren, welche aus den älteren Studirenden ausgewählt werden, thätig. Bei den mikroskopischen Uebungen erhält jeder Praktikant seinen bestimmten Platz, an welchem er ausser den festgesetzten 6 Stunden, in denen unter Leitung gearbeitet wird (3mal wöchentlich 2 Stunden), täglich von 8 Uhr früh bis 6 Uhr Nachmittags arbeiten kann. Mikroskope und Materialien sowie die gebräuchlichsten Reagentien werden zur Disposition gestellt.

Für die Vorlesung über deskriptive Anatomie wird in Berücksichtigung der grossen Zahl der Zuhörer jedes zu demonstrirende Präparat dreifach angefertigt und demonstrirt; ausserdem werden

die dazu geeigneten Stücke in besonderen Ausstellungsschränken je
für mehrere Tage den Studirenden zugänglich gemacht.

Der erste Prosektor hat neben dem Direktor besonders den Präparirsaal zu überwachen. Der zweite Prosektor ist hauptsächlich mit
dem Unterrichte im Präparirsaal und mit der Sorge für die mikroskopisch-anatomischen Kurse betraut, ausserdem ertheilt er den
Unterricht in der Anatomie für Künstler, zu welchem Zwecke eigene
Räume im ersten anatomischen Institut bereit gestellt sind. Der
Kustos hat die spezielle Aufsicht über die Sammlung; die beiden
Assistenten haben für die Anfertigung der deskriptiven Vorlesungspräparate und die mikroskopischen und embryologischen Präparate
zu sorgen.

Von den Haupt-Vorlesungen wurden seit 1883 besucht: a) deskriptive Anatomie von durchschnittlich 350, b) Osteologie und Syndes-
mologie von 150 bis 170 und c) Entwickelungsgeschichte von 180
bis 200 Studirenden; d) an den Präparirübungen nahmen in den
Wintersemestern von 1883 bis 1889 bezw. 552, 642, 633 und 601
Praktikanten Theil; e) zu den mikroskopischen Uebungen werden,
der Zahl der Plätze entsprechend, 200 Praktikanten zugelassen,
welche in zwei Abtheilungen zu je 100 unterrichtet werden. Für
je 15 Studirende ist jedesmal ein Demonstrator anwesend. Seit
Einrichtung des zweiten anatomischen Institutes beträgt die Zahl
der Theilnehmer 140—150.

An Leichen kamen zur Verwendung in jedem der Wintersemester von 1868/69 bis 1882/83 425 bis 738, im Wintersemester
1883/84 677, 1884/85 697, 1885/86 529, 1886.87 510, 1887/88 und
1888/89 ungefähr dieselbe Zahl.

Die Bezugsquellen der Leichen sind: 1. die städtischen Krankenhäuser zu Moabit und Friedrichshain, 2. das Königliche Charité-
krankenhaus, 3. das Leichenschauhaus, 4. die Strafanstalten der
Provinz Brandenburg.

Leichen aus diesen Anstalten, für welche seitens der Angehörigen keine Beerdigung bestellt wird, werden in die Todtenhalle
des Armenfriedhofes gebracht und dort durch den dazu bestellten
Beamten der Anatomie, welche im Winter täglich ihren Leichen-
wagen hinaussendet, überliefert. Die Reste jeder Leiche werden
später je in einem besonderen Sarge wieder zur Beerdigung hinausgeführt. Aus dem Leichenschauhause erhält die Anatomie die
disponiblen Leichen nur während der Monate November, Dezember,
Januar und Februar; für die übrige Zeit verfügt darüber das foren-

sische Institut; seit 1888 ist dieser Bezug noch weiter eingeschränkt worden.

Die Büchersammlung ist im Jahre 1884 sehr erheblich durch den Ankauf der Reichert'schen Bibliothek vermehrt worden und zählt zur Zeit etwa 2300 Nummern.

Die Präparatensammlung ist jetzt fast völlig neu aufgestellt worden und wird an der Fertigstellung eines neuen Kataloges gearbeitet.

Das zweite anatomische Institut, für die Behandlung der vorerwähnten Theile der Anatomie bestimmt, befindet sich vorläufig noch in der Universität und steht unter Leitung des Professor Dr. Hertwig, welcher 1888 von Jena hierher berufen wurde.

Das pathologische Institut.

(NW., im Charité-Krankenhause.)

Die Prosektur des Charité-Krankenhauses ist als eine Unterrichtsstellung vor etwas über 50 Jahren durch Rust begründet worden. Nachdem sie zuerst für kurze Zeit durch Dr. Phöbus, später Professor in Giessen, versehen worden, erlangte sie ihre eigentliche Bedeutung durch Professor Rob. Froriep. Nach dessen Abgang 1846 bekleidete Dr. Virchow die Prosektur bis 1849, darauf folgte Dr. Reinhardt, Privatdozent, der 1852 starb, dann Doktor Heinr. v. Meckel, Privatdozent, später ausserordentlicher Professor, der 1856 starb. Nach seinem Tode wurde von der medizinischen Fakultät die Errichtung einer Normalprofessur für pathologische Anatomie beantragt, wozu Johannes Müller, der bisher dieses Fach mit vertreten hatte, die Anregung gab. R. Virchow, der seit dem Wintersemester 1849 bis zum Ende des Sommersemesters 1856 ordentlicher Professor in Würzburg gewesen war und dort, freilich in bescheidenem Umfange, ein pathologisches Institut eingerichtet hatte, wurde auf Vorschlag der Fakultät berufen.

Das neue pathologische Institut in Berlin, auf dem Grundstück der Königlichen Charité belegen (s. Lageplan S. 100), war die erste selbständige Anstalt der Art in Deutschland. Nach ihrem Muster sind seitdem, freilich in immer grösseren und immer mehr voll-

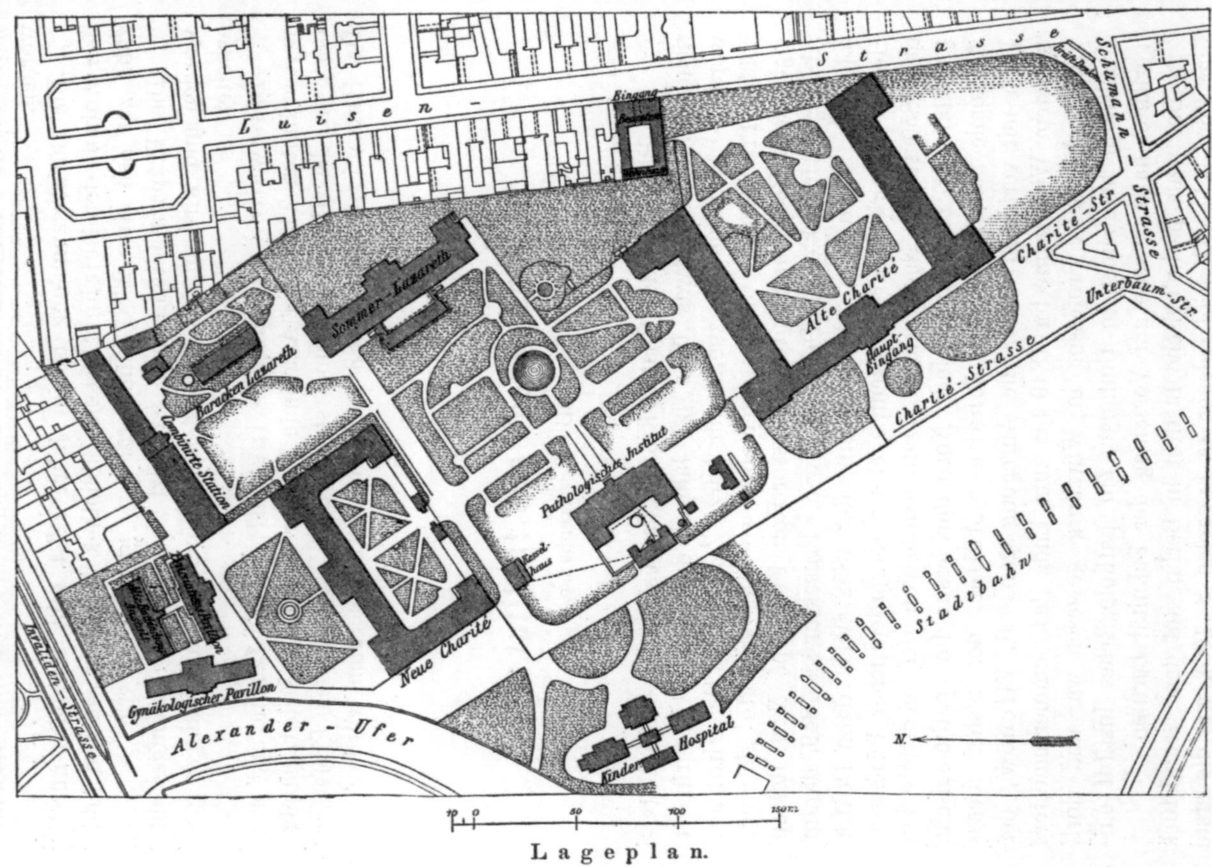

Strasse
Schumann-Strasse
Luisen-Strasse
Eingang
Alte Charité
Charité-Str
Charité-Strasse
Unterbaum-Str
Haupt-Eingang
Sommer-Lazareth
Baracken Lazareth
Combinirte Station
Pathologisches Institut
Secir-Haus
Gynäkologischer Pavillon
Neue Charité
Invaliden-Strasse
Alexander-Ufer
Kinder Hospital
Stadtbahn
N
Lageplan.

endeten Formen, ähnliche Anstalten an fast sämmtlichen Universitäten gegründet worden. Noch jetzt vertritt das Institut, wie es der Gedanke bei seiner Errichtung war, die verschiedenen Seiten der forschenden und lehrenden Wissenschaften gemeinschaftlich, welche an anderen Orten durch weitere Abzweigung zerlegt worden sind: die pathologisch-anatomische, die pathologisch-histologische, die pathologisch-chemische und die pathologisch-experimentelle. In allen diesen Richtungen hat es nicht nur bahnbrechende Arbeiten, sondern auch hervorragende Arbeiter hervorgebracht.

Das Archiv für pathologische Anatomie und Physiologie und für klinische Medizin, welches Virchow noch als Prosektor 1846 mit B. Reinhardt begründet hatte und seit dessen Tode (1852) allein fortsetzt, und welches eben seinen 120. Band vollendet hat, kann für einen grossen Theil der wichtigsten Arbeiten als Sammelstätte bezeichnet werden. Insbesondere hat der Herausgeber selbst von Zeit zu Zeit in Leitartikeln die wichtigsten Streitfragen und Zeitströmungen besprochen.

Im Anfange des Jahres 1858 legte Virchow in einem Privatkursus von praktischen Aerzten seine Methode, die Lebensvorgänge sowohl im gesunden, als im kranken Menschen zu betrachten, in ausführlicher Weise dar. Diese Vorlesungen erschienen unter dem Titel; »Die Cellularpathologie in ihrer Begründung auf physiologische und pathologische Gewebelehre. Berlin 1858.« Sie sind seitdem mehrfach wieder aufgelegt und in eine Reihe von Sprachen übersetzt worden.

Noch eingehender waren die »Vorlesungen über die krankhaften Geschwülste«, welche vom Jahre 1863 ab in 3 Bänden erschienen sind. Dieselben geben in etwas erweiterter Form Vorträge wieder, welche Virchow während des Wintersemesters 1862/63 in einem öffentlichen Kolleg gehalten hatte.

Als die Hauptaufgabe des Institutes ist während dieser ganzen Zeit jedoch stets die betrachtet worden, selbständige Arbeiter und Untersucher heranzubilden, welche befähigt wären, das vorhandene Wissen zu erweitern und zu vertiefen, und welche selbst wieder als Träger der Wissenschaft die Lehre vertreten könnten. In diesem Sinne sind vorzugsweise die Assistenten ausgewählt und gebildet worden.

Das Institut war 1856 mit einem einzigen Assistenten, Dr. Felix Hoppe-Seyler, eröffnet worden. Da es jedoch in dem

Plane lag, die chemische Untersuchung in der Medizin zu einem integrirenden Theile der Forschung und des Unterrichts zu entwickeln, so wurde schon im Herbst 1857 eine zweite Assistentenstelle begründet und dem ersten Assistenten speziell die Leitung des chemischen Laboratoriums, dem zweiten die Hülfelcistung in den anatomischen Geschäften übertragen. Im Anfange des Jahres 1861 wurde zunächst interimistisch, später definitiv, eine dritte (als zweite anatomische) Stelle geschaffen. Mit dem Anwachsen der Sammlung stellte sich allmählich die Nothwendigkeit heraus, einen vierten Assistenten, der in erster Linie die Aufstellung der neuen Präparate besorgen sollte, zu gewinnen; diese Stelle wurde bei der Neuordnung der Verhältnisse 1875 eingerichtet. Im Jahre 1886 wurde vorübergehend die Annahme eines Volontär-Assistenten genehmigt. Da jedoch auch damit die erforderliche Erleichterung der Geschäfte nicht erzielt wurde, so wurde mit dem 1. April 1887 die anatomische Abtheilung so geordnet, dass ein Kustos und 3 anatomische Assistenten zur Anstellung gelangten. Ausserdem wird seit 1874 regelmässig einer der Unterärzte der Charité zur Dienstleistung im pathologischen Institute bestimmt, auch sind zeitweise einige Studirende des medizinisch-chirurgischen Friedrich-Wilhelms-Institutes zu ihrer Ausbildung und zur Aushülfe bei den Sektionen zugewiesen worden.

Die früheren Assistenten des Institutes sind sämmtlich der gelehrten Welt durch ihre Arbeiten genügend bekannt geworden.

Ausserdem ist eine grosse Zahl von jungen Medizinern im Institut ausgebildet worden, welche Lehrstühle des In- und Auslandes zieren oder als praktische Aerzte hervorragende Anerkennung gefunden haben. Ihre Erwähnung gehört einer Spezialgeschichte des Institutes an.

Auch gegenwärtig noch ruht die Leitung des Institutes in den Händen Rudolf Virchows.

Als Mitarbeiter sind in dem Institute zur Zeit thätig:

Ernst Salkowski, seit 1872; jetzt seit 1880 Vorsteher des chemischen Laboratoriums des pathologischen Institutes und ausserordentlicher Professor. R. Jürgens, seit 1873; seit 1887 Kustos. Oskar Israel, seit 1878; jetzt erster anatomischer Assistent und Privatdozent. Robert Langerhans, 1886, zweiter anatomischer Assistent. David Hansemann, 1886, dritter anatomischer Assistent.

Entsprechend den Anstaltsaufgaben hat auch, namentlich seit den Erweiterungsbauten, die Vertheilung der Räume stattgefunden, soweit sich dafür bei der etwas verzwickten Anlage des (alten) Mittelgebäudes ein übersichtlicher Plan herstellen liess:

1. Die horizontale Disposition:

a. Im Erdgeschoss die Arbeitsräume, b. im ersten Stock die Unterrichtsräume, c. im zweiten Stock die Sammlungen und die Dienerwohnungen, d. im Kellergeschoss Thierställe, Leichenkeller,

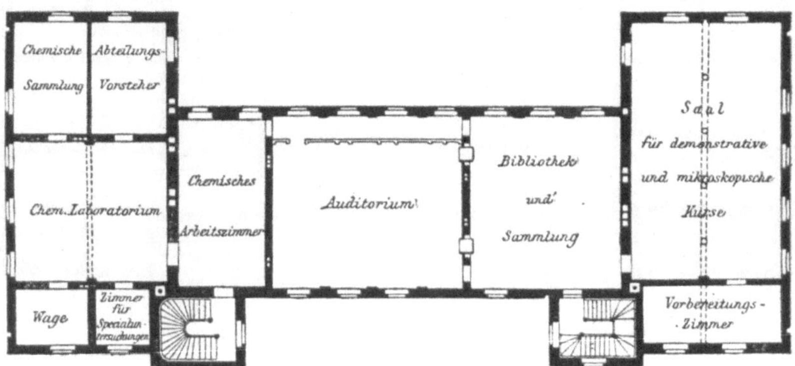

Erstes Stockwerk.

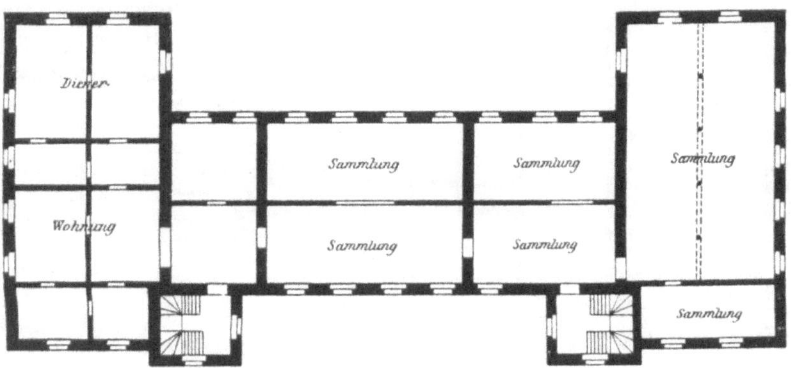

Zweites Stockwerk.

Macerationsraum u. s. w., e. auf dem Hofe Einrichtungen für lebende Thiere (Hunde, Katzen, Kaninchen, Meerschweinchen, Frösche) und ein bakteriologisches Sondergebäude.

2. Die vertikale Disposition:

a. im linken (südlichen) Flügel die Wohnungen und Aufenthaltsräume für Menschen und Thiere, nebst der gesammten chemischen Abtheilung, b. im rechten (nördlichen) Flügel Leichenkeller, Sektions- und Prüfungsräume, der grosse Demonstrations- und

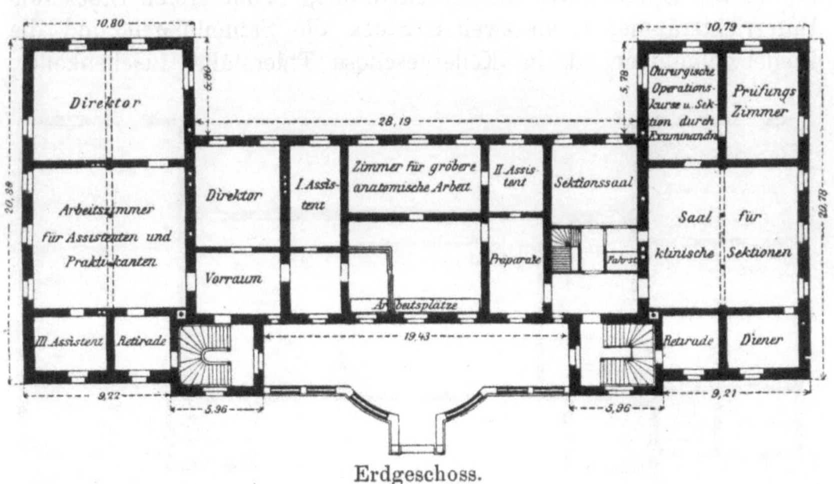

Erdgeschoss.

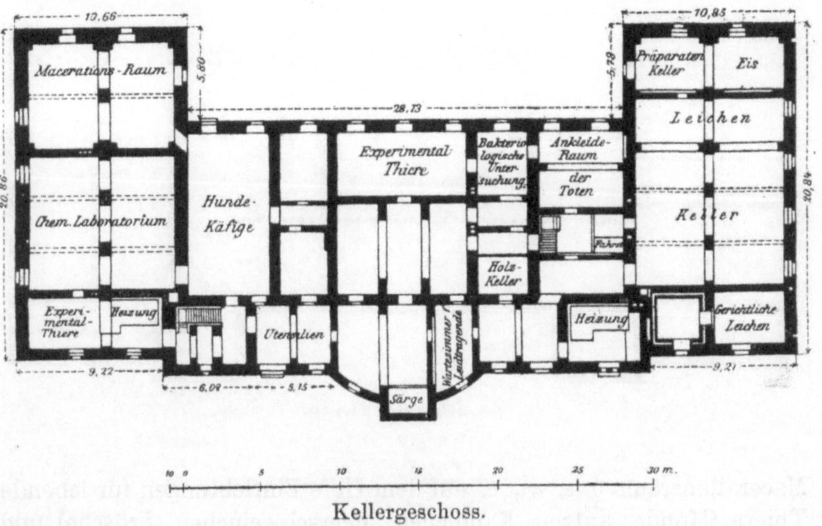

Kellergeschoss.

Uebungssaal, der grosse Sammlungssaal, c. im Mittelgebäude Assistentenzimmer, Räume für gröbere Arbeiten, Auditorium, Bibliothek, Sammlung.

Es ist auf diese Weise gelungen, trotz der grossen Zahl der Räume und der Höhenausdehnung des Gebäudes doch eine bequeme und übersichtliche Verwaltung herzustellen, das Lichtverhältniss, wenigstens für die wichtigsten Räume, in vorzüglicher Weise zu benutzen und einer grossen Zahl von Personen eine gleichzeitige, ungestörte Thätigkeit zu sichern. Die Mängel des Mittelgebäudes sind aber nicht ganz zu beseitigen: im Keller- und im Erdgeschoss eine Fülle kleinerer Räume, die überdies zu einem Theile als Durchgänge benutzt werden müssen; das Auditorium (mit wenig über 180 regelmässigen Sitzplätzen) viel zu klein; die Sammlungssäle in diesem Theile des Gebäudes zu niedrig und dunkel. Indess giebt die Geschichte des Institutes genügenden Aufschluss darüber, wie dieser Zustand entstanden ist.

Die Ausdehnung der täglichen Geschäfte wird am besten ersichtlich, wenn die Zahl der Arbeiten kurz aufgeführt wird.

1. Die anatomischen Arbeiten erfordern den grössten Zeitaufwand. Uebersichtliche Berichte darüber bis zum Jahre 1885 einschliesslich finden sich in den Charité-Annalen. Darnach hat die Zahl der eingelieferten Leichen ungefähr 2000 im Jahre betragen, von denen jedoch kaum die Hälfte zu einer regelmässigen Sektion gelangt. Im Jahre 1889 waren es 1 296 unter 2 317. Mit jedem Jahre hat die Zahl der Leichen zugenommen, welche durch die Angehörigen der Sektion entzogen werden. Immerhin bleibt noch genügendes Material für den Unterricht. Da Sonntags nicht sezirt wird und die Todesfälle sich sehr ungleich auf die einzelnen Tage vertheilen, so giebt es sogar Zeiten extremer Ueberfüllung. Ein kleiner und immer kleiner werdender Theil, nämlich die Leichen derjenigen, für welche die Angehörigen nicht einmal die Beerdigungskosten zahlen, wird der Anatomie übergeben; indess betrug die Zahl dieser Leichen im Jahre 1889 nur 157, darunter 48 sezirte.

Die Sektionen sind theils klinische und geschehen dann im Beisein der Studirenden, theils gewöhnliche, bei der wesentlich nur die Aerzte der einzelnen Abtheilungen zugegen sind. Sie werden durch die Beamten des Institutes und nur aushülfsweise durch andere beauftragte Personen vorgenommen. Für jede von diesen beiden Arten von Sektionen sind besondere Räume vorhanden.

Der Unterricht im Seziren findet jeden Montag in den Morgenstunden in dem nördlichen Flügel statt. Den Studirenden wird dabei Gelegenheit zu eigener Uebung geboten.

Auch die Prüfungen der Aerzte und Physikats-Kandidaten,

bei welchen Sektionen vorgeschrieben sind, werden im Institut ausgeführt. Zu diesem Zwecke sind besondere Prüfungszimmer vorgesehen. Dagegen sind die **chirurgischen Operationskurse** und die militärärztlichen Fortbildungskurse in die Anatomie verlegt worden.

2. Die **mikroskopischen Arbeiten** werden theils in den besonderen Arbeitszimmern, theils in dem grossen Demonstrationssaal vorgenommen, je nachdem sie mehr der Untersuchung und Forschung oder mehr der Uebung und Unterweisung dienen sollen. Letztere zerfallen wieder in zwei Kategorien:

a) in den **demonstrativen Kursen** werden die aus frischen Fällen entnommenen Präparate demonstrirt und zwar sowohl makro- als mikroskopisch. Um jedem Theilnehmer die erforderliche Zeit zur eigenen Betrachtung zu gewähren und zugleich die Sicherheit der Instrumente zu erzielen, werden die Mikroskope auf kleine Wagen gesetzt, und diese zirkuliren auf einer zusammenhängenden Eisenbahn durch den ganzen Saal.

b) in den **praktischen Kursen** arbeitet jeder Theilnehmer an einem besonderen Mikroskop, stellt sich seine Präparate selbst her und versucht sie zu zeichnen, zu deuten u. s. w. Als Ziel wird angenommen, jedem einzelnen so viel Uebung zu verschaffen, dass er befähigt sei, die wichtigsten Organe selbständig zu untersuchen.

Ausserdem ist für die Assistenten, Famuli und andere schon weiter vorgerückte Personen, welche eigene Arbeiten machen wollen, ein besonderer **Arbeitssaal** (Laboratorium) vorhanden, der hauptsächlich zu mikroskopischen Untersuchungen dient. In der Regel haben die hier Arbeitenden eigene Mikroskope.

Für die **bakteriologischen Arbeiten** waren früher an verschiedenen Stellen des Hauses kleinere Räume aufgespart, welche eine gewisse Isolirung gestatteten. Im Jahre 1887 ist für diese Zwecke ein eigenes neues Haus gebaut worden, welches 4 Zimmer für bakteriologische Arbeiten, Räume zum Photographiren, einen Thurm für Thiere u. s. w. enthält.

3. **Experimentelle Untersuchungen** werden theils im chemischen Laboratorium, theils im Arbeitssaal, im bakteriologischen Hause u. s. w. vorgenommen, und es ist gerade in dieser Richtung eine grosse Reihe der wichtigsten Arbeiten aus dem Institute hervorgegangen. Es mag in dieser Beziehung nur an die Entdeckungen über selbständige Bewegung und Wanderung der Zellen erinnert werden. Für grössere und verwickeltere Probleme der thierischen

Mechanik fehlt dem Institute die maschinelle Ausstattung, indess ist die Zahl der Aufgaben, welche ohne eine solche verfolgt werden können, so gross, und im Nothfalle stehen Nachbarinstitute zur Verfügung, so dass wenigstens für die nächste Zeit auf eine weitere Ausbildung der Hülfsmittel des Institutes verzichtet ist. In den Vorlesungen werden Vivisektionen überhaupt nicht angestellt. Nur im chemischen Laboratorium werden anhaltend Stoffwechsel-Untersuchungen gemacht, bei denen jedoch das Leben der Thiere häufig in keiner Weise gefährdet ist.

Bakteriologischer Pavillon.

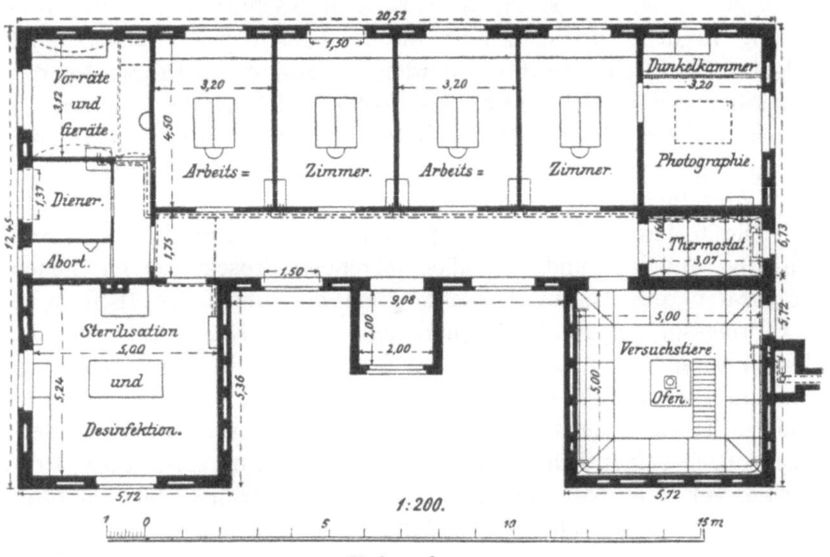

Erdgeschoss.

4. **Das chemische Laboratorium** dient theils als Untersuchungsstation, theils als Unterrichtsplatz. Natürlich lässt sich das Gebiet der Untersuchungen nicht streng auf eigentlich pathologische Objekte beschränken; der Umfang, in welchem die hygienische Prophylaxe in neuerer Zeit sich ausbreitet, führt in immer grösserer Zahl praktische Aufgaben herbei. So werden seit Jahren die Analysen der städtischen Abwässer und des durch Rieselung aus ihm hervorgehenden Drainwassers im pathologischen Institute ausgeführt. Immerhin sind es medizinische Zwecke, welche hier angestrebt werden. Auch der Unterricht muss häufig bis auf gewöhnliche

chemische Methoden und Stoffe zurückgreifen. Aber auch seine
Absicht geht dahin, die jungen Aerzte mit einem solchen Masse von
Kenntnissen zu entlassen, dass sie nicht bloss ein Verständniss der
chemischen Vorgänge besitzen und sich in den chemischen Hergang
der krankhaften Prozesse hineindenken können, sondern dass sie
auch die gewöhnlichen chemischen Untersuchungen am Krankenbett
mit Zuverlässigkeit ausführen können.

5. Der theoretische Unterricht betrifft vorzugsweise die
allgemeine Pathologie und Therapie (Winter) und die spezielle pathologische Anatomie (Sommer). Da bei der Grösse dieser Lehrzweige
eine vollständige Darlegung des gesammten Inhaltes der Disziplinen
nicht erzielt werden kann, so wird aller Nachdruck auf eine Vertiefung in den Vorträgen über die zu behandelnden Hauptkapitel
gelegt. Zur Demonstration werden vorzugsweise Präparate der
Sammlung verwendet. Auch die chemischen Vorträge, insofern sie
namentlich die Theorie des pathologischen Stoffwechsels betreffen,
haben den Zweck, das chemische Verständniss der Vorgänge in
allen Einzelheiten zu erschliessen.

Die pathologisch-anatomische Sammlung ist schon von
Phöbus angelegt und von allen folgenden Prosektoren mit neuen
Präparaten ausgestattet worden; allein bis zum Jahre 1856 hatte
der Professor der Anatomie (und der pathologischen Anatomie) an
der Universität das Recht, für das Museum der Universität beliebig
Präparate auszuwählen und an sich zu nehmen. Gerade die werthvollsten Stücke gingen auf diese Weise der Charité-Sammlung ver-
loren. Bei seiner Rückkehr fand Virchow nur etwa 1 500 Präparate vor (als pathologisch-anatomisches Kabinet der Charité);
seitdem ist diese Zahl jährlich, Anfangs in schneller, später in lang-
samerer Progression vermehrt worden. Gegenwärtig beträgt die Zahl
der Präparate nahe an 19 000; somit dürfte das Museum des Institutes nicht bloss nach der Zahl, sondern noch mehr der Bedeutung der Präparate nach wohl als eines der reichsten der Welt
bezeichnet werden.

Werthvolle, wenngleich nicht sehr zahlreiche Zuwüchse erhielt
die Sammlung durch Schenkungen. So brachte Heinrich v. Meckel
aus Alexandrien eine Reihe interessanter, grossentheils durch
Dr. Schledehans gesammelter Harnsteine und anderer Gegenstände
mit. Im Jahre 1857 schenkte die geburtshülfliche Gesellschaft ihre
Sammlung (16 Stück); 1868 erhielt das Institut aus dem Nachlass
des Geheimen Sanitätsrathes Dr. Berend eine grössere Anzahl

chirurgischer Präparate (104 Stück). Dagegen wurde ihr bis in die
neueste Zeit die alte und überaus wichtige pathologische Sammlung,
welche einen Theil des anatomischen Museums der Universität aus-
machte, vorenthalten. Erst der wachsende Raummangel in der
Universität, welcher schliesslich den Entschluss zeitigte, sämmtliche
Sammlungen aus dem Universitätsgebäude zu entfernen, brachte
auch diese Angelegenheit 1876 in Fluss. Auf bestimmte Anweisung
des Ministers wurde der grösste Theil der pathologischen Präparate
an das pathologische Institut ausgeliefert, der Rest freilich erst nach
dem Tode Reichert's durch seinen Nachfolger, Professor Waldeyer.
Die Zahl dieser Präparate betrug etwas über 2600, darunter viele
sehr umfangreiche. In Folge davon sind die Sammlungsschränke
des Institutes so vollgestopft, dass eine übersichtliche, für das
Studium der Lernenden unmittelbar benutzbare Aufstellung innerhalb der bisherigen Räume zur Zeit nicht durchzuführen ist.

Indess gerade unter diesen letzteren Präparaten haben viele
einen so grossen historischen Werth, dass eine Erhaltung derselben,
obwohl manche durch jahrelange Vernachlässigung in einen sehr
desolaten Zustand gerathen sind, nicht bloss aus Pietät, sondern
ihres dokumentarischen Charakters wegen mit allen Mitteln angestrebt wird. Die ehemalige Universitätssammlung geht in ihren
Anfängen bis tief in das vorige Jahrhundert zurück. Ein grosser
Theil ist schon von Walter zusammengebracht worden; Rudolphi
hat das Vorhandene neu geordnet und sehr vermehrt, und Johannes
Müller hat in der unter seiner Leitung bedeutend angewachsenen
Sammlung die Belegstücke für alle seine pathologischen Arbeiten
niedergelegt. Namentlich für die genauere Feststellung der älteren
Terminologie gewährt sie die wichtigsten Anhaltspunkte.

Bei der gegenwärtigen Gesammtaufstellung ist im allgemeinen
das organologische und im Anschlusse daran das topographische
Prinzip für die Aufstellung massgebend gewesen. Jedes Organ und
jedes grössere System ist im Zusammenhange behandelt, so dass
die an denselben vorkommenden Veränderungen in möglichster Vollständigkeit neben einander zu sehen sind. Ausnahmen sind nur für
die vergleichende Pathologie (Thierkrankheiten) und für einzelne
Krankheiten des Menschen gemacht worden, z. B. für die Gicht, die
Rachitis, namentlich aber für Missbildungen, Steine, Parasiten und
Syphilis. Gerade die Sammlung von Präparaten über viscerale
Syphilis dürfte wohl eine der vollständigsten unter den existirenden
sein. Eine besondere Abgrenzung hat auch die kleine kriegs-

chirurgische Sammlung erfahren, von welcher einzelne Objekte noch bis zu den Kriegen des grossen Friedrich zurückreichen. Aus den Freiheitskriegen, namentlich von Belle-Alliance, sind noch 11 Knochen-präparate vorhanden; aus dem dänischen Kriege von 1864 15, aus dem böhmischen von 1866 45 und aus dem französischen von 1870/71 nur 9. Die meisten Präparate aus dem letzten Kriege sind in das Museum des medizinisch-chirurgischen Friedrich-Wilhelms-Institutes übergegangen.

Die meisten Abtheilungen sind in den Sammlungsräumen des zweiten Stockes aufgestellt. Nur die Missbildungen, die Parasiten und Steinbildungen, die syphilitischen Veränderungen, Muskel- und Hautkrankheiten, Verkrümmungen, Gicht und Rachitis befinden sich im ersten Stock.

Für die Aufbewahrung der feuchten Präparate wird in der Regel Spiritus verwandt und zwar in verschiedenen, den Einzel-heiten möglichst angepassten Verdünnungen. Zuweilen werden, namentlich bei späteren Umstellungen, allerlei Zusätze gemacht, z. B. Holzessig, Schwefelsäure, Alaunlösung. Solche Präparate, von denen später feste Durchschnitte gemacht werden, namentlich um die Einrichtung gewisser Hohlräume oder die Anordnung besonders weicher Theile zu zeigen, werden zunächst in Chromsäurelösungen oder in Müller'scher Flüssigkeit gehärtet und später in verdünntem Spiritus aufgestellt. Von den sehr zahlreichen Versuchen, andere Methoden der Aufbewahrung, namentlich solche, welche die Farben der Schnitte konserviren, aufzufinden, ist abgegangen worden, nach-dem sich gezeigt hat, dass bei längerer Aufbewahrung die Farbe doch allmählich verschwindet, wenigstens insofern sie durch Blut-roth bedingt ist. Auch die von Wickersheimer hergestellten Flüssig-keiten haben kein besseres Resultat ergeben. Nur ein Mittel hat sich über Erwarten bewährt: das Chloral, dessen Anwendung bald nach seiner experimentellen Begründung von dem Entdecker, dem damaligen chemischen Assistenten, Dr. Liebreich selbst vor-geschlagen wurde. Dasselbe wirkt namentlich sehr günstig auf die Erhaltung der fettigen Bestandtheile und der durch sie hervor-gebrachten Farbentöne, indess schützt es auch in hohem Masse die Parenchymfarbe.

Der Etat für das Jahr 1890/91 beläuft sich auf 24 090 Mark.

Die Klinik für Kinderkrankheiten.

(NW., im Charité-Krankenhause.)

Die Klinik für kranke Kinder in dem Charité-Krankenhause ist auf Rust's Antrag am 4. Mai 1830 ins Leben gerufen und im Erdgeschoss des nördlichen Flügels der sogenannten alten Charité, getrennt von allen übrigen Krankenabtheilungen, einstweilen in drei grösseren und zwei kleineren Zimmern mit im Ganzen 30 Betten eingerichtet worden.

Der Regierungs- und Medizinalrath Dr. Barez wurde zum dirigirenden Arzte und klinischen Lehrer für die neu errichtete Klinik ernannt, demselben ein Assistenzarzt und ein Stations-Chirurgus aus der Zahl der Militärärzte beigegeben und angeordnet, dass mit dem Unterricht am Krankenbette eine ambulatorische Poliklinik zu verbinden sei, für welche die erforderlichen Arzneien aus der Charité-Apotheke unentgeltlich bezogen werden sollten. Am 17. Mai 1830 eröffnete Barez den klinischen Unterricht für Studirende. Im Jahre 1835 wurde die Klinik durch ein besonderes Auditorium für den Unterricht und ein Empfangszimmer für die poliklinischen Kranken erweitert.

Nach Barez' Rücktritt am 1. April 1847 leitete der Sanitätsrath Dr. Erbkam die Kinderabtheilung interimistisch; da derselbe indess nicht Universitätslehrer war, so ging die Klinik und Poliklinik ein, bis am 1. April 1849 Dr. Ebert, welcher bereits seit mehreren Jahren theoretische Vorlesungen über die Kinderkrankheiten an der Universität gehalten hatte, zum dirigirenden Arzte mit der Verpflichtung ernannt wurde, die Wiederherstellung der Klinik zu bewirken.

Im Allgemeinen blieben die Einrichtungen der Klinik dieselben, wie unter Barez' Direktion; nur mussten wegen zunehmender Zahl der stationären Kranken oder wegen eintretender Luftverderbniss in den lange Zeit belegt gebliebenen Krankensälen die Räume öfter gewechselt werden. Die Kinderklinik hat zu Zeiten bei starker Krankenzahl 7—8 Krankenzimmer mit 70—80 Betten bald im Erdgeschoss des südlichen Flügels der Charité, bald in den im ersten Stockwerk gelegenen Räumen, bald in noch anderen Abtheilungen der Charité innegehabt; die Poliklinik blieb mit der stationären

Klinik stets verbunden, wurde aber nur dreimal wöchentlich abgehalten.

Seit dem Tode Ebert's 1872 leitet die Klinik und Poliklinik
der Geheime Medizinalrath Professor Dr. Henoch. Derselbe hält
die Poliklinik zwei Mal und die klinischen Vorträge vier Mal
wöchentlich. Es wurden ferner für die Poliklinik 2 Assistenzärzte
mit festem Gehalt angestellt und ein jährlicher Fonds bewilligt zur
Anschaffung von Instrumenten, Mikroskopen, theuern Arzneimitteln
u. s. w. Der Etat für 1890/91 beträgt 2700 Mark.

Der Besuch der Klinik beziffert sich im Semester auf durchschnittlich 100 Zuhörer. In die Klinik wurden 1888/89 1148 Kinder
aufgenommen, in der Poliklinik etwa 4000 Kinder behandelt.

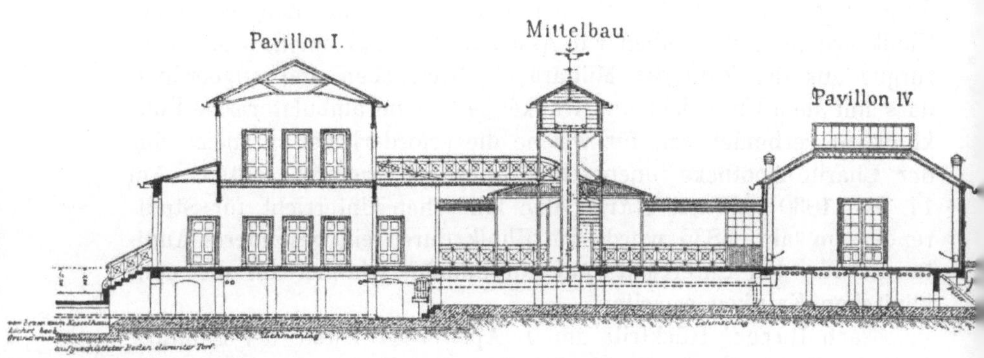

Als Assistenten der Poliklinik fungiren gegenwärtig Dr. P. Meyer
und Dr. Hauchecorne. Die Assistentenstellen der stationären
Klinik werden durch Stabsärzte und Unterärzte besetzt.

Das Bedürfniss, die Station für ansteckende Kinderkrankheiten
aus der »Alten Charité«, in welcher dieselbe nur nothdürftig untergebracht war, zu verlegen, hatte sich schon seit langen Jahren
fühlbar gemacht; durch Ministerial-Erlass vom 18. Dezember 1886
wurde die Ausführung eines Neubaues angeordnet.

Um die neue Anlage von allen übrigen Gebäuden der Charité
möglichst abzusondern, war ein Bauplatz an der äussersten Grenze
des Grundstücks dicht an dem Stadtbahnviadukt und an der Strasse
»Am Alexanderufer« gewählt, auf welchem im Frühjahr 1887 mit
dem Bau begonnen wurde. (S. Lageplan S. 100.) Die Belegung
ist seit dem 1. April 1888 erfolgt.

Die Anlage besteht aus vier Einzelgebäuden, von denen drei nach dem einstöckigen Pavillonsystem errichtet sind, während das vierte zweistöckig ist. Die vier Flügel der Gebäudegruppe sind durch überdachte, aber seitlich offene Gänge unter einander verbunden. Am Kreuzungspunkte der Gänge befindet sich ein thurmartiger Aufbau, in dessen oberem Theile ein Behälter für Badewasser aufgestellt ist. Zugleich führt in diesem Aufbau eine Wendeltreppe empor, welche den Verkehr mit dem oberen Stockwerk des höheren Flügels vermittelt.

In diesem zweistöckigen Flügel (Pavillon No. I) befinden sich zu ebener Erde ein Aufnahmezimmer, drei Isolirzimmer zur Beobachtung zweifelhafter Krankheitsfälle, ein Zimmer für die Wärterin, ein Raum für die Geräthe und für den Gaskocher, ein Doppel-Abort und ein Baderaum, letzterer mit verschliessbarer Vorrichtung zum Abwurf schmutziger Wäsche, sowie eine aus zwei Zimmern bestehende Wohnung des Stationsarztes. Das obere Stockwerk, zu welchem der bereits erwähnte Treppenaufgang führt, dient zur Behandlung verwickelter Krankheitsfälle (Scharlach mit Diphtherie und dergleichen). Es enthält drei Isolirzimmer und ausserdem solche Nebenräume und Einrichtungen, wie sie sich in den übrigen Stationen in ähnlicher Zahl und Art vorfinden. Im Keller dieses Flügels ist ein Desinfektions-Apparat aufgestellt Ein anderer Raum dient zur Aufbewahrung unreiner Wäsche und der von den kranken Kindern mitgebrachten Kleidungsstücke. In dem Kellerraum unter den drei Krankenzimmern befindet sich die weiter unten beschriebene Heizungsanlage.

Pavillon II für Scharlach, Pavillon III für Diphtherie, Pavillon IV für Masern bestimmt, haben in allen Haupttheilen dieselbe Einrichtung. Die beiden ersteren enthalten je einen grösseren Raum für 10, und je zwei Räume für zwei Betten, letztere für unruhige oder sterbende Kinder. Beim Pavillon IV fehlen die kleineren Krankenräume. Jeder Pavillon hat eine geräumige, mit Glaswänden versehene Veranda als Aufenthaltsraum für Genesende, ein Zimmer für die Wärterin, mit einem Gaskocher und mit Schränken für reine Wäsche und Geschirr, ein Badezimmer mit zwei Wannen, deren eine unbeweglich, die andere (zum Gebrauch in den Krankenzimmern) fahrbar ist, zwei Aborte, einen Raum für Reinigungsgeräthe mit der Vorrichtung zum Abwurf unreiner Wäsche. Bezüglich der letzteren ist noch zu bemerken, dass von aussen her eiserne verschliessbare Kasten unter den Abwurfcylinder geschoben werden, welche nach

II.   8

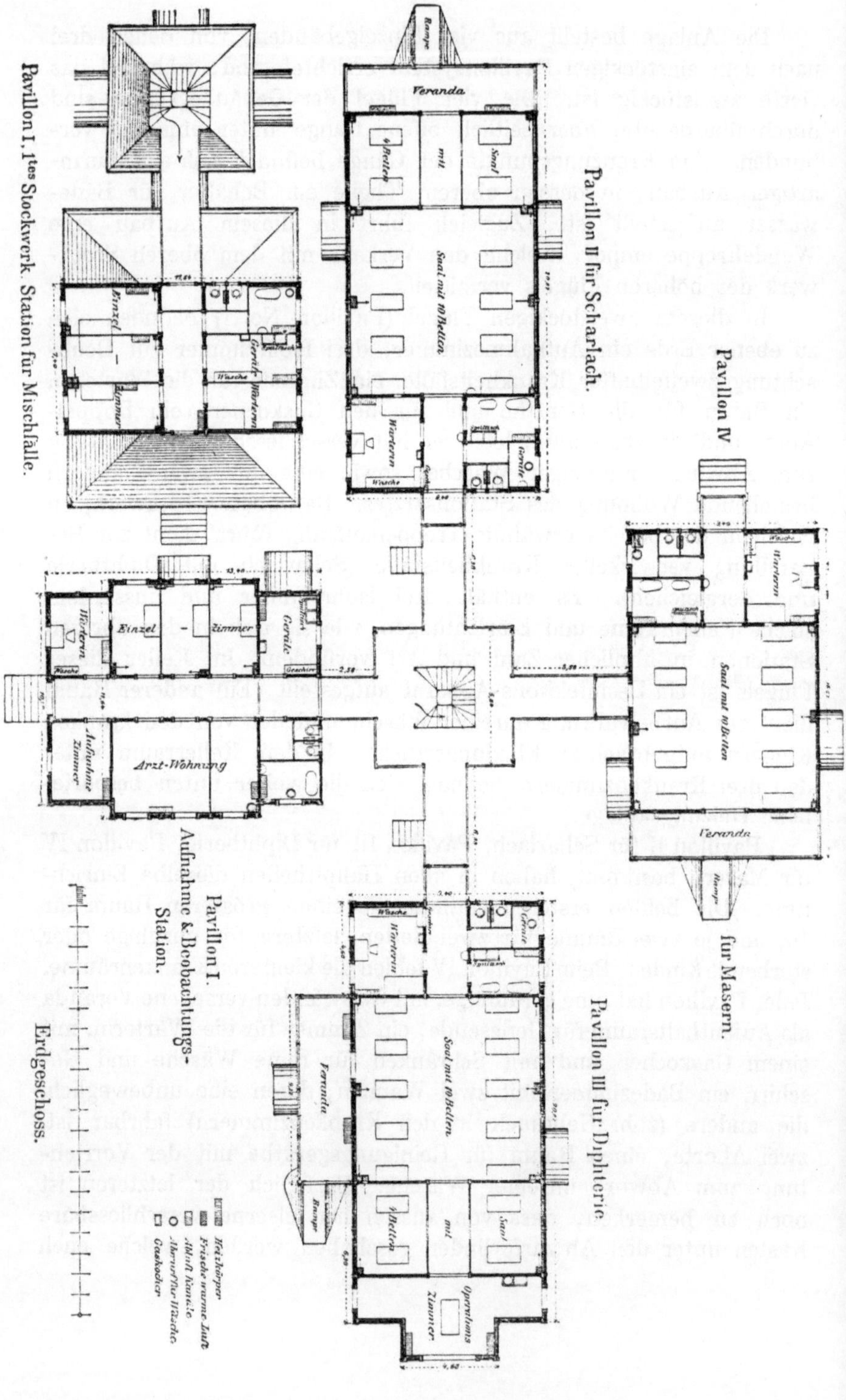
Pavillon I, 1tes Stockwerk. Station für Mischfälle.
Pavillon II für Scharlach.
Pavillon IV für Masern.
Pavillon III für Diphterie.
Pavillon I. Aufnahme & Beobachtungs Station.
Erdgeschoss.
Veranda
Rampe
Saal mit 10 Betten
Saal mit 4 Betten
Wärtern
Wäsche
Geräte
Einzel Zimmer
Aufnahme Zimmer
Arzt-Wohnung
Operations Zimmer
Heizkörper
Frische warme Luft
Abluft Kanäle
Abwurf für Wäsche
Gaskocher

erfolgter Füllung zum Desinfektions-Apparat oder zur Waschanstalt kommen. Der Pavillon III hat ausserdem an der nördlichen Kopfseite ein mit Oberlicht und Seitenlicht versehenes Operationszimmer.

Die einzelnen Gebäude sind in sogenanntem Eisenfachwerk mit ½ Stein starker Ausmauerung mittelst gelochter Verblendsteine hergestellt. Zur besseren Verhinderung der Wärmeleitung sind auf den Innenseiten 4 cm starke, aus Cement mit Drahtgeflecht bestehende Wände (System Monier) vorgelegt derart, dass zwischen ihnen und den Aussenwänden eine Luftschicht sich befindet. Das Dachgerüst besteht ebenfalls aus Eisen, die Eindeckung aus doppelt gelegtem Wellblech, auf dessen unterer Lage Strohlehm ausgebreitet ist.

Zu dieser Herstellungsweise führte einmal die mangelhafte Beschaffenheit des Grund und Bodens, welcher unter einer starken Lage Schutt eine Sandschicht von nur geringer und wechselnder Stärke zeigte, darunter aber bei den angestellten Bohrungen bis zu bedeutender Tiefe Moor aufwies, mithin grössere Lasten nicht zu tragen vermag. Ferner war für jene Bauweise die Absicht leitend, das Gebäude durch fast ausschliessliche Verwendung von Stein und Eisen gegen die Aufnahme von Ansteckungskeimen möglichst widerstandsfähig zu machen. Der Bau ruht zur grösseren Sicherung gegen aufsteigende Gase auf einer 10 cm starken geschlagenen Lehmtenne, welche auf eine 45 cm starke Betonsohle gelegt ist, und neben ihrer Wirkung, den Untergrund zu dichten, namentlich eine gleichmässige Belastung des letzteren ermöglichte.

Während sämmtliche Räume des Pavillons I und die Nebenräume der übrigen Pavillons durch gewöhnliche Fenster ihr Tageslicht erhalten, wird letzteres in den Krankensälen der Pavillons II, III und IV von oben eingeführt. Nur durch die verglasten Theile der Flügelthüren, welche in die Krankensäle und von diesen in die Veranden führen, tritt etwas seitliches Licht ein.

Für die Wahl des Oberlichtes war die Erwägung massgebend, dass der durch seitliche Fenster leicht hervorgerufene Zug vermieden wird, dass eine ausgiebigere Lüftung zu erzielen ist, und eine von Fensterpfeilern unabhängige Aufstellung der Betten erfolgen kann. Die gewählte Beleuchtungsart, welche zum ersten Mal in einer Billroth'schen Krankenbaracke in Wien angewendet ist, wo sich dieselbe gut bewährt hat, soll nichtsdestoweniger im vorliegenden Falle nur als ein Versuch in grösserem Massstabe gelten und kann, für den Fall sich die Einrichtung nicht bewähren sollte, durch Anbringung seitlicher Fenster leicht verändert werden.

Die sägeförmig angeordneten Oberlichtfenster sind durch eine einfache Bewegungsvorrichtung von jedem Raume aus leicht zu öffnen und zu schliessen. Die wagerechten Deckenfenster werden im Sommer dauernd hochgestellt, um eine wirksame Lüftung zu ermöglichen, im Winter aber zur Verminderung der Abkühlung niedergelegt.

Zur Abendbeleuchtung sind die Gebäude mit Gasleitung versehen; auch sind dieselben an die städtische Wasserleitung und Entwässerung angeschlossen.

Für die Heizung wird Dampf von 3 bis 4 Atmosphären Spannung aus dem etwa 60 m entfernten Hauptkesselhause der Charité entnommen und nach dem Aufnahmeflügel des Gebäudes geleitet, wo eine Verminderung des Druckes auf 0,5 Atmosphären und weniger erfolgt. Während Badezimmer, Aborte, der Operationsraum, die Wärterinnenzimmer und einige im oberen Geschoss des Aufnahmeflügels befindliche Räume durch Dampfheizkörper unmittelbar erwärmt werden, findet die Beheizung der Krankenzimmer und Erholungsräume im Erdgeschoss durch Vermittlung des Fussbodens statt. Dieser nach Monier'scher Art hergestellte, mit Terrazzo abgeglichene Fussboden bildet zugleich die Decke einer Heizkammer, welche dieselben Grundrissabmessungen wie der darüber befindliche zu heizende Raum hat. 20 bis 40 cm unterhalb dieser Decke liegen schmiedeeiserne Dampfröhren von 48 mm äusserem Durchmesser, welche an ihren Enden durch Sammelstücke derartig verbunden sind, dass je nach den äusseren Temperaturgraden ein, zwei oder drei Drittel der Heizfläche in Betrieb genommen werden können. Die frische Aussenluft wird jeder Heizkammer von zwei gegenüberliegenden Seiten zugeführt, sodann gefiltert, erwärmt und befeuchtet, worauf sie nur infolge des natürlichen Auftriebes in besonderen Kanälen emporsteigt, um 0,5 m unterhalb der Saaldecke mit 20° C. auszuströmen. Durch leicht zu handhabende Mischklappen kann diese Luft im Raume selbst geregelt werden. Die Abführung der verdorbenen Luft erfolgt im Winter über Dach durch Kanäle, in die sie durch Oeffnungen unmittelbar über dem Fussboden eintritt. Die Luftbewegung im Raume soll also von oben nach unten stattfinden.

In Anbetracht der gänzlich freien Lage und der erwähnten Ausführungsweise der vier Einzelflügel der Gebäudegruppe sind die an die Heizungsanlage zu stellenden Anforderungen ausserordentlich

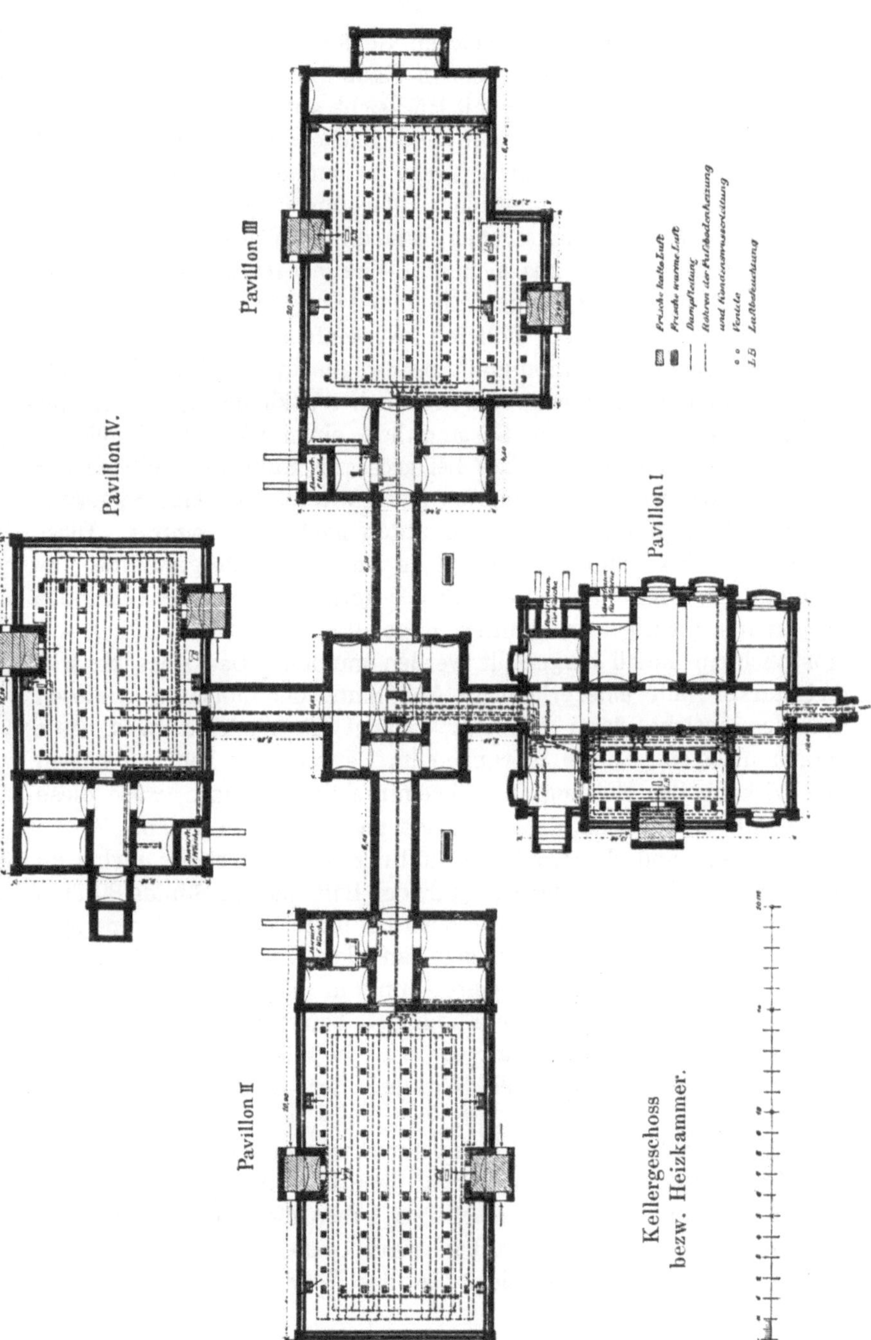

Kellergeschoss bezw. Heizkammer.

hohe. Die Abkühlung eines solchen Gebäudes muss im Verhältniss zu seiner Grundfläche und seinem Rauminhalte naturgemäss eine sehr grosse sein, und schon mit Rücksicht auf das geringe Wärmeerhaltungsvermögen der Wände und Dächer musste ein Tag und Nacht dauernder Betrieb in Aussicht genommen werden.

Das mit der Heizungsanlage gewonnene günstige Ergebniss muss um so mehr überraschen, als die Lüftungseinrichtung nicht immer die eine beabsichtigte Wirkung zeigte. Die oben erwähnte Luftbewegung in den Räumen von oben nach unten trat nur bei mittleren und höheren Aussentemperaturen ein. Die metallene Dachkonstruktion und die Bewegungsvorrichtung der Oberlichte enthalten naturgemäss, wenn auch nur kleine, immerhin aber Oeffnungen, die in ihrer Gesammtheit einen nicht unerheblichen Querschnitt darstellen, so dass bei grösserer Kälte der Auftrieb der warmen Zimmerluft im Raume so stark wurde, dass eine entgegengesetzte Luftströmung, also von unten nach oben, eintrat. Diese wurde verstärkt durch die ebenfalls unvermeidlich gewesene Anordnung der Abluftkanäle, welche der geringen Höhe des Gebäudes wegen nur niedrig sein konnten, dabei frei über Dach geführt und aus leichtem Metall hergestellt werden mussten. Das Alles bewirkt bei starker Kälte eine erhebliche Abkühlung der Luftsäule in diesen Kanälen, welche dann allzusehr geneigt ist, niederzusinken, statt emporzusteigen. Solche Störungen im Betriebe der Lüftung hätten die Wirkung der Heizung stark beeinträchtigen müssen, wäre diese nicht eine so über Erwarten kräftige und sichere gewesen.

Die Art und der Grad der Lüftung lassen übrigens nichts zu wünschen übrig, denn wiewohl für das Bett und die Stunde 80 cbm Luft angesetzt waren, so wurde doch bei mittlerer Wintertemperatur ungefähr die doppelte Luftmenge an der Einströmungsstelle gemessen. Ein lästiger Zug wurde nur in nächster Nähe einiger Abluftkanäle dicht über dem Fussboden bemerkbar, wenn die erwähnte Rückströmung eintrat. Es wird in solchen Fällen die Oeffnung geschlossen, was der Wirkung der Lüftung keinen Eintrag thut.

Mit Einschluss der Einrichtung zur Erwärmung des Badewassers, der Rohrleitungen von und nach dem Kesselhause und der zugehörigen Mauer- und Stemmarbeiten haben die Herstellungskosten der Heizungs- und Lüftungsanlage rund 16 000 Mark betragen. Die Gesammtkosten belaufen sich für das Kinder-Krankenhaus auf 140 000 Mark.

Die vereinigten chirurgischen, Augen- und Ohren-Kliniken.

(N., Ziegelstrasse 5—9.)

Die Klinik für Chirurgie.

Die Gründung des Königlichen klinischen Institutes für Chirurgie und Augenheilkunde fällt mit der Errichtung der Universität zusammen. Zur Direktion desselben wurde am 3. Oktober 1810 der Hofrath und Professor Dr. Carl Ferdinand Graefe berufen, und demselben als Dotation des Institutes ein Staatszuschuss von jährlich 3000 Thalern bewilligt. Die Einrichtung der Klinik blieb der Sachkunde Graefe's überlassen und ist ausschliesslich sein Werk. Das Institut eröffnete seine Wirksamkeit im Oktober 1810 in dem Hause Friedrichstrasse 101. Mit dem Beginn des Wintersemesters 1811 wurde es nach der Behrenstrasse 56/57 verlegt. Als der Besitzer dieses Hauses nach Jahresfrist die Miethe aufkündigte, war ein anderweites Lokal nicht zu beschaffen. Glücklicherweise kam zu jener Zeit der Ausmarsch der Garnison insofern zu Hülfe, als dadurch das Lazareth der Garde du Corps, Bauhofgasse 6, frei wurde, in welchem dann bis zum Juli 1814 das Institut ein Unterkommen fand. Bis zum Oktober 1814 bezog es demnächst eine Wohnung in der Letzten (jetzt Georgen-) Strasse 5 und darauf das erste Geschoss des Hauses Bauhofgasse 1. Der Beginn des Wintersemesters 1817/18 fand das Institut endlich ganz ohne Lokal. Es musste daher die Aufnahme stationärer Kranken aufgeben und sich auf eine ambulatorische Klinik beschränken. Erst im Jahre 1818 wurde der Ankauf eines eigenen Hauses in der Ziegelstrasse 5/6 bewirkt. Das alte Gebäude ist im Jahre 1881 durch einen stattlichen Neubau ersetzt worden.

Bauliche Beschreibung der vereinigten Kliniken. Der Bau der klinischen Universitätsinstitute wurde im Jahre 1878 begonnen. Die umfangreiche Bauanlage nimmt den durch Ankauf benachbarter Grundstücke erheblich vergrösserten Platz der alten chirurgischen Klinik ein; der Bau musste in drei getrennten Zeitabschnitten ausgeführt werden, da der Betrieb der Klinik nicht unterbrochen werden durfte und die alten Gebäude nur stückweise zum Abbruch kommen konnten, sobald ein Theil der neuen in Be-

nutzung genommen war. Die Gebäude stehen auf einer beinahe
quadratischen Fläche, deren Front in der Ziegelstrasse 106 m lang
ist und deren Hinterseite unmittelbar an die Spree stösst.

Das Hauptgebäude an der Ziegelstrasse, 2 Stockwerke hoch,
enthält im Erdgeschoss die Verwaltungsräume und in den oberen
Geschossen Zimmer mit 1 und 2 Betten für bemittelte und zahlende
Kranke. Die Flügel rechts und links, ebenfalls 2 Stockwerke hoch,

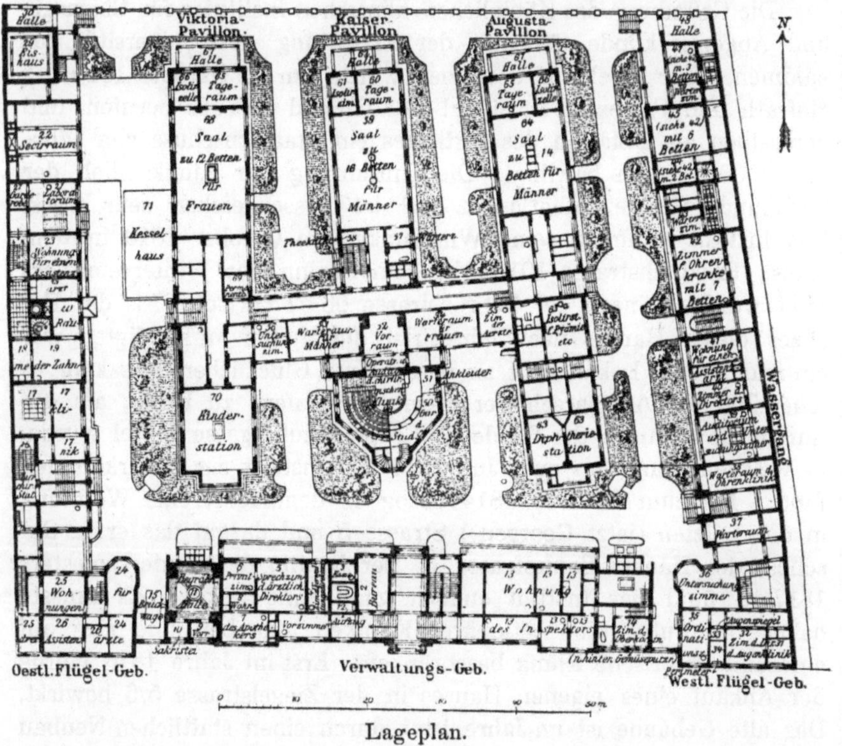

Lageplan.

dehnen sich von der Ziegelstrasse an der Nachbargrenze entlang bis
zur Spree aus und sind von dem Hauptgebäude durch Einfahrten
und niedrige Anbauten getrennt. Da sie als Seitengebäude nur
einseitig beleuchtet werden konnten, so musste den Längskorridoren
Licht und Luft durch Einfügung von Lichthöfen und niedrigen
Zwischenbauten zugeführt werden. In der Mitte zwischen den
Seitengebäuden und parallel mit denselben liegt ein zweistöckiger

Mittelpavillon und diesem zu beiden Seiten, mit ihm durch bedeckte Gänge verbunden, je ein einstöckiger Pavillon. Der rechte, westliche Flügel wird von der Klinik und Poliklinik für Augen- und Ohrenkrankheiten mit Operationssaal und Hörsaal eingenommen, alle übrigen Gebäudetheile dienen der chirurgischen Klinik und Poliklinik. Die im linken Flügel ursprünglich in Aussicht genommene Poliklinik für Zahn- und Hautkrankheiten sowie die medizinische Poliklinik ist fortgefallen; anstatt derselben befindet sich hier im Erdgeschosse die Wohnung des Oekonomie-Inspektors, die chirurgische Poliklinik und ein grosser Sezirraum, in den oberen Geschossen Krankensäle, Sammlungsräume und ein Hörsaal für Akiurgie.

Im Mittelpavillon (s. S. 122) sind 36 Krankenbetten aufgestellt; an einem Giebel ist ein Operationssaal mit staffelförmig ansteigenden Sitzreihen nebst den erforderlichen Nebenräumen angebaut. Vermittelst eines im Hauptgebäude angebrachten hydraulischen Aufzuges können die mit Rollen versehenen Krankenbetten daselbst bis zur Hofhöhe und auf einer Asphaltbahn über denselben in den Operationssaal geschafft werden. Die beiden Seitenpavillons enthalten 71 Betten.

Unter dem Fussboden des Pavillons, der, mit Ausnahme des oberen Stockwerks im Mittelpavillon, aus Stein besteht, liegen gewölbte, leer und luftig dastehende Kellerräume. In ihnen befinden sich Kasten zur Aufnahme der schmutzigen Wäsche, die unmittelbar aus dem Vorraume der Pavillons durch ein Fallrohr hinabgeworfen wird, ferner Betten und Bettzeug, Schienen, Tische für Herrichtung von Gypsbinden u. s. w.

Jeder Pavillon enthält an seiner Südseite ein Aufenthaltszimmer für Rekonvalescenten und solche Patienten, die nicht das Bett zu hüten brauchen, ferner ein Isolirzimmer für zwei, aus irgend welchem Grunde zu separirende Kranke und eine nach hinten, gegen die Spree offene Veranda, deren Säulen von wildem Wein umrankt sind und der Anstalt das freundliche Aussehen gewähren, welches sie dem Beschauer von der Weidendammer Brücke her bietet.

Die Gebäude sind sämmtlich massiv mit Ziegelverblendung in röthlich gelbem Farbenton, von dunkleren Schichten belebt, aufgeführt. Gesimse, Friese und die Einrahmungen der Oeffnungen bestehen aus dunkelfarbigen Terrakotten. Einzelne Wandfelder in den oberen Theilen der Fronten an der Ziegelstrasse haben Sgrafitto-Malereien erhalten. Mit Ausnahme des Mittelpavillons sind alle Ge-

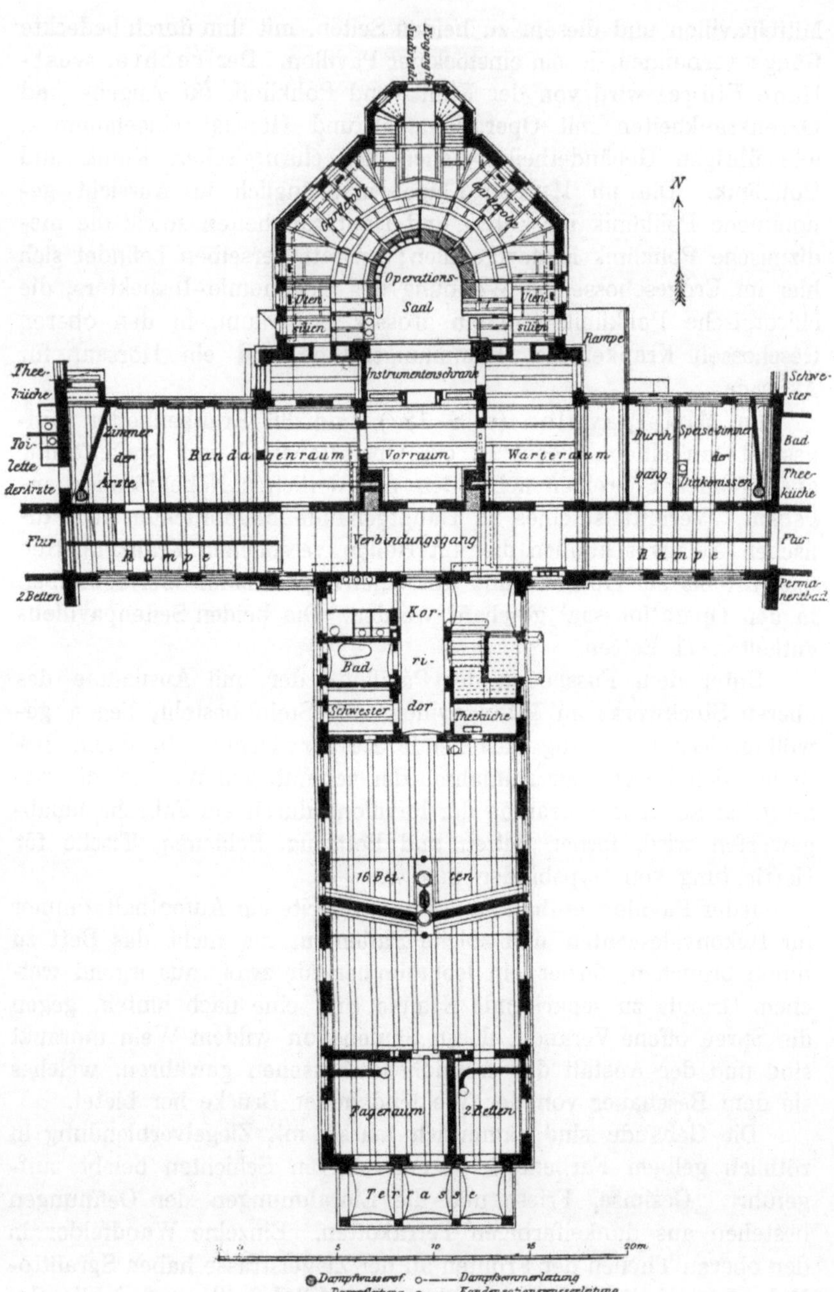

Erdgeschoss des Mittel-Pavillons.

bäude mit gewölbten Kellern versehen. Eine kleine Leichenhalle zur Aufstellung der Särge und Abhaltung von Gedächtnissfeierlichkeiten befindet sich in einem der niedrigen Anbauten an der Ziegelstrasse. Die Dächer sind mit Schiefer, an einzelnen Stellen auch mit Holzcement eingedeckt.

Sämmtliche Gebäude werden von dem Kesselhause aus, in welchem 3 Heyne-Kessel aufgestellt sind, durch geschlossene, über die Höfe in verdeckt liegenden, begehbaren Kanälen geführte Dampfleitungen zum Theil mit Dampf-, zum Theil mit Dampfwasser- und Dampfluft-Heizung erwärmt und mit warmem Wasser für die Bäder versehen. Nur in dem nicht unterkellerten Mittelpavillon erfolgt die Erwärmung durch eiserne Mantelöfen. Für ausreichende Lüftung, namentlich der Krankensäle, ist durch Anlage von Luftzuführungs- und Abführungskanälen Sorge getragen. Der Luftwechsel geschieht lediglich vermittelst Temperaturunterschied; Ventilatoren sind nicht vorhanden, sondern nur Ansaugeschlote. Die Pavillons sind in bekannter Weise mit Firstlüftung versehen. Die Gebäude haben durchweg Leitungen für warmes und kaltes Wasser, werden durch Gas erleuchtet, sind mit Spülklosets, Theeküchen und Bädern ausgestattet und an die städtische Kanalisation angeschlossen. Die Waschküche ebenso wie die Kochküche haben Dampfbetrieb.

Die gesammten Baukosten waren auf 1 931 000 Mark veranschlagt.

Die Gesammtgrundfläche beträgt rund 9023 qm; davon sind etwas über die Hälfte, nämlich 4980 qm bebaut.

Im Ganzen sind 277 Krankenbetten einschliesslich 3 Wasserbetten (Permanentbäder) vorhanden; ausserdem sind an Assistenzärzten, pflegenden Schwestern, Beamten und Dienstpersonal etwa 80 Personen untergebracht. Die Grundfläche, welche auf 1 Bett trifft, ist ziemlich verschieden und beträgt in den Räumen: mit 1 Bett 11,3 bis 17,8 qm bei 4,0 bis 4,6 m lichter Höhe und 49,8 bis 73,1 kbm Luftraum; mit 2 Betten 8,2 bis 10,7 qm bei 3,0 bis 4,7 m lichter Höhe und 28,7 bis 42,9 kbm Luftraum; mit 3 Betten 7,7 bis 8,7 qm bei 3,0 bis 4,6 m lichter Höhe und 23,0 bis 40,0 kbm Luftraum, in den Krankensälen 8,8 bis 10,5 qm bei 3,8 bis 5,0 m lichter Höhe und 40,4 bis 49,3 kbm Luftraum.

In den ersten Jahren nach Errichtung des Institutes stand dem Direktor ein Assistenzarzt nicht zur Seite; Studirende mussten die Stelle eines solchen vertreten. Am 3. März 1814 wurde die Anstellung eines Assistenten und später, bei Erweiterung der Anstalt, auch die eines zweiten bewilligt. Einer dieser Assistenzärzte hatte die Verpflichtung, in der Anstalt zu wohnen. Für die Verwaltung des Institutes wurde dem Direktor ein Inspektor untergeordnet, welchem, neben einiger Schreibarbeit für den Direktor, die Sorge für Ordnung und Reinlichkeit, die Ueberwachung des Warte- und Dienstpersonals und die Beköstigung der Kranken dergestalt übertragen wurde, dass er für jeden Verpflegten 7 Silbergroschen erhielt.

In dieser Organisation des Instituts änderte der am 4. Juli 1840 erfolgte Tod Graefe's und die Berufung Dieffenbach's zu seinem Nachfolger nichts Wesentliches. Als letzterer 1847 starb, standen dem Institute 7 Betten für Kranke I. Klasse, 9 für Kranke II. Klasse zur Verfügung, ferner 12 Betten für unentgeltlich aufzunehmende Kranke. Ein Krankenwärter und drei Krankenwärterinnen besorgten die Krankenpflege. Zum Nachfolger Dieffenbach's wurde am 13. Mai 1848 der Geheime Medizinalrath Dr. B. v. Langenbeck berufen, unter dessen Leitung die Klinik ihren weiteren Ausbau bis zu ihrer jetzigen Blüthe erhalten hat.

Am 1. Oktober 1882, bald nach der Eröffnung der Klinik in dem beschriebenen Neubau, legte v. Langenbeck sein Amt nieder und Geh. Medizinalrath Professor Dr. Ernst v. Bergmann, der gegenwärtige Direktor, übernahm die Leitung der Klinik.

Sieben Assistenten unterstützen den Dirigenten der Klinik, und zwar Dr. Schlange, Dr. Nasse, Dr. de Ruyter, Dr. Schimmelbusch, Dr. Samson-Himmelstjern, Dr. Roth, Dr. Martin. Neben der Leitung der Klinik ist Professor v. Bergmann auch das Direktorat über die Sammlung chirurgisch-geburtshülflicher Instrumente und Bandagen übertragen; als Assistent fungirt dabei G. Bade.

Für die Verwaltung der Klinik wurde dagegen bereits im Jahre 1851 auf Antrag des Professors v. Langenbeck ein besonderer Beamter bestellt, damals Esse, Verwaltungsdirektor der Königlichen Charité. Zur Zeit wird dieses Amt, zugleich für die Augen- und Ohrenkliniken, vom Unter-Staatssekretär Bosse verwaltet. Das Wartepersonal besteht für die vereinigten drei Kliniken aus 5 Pflegerinnen, welche dem Victoriahause angehören, 3 Heilgehülfen und aus 16 Wärtern und 26 Wärterinnen. Die Anzahl der Betten beträgt 189. Es bestehen drei Verpflegungsklassen und zwar für den Preis von 9, 6 und 2,50 Mark für den Tag. Für Kranke, welche auf Kosten der Stadt oder von Arbeiter-Krankenkassen untergebracht werden oder Mitglieder des Krankenvereins der Universität, sowie der technischen Hochschule sind, werden niedrigere Verpflegungssätze in Anrechnung gebracht.

Nach dem Etat für das Jahr 1890/91 sind für die vereinigten drei Kliniken 269 910 Mark als Einnahme und Ausgabe angesetzt, als Zuschuss aus der Universitätskasse 109 620 Mark; ausserdem für die Sammlung chirurgischer Instrumente und Bandagen 1360 Mark.

Im Rechnungsjahre 1888/89 wurden behandelt:

	in der Klinik			in der Poliklinik		
	m.	w.	zus.	m.	w.	zus.
Ueberhaupt	1191	723	1914	9610	6766	16 376
darunter an:						
Krankheiten des Kopfes und Gesichtes	92	36	128	534	319	853
- der Nase	20	10	30	56	67	123
- des Mundes, Schlundes etc.	161	114	275	514	439	953
- des Halses und Nackens .	61	53	114	247	345	592
- der Brust und des Rückens	42	93	135	213	326	539
- der Wirbelsäule	12	6	18	194	447	641
- des Bauches	56	43	99	371	148	519
- des Mastdarms	66	22	88	112	59	171
- der Harn- und Geschlechtsorgane	153	19	172	694	5	699
- des Beckens und der Lendengegend	28	8	36	—	—	—
- der oberen Extremitäten	97	29	126	1405	742	2147
- der unteren Extremitäten	235	98	333	1156	929	2085
Allgemeine Krankheiten etc. .	168	192	360	4114	2940	7054

Wichtige Operationen sind in der Klinik 836 ausgeführt, darunter: Amputationen 33, Resektionen an Knochen 28, Exarticulationen 10, Resektionen an Gelenken 108, Plastische Operationen 13, Tracheotomie wegen Diphtherie 132, Tracheotomie wegen Fremdkörper etc. 6, Laparotomien 3, Darmresektionen, Darmnaht, Entero-Colotomie 5, Resectio recti wegen Carcinom 5, Herniotomien 46, Blasenschnitt 10, Urethrotomie 15, Hydrocelenoperationen 37, Echinococcenoperationen 9.

Die Klinik für Augenkrankheiten.

Die Augenklinik war früher eine Abtheilung des Königlichen Charité-Krankenhauses und wurde am 1. April 1881 nach dem Neubau in der Ziegelstrasse verlegt. Dieselbe steht unter der Leitung des Geheimen Medizinalrathes Professor Dr. Schweigger, als Assistenten sind gegenwärtig Privatdozent Dr. Silex, Dr. Greef und Dr. Peus thätig.

Die Anzahl der Betten beträgt 65, der Verpflegungspreis 6 Mark, 2,50 Mark und 1,75 Mark täglich.

Im Rechnungsjahre 1888/89 wurden behandelt:

	in der Klinik			in der Poliklinik		
	m.	w.	zus.	m.	w.	zus.
Ueberhaupt	507	428	935	5604	5330	10 934
darunter an:						
Krankheiten der Augenlider . .	12	9	21	590	592	1182
- der Bindehaut	48	33	81	1109	1085	2194
- der Hornhaut	91	64	155	571	526	1097
- der Lederhaut	4	7	11	57	63	120
- der Regenbogenhaut . . .	44	26	70	211	201	412
- der Aderhaut	7	9	16	377	378	755
Glaucoma	23	19	42	36	33	69
Krankheiten der Netzhaut und des Sehnerven	21	20	41	247	173	420
- der Linse	171	143	314	354	326	680
- des Glaskörpers	7	1	8	61	61	122
Refraktionsanomalieen	—	—	—	1252	985	2237
Accomodationsanomalieen . . .	—	—	—	415	446	861
Krankheiten des Augapfels . .	23	7	30	66	48	114
- der Muskeln	50	79	129	155	193	348
- des Nervus quintus . . .	—	—	—	7	12	19
- der Thränenorgane . . .	1	6	7	65	182	247
- der Augenhöhle	5	3	8	12	17	29
Andere Krankheiten	—	2	2	19	9	28

Operationen wurden ausgeführt 659, 340 an männlichen und 319 an weiblichen Personen.

Die Klinik für Ohrenkrankheiten.

Die Universitäts-Ohrenklinik, in Deutschland die erste derartige Anstalt, besteht seit dem 1. April 1881, die mit ihr vereinigte Universitäts - Poliklinik für Ohrenkranke, welche in den ersten 7 Jahren in den früheren Räumen der medizinischen Poliklinik abgehalten wurde, bereits seit November 1874.

Ausser 4 Krankenzimmern mit im Ganzen 19 Betten enthält sie einen Warteraum für die poliklinischen Patienten, ein grosses Auditorium, in welchem gleichzeitig die Poliklinik abgehalten und die Operationen ausgeführt werden, ein Zimmer für den ärztlichen Direktor, 2 Zimmer für den zweiten Assistenten und endlich die Wohnräume für das Wartepersonal, einen Wärter und 2 Wärterinnen.

Die ärztliche Leitung der Anstalt liegt seit Gründung derselben in den Händen des Professor Dr. A. Lucae.

Zur Zeit sind 2 Assistenten angestellt: Privatdozent Dr. Jacobson und Dr. Jansen.

Im Rechnungsjahre 1889/90 wurden behandelt:

	in der Klinik und Poliklinik		
	m.	w.	zus.
Ueberhaupt	3312	2567	5879
darunter an:			
Krankheiten der Ohrmuschel	51	55	106
- des äusseren Gehörganges .	843	582	1425
- des Trommelfelles	20	12	32
- des mittleren Ohres . . .	2190	1712	3902
- des inneren Ohres . . .	94	97	191
Nasen- und Rachenkrankheiten . . .	103	98	201
Andere Krankheiten	11	11	22

In der stationären Klinik befanden sich 119 Kranke.

Wichtige Operationen wurden 561 ausgeführt.

Das klinische Institut für Geburtshülfe.

(N., Artilleriestrasse 13—16.)

Die Entbindungsanstalt der Universität wurde im September 1817 in dem Hause Oranienburgerstrasse 29 mit 18 Betten begründet und unter ihrem ersten Direktor, dem Geheimen Medizinalrath Professor Dr. v. Siebold, ihrer Bestimmung übergeben. Seit dem 1. Oktober desselben Jahres fanden die ersten Aufnahmen von Schwangeren und Wöchnerinnen statt, und im November begannen die Vorlesungen. Das Personal der Anstalt bestand damals neben dem Direktor aus einem Assistenten und zwei sogenannten technischen Assistenten, welche neben ihren ärztlichen Funktionen auch ökonomische Dienste zu verrichten hatten; ferner aus einer Hebamme, zwei Wärterinnen, einer Wirthschafterin (zugleich Köchin) und einem Hausknecht (zugleich Thürsteher). Im August 1831 erfolgte die Verlegung der Anstalt nach dem Hause Dorotheenstrasse 5 und im Jahre 1882 von dort nach dem Neubau in der Artilleriestrasse. Als Nachfolger v. Siebold's fungirte als Direktor der Anstalt von 1829—58 der Geheime Medizinalrath Professor Dr. D. W. H. Busch, ihm folgte von 1858—75 der Geheime Medizinalrath Professor Dr. Eduard Martin, von 1875 der Geheime Medizinalrath Professor Dr. Karl Schröder.

Nach dessen am 7. Februar 1887 erfolgtem Tode wurde Geheimer Medizinalrath Professor Dr. R. Olshausen als sein Nachfolger berufen, welcher das Institut zur Zeit leitet.

Als Sekundärarzt fungirt Privatdozent Dr. Winter. Ausserdem sind 4 klinische Assistenzärzte angestellt: Dr. Saurenhaus, Dr. Glöckner, Dr. Keller, Dr. Krukenberg, und ein anatomischer Assistent: Dr. Gebhardt.

Die Einnahme und Ausgabe betrug während des Jahres 1888/89 rund 170 000 Mark, worunter sich 16 000 Mark persönliche Ausgaben und 6000 Mark für die ambulatorische Klinik befinden. Die Verpflegung der Patienten kostete für den Kopf und Tag $104^{1}/_{2}$ Pfennig. Die zur Entbindung Aufgenommenen zahlen dafür und für die Behandlung bis zur Wiederherstellung einmal 36 Mark; der Verpflegungssatz für die Aufnahme erkrankter Frauen beträgt in den 4 Klassen 8, 6, 4 und 1,80 Mark für den Tag.

Der Neubau der Klinik erhebt sich in unmittelbarer Nähe der chirurgischen Klinik, wie diese mit einer Flucht an der Spree ge-

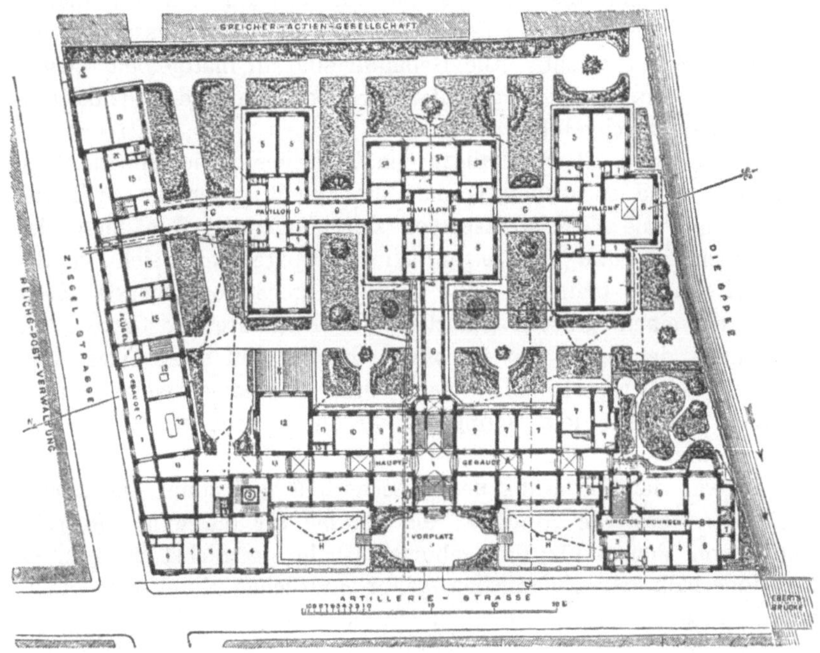

Lageplan.

A. Hauptgebäude an der Artilleriestrasse. 1. Haupteingang und Treppe. 2. Annahmebureau. 3, 4. Zimmer der Ober- resp. der Unterhebamme. 5. Flure. 6. Klosets. 7. Wohnung des Inspektors. 8. Bibliothekzimmer. 9. Mikroskopirzimmer. 10. Untersuchungszimmer. 11. Zimmer des Arztes. 12. Auditorium. 13. Vorraum. 14. Warteräume der Poliklinik. 15. Personenaufzug. — B. Direktor-Wohngebäude. 1. Haupteingang. 2. Verbindungsgang zur Anstalt. 3. Flur. 4. Wartezimmer. 5. Sprechzimmer. 6. Studirzimmer. 7. Kabinet. 8. Salon mit Perron. 9. Speisezimmer. — C. Eckgebäude und Flügelgebäude an der Ziegelstrasse. 1. Korridor. 2. Verbindungsgang zum Hauptgebäude. 3. Dampfschornstein mit Ventilationsschlot. 4, 5, 6. Wohnungen für je einen Assistenzarzt. 7, 8. Kloset resp. Bad für die Assistenzärzte. 9. Speiseaufzug. 10. Küchenvorräthe. 11, 12, 13. Speisekammer, Koch- und Spülküche. 14. Wäscheaufzug. Geburtshülfliche Station. 15. Zimmer für 3 resp. 4 Wöchnerinnen. 16. Wärterin. 17. Bad. 18. Waschraum. 19. Entbindungszimmer. 20. Utensilienraum. — D, E und F. Pavillons der geburtshülflichen Station. 1. Vorräume. 2. Wärterinnenzimmer. 3. Badestuben. 4. Studentenzimmer. 5. Zimmer für je 4, 5a. für 3, 5b. für 2 Wöchnerinnen. 6. Entbindungszimmer. 7. Waschraum. — G. Verbindungsgänge. — H. Vertiefte Höfe. — J. Vorplatz. — K. Kesselhaus. — L. Einfahrt zur Oekonomie und für Beerdigungen. — M. Garten des Direktors.

legen, an der Ecke der Artilleriestrasse zwischen der Spree und der Ziegelstrasse auf einem Bauplatze von 83 Hektaren. Auf dem vorgenannten Terrain befindet sich ein äusserst stattlicher Komplex von Bauten, welcher mit seinen Pavillons, den die Hauptfront flankirenden Wohngebäuden und seinen zwei mächtig aufstrebenden Thürmen, welche die Schornsteine für Heizung und Ventilation maskiren, namentlich von der Spreeseite aus einen äusserst imposanten Eindruck macht. Alle Gebäude sind in mattgelbem Ziegelrohbau mit angemessen getönten Profilirungen und Terrakotten-Ornamenten durchgeführt.

Das Terrain ist ein nahezu quadratisches. Die Gebäude auf demselben sind so disponirt, dass die Flucht gegen die Artilleriestrasse und die Ziegelstrasse von durchlaufenden Gebäuden eingenommen ist und das eigentliche Hauptgebäude sich in der Artilleriestrasse befindet. Die diesem gegenüberliegende Seite grenzt an einen grossen Speicher des Nachbargrundstückes, die Seite nach der Spree hin ist offen. In dem auf diese Weise umgrenzten mittleren Raume liegen drei Pavillons, welche unter einander und mit dem Hauptgebäude durch bedeckte Gänge verbunden sind.

Es war die Forderung der Wissenschaft und somit die an den Architekten gestellte Aufgabe, die Räume für die gynäkologische Klinik von denen für die geburtshülfliche möglichst zu trennen und innerhalb der eigentlichen geburtshülflichen Klinik eine Reihe von Abtheilungen zu schaffen, die in sich möglichst alle Bedürfnisse einer kleinen Krankenanstalt vereinigen, gut ventilirt sind und dabei doch von einander vollständig abgeschlossen werden können.

Dies ist in der Weise erreicht, dass in das Vordergebäude die gynäkologische Abtheilung gebracht ist, den daran anstossenden Theil des Seitengebäudes nach der Ziegelstrasse die Oekonomieräume einnehmen, während in den hinteren Abtheilungen desselben sowie in den drei Pavillons die Räume für die geburtshülfliche Klinik angeordnet sind.

Die gynäkologische Abtheilung. In der nach der Artilleriestrasse gelegenen Hauptfront befindet sich zunächst dem Wasser das einstöckige ärztliche Direktorialgebäude in unmittelbarer Verbindung mit dem grossen Hauptgebäude, welches um etwa 10 m hinter die Bauflucht zurücktritt, so dass vor demselben ein kleiner Vorgarten liegt, der also auf der einen Seite von dem Direktorwohnhaus, auf der anderen Seite von dem zu letzterem symmetrischen Kopf des Seitengebäudes nach der Ziegelstrasse hin flankirt wird.

Man gelangt in das Hauptgebäude auf einer grossen Freitreppe, welche in ein Vestibulum und von da in ein wahrhaft prachtvolles Treppenhaus führt. Gleich hier sei bemerkt, dass in nahezu sämmtlichen Gebäuden die hellen und lichten Korridore mit polirter Steinmasse, sogenanntem venetianischen Granito-Fussboden, sonst aber die Kranken- und anderen Räume mit Dielen von amerikanischem Pineholz ausgestattet sind.

Die Rez-de-chaussée-Räume des Hauptgeschosses enthalten die Pförtnerwohnung, Wohn- und Schlafräume für Schwangere, Dienstwohnungen u. s. w.

Im Erdgeschoss befinden sich links vom Eingange die grossen und luftigen Warteräume für die Poliklinik, ein geräumiges Auditorium für dieselbe mit einem grossen Fenster gegen Norden und drei gewöhnlichen Fenstern gegen Osten und ferner Zimmer für die Bibliothek, zum Mikroskopiren, für den vortragenden Arzt u. s. w. Rechts vom Haupteingange liegen die Zimmer für die Hebammen, das Aufnahmebureau und die Inspektorwohnung.

Der ganze erste Stock und ein Theil des zweiten ist von den Zimmern und Krankensälen der gynäkologischen Abtheilung eingenommen, wobei Vorsorge getroffen ist, dass eine Anzahl Zimmer vollständig isolirbar ist, um einzelne Kranke (nach grösseren Operationen) aufnehmen zu können. Ebendaselbst liegt gerade über dem Haupteingang ein besonderes, mit einem Paneel von glasirten Kacheln versehenes Operationszimmer, welches nur für Laparotomien bestimmt ist. Gerade oberhalb des vorher erwähnten poliklinischen Auditoriums, aber im zweiten Stockwerk, liegt der grosse Operationssaal, welcher für 110 amphitheatralisch angeordnete Sitzplätze und 40 bequeme Stehplätze berechnet ist und durch ein sehr grosses nach Norden gelegenes Fenster in vortrefflicher Weise beleuchtet wird. Unmittelbar neben dem Operationssaal mündet ein grosser Fahrstuhl, welcher die Beförderung der Schwerkranken oder Operirten durch sämmtliche Stockwerke vermittelt.

Im Ganzen sind in dem Hauptgebäude 64 Betten, welche sich auf 2 Säle zu je 13, einen solchen zu 9, 1 Zimmer zu 4, 8 Zimmer zu 2 Betten, 9 Zimmer zu je 1 Bett vertheilen, neben den Zimmern für Wärterinnen, Bade- und Klosetanlagen. Von diesen 64 Betten sind 8 Betten auf einer Abtheilung für Kranke erster Klasse zu einer besonderen Abtheilung mit eigenem Korridor vereinigt, während 18 Betten im zweiten Stock des Hauptgebäudes eine ganz

isolirte septische Abtheilung bilden, so dass 38 Betten für die aseptische Station zweiter und dritter Klasse verbleiben.

Die Wohnungen der Assistenzärzte sind im Hause vertheilt, so
dass jeder Assistent möglichst nahe seiner Krankenabtheilung
wohnt.

Der mittlere Theil des nur erdgeschossigen Flügelbaues enthält,
wie schon gesagt, die Oekonomieräume, im Keller die Roll- und
Plättstube, die Waschküche und das Wäschemagazin, im Erdgeschoss
die Kochküche und ihre Nebenräume. Der Aufzug für die Speisen
nach den oberen Stockwerken des Hauptgebäudes befindet sich in
dem Thurm zwischen letzterem und dem Flügelbau. Der letzte
Theil dieses Flügelgebäudes gehört bereits zur geburtshülflichen
Klinik und stellt gewissermassen einen vierten Pavillon derselben vor.

Die geburtshülfliche Abtheilung. Die drei in der Mitte
des Grundstückes gelegenen Pavillons umfassen sieben völlig von
einander getrennte Abtheilungen zu 4 und zu 8 Betten, welche
derartig eingerichtet sind, dass bei möglichst beschränkter Anwendung von Oberlicht die Beleuchtung und Lüftung durch seitliche Fenster
erfolgen kann; jede einzelne Abtheilung besitzt ihr Wärterinnenzimmer, Badezimmer, Kloset und eventuell einen Raum als Warteraum für die Studirenden oder als Wohnraum für junge hier
stationirende Aerzte. Für letztere sind in dem Kellerraum des
Pavillon F Wohnräume eingerichtet worden, welche so gut gelegen sind, dass sie eventuell auch als Krankenräume benutzt
werden können. Jeder Pavillon enthält demnach 16 Betten, das
Flügelgebäude 10 Betten, so dass im Ganzen 58 Betten vorhanden
sind. In den übrigen Pavillons dienen die Kellerräume zur Aufbewahrung von Utensilien, sowie auch als Schlaf- und Ess- oder
Aufenthaltsraum für Schwangere und als Wohnung für Hebammen-
schülerinnen. In dem nach der Spree zu gelegenen Pavillon liegt
ein grosser Entbindungssaal, bis zur Manneshöhe mit Kacheln aus-
gelegt, welcher 3 Betten enthält, und ein ähnlicher befindet sich
ganz in der östlichen Ecke des nach der Ziegelstrasse gelegenen
Flügelbaues. Dieser letztere ist durch Podien so eingerichtet, dass
eine grosse Zahl von Studirenden gleichzeitig gut sehen kann. Hier
werden künstliche Entbindungen vor klinischem Auditorium ausgeführt. Der Saal ist speziell klinischer Entbindungssaal. Die an dem
letzteren gelegenen Zimmer sind zwar nicht so in sich abgeschlossen,
wie diejenigen der Pavillons, liegen aber an einem sehr gut lüft-
baren Korridor und werden für die Pflege derjenigen Wöchnerinnen

allen Forderungen genügen, deren Wochenbettverlauf ein nor-
maler ist.

Die Heizungs- und Ventilationsanlage. Die Heizung ist
eine kombinirte Dampf- und Warmwasserheizung, für welche die
Kesselräume in einem Anbau hinter dem nördlichen Eckthurme
liegen. Dieser Eckthurm enthält den dazugehörigen Schornstein,
welcher, mit einem doppelten Mantel umgeben, zu gleicher Zeit als
Abzugsschacht für die gynäkologische Abtheilung dient. Die Oekonomie hat ihren direkten Abzug. Es sind hierzu drei grosse Kessel
vorhanden. Abgesehen von der Heizung wird in der ganzen gynäkologischen Abtheilung auch die Warmwasserbereitung für Bäder

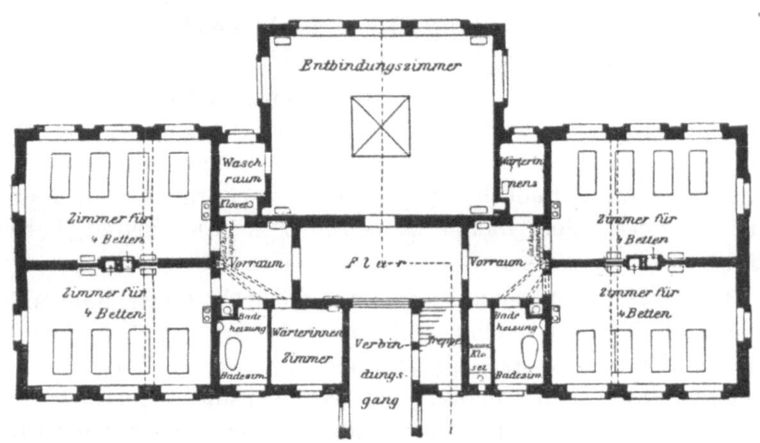

Pavillon F.

und dergleichen durch die Dampfheizung bewirkt, in den geburtshülflichen Pavillons sind dagegen besondere Badeöfen mit kleinen
Warmwasserreservoiren aufgestellt, von welchen aus die Theeküchen
und Waschräume daselbst gespeist werden, wo durch grosse Gas-
brenner das Wasser noch besonders erhitzt werden kann.

Die Ventilation ist derartig disponirt, dass der Zutritt der
Luft wesentlich durch horizontale Kanäle erfolgt, die unter dem
Fussboden liegen und die von aussen eintretende Luft zu ihrer
Vorwärmung unter die in den Räumen selbst aufgestellten Heiz-
apparate leiten. Nur den grossen Auditorien und dem Operations-
saal des Hauptgebäudes wird Luft zugeführt, welche vorher in den

im Kellergeschoss gelegenen Heizkammern erwärmt ist. Ueberall ist für ein Mass von 75 kbm Luft pro Stunde und Bett gesorgt. Die Abführung der Luft findet für das ganze Hauptgebäude und den Flügelbau durch zweckentsprechend angeordnete Kanäle in die beiden grossen Thürme statt. Um das Rückströmen der Luft zu vermeiden, sind beide mit Kappen nach Wolpert'schem System versehen. In dem nördlich gelegenen Thurm wird schon durch die Hitze des Schornsteins ein aufsteigender Luftstrom bewirkt, in dem südlich gelegenen ist zu diesem Zweck im Fusse des Schlotes eine Dampfschlange aufgestellt. Die Pavillons ventiliren, jeder für sich, nach aussen durch hoch über das Dach geführte Ventilationsröhren, welche zur Verstärkung des Zuges sämmtlich mit Luftsaugern versehen sind.

Die **Wasserversorgung** der Anstalt geschieht durch die Städtische Wasserleitung.

Behufs Entfernung von irgendwie infizirenden Stoffen, wie Nachgeburten, septischem Material u. s. w., ist ein den Leichenverbrennungsöfen analoger Ofen stets im Gange oder leicht in Betrieb zu setzen. Endlich dient ein grosser eiserner Desinfektionsraum mit überhitztem Dampf zur Desinfizirung der Betten, Laken, Kleider u. s. w.

Bei der inneren Ausstattung sind alle technischen Hülfsmittel der Neuzeit zur Verwendung gekommen; telegraphische und Telephon-Verbindung setzen alle Räume des weiten Komplexes in unmittelbaren Zusammenhang, und alle Utensilien sind nicht nur auf das Praktischste ausgewählt, sondern sogar von einer gewissen Eleganz. Die ganze Anstalt ist mit **elektrischer Beleuchtung** versehen. Die Kosten des Baues haben rund 1 440 000 Mark betragen.

Das Obduktionshaus. Im Jahre 1887 ist an der Südseite der Ziegelstrasse ein besonderes den Zwecken der Leichenöffnung dienendes Gebäude mit einer Leichenkapelle erbaut worden. Das Obduktionshaus besteht aus einem in gleicher Höhe mit dem Strassenpflaster liegenden, überwölbten und 3 m hohen Erdgeschosse, sowie aus zwei Stockwerken von 4,80 und 3,40 m Höhe. Im Erdgeschosse befinden sich Räume für die Aufbewahrung und Waschung von Leichen, ein Zimmer für eine anatomische Sammlung und eine Dienerstube. Das erste Stockwerk enthält den Sezirsaal mit daranstossendem Raume für eine mikroskopische Sammlung und ein

Zimmer für Aerzte, das zweite Stockwerk ein grosses und zwei kleinere Mikroskopirzimmer. Sämmtliche Räume sind vom Treppenhause aus unmittelbar erreichbar. Die freitragende Sandsteintreppe führt vom Erdgeschosse bis zum Dachboden. Die Kapelle, in unmittelbarer Verbindung mit dem Leichen-Aufbewahrungsraume, hat eine Höhe von rund 7 m, ist mit einer Kuppel und in den Seitenflügeln mit Tonnengewölben überspannt und vermittelst eines Oberlichts und eines seitlichen Rosenfensters erleuchtet. Da sich erst in grösserer Tiefe guter Baugrund vorfand, wurde von der gewöhnlichen Gründungsart Abstand genommen und das Gebäude, wie bei dem angrenzenden Entbindungshause, auf eine 66 cm starke Betonplatte gestellt, deren Ecken durch Eisenschienen eine kräftige Verankerung erhalten haben.

Die Aussenseiten sind in gefugtem Backsteinbau ausgeführt und schliessen sich in ihrer Behandlung denen der übrigen Gebäude der Klinik an. Das Obduktionshaus ist mit Schiefer, die Kapelle mit Holzcement eingedeckt; der Fussboden des Erdgeschosses, mit Ausnahme des gedielten Dienerzimmers, aus Gypsestrich hergestellt. Der Sezirsaal und die Kapelle haben Terrazzoboden, alle übrigen Räume Holzfussboden erhalten.

Die Erwärmung aller Räume, mit Ausnahme des Leichenwaschraumes, welcher durch einen kleinen, eisernen Füllofen geheizt wird, erfolgt mittelst Dampfregister, die von den Kesseln der Frauenklinik gespeist werden. Zur Lüftung des Leichenraumes, der daranstossenden anatomischen Sammlung und des Sezirsaales dient ein über Dach geführter, durch eine Dampfschlange erwärmter Lockschlot, dem die Abluftrohre durch einen unter dem Erdgeschossfussboden befindlichen Sammler zugeführt sind. Die frische Luft wird vom Treppenhause entnommen. Sämmtliche Räume haben Gasbeleuchtung und Leitungen für kaltes und warmes Wasser. Für letztere ist auf dem Dachboden ein durch Dampf erwärmter Behälter aufgestellt.

Die bebaute Grundfläche beträgt rund 273 qm, der Rauminhalt etwa 2788 cbm. Die Gesammt-Anschlagskosten belaufen sich einschliesslich der zu 1750 Mark berechneten inneren Einrichtung auf 54 000 Mark. Der Einheitspreis für das Quadratmeter bebauter Fläche stellt sich hiernach, die Kosten für die innere Einrichtung ausgeschlossen, auf rund 191,40 Mark und für das Cubikmeter auf rund 18,7 Mark.

Im Rechnungsjahre 1888/89 wurden behandelt:

	in der Klinik	in der Poliklinik
Anzahl der Entbundenen	1081	2046
darunter mit Kunsthülfe . . .	87	1112
Anzahl der gynäkologischen Kranken	925	3645[1])
darunter behandelt an:		
Krankheiten der Scheide	59	286
- des Uterus	370	1321
- der Ovarien und Eileiter . . .	136	248
- der Ligamente und angrenzenden		
Peritoneums	108	562

Wichtige Operationen wurden 266 ausgeführt, darunter: Total-exstirpation des Uterus 34, Amputatio uteri 10, Myomotomie 12, Ovariotomie 98, Kastration 4, Fisteloperation 8, Kolporrhaphien 30, Laparotomie (allgemeine Peritonealchirurgie) 7.

Die hygienischen Institute.

(C., Klosterstrasse 36.)

Das hygienische Institut ist nach den Angaben seines Begründers und Leiters, Geheimen Medizinalrathes Professor Dr. Robert Koch, im Frühjahr 1885 eingerichtet und am 1. Juli 1885 eröffnet worden. Als Assistenten fungiren Dr. Pfeiffer, Dr. Frosch und Dr. Proskauer, ausserdem die Stabsärzte Dr. Behring, Dr. Schneider und Dr. Wernicke.

In den Räumen des Erdgeschosses befinden sich die Wohnung des Portiers, Dienstzimmer des Kustos, Museum für deutsche Volkstrachten und Erzeugnisse des Hausgewerbes, Laboratorium des Professors Dr. Brieger und einige Räume als Stallungen für Versuchsthiere.

In dem 1. Stock liegt nach vorn heraus der grosse Hörsaal, dem sich auf dem rechten Seitenflügel Räume anschliessen,

---

[1]) Diese Summe betrifft lediglich die im Berichtsjahre neu Hinzugekommenen. Eine weit grössere Zahl, nämlich doppelt so viel oder mehr Kranke aus früheren Jahren wurden ausserdem behandelt; diese werden nicht eingetragen. Die Gesammtsumme beläuft sich auf ungefähr 11—12 000.

die zur Aufbewahrung der in den Vorlesungen gebrauchten Apparate, Modelle und Karten dienen; im Quergebäude sind der kleine Hörsaal, auf dem linken Seitenflügel die Arbeitsräume der chemischen Abtheilung mit den nöthigen Nebenräumen, Wägezimmer, Dunkelkammer und Schulzimmer und nach vorn hinaus die Räume, die als Büreau für das Institut bestimmt sind, untergebracht.

Das 2. Stockwerk ist für die bakteriologisch-mikroskopischen Untersuchungen im Gebiete der Hygiene eingerichtet. Nach vorn hinaus liegen das Arbeits- und Sprechzimmer des Direktors, sowie ein grosses Laboratorium, welches für die Studentenkurse vorgesehen ist; diesem schliessen sich auf dem rechten Seitenflügel und im Quergebäude eine Reihe von Zimmern an, in denen selbstständige Arbeiten ausgeführt werden. Auf dem linken Seitenflügel befindet sich ein grosser Arbeitsraum, in dem bis jetzt die Kurse gegeben wurden. Ausserdem sind noch in diesem Flügel ein Assistentenlaboratorium sowie eine Assistentenwohnung untergebracht.

Die Dachräume sind theilweise zu photographischen Arbeiten eingerichtet. Auch einige Kellerräume werden· in den heissen Sommermonaten gern als bakteriologische Arbeitsräume benutzt.

Im hygienischen Laboratorium arbeiteten vom 1. Juli 1885 bis 31. März 1890 theils in Monatskursen, theils in längerer und kürzerer Arbeitszeit 191 Herren, ausserdem fanden in den Monaten März, April, August und Oktober hygienische Kurse für Militärärzte statt, zu denen 150 Assistenz-, 160 Stabs-, 152 Oberstabsärzte und 144 Studenten vom Königlichen Friedrich-Wilhelms-Institut kommandirt waren.

Das Hygiene-Museum. Die im Jahre 1883 in Berlin veranstaltete Hygiene-Ausstellung hat den Kultusminister v. Gossler zur Erwägung der Frage veranlasst, ob es zweckmässig und möglich sei, derartige Gegenstände dauernd in einer besonderen Sammlung zu vereinigen, um zur Belehrung der Betheiligten zu dienen.

Die Hygiene-Ausstellung selbst ist aus der wachsenden Erkenntniss der Nothwendigkeit entsprungen, die sanitären Anforderungen, insbesondere auf dem Gebiete der Staats-, Kommunal- und Vereinsverwaltung, in steigendem Masse zur Geltung zu bringen, und die Ausführung zeigte die Möglichkeit, diese Prinzipien im weitesten Umfange durch körperliche Anschauungsmittel darzustellen.

Die hervorragende Bedeutung dieser Thatsache kann keinem Zweifel unterliegen. Es darf in dieser Beziehung nur an die brennenden Fragen der Ventilation und Heizung von Gebäuden, der Wasserleitung und Kanalisation, an die Einrichtung der Schullokale, Lehrmittel, Subsellien, an den nothwendigen Schutz der Arbeiter gegen Staub, Hitze, schlechte Luft, an die Methoden zur Feststellung einer Verfälschung der Nahrungsmittel erinnert werden.

Die bezeichnete Ausstellung gewährte die Möglichkeit, ohne grosse Kosten einen erheblichen Anfang mit der Verwirklichung des vorgenannten Planes zu machen.

Eine grosse Anzahl von Gegenständen war nämlich seitens des Ministers der geistlichen, Unterrichts- und Medizinal-Angelegenheiten, sowie aus den Ressorts der Minister der Justiz, des Innern, der öffentlichen Arbeiten, der landwirthschaftlichen Angelegenheiten und für Handel und Gewerbe ausgestellt.

Es musste davon Abstand genommen werden, diese Gegenstände an besondere Fachmuseen, z. B. für Gewerbe-, Bau-, landwirthschaftliche oder Schulhygiene, zu überweisen. Dadurch würde ihrem eigentlichen Zwecke nicht entsprochen werden, weil überhaupt diese speziellen Gebiete sich schwer begrenzen lassen, andererseits ein Gegenstand oft für die verschiedensten Verwaltungszweige sanitäre Bedeutung hat und die richtige Verwerthung der Erfahrungen auf einem Gebiete für alle anderen nur bei einheitlicher Leitung und Zusammenstellung zu erreichen ist.

Diese Sammlungen sollten demnach einen ansehnlichen Stamm bilden, an welchen sich leicht weitere Erwerbungen anschliessen konnten. Es war anzunehmen, dass die Privataussteller eine besondere Genugthuung darin finden würden, die von ihnen ausgestellten Modelle, Kopien u. s. w. einem Museum einverleibt zu sehen, ohne für ihre Mühe andere Kosten als höchstens etwa die Auslagen für Transport und dergl. zu beanspruchen. Ausgeschlossen von diesen Erwerbungen sollten diejenigen Gegenstände sein, welche sich auf das Rettungswesen sowie auf die Heilung von Krankheiten beziehen, d. h. das eigentlich medizinisch-technische Gebiet berühren.

Nachdem eine Kommission für Bildung des Hygiene-Museums unter dem Vorsitze des Ministerialdirektors Greiff eingesetzt war und diese unter Zuziehung des Professors Rietschel ihre Thätigkeit am 25. Juli 1883 begonnen hatte, gelang es, die Einrichtungen für das Hygiene-Museum, das im Ausstellungsgebäude provisorisch untergebracht war, im Jahre 1886 zum definitiven Abschluss zu bringen.

Die Eröffnung desselben in den Räumen der früheren Gewerbeakademie fand 1886 statt. Ausser dem Direktor ist ein Kustos, zur Zeit **Dr. v. Esmarch**, angestellt.

Die Räume des Museums enthalten folgende Gruppen von Gegenständen:

I. Im Erdgeschoss: 1. Rettungswesen, Schutz gegen Feuer- und Wassergefahr. 2. Gewerbehygiene, Schutz gegen Dampfkesselexplosionen, Schutzvorrichtungen an bewegten Maschinen der verschiedensten Art, Beseitigung von gesundheitsgefährlichem Staub, von Dämpfen u. s. w. 3. Bergwerkhygiene. 4. Heizung. 5. Ventilation. 6. Kanalisation, Beseitigung der Abfallstoffe. 7. Wasserversorgung, Filtration, Strassenbau.

II. Im 1. Stock: 8. Arbeiterwohlfahrtseinrichtungen, Arbeiterwohnungen. 9. Bäder, Arbeiter-, Volks-, Schulbäder. 10. Schulhygiene, Subsellien. 11. Kinderpflege, Turnen, Asyle. 12. Krankenhäuser, Baracken. 13. Irrenanstalten. 14. Asyle für Obdachlose. 15. Instrumente und Apparate zu chemisch- und bakteriologisch-hygienischen Arbeiten. 16. Infektionskrankheiten. 17. Gefängnisse. 18. Leichenwesen.

III. Im 2. Stock: 19. Erste Hülfe bei Unglücksfällen. 20. Desinfektion. 21. Krankenpflege, Verbandmaterialien, Krankenzelte, Tragbahren, Betten. 22. Beleuchtung. 23. Bekleidung. 24. Ernährung, Nahrungsmittel, Schlachthäuser.

Die Unterrichtsanstalt für Staatsarzneikunde im Leichenschauhause.

(N., Kommunikation am Neuen Thor 19).

Im Jahre 1832 wurde auf Antrag des gerichtlichen Stadtphysikus, Professor **Dr. Wagner**, das reiche wissenschaftliche Material, welches das Gerichtsphysikat in Berlin fortwährend lieferte, gleichzeitig für den akademischen Unterricht nutzbar zu machen, der Plan zur Errichtung einer Unterrichtsanstalt für Staatsarzneikunde unter **Wagner's** Direktion bereitwillig genehmigt. Nach **Wagner's** am 4. Dezember 1846 erfolgtem Tode blieb die Direktion des Institutes erledigt, bis sein Nachfolger im Physikat, Professor **Casper**, durch Ministerial-Erlass vom 13. Januar 1850 mit der Direktion der Anstalt und zwar »für so lange, als er die Physikatsverwaltung fortsetzen werde« betraut wurde. Nach dem Tode **Caspers** übernahmen die gerichtlichen Stadtphysiker, Professoren **Liman** und **Skrzeczka** die Leitung der Anstalt. Nach **Skrzeczka's** im Jahre 1875 erfolgter Ernennung zum Regierungs-Medizinalrath beim Königlichen Polizei-Präsidium (jetzt Geheimer Ober-Medizinalrath und vortragender Rath im Ministerium der geistlichen, Unterrichts- und Medizinal-Angelegenheiten) verblieb **Liman** bis auf den heutigen Tag alleiniger Direktor.

Eine gesonderte **Anstalt** für den praktischen Unterricht in der Staatsarzneikunde, insofern dabei an ein eigenes Lokal, an Apparate u. s. w. zu denken wäre, hat nie bestanden. Vielmehr war die Anstalt von ihrer Gründung an mit der Morgue verbunden.

Für die Aufbewahrung und Aufstellung unbekannter Verunglückter und Selbstmörder behufs Feststellung ihrer Persönlichkeit und zum Zwecke der gerichtlichen Untersuchung standen in der Königlichen Charité, später in der Anatomie einige Räume zur Verfügung. Dort fanden auch die von den Gerichten angeordneten Sektionen der Leichen statt. Mit der Zunahme der Bevölkerung wuchs auch die Zahl der Leichen Erwachsener, welche in das Leichenschauhaus eingeliefert werden mussten, von Jahr zu Jahr — von 131 im Jahre 1856 auf 774 Leichen 1889 — es trat das Bedürfniss nach einer Vergrösserung der Morgue immer dringender auf. Dazu kam der Uebelstand, dass die Beschaffenheit der bisherigen Räume eine öffentliche Ausstellung der unbekannten Leichen nicht gestattete, nur die direkt Betheiligten konnten zur Besichtigung der Leichen zugelassen werden. Mit Rücksicht auf eine längere Erfahrung in Paris, welche lehrte, dass dort von dem Zeitpunkt an, wo die Einrichtung eines besonderen Leichenschauhauses die öffentliche Ausstellung der Leichen gestattete, die Rekognoszirung derselben ein bedeutend günstigeres Resultat ergeben hatte als früher, wurde auch in Berlin die Nothwendigkeit eines eigenen Leichenschauhauses erkannt. In Paris sind vor Errichtung der Morgue ein Drittel der Leichen unerkannt beerdigt worden, während seit der öffentlichen Ausstellung aller Leichen dieser Antheil auf ein Viertel gesunken ist. In Berlin stellte sich dieses Verhältniss günstiger insofern als von 1953 in den Jahren 1856 bis 1866 eingelieferten Leichen Erwachsener 208 = 10,6 Prozent unerkannt begraben werden mussten; vom Jahre 1876 bis 1885 sind 4314 Leichen Erwachsener der Morgue übergeben worden; 353 = 8,2 Prozent konnten davon vor ihrer Beerdigung nicht rekognoszirt werden. Seit Eröffnung des neuen Hauses blieben von 2826 eingelieferten Leichen Erwachsener 286 = 10,1 Prozent unerkannt.

Auf einem Platze, welcher sowohl von der Friedrich- als auch von der Luisenstrasse zugänglich ist, auf dem alten Charitékirchhof

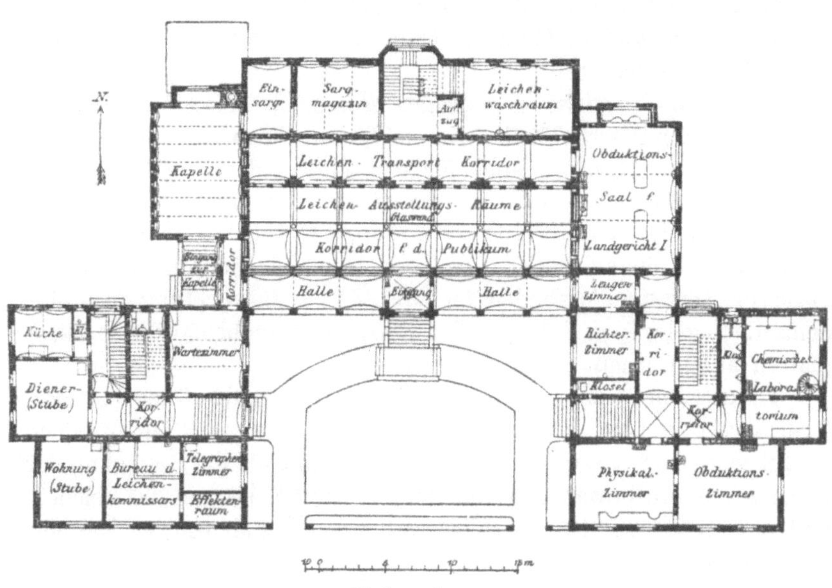

Erdgeschoss.

an der Kommunikation am Neuen Thor, wurde im Jahre 1884 der Bau eines neuen Leichenschauhauses begonnen und so beschleunigt, dass die Eröffnung im März 1886 erfolgen konnte.

Das Gebäude ist hufeisenförmig gestaltet, enthält im mittleren Theile alle Räume, welche zur Aufbewahrung der Leichen dienen, während der östliche Flügel ausschliesslich den richterlichen und Unterrichtszwecken dient, der westliche Flügel die Dienstwohnungen und das Büreau des Leichenkommissarius, der Leichendiener und des Maschinisten enthält. Das Büreau des Leichenkommissarius ist durch Telegraph und Fernsprechapparat mit den Polizeirevieren und dem Gericht verbunden.

Das Gebäude selbst ist auf dem fast dreiseitig gestalteten Grundstück so angelegt worden, dass eine Umfahrt um dasselbe für die An- und Abfahrt der Leichen freibleibt. Das Ausladen der Leichen geschieht an der hinteren Seite des Gebäudes, bleibt somit den Blicken von Zuschauern entzogen. Der öffentliche Zugang zu der Ausstellungshalle der Leichen liegt an der Vorderfront.

Dieser Mitteltheil des Gebäudes besteht aus einem ausgebauten Kellergeschosse und einem Erdgeschosse von 4,48 m Höhe. Die beiden Flügelgebäude haben ausser diesen beiden Geschossen noch je ein Stockwerk von 4,52 m Höhe im östlichen und von 4,4 m im westlichen Flügel erhalten.

Aus dem Grundriss des Erdgeschosses (S. 141) ist ersichtlich, dass sich im mittleren Theile, dem südlichen Eingange entsprechend, eine Halle von 24,26 m Länge für den Zutritt des Publikums und, an diese anschliessend, 7 Zellen zur Ausstellung von 14 unbekannten Leichen befinden. Die Zellen sind durch Oberlicht erleuchtet und sowohl unter einander als gegen den Beschauer durch Glaswände abgeschlossen; der Fussboden derselben ist zur Beleuchtung der unter demselben gelegenen Räume im Kellergeschoss ebenfalls mit Glasplatten auf eisernen Trägern abgedeckt.

Hinter den Ausstellungszellen läuft ein breiter Gang zur Beförderung der Leichen nach denselben und zu den im östlichen Flügel gelegenen Sezirsälen; es folgen Räume für die Reinigung der Leichen, zur Aufbewahrung von Särgen, zum Einsargen der Leichen, und an letztere seitlich anschliessend eine Kapelle, von welcher aus die Beerdigung erfolgt.

Die Beförderung der Leichen zwischen den verschiedenen Geschossen vermittelt ein Wasserkraft-Fahrstuhl von 300 kg Tragfähigkeit, welcher neben der im mittleren Theile gelegenen Treppe sich befindet. Treppe und Fahrstuhl sind innerhalb des mittleren Grundrisses so angeordnet, dass in der einen Axe desselben die Räume für die ankommenden Leichen, in der anderen Axe die Ausstellungsräume und in der dritten Axe die Räume für die abgehenden Leichen liegen, so dass eine möglichst leichte Beförderung derselben zwischen den letzteren ermöglicht wird.

Unter der offenen Halle in dem Ausstellungsraum und dem Beförderungsgang im Erdgeschosse befindet sich im Kellergeschosse ein auf allen Seiten mit doppelten Wänden und doppelten Gewölben umschlossener Leichenkeller zur Aufbewahrung von 39 Leichen bekannter Personen. Behufs der Reinigung ist auch dieser Raum in 10 einzelne von einander abgeschiedene Zellen getheilt, welche gegen den in der Mitte liegenden, durch das vorerwähnte Oberlicht beleuchteten Flur durch Glaswände abgeschlossen sind.

Ausserdem ist im Kellergeschoss ein Raum zur Verbrennung von Kleidern, welche mit Ungeziefer behaftet sind, eingerichtet; derselbe steht mit dem Leichenwaschraum im Erdgeschosse in unmittelbarer Verbindung, so dass die Kleider nicht weiter im Gebäude herumgetragen zu werden brauchen. Ferner befindet sich daselbst ein grösserer Raum für eine Eismaschine nebst Kohlenkeller und, an letzteren anschliessend, ein Kesselhaus mit zwei stehenden Dampfkesseln von je 14 qm Heizfläche.

In dem Dachgeschosse des Mittelbaues sind Räume für die längere Aufbewahrung von Kleidern behufs etwaiger Rekognition derselben vorhanden.

Der östliche Flügel enthält, an den Mittelbau sich anschliessend, im Erdgeschoss einen grösseren Saal mit zwei Sezirtischen zum Eröffnen der vom Gericht bestimmten Leichen. Die Sezirtische sind drehbar, der Saal mit den nöthigen Bequemlichkeiten ausgerüstet.

In diesem Erdgeschosse liegen ferner Richter- und Zeugenzimmer, zwei grosse Arbeitszimmer für die Physiker und zwei Zimmer für ein chemisches Laboratorium, welches gleichzeitig noch zwei diesen entsprechende Kellerräume einnimmt.

Die im oberen Stockwerk befindliche Unterrichtsanstalt besteht aus geräumigen Arbeitszimmern für den Direktor und den Assistenten, einem Auditorium, Bibliothek- und Präparatenzimmer und einem dem unteren entsprechenden Sezirsaal.

Der Mittelbau hat zur möglichsten Abhaltung der Sonnenwärme Holzcementdächer erhalten. Dem gleichen Zwecke dient auch die dem Mittelbau vorgelegte Halle auf der Südseite des Gebäudes. Während die Dienstwohnungen gewöhnliche Ofenheizung haben, besitzen die im östlichen Flügel belegenen Arbeits- und sonstigen Räume Dampfheizung. Die Sezirsäle haben ausserdem Lüftungseinrichtungen und zwar sind sie mit einer Saugelüftung und einer Drucklüftung versehen, welche durch zwei mit einander verbundene Ventilatoren unterstützt werden. Der Betrieb der letzteren erfolgt von einer zweipferdigen Dampfmaschine aus.

Für die zur Aufstellung von Leichen dienenden Räume ist eine Temperatur von 0 bis + 2° C. vorgesehen. Zur Herstellung und Erhaltung dieser Temperatur ist in dem unter dem Sargmagazin befindlichen Kellerraum eine Ammoniak-Eismaschine (Patent Osenbrück) aufgestellt worden, welche eine Chlorcalciumlösung auf 8 bis 10° C. unter 0 abkühlt. Diese abgekühlte Salzlösung wird alsdann durch eine Kreiselpumpe in kupferne Röhren, welche die einzelnen Leichenzellen durchziehen, gedrückt, so dass die letzteren hierdurch in einem beliebigen Wärmezustand gehalten werden können. Für die Berechnung der Leistung der Maschinenanlagen ist neben der

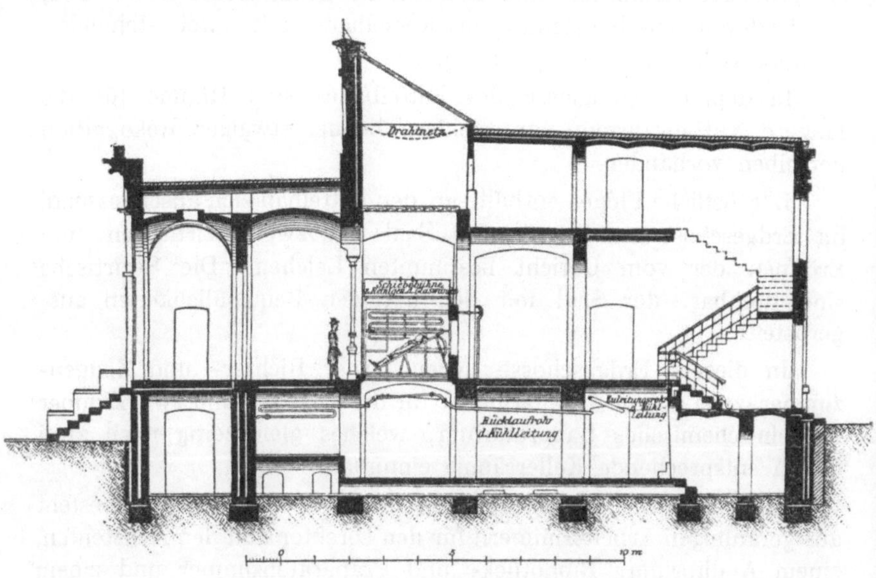

genannten Temperatur von 0° in den Leichenzellen eine solche von + 12 bis + 15° C. in den umgebenden Fluren zu Grunde gelegt worden. Der für die Kühlung der 20 Zellen erforderliche Aufwand an Kälte ergab sich hierbei einschliesslich der Kühlung von je 2 Leichen auf den Tag und unter Anrechnung von 25 pCt. für Kälteverluste in den Zu- und Rücklaufröhren zu insgesammt 12 000 Wärmeeinheiten für die Stunde, zu deren Ersatz eine sogenannte 100 kg-Eismaschine Verwendung gefunden hat, welche eine Leistung von 14 000 Einheiten Kälte unterhalb der Temperatur von 0° in der Stunde besitzt.

Da die Eismaschine zu ihrem Betriebe behufs Abkühlung des verdichteten Ammoniaks der Zuführung von 2 qm Kühlwasser in der Stunde bedarf, so ist an der Rückseite des Gebäudes für die Anstalt ein eigener Rohrbrunnen von rund 70 m Tiefe angelegt worden, welcher zugleich das für die Reinigung und Untersuchung der Leichen und den Betrieb des Wasserkraft-Fahrstuhles erforderliche Wasser liefert. Das letztere soll auch im Hochsommer zur Berieselung der Dachoberflächen im Mittelbau Verwendung finden, um die Wärmestrahlen der Sonne nach Möglichkeit abzuhalten und nur den Lichtstrahlen derselben Durchgang zu gestatten.

Die Kühlröhren sind mit Vorrichtungen für Ausschaltung bei Nichtbenutzung oder Reinigung einzelner Zellen versehen worden.

Die Leichen liegen, um ein Umlegen und Heben zu vermeiden, auf sechsrädrigen eisernen Platten, welche mit Winkeleisen eingefasst sind, und werden auf denselben sowohl in den im Erdgeschosse liegenden Zellen auf Schienengeleisen für die Besichtigung aufgestellt, als auch in dem Kellergeschosse aufbewahrt. Es bleibt somit jede Leiche, abgesehen von der Sektion, auf der Platte liegen, welche zwischen den verschiedenen Räumen auf leichten dreirädrigen Wagen hin und her bewegt wird.

Für die Reinigung der umfangreichen Glasplatten über den Leichenzellen im Erdgeschoss ist eine leichte eiserne Schiebebühne, deren Bewegung an einem Tau ohne Ende erfolgt, eingerichtet worden.

Die für die Beförderung der Leichen im Keller- und Erdgeschosse des Mittelbaues dienenden Flure sind an die Drucklüftung des östlichen Flügels angeschlossen und stehen andererseits mit dem 20 m hohen Absaugeschlote des Kesselschornsteins in Verbindung. Die Leichenzellen selbst sind nur an den Absaugeschlot des Kesselschornsteins angeschlossen, so dass stets eine geringe Lüftung derselben durch die Zellenthüren erfolgt und ein Uebertritt der schlechten Luft aus den Zellen in die Flure im Allgemeinen ausgeschlossen ist. Die Luft in den Korridoren ist nach den bisherigen Erfahrungen eine ausgezeichnete.

———

Das Museum für Völkerkunde.

(SW., Königgrätzerstrasse 120.)

Das Museum für Völkerkunde, nach den Plänen des Geheimen Regierungs-Rathes En de in den Jahren 1880 bis 1886 erbaut, wurde im Jahre 1886 eröffnet. Die Sammlungen desselben zerfallen in zwei Abtheilungen, die ethnologische Sammlung und die Sammlung vaterländischer und anderer vor- und frühgeschichtlicher Alterthümer (prähistorische Abtheilung). Ausserdem enthält das Museum die Heinrich Schliemann-Sammlung, welche der Verwaltung der prähistorischen Abtheilung unterstellt ist, sowie die Sammlungen und die Bibliothek der Berliner Gesellschaft für Anthropologie, Ethnologie und Urgeschichte.

Das Gebäude bildet in seiner Grundform ein unregelmässiges Viereck. Der westliche Flügel liegt an der Königgrätzerstrasse, der nördliche an der projektirten Verlängerung der Zimmerstrasse, der östliche gegenüber dem Kunstgewerbe-Museum und der südliche am Park des Prinzen Albrecht (s. den Grundriss S. 147). Die vier Flügel des ganz freistehenden Gebäudes umschliessen einen fünfeckigen Hof.

An der Ecke der Königgrätzerstrasse und der projektirten Verlängerung der Zimmerstrasse hat der Bau durch Abrundung die zur Ausnutzung der spitzwinkeligen Gestalt des Bauplatzes möglichst günstige Form erhalten, und ist hierher der Hauptzugang zum Gebäude gelegt.

Auf wenigen Stufen gelangt man in eine offene 1,20 m über dem Strassenniveau gelegene, gewölbte Vorhalle, deren Rückwand von 5 grossen Bogenöffnungen durchbrochen wird, welche das Vestibul erleuchten. Drei dieser Oeffnungen bilden zugleich den Zugang zum Vestibul. Das letztere, von runder Grundform und überwölbt, öffnet sich ebenfalls mit 5 Bogenöffnungen dem Eintretenden gegenüber nach dem glasbedeckten Hofe hin. Dieser Hof reicht durch 2 Stockwerke und dient zur Aufstellung von besonders grossen Gegenständen.

Im Erdgeschosse sind die prähistorische und die Schliemann-Sammlung aufgestellt. Im ersten Stock befindet sich über dem

Vestibul ein Sitzungssaal von 14,40 m Durchmesser mit amphitheatralisch ansteigenden Bankreihen. Die Tagesbeleuchtung dieses Raumes erfolgt gleichzeitig durch Ober- und durch Seitenlicht.

Die ringförmig um den Saal liegenden Räume dienen im ersten Stock den Zwecken der Verwaltung sowie als Arbeitszimmer für Assistenten; die entsprechenden oberen sind in einem einzigen

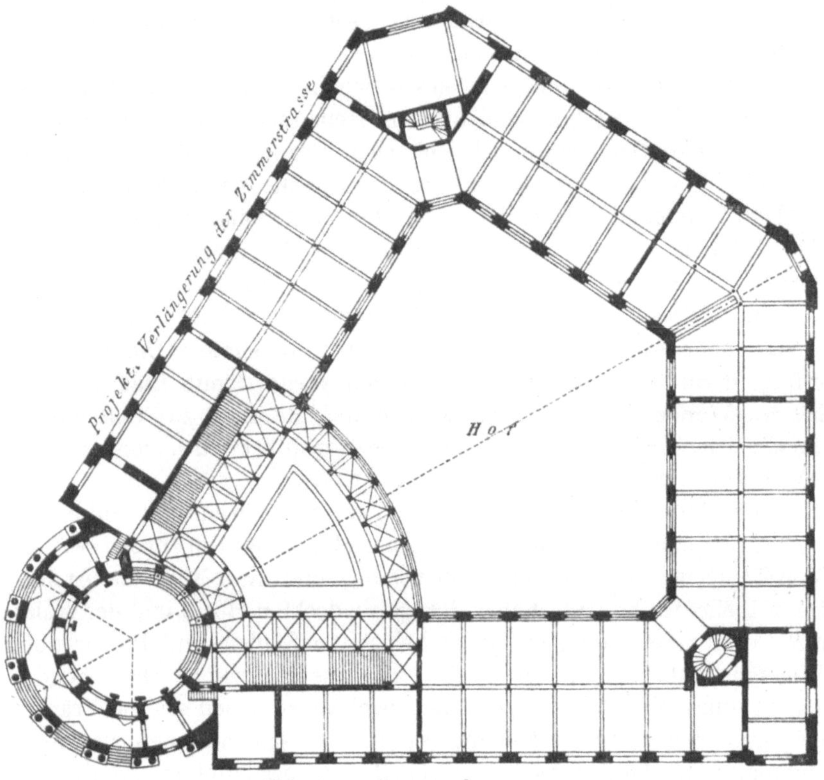

Erdgeschoss.

Lokalitäten-Raume zusammengefasst und enthalten die Bibliothek des Museums.

In den grossen Ausstellungssälen des ersten und zweiten Stockes sind ausschliesslich ethnologische Sammlungen aufgestellt. Das dritte Stockwerk enthält noch zwei grössere und 6 kleinere Ausstellungsräume, welche ihr Licht theils von der Hofseite, theils durch Deckenfenster empfangen. Dieselben sind zum Theil der Berliner Anthropologischen Gesellschaft zur Benutzung als Arbeitsräume und für die Aufstellung der Bibliothek und der Sammlungen der Gesellschaft überwiesen. Im Keller befinden sich die Wohnungen des Kastellans, des Röhrmeisters und eines Hausdieners, an der Vorhalle das Pförtnerzimmer und eine Abortanlage. Zwei Nebentreppen vermitteln den Verkehr des Hauspersonals von einem Stockwerk zum anderen, ein hydraulischer Aufzug den leichten und gefahrlosen Transport der Sammlungen.

Der Stil des Gebäudes schliesst sich im Wesentlichen den Vorbildern der klassischen italienischen Renaissance an. Die Sockel der Vorderfronten sind mit Fischbacher Granit, Plinthe und Erdgeschoss mit Staudernheimer, die Stockwerke darüber mit schlesischem Sandstein verblendet. Die Hof- und Seitenfronten sind in den Flächen aus Verblendziegeln, in den Architekturtheilen, Gesimsen u. s. w. aus Postelwitzer und Cottaer Sandstein hergestellt.

Die Heizung ist eine Dampf-Warmwasserheizung. Die Kesselanlage befindet sich im Keller unter dem Glashofe. Die Lüftung erfolgt derart, dass durch Dampfspiralen vorgewärmte Luft mittelst in den Wänden aufsteigender Kanäle den Räumen zu- und durch eben solche Kanäle in den Dachboden abgeführt wird, von wo die Absaugung mittelst Schlote ins Freie erfolgt.

Das Gebäude ist in allen Theilen durch Verwendung von Stein und Eisen möglichst feuersicher hergestellt. Auch im Innern ist im Wesentlichen echtes Material verwendet, und zwar sind die Architekturtheile der Eingangshalle, des glasbedeckten Hofes und der Aula aus Cottaer Sandstein, die stark belasteten Säulen und Pfeiler aus Weissenstadter Granit hergestellt. Die aus Holzcement bestehende Eindeckung ruht auf Steingewölben, welche zwischen eiserne Träger gespannt sind. Die Decken der Ausstellungssäle bestehen aus verzinktem, ebenfalls zwischen Eisenträgern gespanntem bombirten Wellblech, welches oberhalb mit Cementbeton abgeglichen ist. Die Fussböden sind aus Mettlacher Thonplatten gebildet.

Das Gebäude ist im Frühjahr 1886 fertiggestellt und hat ohne die innere Einrichtung rund 2 Millionen Mark gekostet.

Die prähistorische Abtheilung bildete ursprünglich einen Theil der Kunstkammer, wurde aber im Jahre 1830 als besonderes Museum für vaterländische Alterthümer in einer Galerie des Königlichen Schlosses Monbijou und später als Abtheilung nordischer Alterthümer in einem Saale des Erdgeschosses des Neuen Museums

aufgestellt, wo sie bis zum Jahre 1886 verblieb. Sie enthält in dem
ersten Saale die Alterthümer aus der Provinz Brandenburg, in dem
zweiten (Ecksaal) die Gold- und Silberfunde, in dem dritten die
Alterthümer aus den Provinzen Sachsen, Schleswig-Holstein, Ost-
und Westpreussen, Pommern, Posen, in dem vierten Saale die Alterthümer aus West-, Mittel- und Südostdeutschland und in dem fünften
Saale Alterthümer aus Süddeutschland und den ausserdeutschen Ländern Europas. Die Sammlung ist noch nicht vollständig aufgestellt,
ein beträchtlicher Theil derselben lagert noch in den Magazinen,
wird aber demnächst, nachdem die Mittel für Neubeschaffung der
erforderlichen Schränke bewilligt sind, dem Publikum zugänglich
gemacht werden.

Die Schliemann-Sammlung ist in zwei Sälen untergebracht, von
denen der kleinere, dessen Deckenfelder mit in Metall ausgeführten
Nachbildungen der Decke des Schatzes von Orchomenos geschmückt
sind, die Goldfunde von Hissarlik sowie Funde aus verschiedenen
Theilen Griechenlands enthält, während der grosse im Wesentlichen
die Funde von Hissarlik (»Trojanische Sammlung«) sowie aus einigen
sogenannten Heroentumuli der Troas und als Vergleichsobjekte
einige ägyptische Alterthümer aufgenommen hat.

Die ethnologische Abtheilung ist in ihren Anfängen ebenfalls
auf die Kunstkammer zurückzuführen. Erst der Aufschwung der
Ethnologie innerhalb der letzten Jahrzehnte brachte systematische
Sammlungen von grossem Umfang an Stelle der früheren Kabinets-
stücke. Die ethnologischen Sammlungen sind im 1. und 2. Stockwerk untergebracht. Das 1. Stockwerk enthält in provisorischer
Aufstellung die Sammlungen von den Naturvölkern Afrikas, Oceaniens
und Amerikas, ausserdem aber die sehr umfangreichen Sammlungen
der Alterthümer der Kulturnationen Amerikas.

Ausserdem sind sibirische Sammlungen dort ausgestellt.

Das 2. Stockwerk umfasst in systematischer und endgültiger
Aufstellung die Sammlungen von den Kulturnationen Süd- und Ost-
asiens.

Auf dem linken Flügel füllen die Gegenstände aus Indien, den
Himalayaländern, Birma, Siam, Kambodscha und dem indischen
Archipel bis jetzt vier Säle; auf dem rechten Flügel ist ein grosser
und ein kleiner Saal mit chinesisch-japanischen Sammlungen fertig
gestellt.

Noch nicht aufgestellt sind grosse Theile der ostasiatischen
Sammlungen (Liukiu-Inseln, Korea, Japan u. s. w.), sowie die hoch-

asiatischen (Tibet, Mongolei, Turkistân etc.) und westasiatischen (Arabien, Persien u. s. w.). Ebenso sind die europäischen Sammlungen (Wotjäken, Tscheremissen u. s. w.) noch verpackt, bis die zu ihrer Aufstellung nöthigen Einrichtungen hergestellt sein werden.

Das Museum für Völkerkunde hat einen gemeinsamen Etat mit den Königlichen Museen. Dieselben gehören zum Ressort des Ministeriums der geistlichen, Unterrichts- und Medizinal-Angelegenheiten und werden vom General-Direktor Wirklichen Geheimen Ober-Regierungsrath Dr. Schöne verwaltet.

Der erste Direktor war Freiherr v. Ledebur, zugleich Direktor der Kunstkammer, von 1829 bis 1873; als Direktorialassistenten fungirten Hofrath Förster von 1831 bis 1868 und Dr. Bastian von 1869 bis 1876. Gegenwärtig ist Direktor der prähistorischen Abtheilung Dr. Voss und der ethnologischen Abtheilung Geheimer Regierungsrath Professor Dr. Bastian. Als Direktorialassistenten sind angestellt bei der prähistorischen Abtheilung: Dr. Weigel, bei der ethnologischen: Dr. Grünwedel, Dr. Grube und Dr. von Luschan, ausserdem für beide Abtheilungen der Konservator Krause. Die Bibliothek wird von Dr. v. Beguelin kommissarisch verwaltet.

Die militärärztlichen Bildungsanstalten und die Garnison-Lazarethe.

Die militärärztlichen Bildungsanstalten.

(NW., Friedrichstrasse 139—141.)

Kurator: Se. Excellenz der Kriegsminister v. Verdy du Vernois.
Direktor: Generalstabsarzt der Armee Dr. v. Coler.
Subdirektor: Generalarzt Dr. Grasnick.

Durch Allerhöchste Kabinets-Ordre König Friedrich Wilhelms II. vom 2. August 1795 wurde die »Etablirung« einer chirurgischen Pepinière befohlen, Dank den unausgesetzten Bemühungen des General-Chirurgus Johann Görcke, welcher namentlich in den Feldzügen 1792—1795 den Mangel an genügend durchgebildeten Medico-Chirurgen und die Möglichkeit zu dessen Abhülfe lediglich in einer derartigen Anstalt erkannt hatte. Die Pepinière bestand zuerst aus 3 Stabschirurgen, 4 Oberchirurgen und 50 Lazarethgehülfen. Bereits am 18. August 1797 wurde die Anstalt erweitert, einem Oberstabsarzt als Subdirektor unterstellt und erhielt ein eigenes Gebäude. Die Lazarethgehülfen, »Eleven« genannt, besuchten die Vorlesungen des 1724 geschaffenen Collegium medico-chirurgicum und wurden in der Charité, dem Invalidenhaus und den Militärlazarethen praktisch unterwiesen und dem Bedürfnisse des Heeres entsprechend in allen Zweigen der Chirurgie und Medizin ausgebildet. Die Einheit im medizinischen Studium wurde somit von Anfang an erstrebt und durchgeführt.

Nach Gründung der Universität Berlin wurde 1809 das Collegium medico-chirurgicum aufgelöst. Da aber zu jener Zeit die auf der Anstalt befindlichen Eleven und Chirurgen zum Theil nicht die für das Universitäts-Studium erforderliche Vorbildung hatten,

so schuf man für dieselben auf Görcke's Vorschlag am 27. Juni
1811 die medizinisch-chirurgische Akademie für das Militär, zu
welcher der grösste Theil der Professoren des Collegium medico-
chirurgicum — unter Anderen Hufeland und Mursinna — über-
traten; auch einige Universitäts-Professoren wurden zu Professoren
der Akademie ernannt. In der Akademie fand die von Anfang an
erstrebte Einheit im medizinischen Studium durch die Vereinigung
der Medizin und Chirurgie besonders ihre praktische Lösung; diese
Einrichtung ist ein Vorbild für das Civil-Medizinalwesen und die

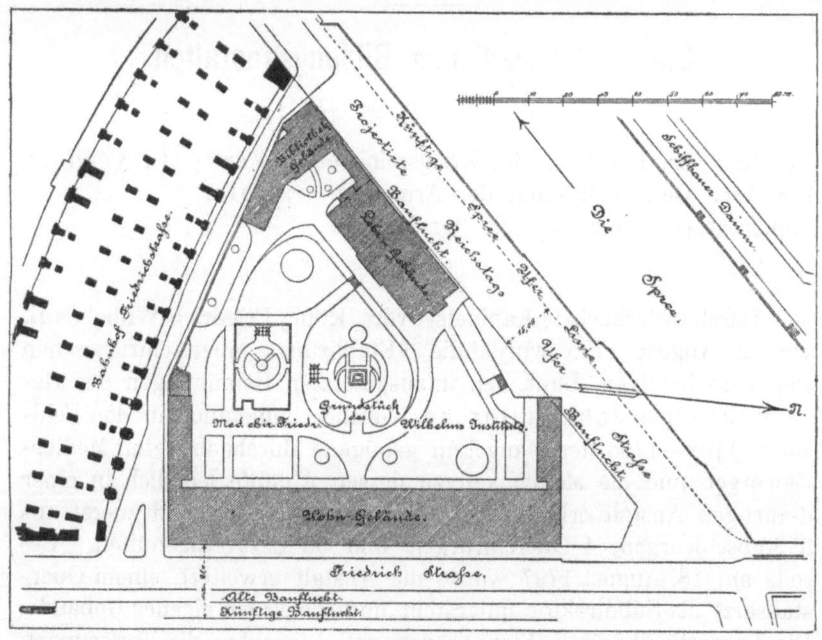

Lageplan.

Einrichtung des Lehrganges der Universitäten gewesen. Das anatomische Theater, der botanische Garten und das anatomische Kabinet wurde der Akademie zum freien Gebrauch gemeinschaftlich
mit der Universität gestattet, hinsichtlich der Charité aber Aller-
höchst bestimmt, dass sie »auf alle Fälle als Klinikum für die
medizinisch-chirurgische Militär-Akademie bestimmt sei, und dass
es unabänderlich dabei bleiben solle«.

Am 9. August 1818 erhielt die Anstalt unter dem Ausdruck
der Allerhöchsten Zufriedenheit mit ihren Leistungen den Namen

»medizinisch-chirurgisches Friedrich-Wilhelms-Institut« und siedelte im Jahre 1825 in das Gebäude Friedrichstrasse 139—141 über, welches sie heute noch inne hat.

In Folge des ärztlichen Prüfungs-Reglements vom Jahre 1825, welches auch für die Studirenden des Friedrich-Wilhelms-Instituts massgebend wurde, hörte der Unterschied in der Vorbildung gegenüber den civilen Studirenden der Medizin auf. Die Schranken, welche für die militärärztlichen Bildungsanstalten einen eigenen

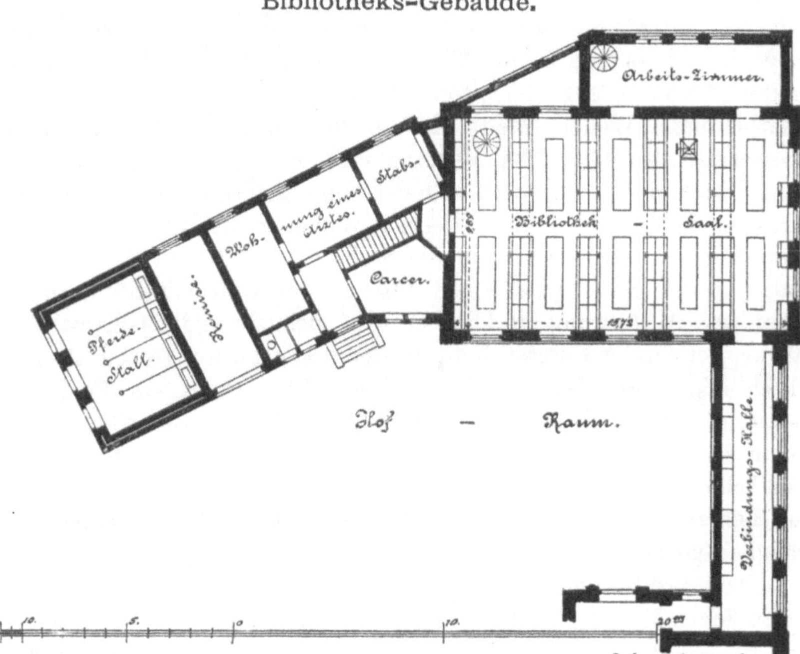

Lehrkörper und eine besondere Prüfungskommission nothwendig gemacht hatten, fielen somit, und die Anlehnung an die Universität gestaltete sich von da an immer inniger, bis schliesslich jede Sonderstellung, namentlich in Betreff des Lehrkörpers, aufgehört hat.

Die gesteigerten Anforderungen, welche an den Nachwuchs des Deutschen Sanitäts-Offizier-Korps sowohl in persönlicher, wie in wissenschaftlicher Beziehung gestellt werden, ferner die Vergrösserung des Heeres und der Marine und die Verlängerung des medizinischen Studiums auf 9 Semester, führten 1874 und 1882 zu Neubauten behufs Unterbringung der Bibliothek, der Sammlungen, einer Aula und mehrerer Repetitionssäle, und auf Veranlassung des jetzigen Direktors, des Generalstabsarztes der Armee Dr. v. Coler, zu weiteren Verbesserungen. Hierher gehören: Räumlichkeiten, welche den Studirenden wie den Stabsärzten als Versammlungsräume zur Pflege der Geselligkeit und der Kameradschaft dienen sollen, ausgiebigere Benutzung des parkähnlich gehaltenen Gartens, Einrichtung eines Lesezimmers behufs leichterer und bequemerer Benutzung der gegen 50 000 Bände, hauptsächlich medizinischen Inhalts, betragenden sehr werthvollen Bibliothek, welche durch eine nach den liberalsten Grundsätzen aufgestellte Bibliotheks-Ordnung weiteren Kreisen zugänglich gemacht ist. Ein neuer Katalog ist in Bearbeitung. Weiter gehört hierher die Uebersiedelung und Vergrösserung des unter der Medizinal-Abtheilung des Kriegsministeriums stehenden hygienisch-chemischen Laboratoriums aus dem Garnison-Lazareth I in das Friedrich-Wilhelms-Institut. Dieses Laboratorium, welches unter einem Stabsarzt steht und die innigste Fühlung mit dem hygienischen Institut der Universität unterhält, dient zur Ausführung praktischer, auf den Gesundheitsdienst der Armee gerichteter Untersuchungen, deren Ergebnisse, soweit sie zugleich allgemein wissenschaftliche Bedeutung haben, in Fachzeitschriften veröffentlicht sind. Geeignete Studirende betheiligen sich an diesen Arbeiten. Endlich sind auch die Sammlungen durch übersichtliche Aufstellung, eine Benutzungs-Ordnung u. s. w., sowohl für Lehrzwecke, als für Besichtigungen und Arbeiten leichter zugänglich gemacht.

Dem Institut gehören an: 27 Stabsärzte, darunter 2 von der Kaiserlichen Marine, 1 vom Königlich Sächsischen und 1 vom Königlich Württembergischen Armeekorps. 12 Stabsärzte sind zur Charité für den oberärztlichen Dienst auf den Stationen abkommandirt, 15 wirken als Leiter der Sektionen der Studirenden und Vorsteher der Bibliothek, des Laboratoriums, der Sammlungen, der Hausgeschäfte, und halten Wiederholungen in fast allen Zweigen des medizinischen Studiums ab; 2 Stabsärzte sind zur Zeit wissenschaftliche Assistenten von klinischen Lehrern.

Die Zahl der Studirenden beträgt 264, von denen 207 im Friedrich-Wilhelms-Institut wohnen, 57 der Akademie angehören und Wohnung in der Stadt haben.

Die Wohnungsverhältnisse der Studirenden im Institut gestalten

sich derartig, dass in den ersten Semestern je 4 eine Wohn- und
daneben liegende Schlafstube benutzen, in den späteren Semestern
je 3 oder 2 in zwei Zimmern wohnen, die durch eine gemeinsame
Schlafstube getrennt werden. Je zweien der Studirenden in den
beiden letzten Semestern steht je ein Wohn- und Schlafzimmer zur

Lehrgebäude.

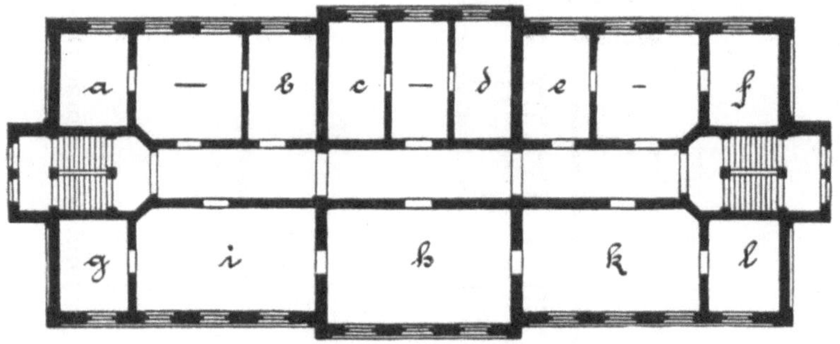

Erdgeschoss.

a, b. Stabsarzt-Wohnungen. c, d. Versammlungsräume für Stabsärzte. e, f. Versammlungsräume für Studirende. g, h. Lesezimmer. i. Garderobe.

Erstes Stockwerk.

a—f. Hygienisches Laboratorium. g. Pharmakologische Sammlung. h. Osteologische Sammlung. i. Lehrsaal. k, l. Kriegschirurgische Sammlung.

Verfügung, die unmittelbar mit einander verbunden sind. Die
Zimmer sind mit der nothwendigen Ausstattung versehen.

Ueber die Aufnahme der Studirenden entscheidet nach den
(bei E. S. Mittler & Sohn hier, Kochstrasse 68—70 käuflichen) Auf-
nahmebestimmungen der Direktor. Die Ausbildung regelt sich in

Hauptgebäude des Friedrich-Wilhelms-Institutes.

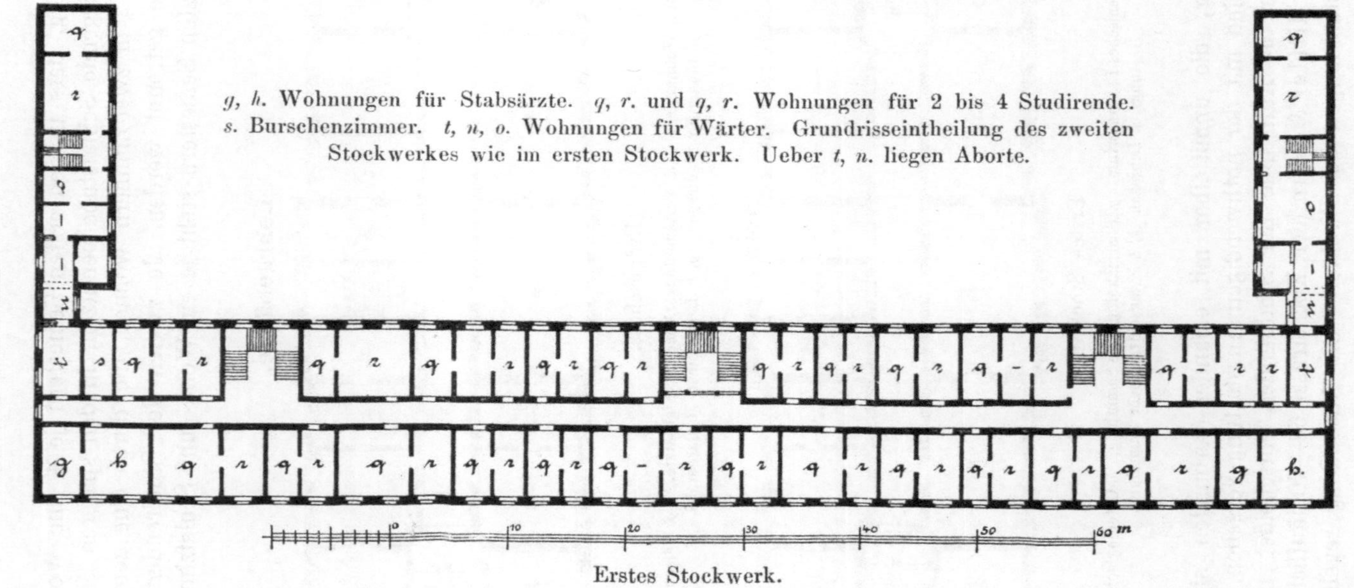

g, h. Wohnungen für Stabsärzte. *q, r.* und *q, r.* Wohnungen für 2 bis 4 Studirende. *s.* Burschenzimmer. *t, n, o.* Wohnungen für Wärter. Grundrisseintheilung des zweiten Stockwerkes wie im ersten Stockwerk. Ueber *t, n.* liegen Aborte.

Erstes Stockwerk.

folgender Weise: Die Studirenden dienen im ersten Sommerhalbjahr mit der Waffe bei Regimentern der Garnison Berlin, unterziehen sich am Ende des 4. Halbjahrs der medizinischen Vorprüfung und im 8. Semester dem Examen rigorosum. Nach Beendigung des 9. Semesters werden die Studirenden vom Generalstabsarzt der Armee zu Unterärzten der Armee oder der Marine ernannt. Am 1. Oktober und 15. Februar werden von ihnen durchschnittlich je 15 auf 1 Jahr in die Charité kommandirt behufs Verwendung als Unterärzte. Die nicht in die Charité kommandirten, sowie die aus der Charité abgelösten Unterärzte haben sich alsbald der Staatsprüfung zu unterziehen, nach deren Beendigung sie zu ihren Truppentheilen oder zur Marine abgehen. Der Lehrplan und die Prüfungen entsprechen den für das medizinische Studium überhaupt massgebenden, seitens der Fakultät angenommenen Bestimmungen. In dem Etatsjahre 1888/89 bestanden von 57 Studirenden die ärztliche Vorprüfung: 2 mit »Sehr gut«, 46 mit »Gut«, 9 mit »Genügend«. Von 54 Studirenden bestanden das Examen rigorosum: 3 »summa cum laude«, 20 »magna cum laude«, 17 »cum laude«, 14 »rite«. Von 49 Unterärzten bestanden die ärztliche Prüfung: 25 mit »Gut«, 17 mit »Genügend« und 7 beendeten die Prüfung im gedachten Jahre nicht.

An Sammlungen besitzen die Anstalten:

1. Die kriegschirurgische, welche gegen 750 Knochen-Präparate und Abbildungen nach Verletzungen durch Kriegswaffen aus dem vorigen und diesem Jahrhundert enthält. (Vergl. Kriegs-Sanitäts-Bericht Band IV.) Es befinden sich auch einige besonders lehrreiche Friedensverletzungen darunter. Diese Sammlung hat Ende 1889 eine besonders werthvolle Vermehrung dadurch erfahren, dass Richard v. Volkmann einen Theil der von ihm gesammelten kriegschirurgischen Präparate überwies, welche als »v. Volkmann'sche Sammlung« gesondert aufgestellt sind. (Vergl. Kriegs-Sanitäts-Bericht Band III).

2. Die Instrumenten- und Modell-Sammlung, begründet 1826, welche unter Anderem eine fast vollständige historische Sammlung des chirurgischen Instrumentariums, der Lage-Apparate — letztere zum Theil in Modellen — und der Bandagen der vorantiseptischen Zeit, die vorschriftsmässige Sanitäts-Ausrüstung — Modelle —, ein sehr reichhaltiges Instrumentarium für Operationskurse, 23 neueste Mikroskope zur Bakterien-Untersuchung und einen mikro-photographischen Apparat enthält.

3. Die Bandagen-Sammlung mit einigen werthvollen Phantomen.

4. Die pharmakologische Sammlung, bestehend aus sämmtlichen Drogen und Präparaten der Pharmacopoea germanica, sowie einem Herbarium.

5. Die anatomisch-osteologische Sammlung mit besonders werthvollen und lehrreichen Präparaten und Nachbildungen, sowie einer grossen Anzahl einzelner Knochen, welche in sogenannten »Knochenkästen« zusammengestellt, den Studirenden der ersten Semester zum Studium ausgehändigt werden.

6. Die physikalische Sammlung, welche die wichtigsten physikalischen Instrumente und 38 einfachere Mikroskope zu histologischen·Untersuchungen enthält.

7. Die chemische Sammlung, enthaltend die wichtigsten chemischen Apparate (zur Untersuchung von Wasser, Luft, Gift u. s. w.), Präparate und Mineralien.

Die Sammlungen werden den Studirenden durch besondere Vorträge seitens der Stabsärzte demonstrirt.

Aus dem Etat der Anstalten sei hervorgehoben, dass die staatlichen Unterhaltungskosten für das Etatsjahr 1889/90 sich auf 215 000 Mark belaufen.

Von den Ausgaben entfallen gegen 18 000 Mark auf Gehälter und Besoldungen, gegen 12 000 Mark auf feste Studienhonorare für die Lehrer, 51 000 Mark auf Privathonorargelder der Lehrer, 85 000 Mark auf laufende Beihülfen für die Studirenden des Instituts und der Akademie, deren Jeder monatlich 30 oder 15 Mark erhält, 3500 Mark auf Belohnungen und Unterstützungen für Studirende, 5500 Mark auf Nebenausgaben für das medizinische Studium (Beiträge an das pharmakologische Institut, den Botanischen Garten u. s. w.), 7000 Mark zur Beschaffung von Präparaten, Instrumenten und Modellen u. s. w. Für das Etatsjahr 1890/91 sind die einzelnen Ansätze des Ausgabe-Etats nicht unerheblich, für Studienhonorare beispielsweise um 25 000 Mark, erhöht worden.

Zu wissenschaftlichen Reisen wird durchschnittlich in jedem 2. Jahre einem Stabsarzt ein Betrag von etwa 2000 Mark gewährt.

An zwei Festtagen der Anstalten (3. Mai Görcke's Geburtstag und 2. August dem Gründungstage der Anstalt) erhalten je 4 Studirende Prämien (Mikroskope, chirurgische Instrumenten-Bestecke).

Das erste Garnison-Lazareth.

(NW., Scharnhorststrasse 11/12.)

Behufs Besichtigung Meldung beim Chefarzt, Oberstabsarzt Dr. Müller, Vormittags 10—12 Uhr, für fremdländische Aerzte Einholung der Erlaubniss beim Königlichen Kriegs-Ministerium.

Das Lazareth wurde in den Jahren 1850—1853 mit einem Kostenaufwande von 540 000 Mark erbaut und besteht aus einem Mittelgebäude (Fronten nach ONO. und WSW.) mit 2 Stockwerken und Dachgeschoss nebst 2 Seitenflügeln, einem nördlichen und einem

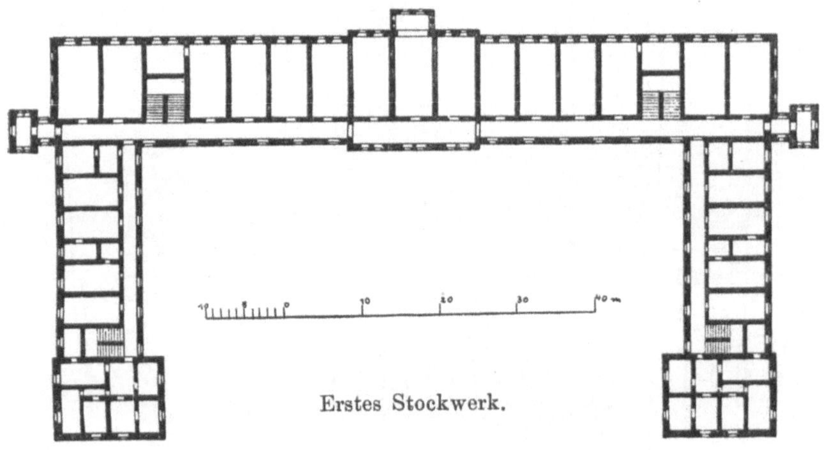

Erstes Stockwerk.

südlichen. Das Gesammtareal beträgt 40 896 qm, wovon 3 527 bebaut sind. Normirter Belegraum (nach dem Durchschnitt zwischen 13,92 und 37 cbm) im Hauptgebäude 457 Betten, mit Geräthen ausgestattet für 600 Kranke. Das Gebäude ist im Korridor-System erbaut, mit dem Korridor auf der Westseite. Die Krankenzimmer sind von verschiedener Grösse zu 2—10 Betten, haben Ofenheizung und Ventilation durch Kippfenster und Schieberschlitze in der unteren Thürfüllung. Für 8 Offiziere und für Portepee-Unteroffiziere sind je 4 Krankenzimmer vorschriftsmässig eingerichtet. Besonderer Betsaal für alle Konfessionen, eigener Operationssaal, bakteriologisches

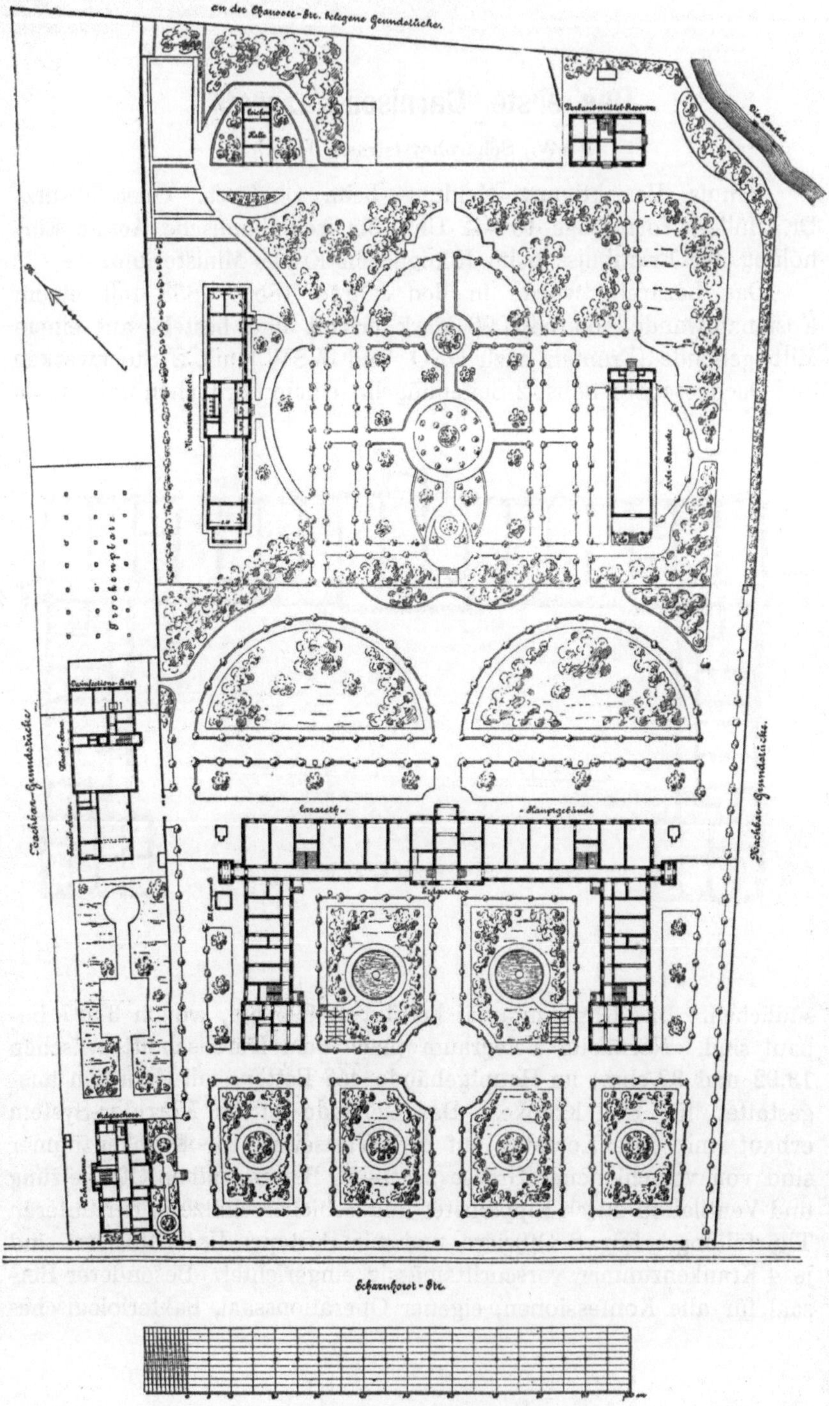

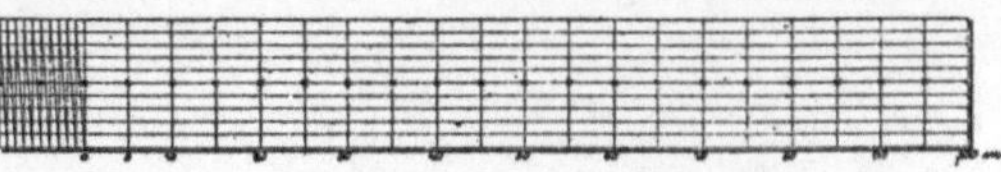

Lageplan des ersten Garnison-Lazareths.

Laboratorium, Mikroskopirzimmer für die Stationen, Dispensiranstalt und Arzneireserve mit Untersuchungsraum für die Korps-Stabsapotheker des Garde- und 3. Armeekorps, 5 Badezimmer in den Stockwerken und Dampfbad, ferner Kochküche mit Dampfbetrieb sind vorhanden. Die Verbandmittelreserve ist neu eingerichtet und befindet sich in dem früheren Waschhause. Die Waschanstalt mit Dampfbetrieb ist nach dem System ter Welp eingerichtet und schliesst sich an das Maschinenhaus an. Der Desinfektionsapparat (System Rietschel und Henneberg) ist in streng gesonderten Räumen der Waschanstalt untergebracht.

Im grossen Krankengarten befinden sich eine Esse'sche Holzbaracke für 35 Betten und eine massive Baracke zu 43 Betten mit Firstventilation. Eigene Wasserleitung aus 2 Brunnen von je 90 m Tiefe, die wohl zu den tiefsten Brunnen Berlins gehören. Die Anstalt enthält 2 innere Stationen, 1 äussere und 1 gemischte für Augen-, Ohren-, Syphilis- (verschlossen) und Hautkranke. Zum Verbande des Lazareths gehören: a) das zweite Garde-Regiment z. F., b) das Garde-Füsilier-Regiment, c) das Kaiser-Alexander-Garde-Grenadier-Regiment No. I., d) das zweite Garde-Ulanen-Regiment, e) die gesammte Artillerie, f) die Schiessschule, Oberfeuerwerkerschule, Schlossgarde-Kompagnie, Versuchs-Kompagnie, Halbinvaliden-Abtheilung, Invalidenhaus, Friedrich-Wilhelms-Institut, Militär-Rossarztschule und Lehrschmiede, g) sämmtliche nach Berlin kommandirte Burschen etc. Im Lazareth finden auch die militärärztlichen Prüfungen statt.

Im Jahre 1887/88 ist vom Invalidenhause das Grundstück Scharnhorststrasse No. 12 mit 7 696 qm an das Lazareth abgetreten, auf demselben ist ein Beamtenwohnhaus mit einer Dienstwohnung für den Chefarzt und 10 Dienstwohnungen für Civilkrankenwärter erbaut worden. Das übrige Personal ist im Hauptgebäude untergebracht.

Im Lazarethgarten sind zur Zeit 6 Krankenzelte, Militär-Lazareth-Baracken (System Doecker, Bernhard Grove und Noak-Vogler) aufgestellt, und können in denselben im Ganzen 79 Kranke untergebracht werden.

Verbindung: Stadtbahn bis Lehrter Bahnhof, Pferdebahn: Rathhaus—Moabit bis Scharnhorststrasse, Weidendammerbrücke bis Wedding, Kottbuserthor bis Boyenstrasse, Omnibus: Neues Thor bis Kottbuserthor, Hallesches Thor bis Chausseestrasse.

Nachweisung der in den Jahren 1884 bis 1889 im 1. Garnison-Lazareth Berlin behandelten Mannschaften.

| Es wurden behandelt | | Dieselben erforderten Behandlungstage |
im Jahre	Mann	
1884/85	4 132	90 846
1885/86	3 827	86 349
1886/87	3 752	81 904
1887/88	3 932	81 747
1888/89	3 628	85 207
1884—89	19 271	426 053

Nachweisung der in den Jahren 1884 bis 1889 im 1. Garnison-Lazareth Berlin behandelten Infektionskrankheiten.

Im Jahre	Mann	Scharlach	Masern	Rose	Diphtherie	Abdominal-Typhus	Ruhr	Lungen-entzündung	Lungen-schwindsucht	Granulirender Augenbinde-hautkatarrh
1884/85	282	12	20	42	30	21	8	108	40	1
1885/86	268	12	30	28	31	22	1	79	62	3
1886/87	174	8	5	31	28	3	—	58	37	4
1887/88	175	5	7	22	15	20	1	78	23	4
1888/89	202	6	19	22	2	15	2	76	44	16
1884—89	1101	43	81	145	106	81	12	399	206	28

Das zweite Garnison-Lazareth Berlin
bei Tempelhof.

Am bequemsten mit der Pferdebahnlinie Dönhoffsplatz—Tempelhof--Mariendorf zu erreichen. Die Wagen fahren vom Dönhoffsplatz und vom Halleschen Thor aus zur vollen Tagesstunde in Pausen von je 12 Minuten (z. B. 10 Uhr, 10 Uhr 12 Min., 10 Uhr 24 Min. u. s. f.) in 42 oder 30 Minuten bis zum Pferdebahndepot in Tempelhof. Von hier aus gelangt man in 3 Minuten zum La-

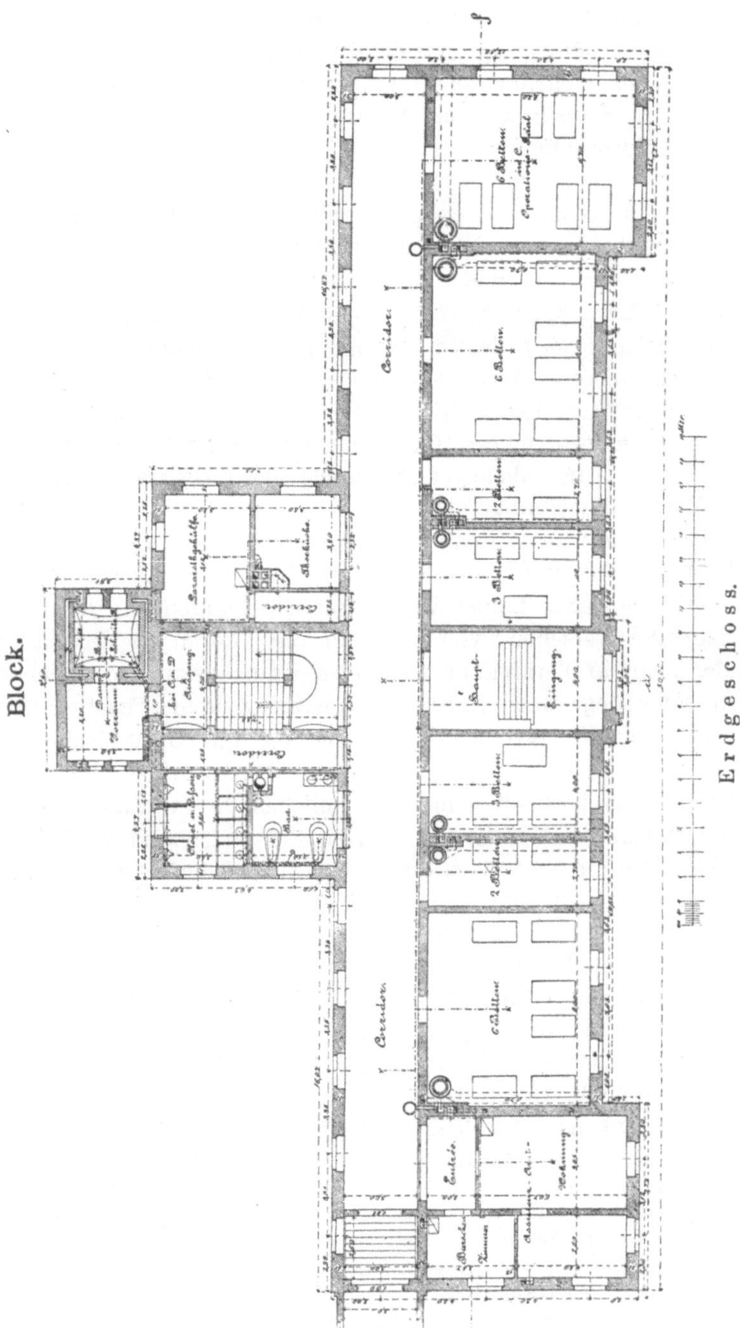
Block.
Erdgeschoss.
Corridor.
Operations-Saal.
Eingang.
Haupt-

zareth. Behufs Besichtigung des Lazareths ist vorher die kriegs-
ministerielle Genehmigung einzuholen. (Deutsche Militärärzte bedürfen solcher Genehmigung nicht.) Chefarzt ist Oberstabsarzt
1. Klasse Dr. Goedicke, im Lazareth wohnhaft, Sprechstunden
9—11 Uhr Vormittags.

Das zweite Garnison-Lazareth Berlin — nach dem kombinirten
Pavillonsystem für eine Normalkrankenzahl von 500 Betten eingerichtet — liegt im Südwesten von Berlin unweit des Dorfes
Tempelhof. Sein Areal beträgt rund 6 ha (61 277 qm, von denen
9 253 qm bebaut sind), der Untergrund ist stark lehmhaltiger Sand-
boden. Auf diesem Areal wurden von Mitte September 1875 bis
Ende März 1878 unter Aufsicht der betreffenden Staatsbehörden
von den Bauunternehmern Gropius und Schmieden folgende
Baulichkeiten — mit alleiniger Ausnahme des Eishauses — sämmtlich in Ziegelrohbau aufgeführt[1]).

1—9. Neun zur Aufnahme von Kranken bestimmte Gebäude.

Hiervon sind vier zweistöckig, durchgängig unterkellert und
mit einem, die ganze Länge des Hauses durchlaufenden, heizbaren
Seitenkorridor versehen, von welchem die Thüren zu den unter-
einander nicht in Verbindung stehenden Krankenzimmern abgehen.
Der Korridor liegt nach Norden, die Krankenzimmer nach Süden.

Diese vier Krankenhäuser, mit je 705 qm Grundfläche, als
Block A—D bezeichnet, sind durch einen überdeckten Verbindungs-
gang unter sich und mit dem Oekonomiegebäude verbunden. Der
Verbindungsgang hat einen asphaltirten Fussboden und wird durch
zahlreiche Fenster und Glasthüren, welche letzteren sich mittelst
Rollen auf Schienen verschieben oder öffnen lassen, erhellt.

Zwei andere, gleichfalls zweistöckige Gebäude, Pavillon E und
F[2]), sind nur im Mittelbau unterkellert, haben einen im Mittelbau
belegenen kleinen Vorflur, von welchem aus man nach beiden
Seiten zu den Krankensälen gelangt. Die Längsfronten der Pavillons liegen nach Osten und Westen. Das obere Stockwerk ist
mit Firstventilation durch Dachreiter versehen. An den nördlich
gelegenen Krankensaal schliesst sich der sog. Tageraum, ein zum
Aufenthalt ausser Bett für Kranke und Rekonvaleszenten bestimmtes

---

[1]) Mit einem ungefähren Kostenaufwande von 3 Millionen Mark. Abgesehen von Grund und Boden betragen die Kosten für ein Bett im Block
3150 Mark, im Pavillon 2160 Mark und im Isolirgebäude 2106 Mark.

[2]) Mit je 626 qm Grundfläche.

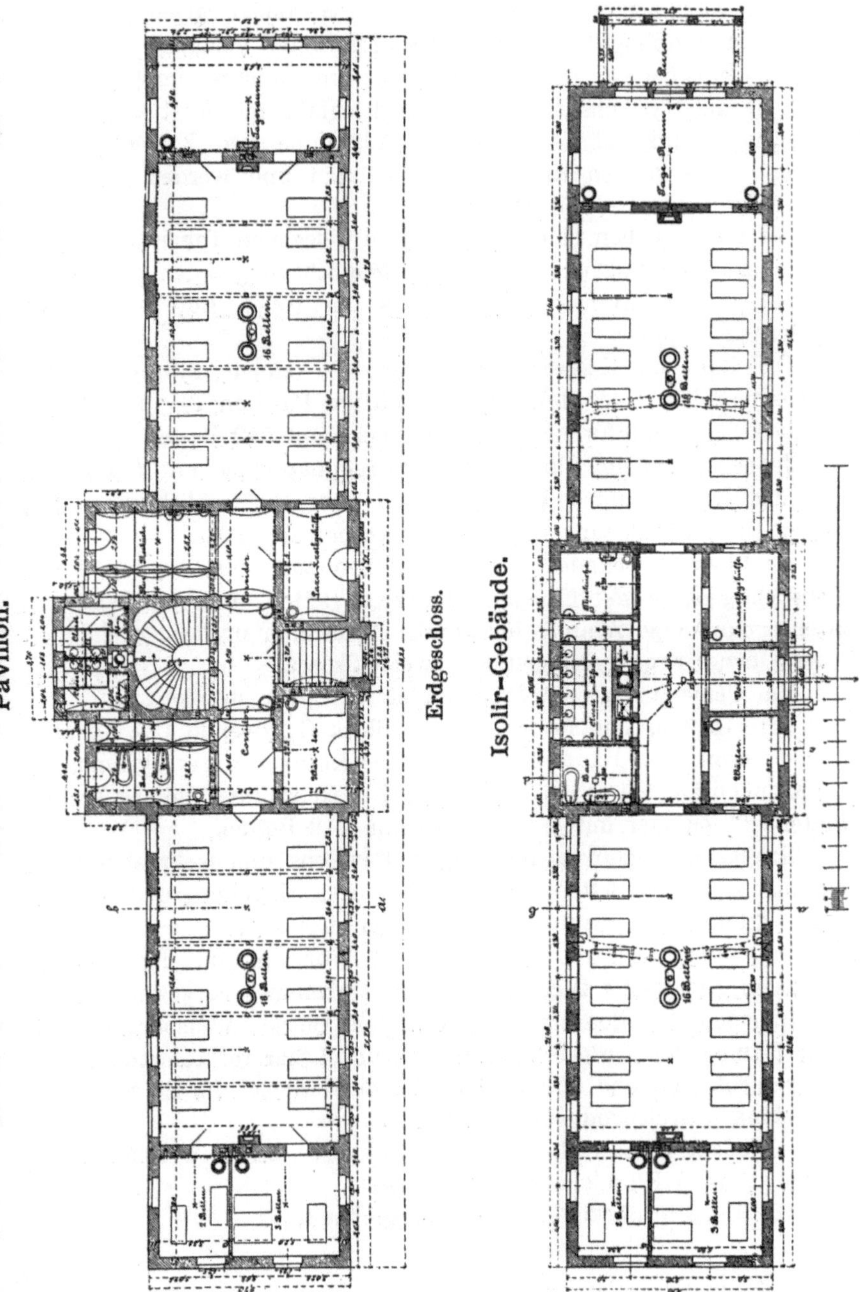

Pavillon.
Isolir-Gebäude.
Erdgeschoss.

Gemach, während man durch den nach Süden gelegenen Saal zu zwei Krankenzimmern mit zwei oder drei Betten gelangt.

Drei einstöckige, durchgängig nicht unterkellerte, im Uebrigen aber wie die Pavillons eingerichtete, gleichfalls mit Firstventilation versehene Krankenhäuser sind zur Aufnahme von Kranken mit eminent ansteckenden Krankheiten bestimmt und werden deshalb als Isolirgebäude G—J[1]) bezeichnet.

Sie haben neben einem nach Süden gelegenen Tageraum noch eine überdachte Loggia, wodurch die Möglichkeit geboten wird, im Bette liegenden Kranken den Genuss der freien Luft zu Theil werden zu lassen.

Die Zahl der Lagerstellen beträgt bei einem Luftraum von durchschnittlich je 37 cbm im Block 65, im Pavillon 74, im Isolirgebäude 37, somit für das Lazareth überhaupt 519 Betten.

Jedoch gehen im Block C das Operationszimmer mit 6 Betten und der Betsaal mit 9 Betten ab, so dass thatsächlich nur 504 Betten für die Belegung mit Kranken vorhanden sind.

Im Block A befinden sich zwei Zellen zur Unterbringung von Tobsüchtigen, je mit Luftraum für zwei Betten, und im Block B zwei zweimännige Zimmer für kranke Arrestaten und ein dreimänniges Offizier-Krankenzimmer für zwei Offiziere.

Ein Gemach letzterer Art befindet sich auch im Block D.

Arreststuben sind ferner eine im Block C, zwei in D. Ausser diesen besonderen Räumen enthalten die Krankenhäuser zusammen 14 Krankensäle mit je 16 Betten, 27 Krankenzimmer mit je sechs Betten, 22 Zimmer mit je 3 und 16 mit je 2 Betten.

Krankensäle giebt es nur in den Pavillons und Isolirgebäuden, Zimmer zu sechs Betten nur in den Blocks, Zimmer zu drei und zwei Betten in den Krankenhäusern aller drei Arten.

In jedem Block ist ausserdem eine Wohnung für den wachthabenden Arzt nebst zugehöriger Burschenkammer vorgesehen.

In jedem Pavillon sind vier, in jedem Block und Isolirgebäude zwei Räume zur Unterbringung der zum Lazareth kommandirten Lazarethgehülfen und militärischen Krankenwärter, für je zwei bis drei Mann ausreichend vorhanden.

In jedem Stockwerke der Krankenhäuser befinden sich Baderäume, Wasser-Klosets und Theeküchen.

10. Ein dreistöckiges Verwaltungsgebäude.

---

[1]) Mit je 588 qm Grundfläche.

Im Erdgeschoss desselben liegen das Lazareth-Bureau, das Aufnahmezimmer für die neu zugehenden Kranken, das Zimmer zur Untersuchung von Kranken, das Versammlungszimmer der ordinirenden Aerzte.

Der Aufnahmeraum befindet sich dicht neben der verdeckten Einfahrtshalle für die Krankentransportwagen der Anstalt und schliessen sich Untersuchungs- und Versammlungszimmer der behandelnden Aerzte unmittelbar an. Nur durch einen Korridor von den eben aufgeführten drei Räumen sind getrennt: die Dispensiranstalt (Dampfapparat im Keller), die Bandagenkammer, sowie neben letzterer die Dienststube eines Militärapothekers.

Im zweiten und dritten Stockwerk befinden sich die Wohnungen für Inspektoren, Krankenpflegerinnen (katholische Ordensschwestern aus dem Mutterhause zu Neisse), den Maschinisten und Heizer, einen verheiratheten Civilkrankenwärter, die Polizei-Unteroffiziere, die Lazareth-Ordonnanz; auf dem Boden die Montirungskammer.

11. Ein zweistöckiges Oekonomiegebäude.

Dieses enthält die Koch- und Waschküche, ein Zimmer für mikroskopische Untersuchungen, das Viktualienmagazin nebst Kellereien, die Rollkammer, einen heizbaren Wintertrockenboden, einen Sommertrockenboden mit Fahrstühlen.

Ausserdem befinden sich im Oekonomiegebäude noch die Flickstube, das Lazareth-Wäschemagazin für den laufenden Bedarf, der Petroleum-, Seifen- etc. Keller und die Wohnungen der Lazarethköchinnen.

Im Uhrthurme liegen die Reservoirs für den Reinwasserbedarf.

Koch- und Waschküche erhalten den zur Bereitung der Speisen oder für die Wäschereinigung, zur Bewegung der ter Welp'schen Waschmaschine, Trockencentrifuge, Rolle etc. erforderlichen Dampf aus dem Maschinenhause.

Die Einrichtungen der Kochküche, welche durch die äusserst glücklich bemessenen räumlichen Verhältnisse fast völlig frei von Wrasenbildung ist, sind für 600 Personen getroffen. Die Speisen werden in 14 Dampfkochkesseln bereitet. In der Küche befinden sich ein anzuwärmender Anrichtetisch, auf dessen erhitzter Platte die Theilung des Fleisches in Portionen erfolgt, Vorrichtung zum Erwärmen der Essnäpfe, ein grosser Bratofen und ein kleiner Bratheerd zur Bereitung grosser Braten oder von Kotelets u. s. w. Ein mit Steinkohlen zu feuernder Reserveheerd mit eingemauerten Kesseln sichert den Küchenbetrieb für den Fall, dass die Dampf-

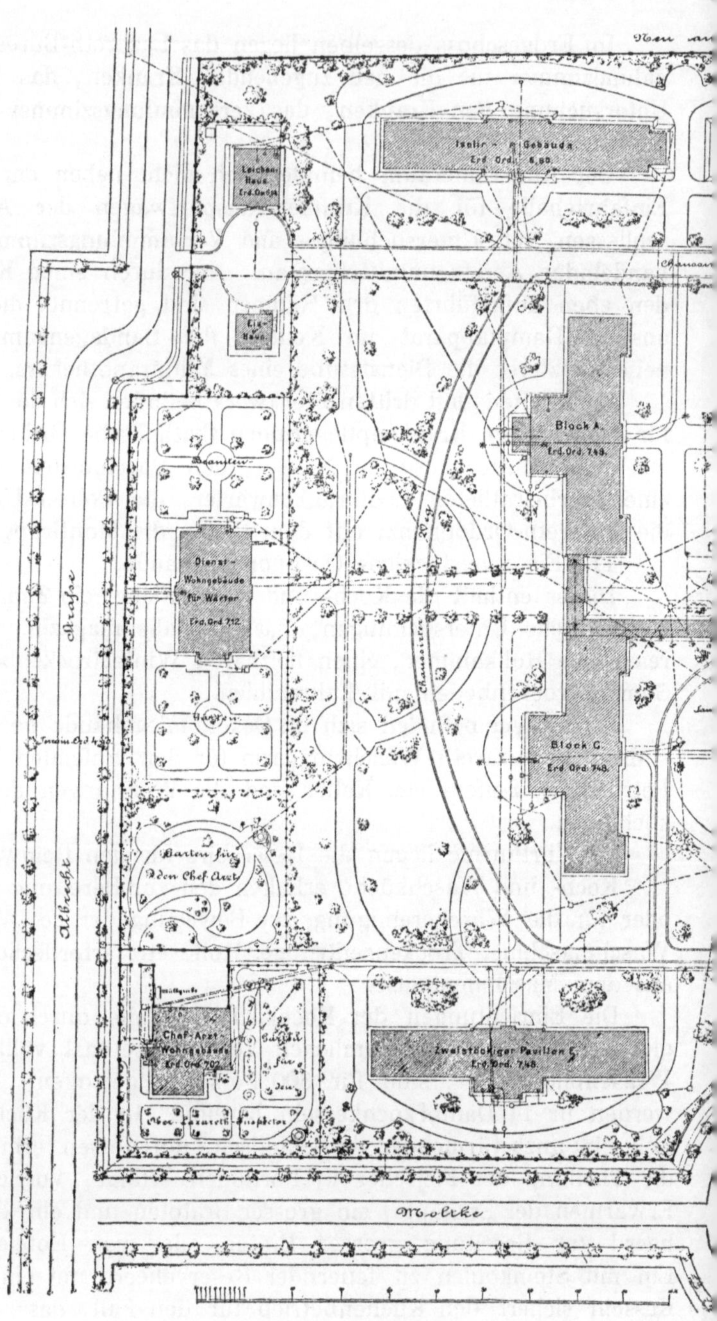

Isolir-Gebäude
Erd. Ord. 6,60.
Leichen-Haus
Erd. Ord. 9,1
Eis-Haus
Block A.
Erd.Ord. 7,48.
Dienst-Wohngebäude für Wärter
Erd. Ord. 7,12
Block C.
Erd. Ord. 7,48.
Garten für den Chef-Arzt
Chef-Arzt Wohngebäude
Erd. Ord. 7,02
Zweistöckiger Pavillon
Erd. Ord. 7,48.
Albrecht Strasse
Moltke

ei Tempelhof.

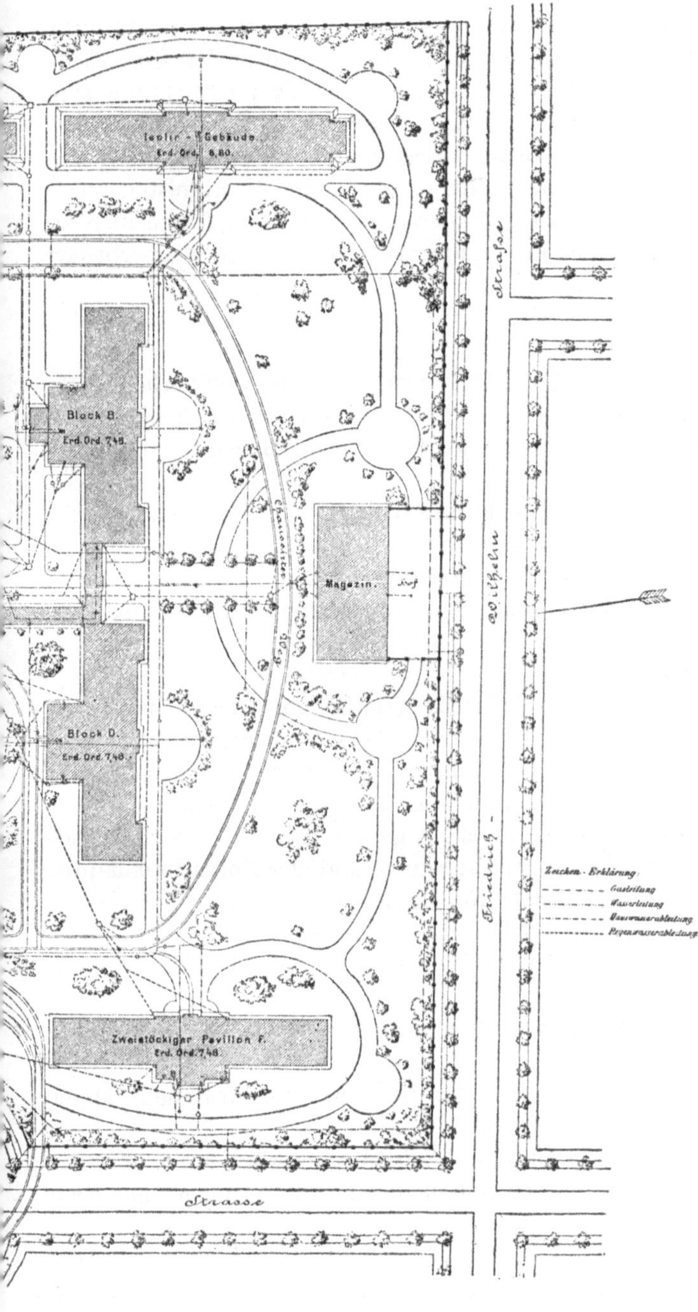

kessel etwa plötzlich ihren Dienst versagen sollten, was übrigens bis jetzt noch nicht vorgekommen ist. — Neben der Kochküche liegt die sogenannte Spülküche mit zweckmässiger Einrichtung zum Reinigen der Essnäpfe und des Küchengeschirrs.

Unmittelbar an das Oekonomie-Gebäude schliessen sich Maschinen- und Kesselhaus nebst Arbeitsstube des Maschinisten an.

In dem Maschinenhause befinden sich zwei Dampfmaschinen zu je 12 Pferdekräften und die Pumpwerke für den Reinwasserbedarf wie für die Entwässerung.

12. Wohngebäude für den Chefarzt· und den Ober-Lazareth-Inspektor.

13. Dienstgebäude für einen Inspektor und zwölf verheirathete Civilkrankenwärter, dreistöckig und unterkellert. Jeder Civilkranken-wärter hat Stube, Kammer, Küche, Keller und Boden.

14. Leichenhaus.

Dasselbe ist einstöckig, nicht unterkellert, sein Fussboden durchgehend mit Mettlacher Fliesen versehen und enthält ausser dem Obduktionsraum mit Wasserleitung, Gasbeleuchtung, Heizvorrichtung eine Kapelle zur Aufstellung und kirchlichen Einsegnung der Leichen.

15. Ein Eishaus.

Dasselbe hat doppelte hölzerne Wandungen, deren Zwischenräume von einem Meter Breite mit Häcksel ausgefüllt sind, und fasst 136 Kubikmeter Eis; Füllung und Entleerung erfolgt unter Benutzung einer aussen angebrachten Treppe von oben.

16. Magazin-Gebäude, dreistöckig, zur Lagerung von Dispositionsbeständen des Kriegs-Ministeriums und der Korps-Intendantur an Wäsche etc., des Materials für Lazarethzüge u. s. w.

17. Wachthaus, einstöckig, mit der Wachtstube, der Stube für den Portier-Unteroffizier, und einer Stube für die Telegraphenstation.

18. Eine Wagenremise zur Unterbringung der Krankentransportwagen.

Das ganze Areal des Lazareths ist von einer drittehalb Meter hohen massiven Mauer umfriedigt.

Zwischen den aufgeführten Baulichkeiten sind weite Rasenflächen mit Baum- und Strauchpflanzungen und Promenadenwegen angelegt.

Sämmtliche Kasernen, deren Truppentheile zum Lazarethverbande gehören, sind entweder für sich allein oder in Verbindung mit anderen nahe gelegenen Kasernen durch Anschlussgeleise mit der grossen Berliner Pferdebahn und dem Lazareth verbunden. Täglich fahren zwei Krankentransportwagen für 16—20 sitzend, 4 liegend zu befördernde Kranke eingerichtet, mit besonders konstruirten Tragbahren, welche federnde Füsse besitzen und bei Nichtgebrauch an der Wagendecke befestigt sind, ein Mal vom Lazareth zu den Kasernen und zurück. Kutscher und Pferde stellt hierbei die Pferdebahn-Gesellschaft, während zur Begleitung und Bedienung der Kranken je ein Lazarethgehülfe und ein Civilkrankenwärter vom Lazareth kommandirt sind. Diesen werden die zur Aufnahme in's Lazareth bestimmten, in den Krankenwartezimmern der Kasernen versammelten Kranken von Lazarethgehülfen der Truppentheile übergeben, welche gleichzeitig die aus dem Lazareth entlassenen Mannschaften in Empfang nehmen.

Wird aussergewöhnlich, z. B. bei vorkommenden Unglücksfällen und dergl., die Gestellung eines Krankentransportwagens nothwendig, so dient hierzu ein im Lazareth vorhandener dritter Wagen. Spätestens zwei Stunden nach Eingang des den Unfall meldenden Telegramms liegt der Verunglückte gebettet auf der Station im Lazareth.

Für die Krankenbeförderung zur Zeit starker Schneefälle besitzt das Lazareth einen verdeckten Schlitten, welcher Raum für 20 sitzend und 2 liegend zu befördernde Kranke bietet.

Der Reinwasserbedarf der Anstalt wird durch ein Pumpwerk sicher gestellt, welches nach Belieben von jeder der beiden Dampfmaschinen getrieben werden kann. Dieses Pumpwerk besteht aus zwei Plungerpumpen, die in der Minute durch 40 Umdrehungen 625 Liter Wasser beschaffen.

Da der tägliche Bedarf an reinem Wasser auf 100 Kubikmeter festgesetzt ist, so wird der gesammte Tagesbedarf in etwa 2,7 Stunden gepumpt. Das Wasser wird der Pumpe durch Saugrohre aus zwei Brunnenkesseln mit umgekehrten Kiesfiltern zugeführt, welche im Hofraume zu beiden Seiten des Maschinenhauses 23 Meter unter Terrain gesenkt sind.

Durch die Maschine wird das Wasser in zwei eiserne Reservoirs von je 61 Kubikmeter Inhalt gehoben, welche im Thurme des Oekonomie-Gebäudes mit ihrer Sohle 18 Meter über der Sohle des Erdgeschosses liegen. Von hier aus gelangt das Wasser durch unterirdische Röhrenleitung in sämmtliche Kranken- etc. Häuser, bis in die obersten Stockwerke, zur Speisung der Badebassins, zur Spülung der Klosets etc.

Die Dampfmaschine liefert gleichzeitig den zum Betrieb der Koch- und Waschküche erforderlichen Dampf, sowie den strömenden Dampf für den Desinfektionsraum.

In einem besonderen Häuschen ist ein Schimmel'scher Desinfektionsapparat von solcher Grösse aufgestellt, dass in denselben ein vollständiges Krankenbett eingeschoben werden kann; die Räume für die verseuchten und desinfizirten Gegenstände sind vollständig getrennt. Ueber die Zeit der Benutzung und über die desinfizirten Gegenstände selbst wird Buch geführt. Der Apparat hat sich bisher gut bewährt.

Die Entwässerung des Lazarethareals erfolgt für $\frac{2}{3}$ des Regenwassers nach dem 450 Meter in östlicher Richtung von der Lazarethgrenze entfernt liegenden sog. Weidenpfuhl. Ein Drittel des Regenwassers und das gesammte Hauswasser wird durch die Dampfmaschinen der Anstalt in die ungefähr 200 Schritt entfernten Leitungsrohre des Berliner Kanalisationssystems gepumpt und so nach den Rieselfeldern bei Osdorf überführt.

Die zuletzt erwähnten Wassermassen sammeln sich in einem fünf Meter tiefen, vier Meter im Durchmesser haltenden Becken.

Ausser heizbaren Badezimmern mit je zwei kupfernen Badewannen mit Douchevorrichtung sind bei Block A und B Dampfbäder mit eigenen Dampfentwicklern angelegt.

Die Klosets sind durchgängig nach dem Berliner System von Grove mit Wasserspülung versehen und so angelegt, dass sie von den Korridoren der Krankenhäuser noch durch einen besonders abzuschliessenden längeren Gang getrennt werden. Bei jedem Kloset befinden sich gleichfalls mit Wasserspülung versehene Pissoirs mit Porzellanschnabelbecken.

Die Kloseträume sind heizbar.

Die Heizung der Krankenzimmer, Mannschaftsstuben, Korridore und Badezimmer geschieht mittelst gusseiserner Füll-Reguliröfen, welche in den Krankenzimmern mit einem schmiedeeisernen Mantel umgeben sind. Beamtenwohnungen und Bureauräume sind mit Kachelöfen ausgestattet.

Die Oefen in den Krankenzimmern dienen gleichzeitig zur Ventilation. In den oben offenen Raum zwischen Ofen und Mantel tritt durch Luftzuführungskanäle von aussen her frische Luft ein. Diese Kanäle sind im ersten Stockwerk der Pavillons und

Blocks Thonröhren, im zweiten Stock mit Zinkblech verkleidete Holzkästen, welche aussen in der Frontmauer durch ein Drahtgitter abgeschlossen sind, unter dem Fussboden bis zum Ofen hinziehen und durch eine Drosselklappe nach Belieben geschlossen oder geöffnet werden können. Die zugeführte reine Luft wird in dem Raume zwischen Ofen und Mantel erwärmt und tritt so von oben her in den Krankenraum.

Die verbrauchte Luft wird durch Luftschachte abgeführt, welche dicht neben den Rauchrohren des Ofens liegen und nahe dem Fussboden mit Klappen versehen sind, welche während der Heizperiode geöffnet werden. Die Schachte steigen über das Dach der Gebäude hinaus. Um sie im Sommer der Ventilation nutzbar machen zu können, haben sie an der Decke der Zimmer noch eine Klappe erhalten, welche geöffnet wird, so lange die Räume nicht geheizt werden, während die untere Klappe geschlossen wird.

In der wärmeren Jahreszeit ist die unmittelbare Lüftung der Krankenzimmer und Korridore durch sogenannte Kippfenster in ausgiebiger Weise ermöglicht. Die oberen Fensterflügel sind nämlich um ihre untere Axe drehbar und werden durch eingehakte Ketten festgestellt.

In allen Thüren der Krankenzimmer in den Blocks sind die unteren Füllungen durch Schieberschlitze durchbrochen.

In einzelnen kleineren Krankenstuben können die Lüftungsröhren durch eine Gasflamme (Lockflamme) erwärmt werden.

In den Krankensälen der Pavillons und Isolirgebäude wird die Cirkulation der Zimmerluft dadurch beschleunigt, dass neben dem vorher erwähnten Ofen ein anderer geheizt wird, dessen Mantel dicht über dem Fussboden Ausschnitte enthält, während der Luftzuführungskanal von aussen her nicht zu ihm gelangt. Beide Oefen gehen mit ihren Abzugsröhren in ein gemeinsames Rauchrohr, das gleichfalls mit einem Mantel umgeben ist. Ausserdem sind in den Sälen auch Kamine vorhanden [1]).

Die Beleuchtung des Lazareths geschieht durch Gas, welches auch in den Theeküchen benutzt wird.

Der Dienstbetrieb im Lazareth erfolgt nach den Vorschriften

---

[1]) Die geschilderten Lüftungsvorrichtungen sind so wirksam, dass nach wiederholt angestellten Beobachtungen und Berechnungen die Lufterneuerung in den Blocks 81 cbm für Bett und Stunde beträgt; in den Isolirgebäuden und oberen Sälen der Pavillons mit Firstventilation steigt diese Zahl über 100.

des Preussischen Friedens-Lazareth-Reglements. Den vier Krankenstationen stehen als ordinirende Aerzte vier auf ein halbes oder
ganzes Jahr kommandirte in Berlin garnisonirende Oberstabs- oder
Stabsärzte vor. Zur Unterstützung derselben sind vier im Lazareth
wohnende, wachthabende Aerzte kommandirt.

Zwei Militär-Apotheker wohnen im Lazareth. An Lazarethgehülfen sind durchschnittlich 36, an Militär-Krankenwärtern 11
ständig vorhanden, daneben pflegen fünf Ordensschwestern die
Kranken.

Von oberen Lazarethbeamten sind: 1 Oberinspektor, 3 Inspektoren etatsmässig, von Unterbeamten: 13 Civilkrankenwärter, 4 Hausdiener, 1 Maschinist, 2 Heizer. Ferner thun Dienst 1 Köchin,
1 Hülfsköchin, 3 Wasch-, 3 Flickfrauen.

Ueber die Krankenbewegung geben die Uebersichten Auskunft.

Uebersicht I.

Die Stärke der auf das Lazareth angewiesenen Truppentheile
beträgt 10 289 Mann.

Es wurden behandelt		Dieselben erforderten Behandlungstage	Gestorbene
im Rapportjahre	Mann		
1884/85	3 516	88 453	23
1885/86	3 664	84 080	26
1886/87	3 672	77 340	25
1887/88	3 766	89 813	27
1888/89	3 293	90 489	17
1889/90	3 662	89 016	26
Gesammtsumme	21 824	519 191	144
Durchschnitt im Jahre	3 637	86 532	24

Uebersicht II.

Allgemeine Erkrankungen.

An Infektionskrankheiten wurden behandelt

Spalten 19–23 stehen unter der Überschrift **Ver-giftungen**.

im Rapport-jahre	Mann	Aechte Pocken	Modifizirte Pocken	Scharlach	Masern (Rötheln)	Rose	Diphtheritis	Karbunkel	Hospitalbrand	Pyämie (Septhämie)	Gastrisches Fieber	Abdominal-Typhus	Fleck-Typhus	Rückfallsfieber	Wechselfieber	Ruhr	Asiatische Cholera	Sporadische Cholera	Epidemische Genickstarre	Kohlenoxydgas	Rotz	Alkohol, akute	Alkohol, chronische	Andere Vergiftungen	Katarrh. Fieber (Grippe)	Rheumatisches Fieber	Akuter Gelenkrheumatismus	Chronischer Gelenkrheumatismus	Gicht	Blutarmuth	Leucaemie	Bluterkrankheit	Purpura	Skorbut	Zuckerruhr	Skrophulose	Hitzschlag	Trichinose	Bösartige Geschwülste	Andere allgemeine Erkrankungen	Summa
		1	2	3	4	5	6	7	8	9	10	11	12	13	14	15	16	17	18	19	20	21	22	23	24	25	26	27	28	29	30	31	32	33	34	35	36	37	38	39	
1884/85	321	—	1	11	9	25	5	3	—	1	5	29	—	—	41	65	—	—	—	—	—	—	2	3	13	4	65	12	—	15	1	2	5	—	1	—	3	—	—	—	321
1885/86	264	—	—	16	20	6	—	—	—	—	9	19	—	—	18	50	—	—	—	—	—	1	—	—	18	4	83	9	1	—	—	—	—	—	2	1	6	—	1	—	264
1886/87	284	—	—	17	11	24	27	1	—	—	17	17	—	—	29	3	—	—	—	—	—	1	2	1	8	5	95	8	—	7	—	1	2	—	—	—	5	—	3	—	284
1887/88	319	—	1	11	10	39	17	1	—	—	19	26	—	—	26	—	—	—	—	—	—	—	1	2	7	8	119	8	—	14	—	—	2	1	1	—	3	—	1	2	319
1888/89	254	—	—	7	15	10	4	—	—	—	7	29	—	—	33	—	—	—	1	—	—	—	—	—	8	4	114	2	2	9	—	—	4	—	2	—	2	—	—	1	254
1884—89	1442	—	2	62	65	104	53	5	—	1	57	120	—	—	147	118	—	—	1	—	—	2	5	6	54	25	476	39	3	45	1	3	13	1	6	1	19	—	5	3	1442

Bonn.

Der rheinischen Hochschule wurde bei ihrer Gründung im Jahre 1818 das in Bonn belegene ehemalige Hauptresidenzschloss der Erzbischöfe und Kurfürsten von Köln, sowie das Sommerresidenzschloss in dem nahen Poppelsdorf überwiesen. Hier fanden insbesondere die zoologischen, mineralogischen und botanischen Sammlungen und Institute ihren Platz; der das Gebäude umziehende, damals auf allen vier Seiten durch einen Weiher gegen die Strasse hin abgegrenzte Schlossgarten fand als botanischer Garten geeignetste Verwendung.

In dem Schlosse in Bonn dagegen wurden unter Anderem die sämmtlichen für die medizinische Fakultät erforderlichen Räumlichkeiten, mit Einschluss der Kliniken, das physikalische Institut, das schon anfangs reichhaltige Museum der Gypsabgüsse, die Universitäts-Bibliothek, die Convicte und die Seminare hergerichtet. Nachdem im Laufe der Zeit Erweiterungen der vorhandenen Räumlichkeiten und Neubauten für verschiedene Zwecke zur Ausführung gelangt sind, zerfallen die Gebäude der Universität in folgende drei Gruppen, die räumlich ziemlich entfernt von einander liegen.

1. Das Hauptgebäude der Universität in Bonn mit dem gegenüberliegenden akademischen Kunstmuseum,
2. die naturwissenschaftlichen Institute in Poppelsdorf,
3. die klinischen Bauten mit dem pathologischen und pharmakologischen Institute in Bonn.

Soweit die neueren Gebäude der Universität für ärztliche Kreise Interesse bieten, mögen dieselben nachstehend eine eingehendere Besprechung finden.

Das chemische Institut.

Das chemische Institut ist als ältestes der neueren grossen chemischen Institute in den Jahren 1865 bis 1868 erbaut und in den Jahren 1875 bis 1876 erweitert worden. Die westliche Hauptfront des Gebäudes ist der Meckenheimer Strasse zugewendet, die Nordfront liegt an der von der Meckenheimer Strasse nach der Anatomie hin sich abzweigenden Allee, an die Süd- und Ostfront schliesst sich Hof und Gartenland.

Der Grundriss zeigt drei der Meckenheimer Strasse parallel in ungleichen Abständen von einander angelegte Langbauten, welche jedesmal durch einen mittleren und zwei äussere Zwischenbauten so verbunden sind, dass sich im Innern zwei langgestreckte Vorderhöfe und zwei kleinere nahezu quadratische Hinterhöfe bilden.

Der Haupteingang liegt am Kopfe des mittleren Langbaues und führt durch eine geräumige Vorhalle in den Hauptkorridor des ganzen, das Erdgeschoss ausschliesslich einnehmenden Institutes. Rechtsseitig an diesem Korridor liegen ein kleineres Laboratorium, Glühzimmer und Wagezimmer, Garderobe etc., sowie die Zugänge zu den drei, die rückliegenden Verbindungsbauten einnehmenden grossen Sälen für praktische Uebungen, jeder mit 20 Arbeitsplätzen versehen; der hintere Langbau enthält grössere Nebenräume und glasgeschlossene Hallen im Anschluss an die Laboratorien; in der Queraxe dieses Langbaues ist der zweistöckige Erweiterungsbau des Jahres 1875/76 errichtet, welcher im Erdgeschoss ein Laboratorium mit 16 Arbeitsplätzen und ein Quecksilberzimmer, im 1. Stockwerk ein gleiches Laboratorium mit drei Nebenzimmern zu praktischen Uebungen für angehende Mediziner enthält. In den linksseitig von dem Hauptkorridor abgehenden Verbindungsbauten befinden sich einerseits (südlich) die Laboratorien und das Sprechzimmer des Direktors, welches letztere mit der in der Axe des Hauptkorridors liegenden Bibliothek verbunden ist, andererseits (nördlich) Laboratorien der Dirigenten für pharmazeutische und chemische Arbeiten. Im mittleren Verbindungsbau endlich befindet sich das grosse Auditorium und hinter demselben ein Vorbereitungszimmer; daran schliessen sich in dem vorderen, an der

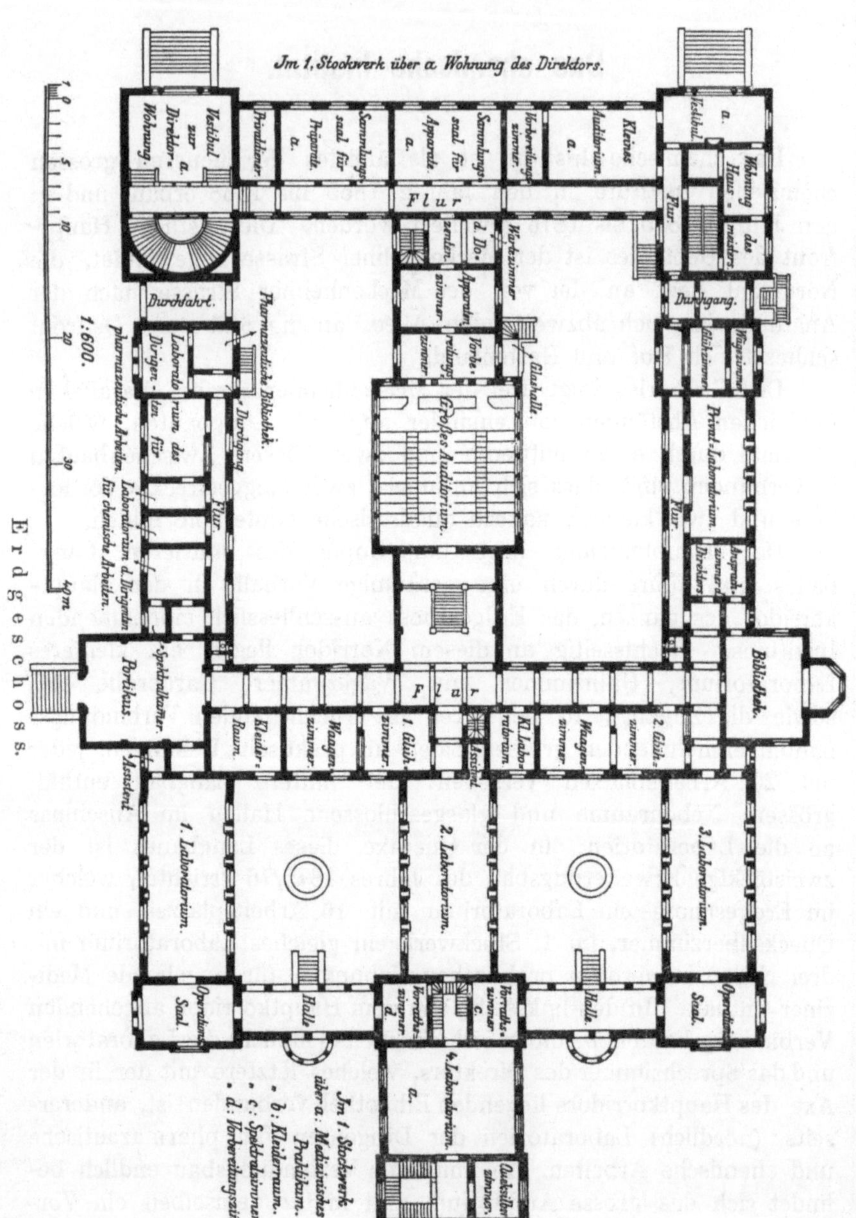
Im 1. Stockwerk über a. Wohnung des Direktors.
Erdgeschoss.
1:600.
Flur
Vestibul zur a. Direktor-Wohnung.
Praktikan.
Sammlungssaal für Präparate. a.
Sammlungssaal für Apparate. a.
Vorbereitungszimmer. a.
Kleines Auditorium. a.
Vestibul.
a.
Wohnung des Hausmeisters.
d. Do. Apparate.
Apparaten reinigungszimmer.
Wärterzimmer.
Durchgang.
Wagzimmer.
Glühzimmer.
Durchfahrt.
Laboratorium des Dirigenten für pharmazeutische Arbeiten.
Pharmazeutische Bibliothek.
Durchgang
Großes Auditorium.
Glashalle.
Flur
Privat-Laboratorium.
Sprech-zimmer d. Direktors
Laboratorium d. Dirigenten für chemische Arbeiten.
Flur
Spektralkammer.
Portikus.
Assistent.
Kleider-Raum.
Waagen-zimmer.
1. Glüh-zimmer.
Assistent.
Kl. Labo-ratorium.
Waagen-zimmer.
2. Glüh-zimmer.
Bibliothek.
Flur
1. Laboratorium.
2. Laboratorium.
3. Laboratorium.
Operations-Saal.
Halle.
Vorraths-zimmer d.
Vorraths-zimmer c.
Halle.
Operations-Saal.
Im 1. Stockwerk über a. Medizinisches Praktikum.
b. Kleiderraum. c. Spektralzimmer. d. Vorbereitungszimmer.
4. Laboratorium. a.
Austritts-zimmer.

Strasse liegenden Langbau die Sammlungssäle und noch ein kleines Auditorium mit Vorbereitungszimmer. Wohnungen für Unterbeamte und Assistenten sind durch Höherführen der Eckrisalite des vorderen Langbaues gewonnen.

Das Kellergeschoss enthält noch weitere Räume für Feuerarbeiten, Destillationen etc., sowie für Geräthschaften und Vorräthe aller Art, die Maschinenanlage, Brennmaterial etc.

Das Gebäude erhält Gas und Wasser aus den städtischen Leitungen, und entwässert in verschiedene bis zum Grundwasser hinabgeführte Senkgruben. Zur Abführung der ätzende Substanzen enthaltenden Abflusswässer sind Asphaltröhren in Anwendung gekommen. Die Heizung erfolgte ursprünglich ausschliesslich mit gewöhnlichen eisernen Oefen; gelegentlich der Ausführung des Erweiterungsbaues an der Hinterfront ist für die sämmtlichen grossen Arbeitssäle und für das grosse Auditorium eine Luftheizung mit 4 Kaloriferen angelegt worden. Die bedeutende Länge der Kanäle, durch welche die aus dem anliegenden Garten geschöpfte frische Luft den Heizkörpern zugeführt wird, machte die Anlage eines mittelst Dampfmaschine getriebenen Ventilators erforderlich. Besondere Abzugsvorrichtungen sind mit der Luftheizung nicht verbunden, weil die Anlage solcher die Wirksamkeit der vielfach vorhandenen Abdampfmaschine leicht hätte gefährden können; dagegen dient die Heizungsanlage auch während des Sommers zur Ventilation der Laboratorien und des Auditoriums mittelst eingepresster Luft. Die Gesammtbaukosten einschliesslich Erweiterungsbau haben 480 000 M. betragen.

Das Institut wird vom Geheimen Regierungsrath Professor Dr. phil. et med. Kekulé geleitet; als Dirigenten für praktische Uebungen sind die Professoren Dr. Anschütz und Dr. Klinger angestellt, ferner 5 Assistenten, 1 Hausmeister, 3 Hausdiener und ein Hülfsdiener.

Nach dem Etat für 1890/91 betragen die Gesammtausgaben und der Zuschuss aus der Universitätskasse 24 000 Mark.

Die klinischen Anstalten.

Das am Nordende der Stadt gelegene klinische Grundstück (s. Lageplan S. 181) hat den grossen Vorzug einer schönen, hohen und freien Lage in unmittelbarer Nähe des Rheines und im Grossen und Ganzen die Form eines langgestreckten Rechtecks, welches sich mit der kurzen östlichen Seite dem Rheine zuwendet. Hier erhebt sich der Boden, durch eine ältere Futtermauer gestützt, 6,50 m über das Rheinufer. An beiden Langseiten führen öffentliche Strassen — einerseits die Theaterstrasse, andererseits der Wachsbleicherweg — in allmählicher Steigung zur Höhe des Bauplatzes empor.

An der Theaterstrasse liegt der ausschliesslich für den öffentlichen Verkehr bestimmte Hauptzugang zum klinischen Platze. Das neben dem Eingang belegene kleine Wohnhaus für den Pförtner ist erst in jüngster Zeit durch einen Anbau zur Aufnahme der nöthigsten Verwaltungsräume erweitert worden.

Dem Haupteingange gegenüber ist die medizinische Klinik errichtet, auf deren Hinterhofe sich ein kleines Isolirhaus befindet, welches jedoch zur Aufnahme der ansteckenden Kranken aus sämmtlichen Kliniken bestimmt ist. Zur Seite der medizinischen Klinik schliesst sich nach Osten hin die Baugruppe der chirurgischen Klinik an, welche aus zwei vorderen, erst kürzlich durch einen Erweiterungsbau verbundenen Häusern und aus zwei von ersteren in einem Abstande von 42 m gelegenen und mit ihnen durch Hallen verbundenen Hintergebäuden besteht. Hinter der Klinik ist ein Eiskeller angelegt. Weiter östlich, mit der Hauptfront dem Rheine zugewendet, folgt die gynäkologische Klinik.

Ein gemeinsames Wirthschaftsgebäude für sämmtliche Kliniken ist am Wachsbleicherwege auf einem 6,50 m tiefer als das klinische Hauptgrundstück gelegenen, von der Strasse her direkt zugänglichen Platze errichtet. Seitlich vom Wirthschaftsgebäude steht, ebenfalls in tiefer Lage, das Kesselhaus, dessen vier Dampfkessel zugleich für die Dampfheizung der chirurgischen Klinik und für den Betrieb der maschinellen Einrichtung im Wirthschaftsgebäude dienen. An das Kesselhaus schliessen sich westseitig, vollständig unter dem Hauptterrain liegend, geräumige Kohlenkeller und Nebenräume für das Kesselhaus an. Die Wände dieser Kellerräume sind als Fundamente

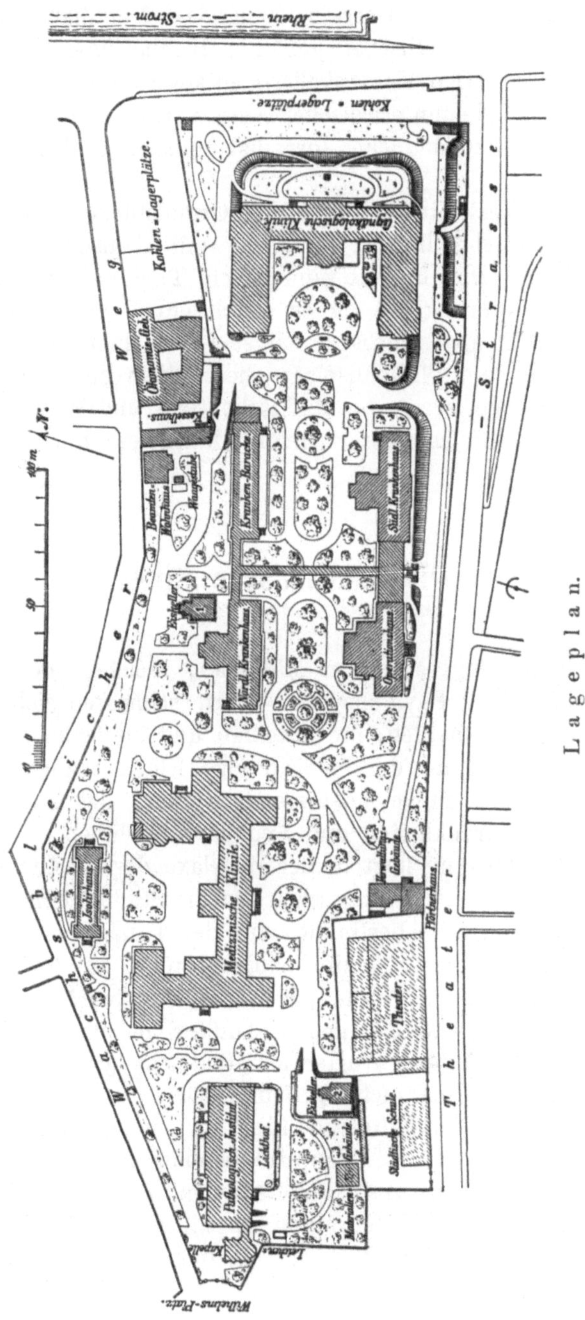
Rhein - Strom.
Kohlen - Lagerplätze.
Kohlen-Lagerplätze.
Gynäkologische Klinik
Oeconomie-Geb.
Kesselhaus
Beamten Wohnhaus
Waschhaus
Kranken-Baracke
Städt. Krankenhaus
Niederl. Krankenhaus
Operationshaus
Isolirhaus
Medizinische Klinik
Irrenhaus
Pathologisch. Institut
Leichhof
Städtisch. Schule
Theater
Förderhaus
Leichen- Kapelle
Wilhelms-Platz.
Weg
Bleicher Weg
Bachswache Weg
Strasse
Theater- Strasse
Lageplan.
40m
50
100m N:

für ein auf dem Hauptterrain stehendes Wohnhaus für die im Kesselhause und Wirthschaftsgebäude beschäftigten Unterbeamten benutzt worden. Den Kohlenkellern entsprechend sind südlich vom Oekonomiegebäude unterirdische, vom vertieften Hofe des Wirthschaftsgebäudes zugängliche Vorrathskammern in das Hauptterrain eingebaut.

Auf der Westseite des klinischen Grundstückes steht das pathologisch-anatomische Institut und die mit demselben verbundene Leichenkapelle. Dies Institut nimmt nicht Theil an der gemeinsamen klinischen Verwaltung, ist daher durch ein Trennungsgitter gegen die Kliniken hin abgeschlossen, hat seinen eigenen Eiskeller und an der Westseite vom Wilhelmsplatze her seinen besonderen Zugang. Die ganze Anlage ist an die städtische Gas- und Wasserversorgung angeschlossen und entwässert in die städtischen Kanäle.

Die medizinische Klinik.

An einen langgestreckten Mittelbau, welcher die Vereinigung von Korridor- und Pavillonsystem zeigt, schliessen sich zwei stark vortretende Flügelbauten; im Mittelbau und im östlichen Flügel befinden sich die Räume der medizinischen Klinik, während der westliche Flügel und einige anstossende Räume des Mittelbaues die Klinik für Hautkrankheiten und Syphilis aufnehmen.

Der Hauptzugang liegt in der Mittelaxe des Gebäudes, während ein zweiter Zugang, ausschliesslich für die Studirenden und die Besucher der Poliklinik bestimmt, auf der Langseite des Ostflügels angebracht ist. Dieser letztere Zugang führt zu der sogenannten Unterrichtsabtheilung, welche gegen die Krankenräume vollständig abgeschlossen ist und das grosse Auditorium mit 160 Sitzplätzen, mehrere Arbeitsräume, Warteraum und ein grosses Zimmer für laryngoskopische Untersuchungen umfasst.

Der Zugang im Mittelbau führt in ein geräumiges Vestibul, welchem sich hofwärts das Haupttreppenhaus mit seitlichen, hydraulisch betriebenen Aufzügen für Personen und Speisen, sowie die Aborte und andere Nebenräume anschliessen. Das Erdgeschoss enthält die Frauen-Abtheilung mit 30, das 1. Stockwerk die Männer-Abtheilung mit 50 Betten.

Ein zweites niedriges Stockwerk, nur über einem kleinen Theile
des Mittelbaues errichtet, war ursprünglich als besondere Station
für 12 Kranke eingerichtet, wird jedoch vorläufig nur zur Unterbringung des Dienstpersonals und für besondere wirthschaftliche
Zwecke verwerthet. Die kleineren Zimmer in beiden Stockwerken
werden nach Bedarf als Einzelzimmer I. Klasse oder für zwei Kranke
II. Klasse verwendet; zwei grosse Krankensäle im Erdgeschoss des
östlichen Flügels, für je 12 Kranke bestimmt, bilden die Station
III. Klasse für die Frauen-Abtheilung. Die darüber liegenden beiden
Säle des 1. Stockwerkes, ebenfalls für je 12 Kranke eingerichtet,
ein grösserer Saal über dem Auditorium mit 10 und ein über dem
Hauptflur des Langbaues belegener Saal mit 6 Betten stehen für
die III. Klasse der Männer-Abtheilung zur Verfügung. Der über dem
Zimmer für laryngoskopische Untersuchungen befindliche Raum des
1. Stockwerkes dient als chemisches Laboratorium. In jedem Stockwerk liegt eine Assistentenwohnung; die Zimmer für das Wartepersonal
sind ebenso wie die erforderlichen Nebenräume, Bäder, Aborte und
Theeküchen, in geeigneter Weise vertheilt.

Eine bemerkenswerthe Anordnung haben die grossen Krankensäle des östlichen Flügels erhalten. Fast vollständig aus dem Hauptkörper des Gebäudes heraustretend gestatten dieselben nämlich, von
drei Seiten in reichlichster Weise Luft und Licht zuzuführen; die
Säle des oberen Stockwerkes sind zudem mit einer Firstventilation
versehen.

Die Räumlichkeiten des Kellers werden zum grössten Theile
von der Zentralheizungsanlage eingenommen.

Im Mittelbau ist in der Nähe des Speisenaufzuges und Anrichteraumes eine besondere Spülküche und ein Raum für schmutzige
Wäsche angelegt, welcher mit den oberen Stockwerken durch einen
mit Zink ausgefütterten Schlot in Verbindung steht.

Zur vorläufigen Unterbringung der Leichen ist ein besonderer
Raum in der Nähe des Aufzuges bestimmt.

Da die Zahl und Grösse der Untersuchungsräume für klinische
Zwecke sich als unzureichend erwiesen hat, ist der Neubau einer
besonderen geräumigen Laboratoriumsbaracke in Aussicht genommen.

Direktor der Klinik ist Professor Dr. Friedrich Schultze;
als Assistenten fungiren Privatdozent Dr. Bohlard, Dr. Graeser
und Dr. Creutz. Das Wartepersonal besteht aus 5 barmherzigen
Schwestern aus Trier, 2 Wärterinnen und 1 Wärter, das Verwal-

tungspersonal aus 3 Männern und das Dienstpersonal aus 2 männlichen und 4 weiblichen Personen. Die Anzahl der Betten beträgt 78; der Verpflegungspreis für den Tag: I. Klasse: 7,50 Mark, II. Klasse: 4,50 Mark, III. Klasse: 1,50 Mark.

Im Rechnungsjahre 1888/89 wurden behandelt:

	in der Klinik			in der Poliklinik		
	m.	w.	zus.	m.	w.	zus.
Ueberhaupt	455	212	667	1774	1057	2831
darunter an:						
Entwickelungskrankheiten	—	—	—	11	27	38
Infektions- und allgemeinen Krankheiten	191	63	254	393	333	726
Lokalisirten Krankheiten	262	149	411	1233	589	1822
davon:						
Krankheiten des Nervensystems	75	58	133	177	94	271
- des Ohres	—	—	—	4	—	4
- der Augen	—	—	—	1	—	1
- der Athmungsorgane	55	23	78	224	89	313
- der Cirkulationsorgane	21	18	39	58	30	88
- des Verdauungsapparates	69	27	96	599	296	895
- der Harn- und Geschlechtsorgane	16	16	32	28	14	42
- der äusseren Bedeckungen	2	2	4	19	9	28
- der Bewegungsorgane	18	5	23	83	53	136
Mechanische Verletzungen	6	--	6	40	4	44
Andere Krankheiten und unbestimmte Diagnosen	2	—	2	137	108	245

Nach dem Etat, der, wie die Verwaltung, für die Kliniken gemeinsam ist, belaufen sich die Gesammtausgaben für das Jahr 1890/91 auf 267 268 Mark, der Zuschuss aus der Universitätskasse auf 130 160 Mark.

Die Klinik für Syphilis und Hautkrankheiten.

Der Zugang zur Klinik liegt im westlichen Flügel in der Queraxe desselben. In beiden Stockwerken enthält der südliche Theil, zu dem zwei Räume des Mittelbaues hinzutreten, die Frauen-, der nördliche die Männer-Abtheilung; jede der beiden Abtheilungen ist im Erdgeschoss für Hautkranke, im ersten Stockwerk für Syphilitische bestimmt. Männer- und Frauen-Abtheilung sind durch die zwischenliegenden Verwaltungs- und Unterrichtsräume in beiden Stockwerken durchaus geschieden. Eine besondere Treppe vermittelt in jeder Abtheilung den inneren Verkehr und führt die Kranken unmittelbar zu den Gärten, die ebenfalls für beide Geschlechter getrennt und im Innenhofe des Gebäudes gelegen sind.

Die Raumvertheilung ist im Erdgeschoss und im ersten Stockwerk genau die gleiche; in jeder Abtheilung befindet sich daselbst ein grösserer, den Pavillons des östlichen Flügels ähnlich angeordneter Saal für 18 Kranke und ein Zimmer für je 2 Kranke III. Klasse. In der Frauen-Abtheilung stehen ferner in jedem Stockwerk 2 Zimmer, in der Männer-Abtheilung 3 Zimmer für Kranke I. und II. Klasse zur Verfügung. Badezellen, Klosets, Theeküchen, Wärter- und Leinenzimmer sind jeder Abtheilung zugetheilt.

Der zu Verwaltungs- und Unterrichtszwecken bestimmte Mitteltheil enthält im Erdgeschoss Dienstwohnungen. Im ersten Stockwerk befindet sich das Auditorium mit ansteigenden Sitzplätzen für 100 Studirende, sowie ein kleines Zimmer für den Direktor. Der Vorraum des Auditoriums ist durch Glasthüren gegen die Treppenhäuser und Abtheilungs-Korridore abgeschlossen und so zugleich als Warteraum benutzbar. Bei der Unzulänglichkeit der letztgenannten Räume wird beabsichtigt, bei Ausführung eines nach dem Hofe zu geplanten Erweiterungsbaues, im ersten Stockwerk, im Zusammenhange mit den vorhandenen, einige neue Unterrichtsräume zu beschaffen. Die Verwendung der Kellerräume ist die gleiche, wie·in der medizinischen Abtheilung.

Was die äussere Erscheinung des Gebäudes betrifft, so ist dasselbe ähnlich wie die übrigen klinischen Bauten in gelblichen durch Theilungen von dunkelrothem Material verzierten Blendsteinen unter bescheidener Verwendung von Werksteinen hergestellt. Das Dach ist in den Haupttheilen in englischem Schiefer eingedeckt; die Pavillons und einzelne niedrige Gebäudetheile haben Holzcementbedachung erhalten.

Die bauliche Ausstattung des Inneren ist in der medizinischen und syphilitischen Klinik einheitlich durchgeführt; auch die Betriebsanlagen, namentlich Heizung, Lüftung, Gas- und Wasserleitung sind gleichartig; bei deren Vertheilung im Einzelnen musste stets die Rücksicht auf die getrennte Verwaltung beider Abtheilungen im

Auge behalten werden. Die Kellerräume sind gewölbt, der Fussboden derselben mit gewöhnlichen Ziegelsteinen, zum kleineren Theil mit Werksteinplatten belegt. Die Vestibule und Korridore sowie die Haupttreppenhäuser sind überwölbt, im Uebrigen sind Balkendecken mit einer Ausmauerung von Schwemmsteinen zur Verwendung gekommen. Die Haupttreppen sind in Trachyt, die Nebentreppen in Holz ausgeführt. Die Vestibule, die Klosets und Badezimmer haben einen Belag von Mosaikplatten; der Fussboden aller übrigen Räume einschliesslich der Korridore ist als Riemenboden aus Eichenholz hergestellt. In sämmtlichen Krankenräumen sind die Wandflächen, um die Entfernung von ansteckenden Stoffen thunlichst zu erleichtern, glatt verputzt und mit Oelfarbe gestrichen, ebenso in den Klosets und Bädern, in denen ausserdem auch die gewölbte Decke einen Oelfarbenanstrich erhalten hat. Doppelfenster finden sich nur in den grossen Pavillonsälen. Die Oberlichter der Fenster, unmittelbar unter der Decke liegend, sind überall zu Lüftungszwecken beweglich eingerichtet.

In den grösseren Sälen sind 2, in sämmtlichen kleineren Zimmern ist 1 Waschtisch mit Auslässen für kaltes und warmes Wasser angeordnet. Die Porzellan-Waschschalen liegen in Schieferplatten und sind als Kippbecken konstruirt. Die Badezellen, deren die medizinische Abtheilung 5, die syphilitische Klinik 8 enthält, sind mit einer Badewanne, einer besonderen Kopfbrause und einer beweglichen Seitenbrause ausgestattet.

Die Heizung des Gebäudes erfolgt durch eine mit Aspirationslüftung verbundene Luftheizung. Im Kellergeschoss, mit den Heizöffnungen dem Korridor zugewandt, sind 9 Kaloriferen aufgestellt, von denen 6 der medizinischen, 3 der syphilitischen Abtheilung dienen. Die den umliegenden Gärten entnommene frische Luft strömt durch die Kellerfenster zunächst in weite vor den Kaloriferen liegende Lufträume. Zimmer, Klosets und Bäder werden auf 20° C., Vestibule, Treppen und Korridore auf 15° C. erwärmt. Das eiserne Rauchrohr jeder Kalorifere ist in einem weiten gemauerten Schacht eingebaut. In diesen, im Sommer durch eine besondere Feuerung erwärmten Aufsaugeschlot münden die im Erdgeschoss und im ersten Stockwerk zwischen den Korridorgewölben und dem Fussboden, im zweiten Stockwerk über der Balkenlage eingebauten Sammelkanäle, zu welchen die einzelnen Abzüge der Zimmer emporgeführt sind. In den Zimmern, Klosets und Bädern findet stündlich ein dreimaliger, in den Korridoren ein einmaliger Luftwechsel statt. Heiz- und Lüftungsöffnungen sind mit eisernen Schiebern einfachster Art versehen. Das Gebäude ist im Jahre 1882 seiner Bestimmung übergeben worden. Die Baukosten haben rund 600 000 Mark betragen.

Die Klinik leitet Geheimer Medizinalrath Professor Dr. Doutrelepont; als Assistenzärzte sind angestellt Dr. Hahn und Dr. von Broich. Das Wärterpersonal besteht aus je 2 Wärtern und Wärterinnen. Die Anzahl der Betten beträgt 56; die Verpflegungssätze für dieselben wie in der medizinischen Klinik.

Im Rechnungsjahre 1888/89 wurden behandelt:

	in der Klinik			in der Poliklinik		
	m.	w.	zus.	m.	w.	zus.
Ueberhaupt an Syphilis	102	92	194	292	146	438
darunter:						
an Gonorrhoeen	29	39	68	113	47	160
- Ulcus molle contag.	2	5	7	10	5	15
- Syphilis	67	45	112	194	137	331
Nicht venerischen Krankheiten der Genitalorgane	2	3	5	24	6	30
Ueberhaupt an Hautkrankheiten	220	116	336	849	565	1414
darunter:						
an Neubildungen	7	2	9	9	10	19
Parasitären Dermatosen	131	74	205	370	244	614

Die chirurgische Klinik.

Von den beiden nach der Theaterstrasse zu liegenden zweistöckigen Gebäuden, welche erst vor Kurzem durch einen einstöckigen Zwischenbau verbunden worden sind, dient das westliche als Operationshaus, das östliche enthält die Frauen-Abtheilung. Der Zwischenbau ist theils zur Erweiterung der Poliklinik, deren Raum im Operationsgebäude sich sofort nach der Inbetriebsetzung der Klinik als sehr knapp bemessen erwies, theils zur Beschaffung einiger fehlender Sammlungsräume errichtet worden. Die zurückliegenden, mit dem Vorderbau durch eine Fachwerkshalle verbundenen Gebäude nehmen die Männer-Abtheilung auf. Das westliche zweistöckige Gebäude entspricht in jeder Beziehung genau dem vorderen Frauenhause, das östliche ist eine einfache Baracke in Holzfachwerk, welche nach der früheren Absicht bei eintretendem Bedürfniss durch einen dritten zweistöckigen Massivbau ersetzt werden soll. Die beiden massiven Krankenhäuser bieten Raum zur Aufnahme von je 20 Kranken, während die Baracke 25 Betten enthält. Die Gesammtzahl der aufzunehmenden Kranken beträgt somit 105, die Zahl der Betten, einschliesslich der des Dienstpersonals, 120.

a) Das Operationshaus, welches als Hauptzugang für die gesammte Bauanlage dient, hat naturgemäss seine Stellung in nächster Nähe des Einganges zum klinischen Terrain erhalten. Der Hauptraum des Hauses, der grosse, durch beide Stockwerke reichende Operationssaal, liegt hofwärts in der Hauptaxe des Gebäudes.

Von der inneren, in Eisenkonstruktion zeltartig ausgebildeten Decke ist das nach Norden gelegene Viertel und demgemäss auch der darüberliegende nördliche Walm des Daches mit Glas eingedeckt. Ausser diesem Oberlicht ist dem Saale von der Nordseite her eine Beleuchtung durch ein grosses, 3 m breites, 3,20 m hohes, mit einer einzigen Spiegelscheibe geschlossenes Fenster, sowie durch eine Reihe darüberliegender kleinerer Fenster gegeben. Der Operationstisch steht in der Mitte des Saales, links und rechts davon befinden sich vier amphitheatralisch aufsteigende Sitzreihen, im Ganzen 96 Plätze enthaltend. Die zu den Sitzreihen emporführenden Treppen sind frei vor die Kopfseiten des Amphitheaters gelegt; dieselben sind beiderseits an den Seitenwänden des Saales zu einer Galerie weitergeführt, die, fast genau in der Höhe des ersten Stockwerkes liegend, eine weitere Zahl von 24 Sitzplätzen bietet und zugleich den Verkehr zwischen dem Operationssaale und den Räumen des ersten Stockwerkes wesentlich erleichtert. Die den Operationssaal besuchenden Studirenden treten vom ersten Stockwerk her durch eine auf diese Galerie führende Thür ein. Neben dem Operationssaale liegt einerseits das Auskleide- und Wartezimmer für die Kranken, andererseits ein Raum für mikroskopische Untersuchungen u. dergl. Der linksseitige Theil des Gebäudes wird von dem Auditorium, welches für 80 Zuhörer Raum gewährt, in Anspruch genommen; der vor dem Auditorium belegene, zu diesem Zwecke erweiterte Korridor enthält die Haupttreppe, welche vom Keller bis zum ersten Stockwerk führt. Rechtsseitig enthält das Operationshaus die Poliklinik. Die Patienten der Poliklinik benutzen jetzt den in der Mitte eines 1888/89 gemachten Erweiterungsbaues angelegten besonderen Zugang; sie gelangen durch einen kleinen Vorraum in das Wartezimmer, von hier weiter in die für beide Geschlechter getrennten Auskleideräume und demnächst in das Untersuchungszimmer. Neben dem letzteren — am Haupteingang des Operationshauses — ist ein Raum zum Anlegen von Gypsverbänden, zum Anpassen von Bandagen etc. hergerichtet.

b) Die beiden Krankenpavillons. Der Frauenpavillon zur Seite des Operationshauses und der hinter dem letzteren liegende Männerpavillon haben eine genau gleiche Anlage und Ausstattung erhalten. Von ähnlicher Grundrissform, wie das Operationshaus, enthalten dieselben in dem vorderen Langbau die nach Süden belegenen Krankenräume, an der Nordseite einen durchgehenden Korridor. Unmittelbar am Haupteingange liegen im Erdgeschoss die Zimmer des Assistenzarztes; es folgen 2 Zimmer II. Klasse für je 2 Kranke, im Mittelbau ein Krankensaal mit 10 Betten, weiter ein Pflegerinnenzimmer zum Aufenthalt der Pflegerinnen bei Tage mit vorliegender Theeküche, schliesslich ein Saal mit 6 Betten. Eine an der Kopfseite des Langbaues vorgelegte Veranda dient im Sommer zum Aufstellen von Krankenbetten und als Erholungsraum für Rekonvaleszenten. Der das Bad und die Klosets von den übrigen Räumen des Hauses trennende Querkorridor ist auf beiden Kopfseiten mit Fenstern versehen, um jederzeit eine wirksame Durchlüftung desselben möglich zu machen. Da in allen Gebäuden nur 2 Stockwerke vorhanden und die Treppen so bequem angelegt sind, dass der Transport der Kranken mit den Betten möglich bleibt, ist die ursprünglich beabsichtigte Anlage von Personenaufzügen aufgegeben worden. Die schmutzige Wäsche wird durch weite, gut gelüftete Zinkröhren in den Keller geleitet und von hier aus nach dem Oekonomiegebäude übergeführt. Zur Aufbewahrung und Lüftung von Matratzen und Bettzeug bietet der Boden des Vorderbaues geeigneten Raum.

Schlafräume für die Pflegerinnen sind nachträglich unter dem Dache hergestellt worden.

c) Die Baracke, für welche die in der chirurgischen Klinik der Universität Halle zur Ausführung gekommene Anlage als Vorbild gewählt ist, besteht aus einem grossen Mittelsaale von 35 m Länge und 9 m Breite für 24 Betten und 2 anstossenden Eckbauten, welche die erforderlichen Nebenräume enthalten. Dem Mittelsaale ist südwärts in der ganzen Länge eine 3,13 m breite Veranda zum event. Sommeraufenthalt für die Kranken vorgelegt. Nur unter dem östlichen Kopfbau der Baracke sind zur Aufbewahrung von Vorräthen, Kohlen und für schmutzige Wäsche Kellerräume angelegt; im Uebrigen ruht das Gebäude auf freistehenden Pfeilern, so dass die Krankenräume von der Luft vollständig umspült werden.

Bezüglich der äusseren baulichen Ausstattung wie der inneren Einrichtung kann im Wesentlichen auf das bei der medizinischen Klinik Gesagte verwiesen werden. Hervorzuheben dürfte vielleicht sein, dass die Verwendung von Terrazzofussböden in der chirurgischen Klinik in ziemlich ausgedehntem Umfange stattgefunden hat. So sind namentlich die Korridore des Operationshauses und der grosse Operationssaal, der Korridor des Erweiterungsbaues, die Verbindungshalle und sämmtliche Räume der Baracke mit diesem Belage versehen. Zum Schutze gegen Abkühlung ist in der Baracke unter dem Fussboden in 3 Schichten eine rostartige Ziegelsteinplattung verlegt worden.

Zur Beschaffung von warmem Wasser sind im Keller des Operationshauses zwei, in den beiden Krankenpavillons je ein Wasserheizkessel mit Dampfröhrenspiralen aufgestellt, welcher einerseits an die vom Kesselhause herkommende Dampfleitung, andererseits an die Kondensationsleitung angeschlossen sind. Aus den Heizkesseln führt eine an der einen Gebäudeseite auf-, an der anderen absteigende zum Kessel zurückführende Leitung das warme Wasser nach den Verbrauchsstellen. Ein kleiner, unter der Decke des ersten Stockwerkes aufgestellter Behälter sendet durch ein abfallendes Rohr dem Heizkessel den Ersatz des verbrauchten Wassers zu. Warmes Wasser ist in den Krankenpavillons nur den Bädern und einzelnen allgemeinen Entnahmestellen in den Korridoren zugeführt, ausserdem dem Operationssaale, der Poliklinik und dem Direktorzimmer. In der Baracke dient allein der Badeofen zur Erzeugung von warmem Wasser.

Geheizt werden die drei massiven Gebäude durch eine Zentral-Dampfluftheizung; nur der grosse Operationssaal, dessen Bestimmung eine jederzeit leicht in Betrieb zu setzende, selbständige Heizung erfordert, wird durch eine besondere, im Kellergeschoss aufgestellte Kalorifere erwärmt. Ausser der Zentralheizung sind die Krankenzimmer der Pavillons mit gewöhnlichen eisernen Mantelöfen, die grösseren Säle mit Meidinger'schen Füllöfen versehen, um namentlich an kühleren Frühlings- und Herbsttagen ohne Inbetriebsetzung der Zentralheizung einzelne Räume für sich heizen zu können. Zur

Erwärmung der Baracke dienen ausschliesslich Meidinger'sche Füllöfen. Zur Erzeugung des zur Dampfheizung erforderlichen Dampfes
genügen im Allgemeinen zwei der auf dem Hofe des Wirthschaftsgebäudes aufgestellten Kessel (von je 46 qm Heizfläche und $3^1/_4$ Atmosphären Ueberdruck). Das von den Kesseln abgehende Haupt-
dampfrohr liegt in einem weiten, bequem zugänglichen Kanale; es
besteht aus zwei parallelen Strängen, die sich an den Enden vereinigen und somit einen vollständigen Kreislauf des Dampfes, sowie
die Ausschaltung jedes einzelnen Gebäudes gestatten. Kondensations-
rohre begleiten die Dampfrohre in der ganzen Länge des Kanales;
sie münden in einen im Kesselhause aufgestellten Behälter, welcher
mit den Wasserpumpen der Kessel in Verbindung steht. Vom
Hauptrohre führen Zweigleitungen den Dampf zu den Heizregistern
der einzelnen Pavillons. Die zur Beheizung der Korridore und
Treppenhäuser dienenden Register sind in diesen selbst, alle übrigen
dagegen im Kellergeschoss in besonderen Heizkammern aufgestellt.
Die diesen Heizkammern durch unterirdische Kanäle von den Hinter-
gärten der Pavillons her zugeführte frische Luft steigt nach der
Erwärmung in senkrechten, in den Mittelmauern liegenden Kanälen
zu den Zimmern, Bädern und Klosets empor. Für jeden Kanal ist
im Keller eine Mischklappe angeordnet; dieselbe wird vom Zimmer
aus in der Weise gehandhabt, dass sie, den Austritt der warmen
Luft aus der Heizkammer verringernd, zugleich einen entsprechenden
Querschnitt des zur Einströmung frischer kalter Luft besonders angelegten Kanales öffnet. Jede Bewegung der Mischklappe ändert
allein die Temperatur der aufströmenden Luft, nicht jedoch deren
Menge, den Ventilationsgrad.

Die Verbindungshalle, deren dauernde Erwärmung sich mit
Rücksicht auf den Transport der Kranken nach dem Operationssaale
hin als unerlässlich erwies, ist nachträglich an die Dampfheizung
angeschlossen worden.

Um auch während der warmen Jahreszeit den Gebäuden stets
die nöthige Luft zuführen zu können, ist eine besondere Pulsionsventilation angeordnet worden. In jedem der drei massiven Gebäude befindet sich ein Ventilator, der durch eine im Kellergeschoss
des hinteren Ausbaues stehende Gaskraftmaschine in Bewegung
gesetzt wird. Die verbrauchte Luft wird durch senkrechte Mauerkanäle abgeführt, die, bis über den Dachfirst aufsteigend, dort mit
Deflektoren versehen sind. Mit Ausnahme der Treppenhäuser,
welche nur auf $+ 15^0$ C. geheizt werden, können sämmtliche Räume

bei niedrigster Aussentemperatur, also etwa bei — 15° C., mit
Leichtigkeit bis auf + 20° C. erwärmt werden. Durch die Ventilationsanlage werden jedem Krankenbett in der Stunde 100 cbm
frische Luft zugeführt; für die Bäder und Klosets ist in der Stunde
eine dreimalige Lufterneuerung festgesetzt worden. Dem Operationssaale können stündlich als Einheit 30 cbm, im Ganzen somit — für
120 Personen — 3600 cbm frische Luft zugeführt werden; für das
Auditorium, das Auskleidezimmer, das Wartezimmer und die Sammlungen im Operationshause war eine zweimalige, für alle sonstigen
Räume der Pavillons, namentlich für die Korridore, eine einmalige
Lufterneuerung in der Stunde gefordert worden. Für weitere
Lüftung der Krankenzimmer, namentlich im Sommer, ist ebenso wie
in der medizinischen Klinik durch stellbare Oberlichtflügel und durch
Schieber in den Fensterbrüstungen in ausreichendster Weise Sorge
getragen.

Die Krankenräume des oberen Stockwerkes haben ausserdem
in ihrer ganzen Breite eine Firstventilation erhalten. Die in senkrechten Mauerkanälen abgeführte Luft sammelt sich auf dem Boden
in einem durchgehenden Schachte und wird von hier durch einzelne
Zinkröhren, die mit einem Mantel von gewelltem Zink umgeben und
durch eine Zwischenfüllung von Lehmstroh isolirt sind, über Dach
geführt. Die Lüftung der Baracke erfolgt durch eine durchgehende
Firstventilation, durch bewegliche Oberlichter und im Winter zugleich
durch die zur Heizung dienenden Ventilationsöfen, welche die Luft
aus dem freien Raum unter den Gewölben entnehmen. Die vorhandene Dampfleitung bietet Gelegenheit zur Desinfizirung von
Verbandzeug in kupfernen Kesseln, die mit der Dampfheizung verbunden, mit einem leicht zu öffnenden und dampfdicht zu schliessen-
den Deckel versehen und in den Pavillons und in dem grossen
Operationssaale aufgestellt sind.

Die Ausführungskosten der ganzen Anlage haben sich auf rund
634 000 Mark gestellt.

Direktor der Klinik ist Professor Dr. Trendelenburg; als
Assistenten sind angestellt Dr. Witzel, Dr. Wendelstadt und
Dr. Schulze-Berge. Das Wartepersonal besteht aus 7 Schwestern
vom Alice-Frauenverein in Darmstadt und 4 Wärterinnen, das
Dienstpersonal aus 3 männlichen und 4 weiblichen Personen. Die
Anzahl der Betten beträgt 99. Die Verpflegungssätze sind dieselben
wie in der medizinischen Klinik.

Im Rechnungsjahre 1888/89 wurden behandelt:

	in der Klinik			in der Poliklinik		
	m.	w.	zus.	m.	w.	zus.
Ueberhaupt	766	371	1137	3370	1865	5235

davon an:

Krankheiten des Kopfes und Ge-

	m.	w.	zus.	m.	w.	zus.
sichtes	76	26	102	321	130	451
- der Augen.	8	2	10	12	2	14
- der Ohren	9	2	11	24	10	34
- der Nase	16	8	24	40	29	69
- des Mundes, Schlundes etc.	70	21	91	487	320	807
- des Halses und Nackens . .	50	34	84	212	142	354
- der Brust und des Rückens	26	36	62	129	95	224
- der Wirbelsäule	12	6	18	78	56	134
- des Bauches	19	12	31	108	43	151
- des Mastdarms	24	19	43	50	19	69
- der Harn- und Geschlechts-organe	70	10	80	193	12	205
- des Beckens und der Lenden-gegend	22	9	31	29	12	41
- der oberen Extremitäten . .	98	65	163	799	458	1257
- der unteren Extremitäten .	203	111	314	754	428	1182
allgemeinen Krankheiten . . .	57	9	66	55	40	95
nichtchirurgischen Krankheiten .	6	1	7	79	69	148

Operationen wurden ausgeführt 2492, davon in der Poliklinik 2056, in der Klinik 436, hierunter Amputationen 25, Resektionen an Knochen 9, Exarticulationen 16, Resektionen an Gelenken 34, Plastische Operationen 29, Mamma-Amputationen 18, Tracheotomien wegen Diphtherie 4, wegen Fremdkörper etc. 2, Herniotomien 10, Blasenschnitte 5, Castrationen 12, Urethrotomien 7, Hydrocelenoperationen 15, Echinococcenoperation 1.

Die gynäkologische Klinik.

Die Gestalt der unmittelbar am Rhein gelegenen Baustelle bedingte einen dreigeschossigen, hufeisenförmigen Bau. Drei Haupteingänge führen vom Innenhofe her zum Gebäude; der mittlere dient als Zugang zu den Unterrichts- und Direktoralräumen, der seitliche, am südlichen Flügel belegene, als Zugang zu den klinischen Räumen; der gegenüberliegende Eingang des nördlichen Flügels ist ausschliesslich für die Aushülfestation bestimmt.

Im Erdgeschoss wird der grösste Theil des Vorderbaues und ebenso der nördliche Flügel durch die Wohn- und Geschäftsräume des Direktors beansprucht. Die Räume des südlichen Flügels, sowie drei Zimmer des Mittelbaues bilden die Krankenstation I. Klasse von sechs Zimmern mit den erforderlichen Nebenräumen. Das erste Stockwerk des südlichen Flügels und die anstossenden Räume des Mittelbaues enthalten zunächst der Treppe einen zur Abhaltung der Poliklinik benutzten Raum, ferner die Abtheilung für Kranke II. und III. Klasse, und zwar vier Zimmer für je zwei Kranke II. Klasse, einen grösseren Saal mit zehn Betten und zwei Zimmer III. Klasse mit fünf und vier Betten, die üblichen Nebenräume und die Wohnung des ersten Assistenten. Im Nordflügel des Hauses liegt die Aushülfestation mit zwei grösseren Sälen, dazwischen die erforderlichen Nebenräume, im Kopfbau ein Isolirzimmer. Das Eckzimmer des Vorderbaues wird zur Zeit als Sammlungsraum verwandt.

Die Unterrichtsabtheilung, welche drei Räume in der Mitte des Vorderbaues umfasst, ist durch Eisengitter im Korridor vollständig von den übrigen Räumen der Anstalt abgeschlossen.

Im zweiten Stockwerk befindet sich die Gebär-Abtheilung; in jedem der Flügel sind zwei grosse Wochensäle von 420 cbm Rauminhalt für je fünf Wöchnerinnen und eine Schwangere, ein Isolirzimmer, Kloset und Baderaum zur Verfügung. Der Vorderbau enthält zwei grosse Schlafsäle für Schwangere, ein Wartezimmer für Klinizisten, zwei Zimmer für die Praktikanten; ferner Dienstwohnungen.

Der Entbindungssaal ist, möglichst getrennt von den übrigen Räumen, in den Ausbau nach dem Hofe verlegt. Im ganzen bietet die Klinik Raum zur Aufnahme von 106 Frauen.

Das Kellergeschoss liegt an den Aussenseiten der Flügel vollständig frei, im Uebrigen etwa zur Hälfte in den Boden eingesenkt. Die gut beleuchteten Räume desselben dienen im nördlichen Flügel zu Wirthschaftszwecken, im südlichen Flügel ausschliesslich als Speise- und Aufenthaltsräume für die Schwangeren.

Südlich, an den Hofausbau sich anlehnend, liegt in gleicher Höhe mit dem Kellergeschoss das Kesselhaus mit zwei abwechselnd in Thätigkeit tretenden Dampfkesseln, welche der Maschine zum

Betriebe des Pumpwerkes, der Ventilatoren und eines Aufzuges, sowie den zur Erwärmung des Wassers erforderlichen Dampf liefern.

Die hohe Lage des Gebäudes an bevorzugter Stelle liess eine etwas reichere Ausstattung des Aeusseren geboten erscheinen. Die Vorderseiten zeigen hier hellrothes Blendstein-Mauerwerk, jedoch sind alle Architekturtheile, insbesondere die Horizontalgesimse in Werksteinen hergestellt. Bezüglich der inneren Einrichtung darf wiederum auf die medizinische Klinik verwiesen werden. Abweichend ist hier nur Folgendes zu erwähnen:

Da zur Zeit der Errichtung des Gebäudes eine städtische Wasserleitung noch nicht bestand, ist zur Beschaffung des nöthigen Wassers im Innenhofe ein Brunnen angelegt, aus dem das Wasser vermittelst Dampfmaschine in zwei auf dem Dachboden stehende Behälter gepumpt wird. In dem einen der Behälter erwärmt der durch eine Rohrspirale geleitete Dampf der Maschine das Wasser. Verändert sind dagegen die Abortanlagen, welche ursprünglich nach dem Grubensystem angelegt, späterhin mit Wasserspülung versehen, und ebenso wie bei allen übrigen klinischen Bauten an die in den Rhein mündende Kanalisation angeschlossen sind.

Heizung und Lüftung des Gebäudes sind von einander vollkommen unabhängig. Mit Ausnahme der Direktorialwohnung und der Schlafzimmer für Schwangere, welche allein auf die Ventilation mit warmer Luft angewiesen sind, werden sämmtliche Räume der Stockwerke durch eine Heisswasserheizung nach Perkins'schem System erwärmt. Im Kellergeschoss ist für die Badezimmer und Klosets jedes Flügels ein eigener Heizofen angelegt; zur Erwärmung aller übrigen Räume sind fünf getrennte, im Keller gleichmässig vertheilte Gruppen von Heizöfen bestimmt. Nur in kleineren Räumen bieten die geraden Rohrstränge allein eine genügende Heizfläche, im Allgemeinen ist daher in den Zimmern und Korridoren eine besondere Spirale eingeschaltet und diese mit einem Mantel aus durchbrochenem Eisenblech bekleidet worden.

Die Lüftung des Hauses erfolgt durch Pulsion. Die auf der rheinseitig gelegenen Terrasse geschöpfte Luft wird durch einen Kanal, der in der Hauptaxe des Gebäudes unter Kellersohle eintritt, zwei unmittelbar hinter der Frontmauer liegenden Flügelventilatoren zugeführt. Diese, von der Dampfmaschine bewegt, treiben die Luft in drei ebenfalls unter Kellersohle liegende Kanäle, deren jeder in einen zur Vorwärmung der Luft während der kälteren Jahreszeit bestimmten Ventilationsofen ausmündet; letztere, ebenfalls nach

Perkins'schem System konstruirt, enthalten zwei Spiralen, von denen die untere im Feuerraum, die obere in der Luftkammer gelegen ist. Die in der Kammer auf Zimmertemperatur (+ 20° C.) vorgewärmte Luft sammelt sich zunächst in einem unter dem Kellergewölbe liegenden, das ganze Gebäude durchstreichenden Kanal und wird von hier durch senkrechte, in der Korridorwand liegende Kanäle den oberen Räumen zugeführt. Die Einströmungsöffnung liegt in den Zimmern unmittelbar unter der Decke in der einen Ecke der Korridorwand; diagonal gegenüber, am Fussboden der Fensterwand, befinden sich die Abzugsöffnungen, durch welche die verbrauchte Luft in Wandkanälen über Dach abgeführt wird.

Namentlich die Ventilationsanlage hat sich während des Betriebes recht gut bewährt. Ursprünglich nur dazu bestimmt, in der Stunde eine dreimalige Erneuerung der Zimmerluft ohne Wärmeverluste herbeizuführen, gestattet dieselbe zugleich eine in Bezug auf die Kosten sehr vortheilhafte Verwendung als Luftheizung. Bei stärkerer Inanspruchnahme der Vorwärmeöfen wird eine genügende Erwärmung der Zimmer bei einer Aussentemperatur bis etwa — 4° C. mit Leichtigkeit erzielt: nur bei grösserer Kälte wird es nothwendig, den eigentlichen Heizapparat in Thätigkeit zu setzen.

Die gynäkologische Klinik ist bereits im Jahre 1872 in Betrieb gesetzt worden. Die Baukosten derselben haben sich auf 623 800 M. belaufen.

Direktor der Klinik und zugleich Verwaltungsdirektor sämmtlicher Kliniken ist Geheimer Ober-Medizinalrath Professor Dr. Veit; ferner sind angestellt 3 Assistenten, die DDr. Eigenbrodt, Fueth und Krukenberg, und ein Hauswart. Das Wartepersonal besteht aus einer Hebamme und vier Wärterinnen. Die Anzahl der Betten beträgt 109, 62 für Wöchnerinnen und 47 für kranke Frauen. Die Verpflegungssätze sind dieselben wie in der medizinischen Klinik.

Im Rechnungsjahr 1888/89 wurden behandelt:

	in der Klinik	in der Poliklinik
Anzahl der Entbundenen	353	38
darunter mit Kunsthülfe	22	20
Anzahl der gynäkologischen Kranken	387	489
darunter behandelt an:		
Krankheiten der Scheide	28	50
- des Uterus	241	192
- der Ovarien und Eileiter . . .	52	24
- der Ligamente und des angren- zenden Peritoneums	35	73

Wichtige Operationen: Ueberhaupt 52, davon: Totalexstirpation des Uterus 2, Amputatio 8, Myomotomie 6, Ovariotomie 21, Castration 6, Laparotomie (Allg. Peritonealchirurgie) 5.

Das Isolirhaus.

Das im Jahre 1882 errichtete Isolirhaus, ist mit Rücksicht auf seinen Zweck hart an die äussere Abschlussmauer herantretend, mit seinen abgezäunten Gärten durch einen breiten Fahrweg von den Anlagen der medizinischen Klinik geschieden.

Das Gebäude ist in zwei völlig gleiche Gruppen für eine Männer- und eine Frauen-Abtheilung getheilt. Der Eingang führt beiderseits in einen geräumigen Flur, dem sich rechts und links ein Einzelzimmer, ein Wärterzimmer mit Theeküche u. s. w. anschliessen. Eine grössere Thür in der Mittelaxe des Flures öffnet sich nach dem mit 8 Betten ausgestatteten Krankensaale. Aehnlich der Baracke der chirurgischen Klinik ist das einstöckige Gebäude frei auf überwölbte Pfeiler gestellt und dadurch vollkommen vom Erdboden isolirt. Die äussere Ausstattung und innere Einrichtung des Isolirhauses entspricht genau derjenigen der medizinischen Klinik, nur ist der Fussboden, um die Reinigung desselben thunlichst zu erleichtern, durchgängig als Terrazzoboden hergestellt.

Das Oekonomiegebäude.

Das Oekonomiegebäude, welches seit dem Jahre 1882 den Koch- und Waschbetrieb für sämmtliche Kliniken aufnimmt und Wohnräume für den Verwaltungs-Inspektor und das Küchenpersonal enthält, liegt an der Nordseite nahe der gynäkologischen Klinik. Die Bodenverhältnisse erschienen für diese Anlage insofern günstig, als sie einerseits die Möglichkeit boten, die Erdgeschossräume unmittelbar vom Wachsbleicherwege aus zugänglich zu machen und somit den für den Oekonomiebetrieb nöthigen Verkehr nach aussen vollständig abzusondern, andererseits aber doch gestatteten, die Räume des ersten Stockwerkes in gleiche Höhe mit dem Erdgeschoss der anderen Bauten zu legen und so für den inneren Verkehr eine bequeme Verbindung zu schaffen.

Vom klinischen Terrain her führt über den schmalen Südhof hinweg eine zwischen Eisenträgern gewölbte, mit einer Glashalle überdeckte Brücke. Dieselbe mündet in die geräumige Ausgabe, in welche die Speisen und die Wäsche durch hydraulische Aufzüge vom Erdgeschoss befördert werden. Im ersten Stockwerk liegen die Wohnungen des Verwaltungs-Inspektors und des Küchenpersonals. An der südöstlichen Ecke des Gebäudes befindet sich ein grösseres Wäschemagazin.

Im Erdgeschoss ist die westliche Hälfte des Gebäudes für den Kochküchenbetrieb, die östliche für den Waschküchenbetrieb bestimmt. Neben der Waschküche befindet sich einerseits ein Bäucheraum und eine kleine Trockenkammer, andererseits ein Raum für die Maschine, welche zum Betriebe der Waschapparate bestimmt ist, und ein Raum für desinfizirte Wäsche. Dem letzteren wird die Wäsche von aussen zugeführt, nachdem die Desinfizirung in dem hierzu bestimmten Apparate, welcher in einem Kellerraum seitlich vom Kesselhause aufgestellt ist, stattgefunden hat.

Als Fussbodenbelag sind in den Küchen und im Spülraum geriefte Mettlacher Platten verwandt, welche, um eine leichte Abspülung zu ermöglichen, mit Gefälle nach den die Räume durchschneidenden Schlitzrinnen verlegt sind. Die Eingangsflure haben einen Belag von glatten Mettlacher Platten. Im Uebrigen haben die Räume hier wie im ersten Stockwerk je nach ihrer Bestimmung Eichen- oder Tannenholzdielung oder eine Plattung von Weser-Sandstein erhalten.

Die Wände und Decken der Küchen sind in Oelfarbe gestrichen. Die Kochküche und die Waschküche sind für Dampfbetrieb eingerichtet.

Soweit eine besondere Heizung nothwendig ist, erfolgt dieselbe durch gewöhnliche eiserne Oefen. Zur Lüftung der Wirthschaftsräume ist der 40 m hohe Dampfschornstein nutzbar gemacht. Ausserdem ist durch bewegliche Oberlichter und durch Aufstellung besonderer Ventilations-Oefen in den Küchenräumen für eine hinreichende Lüftung Sorge getragen.

Das pathologische Institut.

Die Hauptfront des Lehrgebäudes, welches die Grundrissform eines gestreckten Rechteckes aufweist, wendet sich dem Wachsbleicherwege zu; die westlich belegene Kapelle ist durch einen 5 m langen bedeckten Gang mit dem Lehrgebäude verbunden.

Der Haupteingang zum Gebäude liegt auf der Ostseite, der Klinik für Hautkranke gegenüber; ein zweiter Eingang befindet sich im westlichen Seitenflügel und vermittelt insbesondere den Zutritt zu dem Obduktionssaal und dessen Nebenräumen.

Das Kellergeschoss enthält im östlichen Theile eine Pförtnerwohnung und Kohlenkeller für das Institut; im Mittelrisalit 3 Räume für bakteriologische Untersuchungen und einen Präparationsraum für anatomische Zwecke, welcher durch einen Aufzug mit den Lehr- und Arbeitsräumen im Erdgeschoss und im ersten Stockwerk in Verbindung steht. Im westlichen Seitenflügel befinden sich die Räume zur Aufbewahrung der Leichenpräparate und der zur Obduktion bestimmten Leichen; zwischen den letzteren beiden Räumen ist eine in eine Zahl grösserer und kleinerer Abtheilungen zerlegte und beiderseitig zugängliche Eiskammer eingeschaltet. Zur weiteren Behandlung der Leichenpräparate ist ein besonderer Spülraum mit einer grösseren Zahl in Cement geputzter Spülgefässe bestimmt. Die Leichenkeller stehen durch einen grossen Aufzug mit Kurbelbetrieb mit dem Vorbereitungszimmer für die Obduktion im Erdgeschoss, sowie mit dem Mikroskopir- und Demonstrationssaal im ersten Stock in Verbindung. Gänzlich getrennt von diesen Räumen und nur vom Hofe aus zugänglich, sind an der Südseite des Kellers die Stallungen für Versuchsthiere (Kaninchen und Hunde) angelegt; der vorliegende vertiefte Hof enthält Thiergehege und ein Froschbassin.

Das Erdgeschoss zerfällt in zwei getrennte Abtheilungen; der östliche Seitenflügel und das Mittelrisalit enthalten im Wesentlichen Räume für Einzeluntersuchungen, während im westlichen Seitenflügel die Räume für Obduktionen nebst Vorbereitungs- und Dienerzimmer untergebracht sind. An der Südseite befindet sich die Bibliothek, 3 Räume für chemische Untersuchungen und der Vivisektionsraum, ausserdem Wohnräume etc., während an der Nordseite 2 grössere Räume für mikroskopische Untersuchungen nebst Wohnräumen gelegen sind.

Das erste Stockwerk enthält die grossen Unterrichts- und Sammlungssäle, von denen die letzteren die ganze Südseite des Gebäudes einnehmen. An der Nordseite liegt zunächst der Treppe der Mikroskopirsaal; an diesen schliesst sich im Mittelrisalit der Demonstrationssaal an. Beide Säle werden jedoch auch gleichzeitig für die mikroskopischen Uebungen benutzt. Die westliche Ecke des Gebäudes nimmt der grosse wissenschaftliche Hörsaal ein.

Die Ausführung des Gebäudes im Aeusseren schliesst sich aufs Engste an die der übrigen klinischen Gebäude an. Die flache Neigung des Zinkdaches ermöglichte es, an geeigneter Stelle eine Knochenbleiche anzulegen. Die Beheizung erfolgt vermittelst Mei-

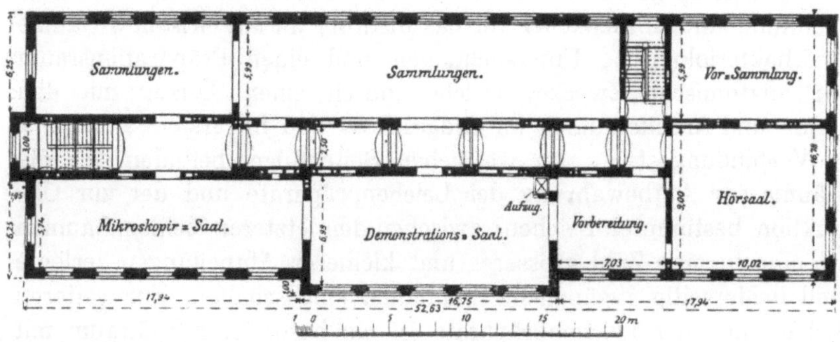

Erstes Stockwerk.

dinger'scher Regulirfüllöfen mit Cirkulations- und Ventilationsvorrichtung.

Das Gebäude ist in zwei Zeitabschnitten errichtet worden und zwar wurde der Obduktionssaal mit seinen Nebenräumen als besonderes kleineres Gebäude und ebenso die Leichenkapelle schon 1881 fertiggestellt. Die Uebergabe der erweiterten Anlage erfolgte am 1. Oktober 1886. Die Gesammtbaukosten haben 236 000 Mark betragen.

Direktor des pathologischen Institutes ist Professor Dr. Koester; als Assistenten fungiren Dr. Ribbert und Dr. Robert Fueth; ausserdem sind ein Hausmeister und ein Hausdiener angestellt. Der Etat für 1890/91 setzt für die Gesammtausgaben und den Zuschuss aus der Universitätskasse 9824 Mark aus.

Breslau.

Die Frauenklinik.

(Im Bau vollendet, aber noch nicht eingerichtet.)

Die Frauenklinik ist das erste unter einer Anzahl medizinischer Lehrgebäude für die Universität, die auf einem grösseren Grundstücke, dem sogenannten Maxgarten bei Scheitnig an der alten Oder im Osten der Stadt in der Ausführung begriffen sind. Das zum Theil mit alten Bäumen bestandene Grundstück hat eine Grösse von etwa 5 ha und bietet Raum für: 1. die Frauenklinik, 2. die chirurgische Klinik nebst Absonderungsbaracke, 3. die medizinische Klinik und ein zugehöriges Absonderungsgebäude, 4. die Klinik für Hautkrankheiten, 5. das pathologische Institut, 6. ein gemeinsames Wirthschaftsgebäude, 7. ein Verwaltungsgebäude. Sämmtliche Neubauten werden bis zum Jahre 1893 in Benutzung genommen werden; im Bau vollendet ist bis dahin nur die Frauenklinik.

Ueber die Lage der Gebäude zu einander giebt der Lageplan S. 202 Auskunft.

Bautechnische Beschreibung: Nach dem Bauprogramm wird die neue Frauenklinik enthalten: 1. an Unterrichtsräumen: a) einen klinischen Operationssaal für 120 Hörer, daneben Raum zum Warten für vorzustellende Kranke und ein Zimmer für Instrumentenschränke; b) ein grösseres poliklinisches Wartezimmer mit anliegendem Untersuchungszimmer; c) einen Hörsaal für 60 Zuhörer zum theoretischen Unterricht und zu Phantomkursen; daneben ein kleineres Zimmer zum Untersuchen von Präparaten und hieran anschliessend ein grösseres Zimmer zum Unterbringen der anatomischen Sammlung; d) eine Bibliothek; 2. Aufenthaltsräume

für 20 Schwangere, bestehend in zwei Schlafzimmern und einem
Esszimmer; 3. eine Abtheilung für Gebärende und Wöchnerinnen und zwar: a) vier Krankensäle zu je 10 Betten für

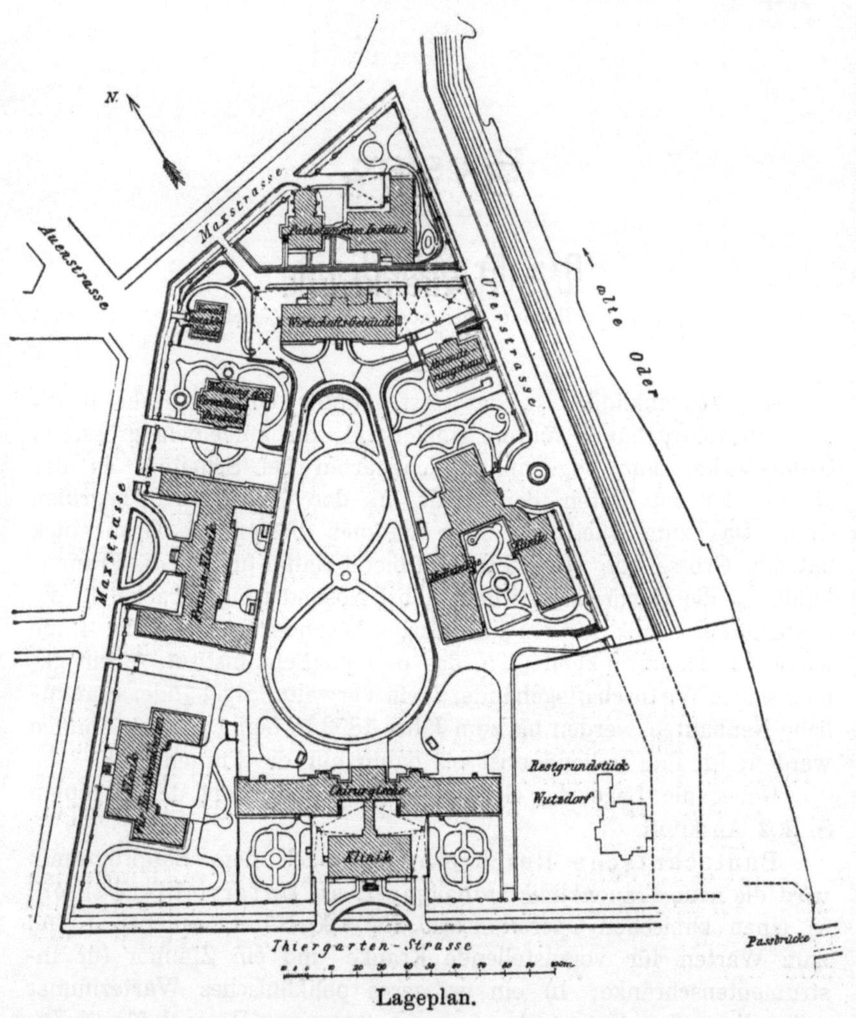

Lageplan.

Kranke III. Klasse; davon soll ein Saal als Absonderungs-Abtheilung
dienen; b) mehrere Gebärzimmer; c) Absonderungszimmer für Schwerkranke; 4. eine Abtheilung für kranke Frauen und zwar:
a) zwei Säle zu je 10 Betten für Kranke III. Klasse; b) fünf Zimmer

zu je 1 Bett I. Klasse; c) drei Zimmer zu je 2 Betten II. Klasse;
d) ein Absonderungszimmer für Schwerkranke III. Klasse; e) ein
Zimmer zur Ausführung der Bauchschnitte, sowie für jede Abtheilung die nöthigen Wärterzimmer, Theeküchen, Leinenkammern,
Aborte und Bäder; 5. an Dienstzimmern und Wohnungen:
a) zwei Zimmer für den Direktor, von welchen das eine gleichzeitig
für die Kursisten dient; b) Wohnungen für 3 Assistenzärzte, bestehend aus je 2 Zimmern; c) drei Zimmer für Volontärärzte;
d) Speisezimmer und Badezimmer für Aerzte; e) Wohnungen des
Direktors, der Ober-Hebamme, der Oberwärterin und des Hausmeisters.

Die neue Klinik soll ein Untergeschoss, ein Erdgeschoss und
ein Stockwerk erhalten. Das Untergeschoss, obgleich fast ganz über
dem Erdreich liegend, konnte für die Unterbringung der Kranken
nicht in Betracht kommen, weil der in einem Polder gelegene
Maxgarten im Falle eines Durchbruches des Oderdammes der Gefahr der Ueberfluthung ausgesetzt ist.

Der Grundriss des Gebäudes ist so angeordnet, dass zwei von
Nordwest nach Südost senkrecht zur Maxstrasse stehende Querflügel, welche in der Hauptsache die Krankenräume aufnehmen,
durch einen mittleren Längsbau, das eigentliche Lehrgebäude, verbunden werden. Der letztere gliedert sich in einen mit einem
höheren Dachgeschoss versehenen Mittelbau und zwei niedriger ge-
haltene, den Querflügeln sich anschliessende Zwischenbauten. Der
Mittelbau zeigt strassenwärts eine weit herausspringende Vorlage,
bedingt durch den im 1. Stockwerk liegenden grossen Operationssaal. Im Erdgeschoss sind in den seitlichen Querflügeln die Abtheilungen der Gebärenden und Wöchnerinnen in zwei nahezu
gleichen Gruppen untergebracht. Die grösseren von zwei oder drei
Seiten beleuchteten Wochensäle zu je 10 Betten liegen an den
Enden dieser Flügel. Der nördliche derselben hat eine solche Eintheilung erhalten, dass die Möglichkeit gegeben ist, beim Ausbruch
ansteckender Krankheiten einen Saal und dessen Nebenräume vollständig von dem allgemeinen Verkehr auszuschliessen und hiermit
eine zuverlässige Abtrennung der ansteckenden Kranken zu bewirken. Im Mittelbau liegen die für die Poliklinik, den Direktor,
die Hebamme und die theoretischen Vorlesungen bestimmten Räume
und Dienstwohnungen, während in den erwähnten Zwischenbauten
ausser zwei Treppen einige zu den Gebärstationen zugehörige
Nebenräume untergebracht sind.

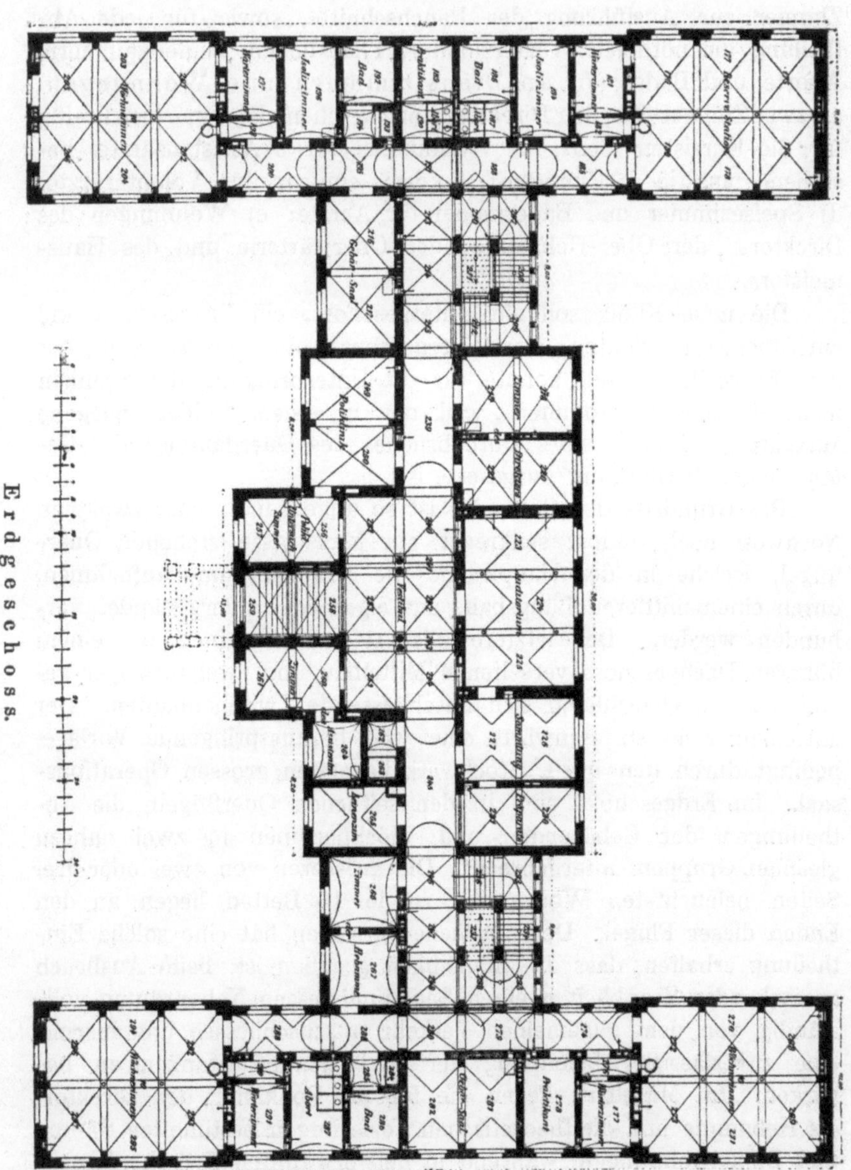
Erdgeschoss.

Das 1. Stockwerk des Gebäudes hat eine ähnliche Eintheilung wie das Erdgeschoss erhalten, derart dass die beiden Querflügel die Abtheilung der kranken Frauen aufnehmen, während im Mittelbau und in den an diesen sich anschliessenden Zwischenbauten, abgesehen von zwei kleineren Einzelzimmern, die nicht zu den eigentlichen Kranken-Abtheilungen gehörenden Räume und zwar der Operationssaal mit seinen Nebenräumen, ferner zwei Wohnungen für Assistenzärzte, die Zimmer für die Volontärs, die Bibliothek, das Kursistenzimmer untergebracht sind. Durch diese Anordnungen ist, ebenso wie im Erdgeschoss, eine ruhige Lage der Krankenzimmer erreicht worden. Um alles Geräusch von den Kranken möglichst fernzuhalten und den Verkehr der Studirenden von demjenigen der zu Operirenden völlig zu trennen, treten die ersteren nicht im 1. Stockwerk in den Operationssaal ein, sondern sie sollen die an die südliche Haupttreppe anschliessende, zum 2. Stockwerk des Mittelbaues emporführende Treppe benutzen, um in Höhe dieses Stockwerkes auf einen im Innern des Operationssaales angeordneten Laufgang zu gelangen und von diesem aus zu den in zwei seitlichen Gruppen angelegten, steil ansteigenden Sitzplätzen herab zu steigen. Der Operationssaal hat zwischen den beiden Gruppen der Sitzplätze ein 3,20 m breites, bis zur Saaldecke reichendes Fenster erhalten und wird ausserdem durch ein Oberlicht, welches ein Drittel der Deckenfläche einnimmt, beleuchtet. In dem nur 0,50 m unter die Erdoberfläche versenkten Untergeschoss liegen die Räume der Schwangeren, ferner die Wohnung des Hausmeisters, das Speisezimmer der Aerzte, die Leichenkammer, sowie die Räume der Luftheizungsanlage.

Die Stockwerkshöhen betragen, von Oberkante zu Oberkante Fussboden gemessen, im Untergeschoss 3,50 m, im Erdgeschoss 5,00 m. Das 1. Stockwerk weist verschiedene Höhen auf und zwar sind die Pavillonsäle im Lichten 5,30 m, der Mittelbau — abgesehen von dem 7 m hohen Operationssaal — 3,70 m, die Zwischenbauten 3,50 m hoch. Das 2. Stockwerk des Mittelbaues hat eine lichte Höhe von 2,80 m. Sämmtliche Zwischendecken sowie die mit Holzcement eingedeckten Dächer der seitlichen Flügel und der Zwischenbauten des Längsflügels sollen eingewölbt werden. Der Mittelbau erhält ein steiles, mit Schiefer eingedecktes Dach in gewöhnlicher Holzkonstruktion. Soweit als irgend zulässig, sind auch für die Fussböden, insbesondere in dem Untergeschoss, Steinbeläge vorgesehen. Die Aussenseiten erhalten eine Verblendung in Ziegel-

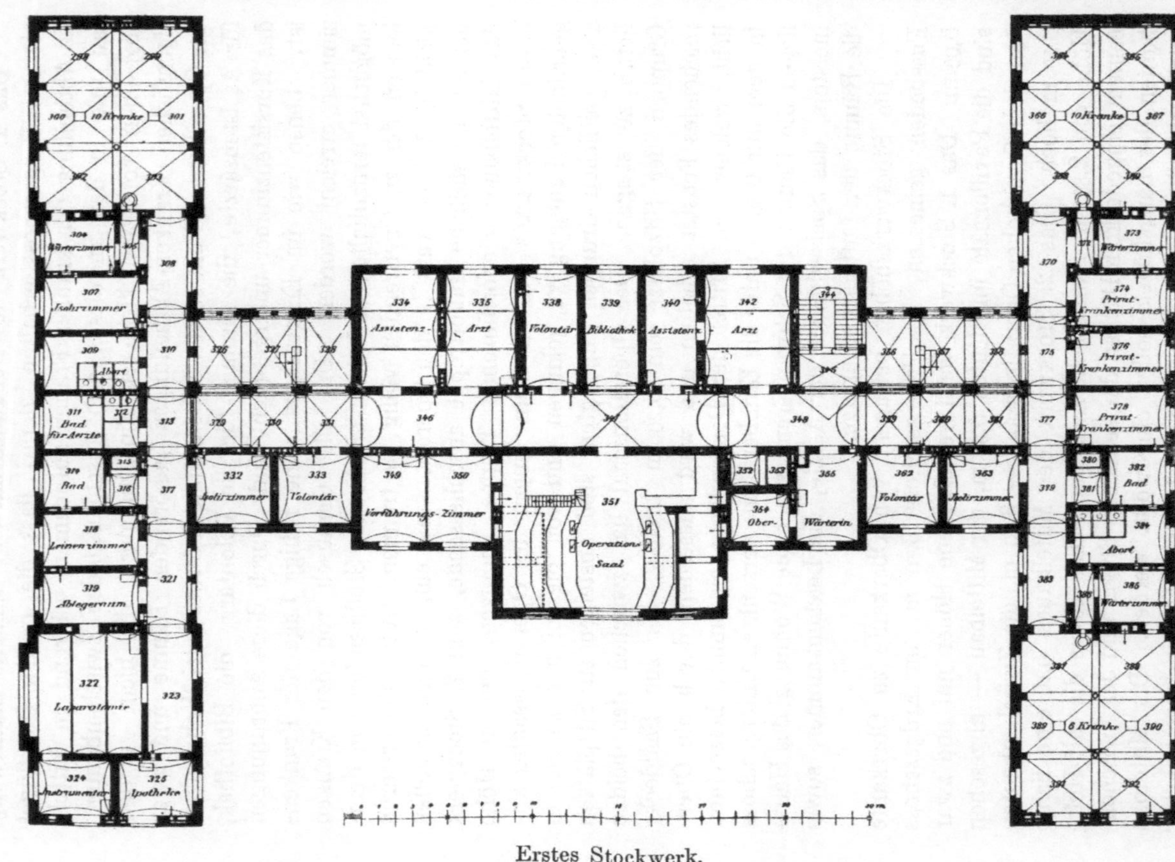

Erstes Stockwerk.

rohbau unter gänzlichem Ausschluss von Werksteinen; die äusseren wie die inneren Treppen werden aus Granit hergestellt. Die Erwärmung des Gebäudes soll im Allgemeinen derart erfolgen, dass sämmtliche zur Lüftung der Räume erforderliche frische Luft durch eine Feuerluftheizung erwärmt und demnächst in die Flure des Erdgeschosses und 1. Stockwerkes eingeführt wird, um diese auf etwa 12° C. zu erwärmen. Von dort wird die Luft den einzelnen Räumen zugeführt und in letzteren durch Kachelöfen weiter bis auf 20° C. erwärmt.

Die grösseren Krankensäle, der Operationssaal und der Hörsaal werden unmittelbar, ohne Zwischenschaltung von Zimmeröfen, an die Feuerluftheizung angeschlossen. Die Abluft soll nach den Schornsteinen der Luftheizungskörper abgesaugt werden.

Der Kostenanschlag schliesst mit Einschluss der auf 57 000 Mark berechneten inneren Ausstattung mit der Summe von 491 500 Mark ab; hierin sind die Kosten, welche zur Instandsetzung der Direktorwohnung nöthig sind, nicht eingeschlossen. Der Einheitspreis stellt sich anschlagsmässig und zwar ausschliesslich der inneren Ausstattung auf 18 Mark für das Kubikmeter.

Die Einrichtung der Frauenklinik ist nach dem Programm des gegenwärtigen Direktors derselben, Geheimen Medizinalrathes Professor Dr. Fritsch, zur Ausführung gelangt und beruht möglichst auf der Grundlage der neuen Errungenschaften der Antisepsis. Von der Ansicht ausgehend, dass die Hauptgefahr der Infektion in der Kontaktinfektion besteht und dass ohne direkte Uebertragung die Luft Infektion nicht hervorbringt, muss nach seiner Ansicht die Gewährleistung der Asepsis in den antiseptischen Massregeln liegen; die Bauart des Hauses hat nur insofern Einfluss, als sie die antiseptischen Massregeln erleichtert oder erschwert. Die Gefahr der Infektion ist in kleinen Zimmern mindestens dieselbe als in grossen. Nach den heutigen Anschauungen fallen also die Gründe fort, die früher zur Erbauung vieler kleiner Zimmer führten. Im Gegentheil wird man einen grossen Raum leichter aseptisch erhalten können, als viele kleine Zimmer; ein grosser Raum ist besser zu übersehen, grosse Wandflächen sind leichter zu desinfiziren, als die vielen Winkel kleiner Zimmer. Man könnte in einer geburtshülflichen Klinik kleine Zimmer auch wegen des Kindergeschreies für geeigneter halten. Indessen werden 3 Kinder im kleinen Zimmer nicht weniger Lärm machen, als 10 in einem grossen Raume. Aus allen diesen Gründen wurden im vorliegenden Neubau

grosse Wochenzimmer zu 10 Betten gewählt. Auch war die Anschauung massgebend, dass die Lüftungsanlage für ein Gebäude
mit wenig grösseren Räumen viel leichter und sachgemässer zu
bewerkstelligen ist, als wie für ein solches mit vielen kleinén
Räumen. Ferner sind bei dieser Einrichtung Wärterinnen zu sparen,
da für ein Zimmer eine Wärterin genügen dürfte.

In sämmtlichen Zimmern ist auf Herstellung möglichst glatter
Wände gedrungen worden; hauptsächlich sind alle vorragenden
Gesimse ausgeschlossen, weil sie zur Ablagerung von Staub und
Unreinlichkeit Veranlassung geben.

Die Reservestation lässt sich völlig abtrennen; hierher sollen
aus der Stadt kommende, schon vorhandener Infektion verdächtige
oder fiebernde Gebärende gelegt werden. Gegebenenfalls ist auch
jeder im Verdacht der Infektion stehende klinische Fall auf
die Reservestation zu verlegen, in so weit er nicht auf einem
Einzelzimmer untergebracht wird. Bei jedem Saal befindet sich
nämlich ein kleines Einzelzimmer, nach welchem eine solche
Wöchnerin oder Gebärende gelegt wird, die einer besonderen Pflege
bedarf, so z. B. eine Eklamptische, oder eine Kreissende während
sehr langdauernder Geburt, oder eine Carcinomatöse, Phthisische etc.
Sobald die Gefahr vorüber oder der aseptische Verlauf gesichert ist,
werden auch diese Wöchnerinnen mit ihrem Bett in die gemeinsamen aseptischen Wochenzimmer gefahren, falls nicht die Ent-
lassung in kürzester Frist bevorsteht.

Sollte wider Erwarten in einem aseptischen Wochenzimmer
eine Endemie ausbrechen, so würde die Reservestation gründlich
desinfizirt und zunächst belegt werden; sobald darauf der infizirte
Saal desinfizirt wäre, könnte er wieder belegt werden, um sodann
die Reservestation durch den Abgang der Wöchnerinnen allmählich
zu räumen. Es würde also die Reservestation benutzt, um die
nöthige Zeit zur Räumung und Desinfektion zu gewinnen. Die
Desinfektion der Wochenzimmer wird sich deshalb leicht und sicher
bewerkstelligen lassen, weil die Wände mit Stuckputz geglättet und
mit Oelfarbe gestrichen, sowie ferner die Fussböden mit eichenen,
in Asphalt verlegten Riemen gedielt werden.

Da mit Zuhülfenahme der neueren Verfahren Gegenstände
und Räume völlig zu desinfiziren sind, so hat es durchaus
nichts Bedenkliches, einen bisher für fiebernde Wöchnerinnen ver-
wendeten Raum nach der Desinfektion wieder für frische Wöchnerinnen zu benutzen. Es kommt dabei nicht auf das Zimmer

oder die Luft im Zimmer, sondern ganz allein auf die sachge-mässe Desinfektion an.

Jedes Wochenzimmer hat neben sich eine Theeküche oder ein Wärterinnenzimmer. Die Badezimmer sind so gross, dass in ihnen ausser einer feststehenden eine fahrbare Badewanne Platz findet. Da Kranke nicht nach dem Badezimmer zu überführen sind, sondern neben ihrem Bett gebadet werden müssen, so ist es besser, mehrere fahrbare Badewannen für verschiedene Krankheiten und Zwecke zu besitzen. Aus diesem Grunde sind in diesem Stock-werk nur 3 Badezimmer eingerichtet.

Die Aborte sind für die einzelnen Flügel in Gruppen ver-einigt worden, wodurch die Lüftung derselben bedeutend erleichtert wird.

Ein gemeinsamer, grosser Entbindungssaal ist nicht an-gebracht. Zu einer normalen Geburt werden nur zwei Studenten oder Volontäre zugelassen. Geburtshülfliche Operationen vor einer grossen Zuschauerzahl zu machen, hat keinen Zweck, da doch nur Wenige etwas sehen können. Ausserdem lassen sich grosse Räume nur mit vielen Kosten genügend heizen und beleuchten.

Um die klinische Geburtshülfe für die Studenten ganz gleich den Verhältnissen der späteren Praxis zu gestalten, haben die Gebärzimmer keine besondere Einrichtung. Betten oder Stühle, welche dem Geburtshelfer den Eingriff erleichtern, giebt es nicht. Sämmtliche Eingriffe werden im gewöhnlichen Bett gemacht. Auch die Desinfektion gestaltet sich völlig gleich der Desinfektion im späteren praktischen Leben. In dem Gebärzimmer ist durch Kalt-und Warmwasserleitung dafür gesorgt, dass die erforderlichen Bäder stets sofort bereitet werden können. Ausser einem Schrank für die Geräthe und Arzneien, einem eisernen Waschtisch auf durchbrochenem Gestell, dem Wickeltisch und einigen Stühlen be-findet sich nichts im Gebärzimmer, dessen Wände und Fussböden mit Rücksicht auf eine leicht ausführbare Antisepsis und Des-infektion hergestellt worden sind. In der Nähe von jedem Gebär-zimmer liegt ein »Praktikantenzimmer. Nach Vollendung der Geburt wird mittelst Betthebewagen ein frisches Bett aus dem Wochenzimmer zur Aufnahme und Besorgung der selbstredend ge-säuberten Entbundenen herbeigefahren.

Die Studenten-Aborte sind nicht vom Hausflur aus zugäng-lich, sondern dort, wo die Treppe nach dem klinischen Auditorium. hinaufführt. Es soll durch diese Einrichtung vermieden werden, dass die Studenten in den Gängen der Anstalt suchend umherlaufen. Die poliklinischen Kranken und die Wärterinnen haben getrennt liegende Aborte.

Im ersten Stockwerke befinden sich 3 Krankensäle zu 10 Betten. In einen Saal kommen sämmtliche frisch Operirte, in den andern Saal die Exsudate, Lageveränderungen u. s. w., wesentlich Kranke, welche zur klinischen Vorstellung aufgenommen sind; in den dritten Saal sollen Carcinomatöse, Fistelkranke, kurz unsaubere Kranke gelegt werden.

Ueber dem vierten Wochenzimmer im nördlichen Flügel ist das »Laparotomiezimmer« eingerichtet, in welchem alle aseptischen Operationen gemacht werden sollen. Ein Zimmer allein zu Laparotomien ist ein überwundener Standpunkt; man kann in jedem beliebigen Zimmer laparotomiren, wenn man versteht Operationsmaterial, Hände und die Patientin aseptisch zu machen. Eine Anzahl kleinerer Zimmer sind für Kranke erster Klasse, für besonders schwere Fälle, für die Assistenten und die Volontäre, Studenten vorgesehen.

Da 4 Zimmer den Volontären oder den Studenten überlassen sind, so können im Semester 24 Studenten die Lernzeit in der Klinik durchmachen, oder bei 5 klinischen Semestern 120 Studenten. Es wird möglich sein, die klinische praktische Lernzeit auf 6 Wochen auszudehnen, da meist nicht mehr als 70—80 Zuhörer vorhanden sind.

Der als Amphitheater hergestellte Operationssaal ist für die Studenten aus zwei Gründen nur von oben zugänglich. Einmal sollen die kranken Frauen auf ihrem Wege zur Vorstellung Studenten nicht erblicken. Zweitens sollen die Studenten nicht in den Räumen der Klinik beliebig umhergehen können, weil dadurch allerlei Unzuträglichkeiten für Kranke und Wärterinnen erfahrungsmässig entstehen. Dies zu verhüten, ist das betreffende Stockwerk nur für Diejenigen zugänglich, die dort amtlich zu thun haben.

Der Operationssaal, das Amphitheater, ist also das klinische Auditorium. Deshalb ist auch die unterste Fläche so gross, dass 4 Kranke gleichzeitig vorgestellt werden können. Um eine allseitige genügende Beleuchtung auch der hinten stehenden Betten zu erzielen, musste Oberlicht eingerichtet werden. Das Amphitheater musste sehr steil erbaut werden, so dass auch die auf der obersten Galerie Sitzenden das Vorstellungsbett bequem übersehen können.

Hier sollen auch die regelmässigen Untersuchungen der Schwangeren abgehalten werden; Waschtische sind deshalb zur Förderung der Sauberkeit im antiseptischen Sinne in grosser Anzahl angebracht.

Neben dem Operationssaal befindet sich ein »Vorführungszimmer«; hier werden Kranke chloroformirt und in das Bett zur Vorstellung gelegt. Andere warten hier, bis die Reihe der Vorstellung an sie kommt. Es soll durch diese Einrichtung die Möglichkeit geschaffen werden, eine Kranke zu chloroformiren und vorzustellen, ohne dass sie selbst vorher oder hinterher eine Ahnung davon hat, dass sie von Studenten untersucht wurde. Gerade in Frauenkliniken muss die Decenz aufs peinlichste gewahrt werden. Nichtchloroformirte Kranke verlassen deshalb das Auditorium auf einem andern Wege wie die Studenten.

Auf Krankenaufzüge ist verzichtet, weil diese Einrichtung sich vielfach nicht bewährt hat. Ausserdem sind Kranke durch eine passende Tragbahre ebenso leicht und meist viel schneller zum Bett zu befördern, als durch einen selten benutzten Aufzug. Auch liegt es nicht in der Absicht des Direktors, Kranke aus einem Stockwerk in das andere zu verlegen, vielmehr beide Stockwerke möglichst getrennt zu halten.

Die chirurgische Klinik.

(Im Bau begriffen.)

Nach dem Bauprogramm soll die Klinik enthalten:

I. Lehr- und Diensträume.

α. Operativer Theil. 1. Operationssaal mit 130 Sitzplätzen, 2. Zimmer für Laparotomien, 3. Instrumentenzimmer, 4. 2 Ablageräume, 5. Auskleidezimmer, 6. Raum für Instrumente, 7. Zimmer für die Oberschwester.

β. Poliklinik. 8. Je ein Warteraum für Männer und Frauen, 9. ein grosses Abfertigungszimmer, 10. ein Dunkel- oder Untersuchungsraum, 11. ein Auditorium für 70 Zuhörer, 12. ein Raum für die anatomische Sammlung.

γ. **Arbeitsräume.** 13. Für den Direktor ein Arbeitszimmer und ein Wartezimmer, 14. eine Bibliothek, 15. ein Arbeitszimmer für Kursisten, 16. ein Raum für chemische und mikroskopische Untersuchungen.

δ. **Nebenräume.** 17. Macerationsraum, 18. Raum zur Anfertigung von Verbandstücken, 19. Pissoirs und Klosets für Studirende und Poliklinik, sowie ein Bad für letztere.

ε. **Dienstwohnungen,** 20 bis 22, für 3 Hülfsärzte, den Heizer und den Pförtner.

II. Krankenräume.

23. 100 Betten III. Klasse zur Hälfte für Frauen und Männer, 4 Säle zu je 25 Betten, 24. ein Zimmer II. Klasse zu 2 Betten, 25. 3 Zimmer I. Klasse zu je einem Bett, 26. Reservestation von 16 Betten, zur Hälfte für Frauen und für Männer, 27. Tageräume und offene Hallen für die Kranken III. Klasse, 28. Wärterzimmer, Leinenkammern, Bäder, Klosets und Aufzüge für Speisen, 29. neben jedem Krankensaal ein Isolirraum für 2 Betten, 30. im Kellergeschoss einer jeden Krankenabtheilung 3 einfenstrige Räume für Deliranten.

Den vorgenannten Forderungen ist in der Art entsprochen worden, dass die aufgeführten Räume in vier verschiedenen, durch Hallen oder niedrige Zwischenbauten verbundenen Blocks untergebracht sind; zwischen den beiden, je einen langgestreckten Flügel einnehmenden Krankenblocks ist der, einen Einzelbau für sich bildende, Operationssaal angeordnet, welcher mit dem als Lehrgebäude zu bezeichnenden, unmittelbar an der Thiergartenstrasse gelegenen Vorderbau durch eine mehrgeschossige Halle verbunden ist. Zwischen Operationssaal und Krankenblocks bilden einstöckige, einige Nebenräume des Operationssaales enthaltende Zwischenbauten die Verbindung. Das Lehrgebäude und die Krankenblocks sowie die Verbindungshalle zwischen Lehrgebäude und Operationshaus enthalten Kellergeschoss, Erdgeschoss und ein Stockwerk; ausserdem werden die nach dem Operationssaal gerichteten Eckbauten der Krankenblocks ein zweites Stockwerk zur Unterbringung der Reservestationen erhalten.

Der Haupteingang zu der ganzen Gebäudeanlage liegt in der Mittelaxe des Lehrgebäudes und führt über einige Treppenstufen auf den das Erdgeschoss der Länge nach durchschneidenden, 3 m breiten

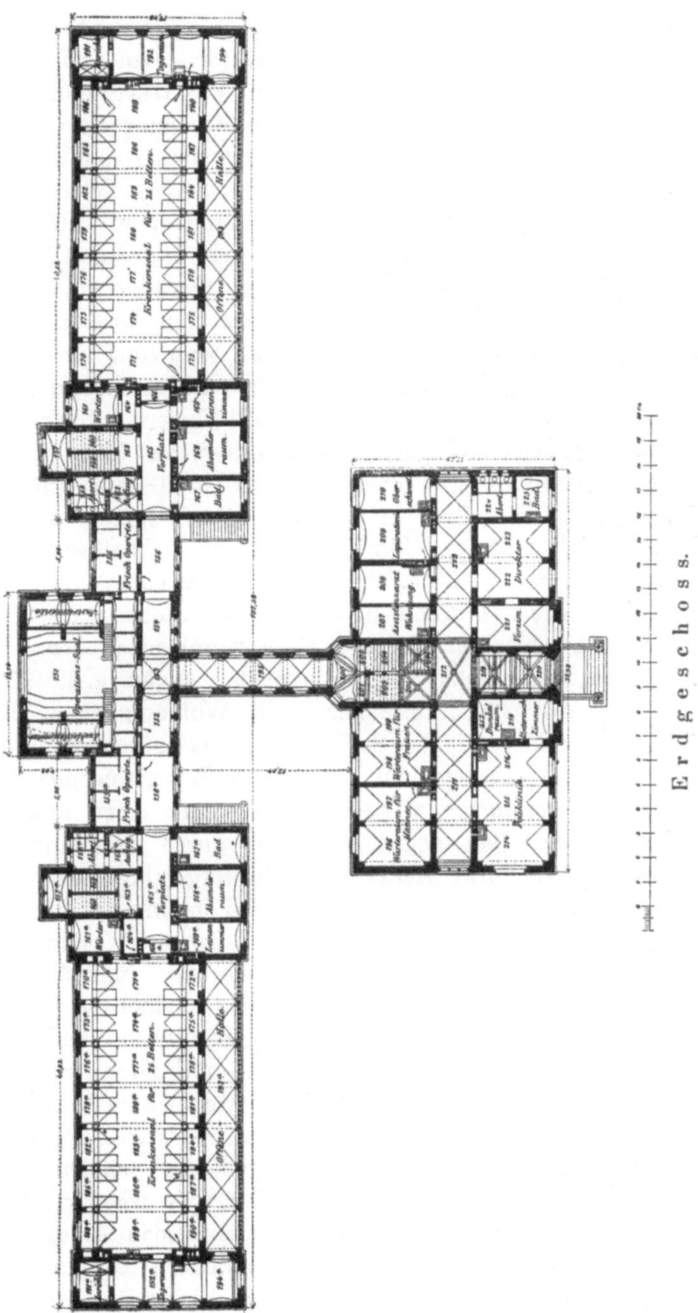
Erdgeschoss.

Mittelflur. Strassenwärts liegen an letzterem die Poliklinik mit dem Untersuchungszimmer, die Zimmer des Direktors, Bad und Klosets, während auf der hinteren Seite des Flures die Wartezimmer, die Wohnung eines Hülfsarztes, das Zimmer der Oberschwester und das Operationszimmer für Laparotomien angeordnet sind. In der Hauptaxe des Gebäudes, dem Eintrittsflur gegenüber, liegt die vom Keller bis zum Dachgeschoss des Lehrgebäudes führende Haupttreppe. Unter dem einen der beiden Läufe dieser Treppe gelangt man in gerader Richtung in die Verbindungshalle und durch diese zum Operationssaal. Dieser Zugang soll nur von den Kranken, Wärtern und Aerzten benutzt werden, während die Studirenden unter Benutzung des ersten Treppenlaufes bis zu dem 3,20 m über dem Erdgeschossfussboden liegenden ersten Zwischenpodest und ersten Stockwerk der genannten Halle steigen und von hier aus auf die in derselben Höhe liegende Galerie des Operationssaales gelangen. An die Galerie schliessen sich, in zwei seitliche Gruppen getheilt, die Sitzplätze an. Der zweite Lauf der Haupttreppe führt bis zum ersten Stockwerk; auch dieses ist, wenn zwar nicht der ganzen Länge nach, von einem Mittelflur durchzogen. Die östliche Hälfte dieses Stockwerkes enthält die für sich abgeschlossene Abtheilung der Krankenstationen I. und II. Klasse, ferner unmittelbar vom Treppenflur zugängig die Bibliothek. In der westlichen Hälfte liegen die Wohnung eines Hülfsarztes, ferner der Hörsaal, der Saal für die anatomische Sammlung und das chemische Laboratorium. Damit der Flur genügendes Licht behält, sollen Sammlungssaal und das an dem einen Ende des ersteren befindliche Bad gegen den Flur durch Glaswände abgeschlossen werden. Das Keller- oder Untergeschoss des Lehrgebäudes enthält das Dienstzimmer und die Wohnung des Pförtners, den Raum für Verbandstücke, das Kursistenzimmer, den Macerationsraum, Klosets und Pissoirs, sowie die Heiz- und Vorrathsräume. Das Untergeschoss der Verbindungshalle bildet im Anschluss an das Treppenhaus des Lehrgebäudes eine ähnliche Verbindung mit den rückwärts gelegenen Blocks, wie beim Erdgeschoss.

Die Verbindungshalle mündet im Keller wie auch im Erdgeschoss in einen an der südlichen Wand des Operationssaales und dessen Unterbau vorbeiführenden, den Saalbau mit den beiden seitlich gelegenen Krankenblocks verbindenden Flur. Zwischen Saal und Blocks liegen nordwärts an diesem Flur die beiden Ablegeräume für Männer und Frauen. Zwei mit den südlichen Ausgängen des Flures verbundene Anfahrten gestatten das leichte Zu- und Wegführen der Kranken von und nach der Stadt. In dem Operationssaal sollen die unter den beiden Hälften des Podiums vorhandenen Hohlräume zu einem Auskleidezimmer für Kranke oder zu einem Instrumentenraum ausgebaut werden. Die Beleuchtung des Operationsraumes wird der Hauptsache nach durch das 3,38 m breite, bis zur Saaldecke reichende Fenster erfolgen. Ausserdem ist der mittlere Theil der Saaldecke mit einem Oberlicht versehen, so dass eine allseitige, reichliche Beleuchtung mit Sicherheit erreicht werden wird. Die abgetrennte Lage des Saales ermöglicht es ferner, auf der Galerie eine Anzahl Fenster von gewöhnlicher Grösse anzuordnen, welche namentlich für die Lüftung des Saales zweckmässig sein werden.

Die mit einander vollständig übereinstimmende Eintheilung des Erdgeschosses und ersten Stockwerkes der Krankenblocks weist in den Eckbauten derselben die Nebenräume der grossen, auf je 25 Betten berechneten Säle auf. Die letzteren legen sich als längliche Pavillonbauten an jene Eckbauten an; südlich ist eine offene Halle, an dem Kopfende ein Tageraum für jeden Saal angeordnet. Nördlich, und zwar in der Mittelaxe eines jeden der beiden Eckbauten, liegt an dem Mittelflur die vom Keller bis zum Dachgeschoss durchreichende Treppe, auf der einen Seite dieser Treppe ist ein Wärterzimmer, auf der anderen Seite sind Klosets und Pissoirs vorgesehen. Vor den letzteren ist je ein Raum abgetrennt, welcher es ermöglicht, dass späterhin noch Aufzüge für die Kranken eingerichtet werden können; vorläufig ist dieser Raum zum Unterbringen der Reinigungsgegenstände bestimmt. Auf der südlichen Seite des Mittelflures liegt in beiden Geschossen je ein Zimmer zu 2 Betten, ein Bad und ein Leinenzimmer. In jedem Tageraum mündet ein Speiseaufzug aus, welcher diesen Raum mit dem im Keller liegenden Anrichteraum verbindet. Die nicht im Bett befindlichen Kranken sollen ihre Mahlzeiten in den Tageräumen einnehmen.

Das zweite Stockwerk der Eckbauten der Krankenblocks enthält je eine Reservestation von 8 Betten. Es gehören zu einer solchen Station: ein Krankensaal, welcher sich über die nach Süden gelegenen Räume des ersten Stockwerkes unter Hinzunahme des Mittelflures ausdehnt, ferner ein Wärterzimmer, ein Bad und Klosets.

Das Untergeschoss der Eckbauten enthält die Delirantenzimmer, je ein Wärterzimmer, sowie einige Aborte. Abgesehen von den Anrichteräumen für Speisen sind im Uebrigen die Räume des Untergeschosses der Krankenblocks, ebenso wie der grösste Theil des Untergeschosses des Operationshauses für die Anlage der Heizungen und das Unterbringen von Vorräthen bestimmt. Es sei hier noch erwähnt, dass ein Leichenkeller und Räume zum Ansammeln der schmutzigen Wäsche in dem Untergeschoss der Zwischenbauten eingerichtet werden.

Das Kellergeschoss ist durchgehends 3,50 m, das Erdgeschoss des Lehrgebäudes und der Krankenblocks 4,80 m, das Erdgeschoss der Verbindungshalle 3,20 m, die Zwischenbauten im Erdgeschoss bis Oberkante Hauptgesims 3,90 m, der Operationssaal bis Oberkante Hauptgesims 7,50 m hoch. Die Höhe des 1. Stockwerkes beträgt beim Lehrgebäude 4,80 m, in den Eckbauten der Krankenblocks 3,90 m, in den Krankensälen bis Oberkante Deckengewölbe 5,20 m, in der Verbindungshalle bis Oberkante Hauptgesims 3,90 m. Das 2. Stockwerk der Krankenblocks ist 3,90 m hoch. In den grossen Krankensälen kommen auf das Krankenbett 10 qm Grundfläche.

Die Aussenarchitektur dieser, wie der medizinischen Klinik und der übrigen Gebäude des klinischen Grundstückes schliesst sich an diejenige der im Bau vollendeten Frauenklinik an; die äusseren Flächen sollen in Blendziegeln, unter Verwendung von Glasursteinen für einzelne Streifen und für die Abschrägungen der Gesimse und Fensterbänke, verblendet werden. Für die Abdeckung der Fussböden der Hallen sind Thonplatten auf einer Holzcementdecke vorgesehen. Die Dächer des Lehrgebäudes, des Operationssaales, sowie der Eckbauten der Krankenblocks werden in Schiefer auf Schaalung in deutscher Art eingedeckt; dagegen erhalten die Pavillonsäle, Tageräume und Hallen, sowie die Zwischenbauten und die Verbindungshalle Holzcementdächer auf Holzunterlagen. Das Innere des Gebäudes weist mit Ausnahme des Operationssaales durchgehends gewölbte Decken auf. Die äusseren wie die inneren Treppen werden sämmtlich aus Granit hergestellt. Sämmtliche Flure, Treppenpodeste, ferner der poliklinische Operationssaal, der grosse Operationssaal, die Ablageräume, Bäder und Klosets erhalten Terrazzoböden; für die grossen Krankensäle, die Tageräume und die Isolirzimmer sind eichene Riemenböden, welche in heissem Asphalt auf einer Betonschicht verlegt werden, vorgesehen; dagegen sollen die übrigen Wohn-, Warte- und Sammlungszimmer mit gewöhnlichen, kiefernen Böden versehen werden. Die Kranken-, Arbeits- und Wohnzimmer erhalten Kastenfenster, Flure und Treppenhäuser dagegen einfache Fenster. Die Wände sämmtlicher Krankenräume werden mit Stuckputz abgeglättet und demnächst mit Oelfarbe gestrichen.

Die Beheizung der neuen chirurgischen Klinik erfolgt derart, dass die an den Luftheizöfen erwärmte frische Luft ins Zimmer geleitet wird und die Deckung des eigentlichen Wärmeverlustes der Zimmer durch Kachelöfen erfolgt.

Dieses System ist auch für die grossen Krankensäle mit dem Unterschiede eingeführt, dass nicht Kachelöfen, sondern zweckmässig ausgestattete eiserne Füll-Reguliröfen Anwendung gefunden haben. Der grosse Operationssaal, der Hörsaal, die Sammlungen, Flure und Klosets werden ausschliesslich durch Feuerluftheizung erwärmt.

Sämmtliche Neubauten sind in ausgedehntem Masse mit Warm-, Kalt- und Schmutzwasserleitung zu der städtischen Schwemmkanalisation, sowie mit Gasleitung versehen.

Der Kostenanschlag schliesst ausschliesslich der inneren Ausstattung mit 554 500 Mark ab; die Kosten der letzteren sind auf 71 200 Mark veranschlagt.

Die medizinische Klinik.

(Im Bau begriffen.)

Die medizinische Klinik hat ihren Platz an der Uferstrasse erhalten, welche das klinische Gebäude nach der alten Oder zu begrenzt. Dem Bauprogramm entsprechend sollen in dem Gebäude untergebracht werden:

1. Die stationäre Klinik nach dem Blocksystem eingerichtet mit a) 100 Betten III. Klasse zu je 10 qm Bettraum, darunter vier Betten für Kranke der besseren Stände; neben den grösseren Krankensälen sind Tageräume und, soweit erforderlich, Absonderungsräume einzurichten, b) einer Abtheilung für tobsüchtige Kranke.

2. Die Poliklinik mit a) einem grösseren poliklinischen Untersuchungszimmer von ungefähr 80 qm Grundfläche, b) zwei Wartezimmern für je 20 bis 30 Männer und Frauen, c) einer Pförtnerstube im Erdgeschoss, d) einem einfenstrigen, mit Verdunkelungs-

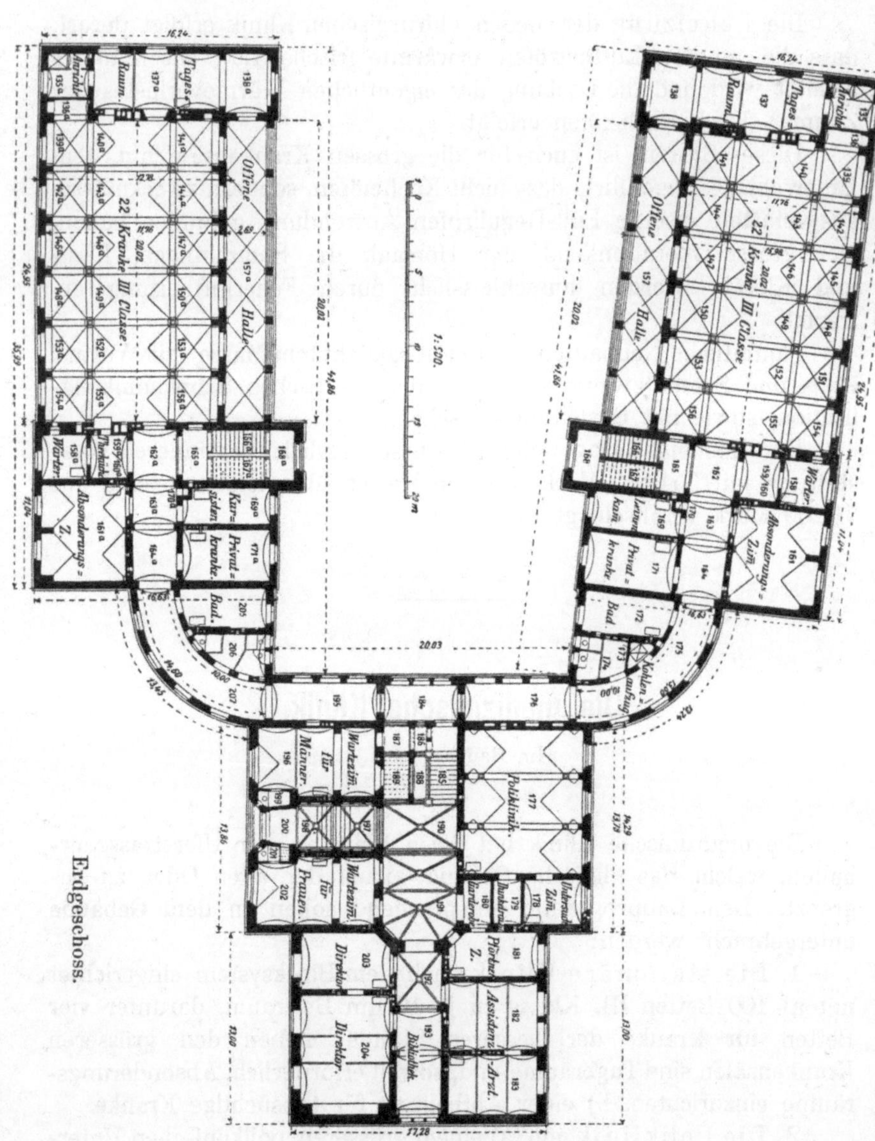
Erdgeschoss.
1 : 500.
Tages=
Raum.
Offene Halle.
22 Kranke III Classe.
Wärter.
Absonderungs=Z.
Privat=kranke.
Bad.
Poliklinik.
Director.
Bibliothek.
Assistenz=Arzt.
Pförtner Z.
Wartezim. für Männer.
Wartezim. für Frauen.
Anricht.

einrichtung versehenen Zimmer für besondere Untersuchungen, e) dem nöthigen Ablegeraum für Kleider.

3. **Lehr- und Arbeitszimmer** und zwar: a) ein Hörsaal mit 100 Sitzplätzen und Vorrichtungen zum Vorstellen von Kranken, b) ein kleines Wartezimmer für die vorzustellenden Kranken, c) drei grössere Räume für **therapeutische**, chemische und mikroskopische Arbeiten mit ungefähr 6 chemischen und 6 mikroskopischen Sitzplätzen, d) zwei Zimmer zu 4 Plätzen für Kursisten in der Staatsprüfung, e) ein Arbeitszimmer für den Direktor nebst Vorraum, f) ein Zimmer für die Büchersammlung.

4. **Dienstwohnungen** für drei Hülfsärzte, die Oberschwester, den Pförtner und ein Protokollantenzimmer.

Das Gebäude der medizinischen Klinik zerfällt in drei Theile; der mittlere Theil enthält die Lehrräume, die Räume der Poliklinik, sowie die Wohn- und Dienstzimmer, während die Krankenräume für Männer und Frauen in die beiden Flügel verwiesen sind.

Dieser Anordnung entsprechend hat die neue Klinik eine hufeisenförmige Grundrissform erhalten. Die Hauptaxe der Gebäudegruppe liegt parallel zur Uferstrasse. Der Haupteingang, in dem nach der Uferstrasse zu gerichteten Vorsprunge des Lehrgebäudes, führt in einen kleinen Vorflur, an den sich ein hallenartiger Mittelflur anschliesst. An diesem liegen die Räume der Poliklinik, Direktorzimmer, Bibliothek und eine Assistentenwohnung. Im ersten Stockwerk sind der Hörsaal, die Arbeitszimmer und Wohnungen für einen Hülfsarzt und die Oberschwester, im Dachgeschoss die Wohnung des dritten Hülfsarztes vorgesehen.

Die Verbindung zwischen dem Lehrgebäude und den beiden Krankenblöcken wird in sämmtlichen Stockwerken durch einen galerieartigen Flur in Bogenform bewirkt.

Die Krankenblöcke bestehen je aus einem langgestreckten Saalbau, der die grossen Krankensäle nebst den zugehörigen Tageräumen und offenen Hallen umfasst, und einem nach dem Lehrgebäude zu liegenden Eckbau, in welchem die Nebenräume der Krankenabtheilungen liegen. Die Saalbauten haben, wie das Lehrgebäude, ein Kellergeschoss und zwei Stockwerke, für die Eckbauten dagegen ist ein Stockwerk mehr, und zwar zum Unterbringen der Schlafräume für das Wärterpersonal, vorgesehen.

Die Fussböden des Erdgeschosses und des ersten Stockwerkes liegen überall in gleicher Höhe. Im Kellergeschoss der Krankenblock-Eckbauten befinden sich je 3 Zimmer für tobsüchtige Kranke

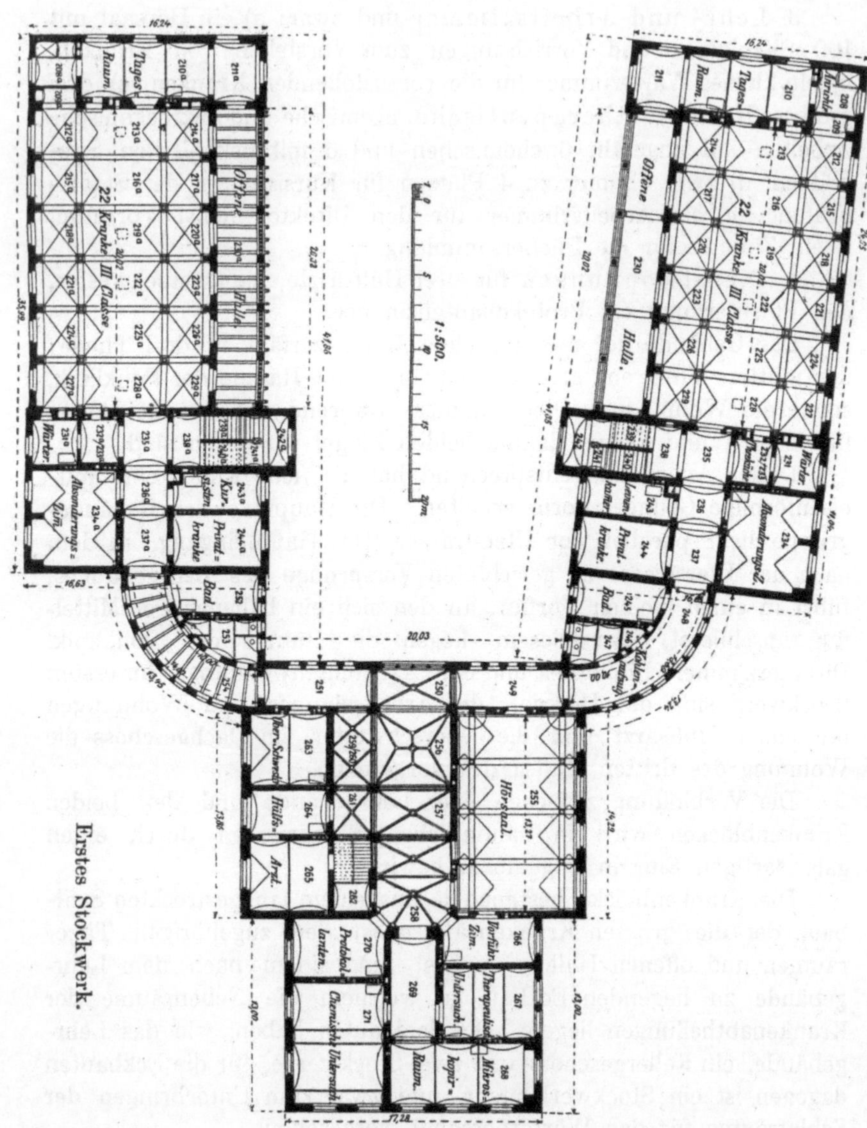
Erstes Stockwerk.
1:500.

mit den zugehörigen Nebenräumen, in dem des Lehrgebäudes die Wohnung des Pförtners. Im Uebrigen wird das Kellergeschoss von einigen Wirthschaftsgelassen und den Räumen für die Heizanlage eingenommen. In den Tageräumen sollen die nicht bettlägerigen Kranken ihre Mahlzeiten einnehmen; es sind deshalb diese Räume mit den im Keller gelegenen Anrichtestuben durch Aufzüge in Verbindung gebracht. Die Herstellung der Speisen erfolgt in einem für den Koch- und Waschbetrieb der gesammten klinischen Anstalten bestimmten Wirthschaftsgebäude.

Die Höhe des Kellergeschosses beträgt einschliesslich der Deckenwölbungen 3,50 m, die des Erdgeschosses 4,80 m. Das erste Stockwerk des Lehrgebäudes, sowie der Saalbauten in den Krankenblöcken ist gleichfalls 4,80 m hoch, während die Höhe des ersten Stockwerkes der mehrerwähnten Eckbauten auf 4 m und die Verbindungshalle auf 3,20 m eingeschränkt worden sind. Das zweite Stockwerk der Krankenblöcke ist 3,10 m hoch. Der Kellerfussboden liegt durchschnittlich in gleicher Höhe mit dem zwischen den klinischen Gebäuden verbleibenden Garten, während die Uferstrasse eine um 2,80 m höhere Lage erhält.

Die Baukosten werden voraussichtlich 482 000 Mark betragen; dazu treten die Kosten der inneren Ausstattung mit 67 500 Mark. Abgesehen von letzteren ergeben sich die Kosten für das Kubikmeter umbauten Raumes zu rund 18 Mark.

Die Klinik für Hautkrankheiten.

(Im Bau begriffen.)

Die an der Ecke der Thiergarten- und Maxstrasse projektirte Klinik für Hautkrankheiten wird nach dem Bauprogramm enthalten:

a) Poliklinik. 1. ein Wartezimmer, 2. ein poliklinisches Untersuchungs- und Abfertigungszimmer, zweifenstrig, 3. ein einfenstriges Zimmer für spezielle Untersuchungen, 4. ein Instrumenten- und Bibliothekzimmer.

b) Lehr- und Arbeitsräume. 5. ein Auditorium für 60

Sitzplätze, 6. ein Arbeitszimmer des Direktors, 7. zwei zweifenstrige Zimmer für mikroskopische, anatomische und chemische Arbeiten.

c) **Dienstwohnungen.** 8. zwei Assistentenwohnungen, je ein Zimmer und Kabinet, 9. Wohnung für den Haushälter, zwei Zimmer, eine Kammer, eine Küche.

d) **Krankenräume.** 10. 54 Betten III. Klasse à 10 qm, zwei Zimmer II. Klasse à 2 Betten, 4 Zimmer I. Klasse à ein Bett, 11. Dampf- und Schwitzbäder im Souterrain, 12. die nöthigen Wärterzimmer, Theeküchen, Bäder, Klosets, 13. Untersuchungs- und Verbandzimmer.

Die zu schaffenden Räume sind in einem Untergeschoss, einem Erdgeschoss und einem ersten Stockwerk, sowie in einzelnen Ausbauten des Dachgeschosses untergebracht. Der Grundrissanlage nach weist die neue Klinik einen mit der Hauptansicht nach der Maxstrasse zu liegenden Mittelbau und zwei rechtwinkelig zu diesem gerichtete, nach dem Innern des klinischen Platzes gehende Seitenflügel auf. Die innere Eintheilung des Gebäudes ist im Grossen und Ganzen so gewählt worden, dass das Erdgeschoss des Mittelbaues von den poliklinischen und denjenigen Räumen eingenommen wird, welche von den Studirenden sowie dem Direktor benutzt werden, während im Erdgeschoss der Seitenflügel sowie im ersten Stockwerk die Krankenräume untergebracht sind. Bei dieser Anordnung bilden die Krankenräume in sich abgeschlossene Abtheilungen, derart, dass das Gebäude nach der Vertikalen getheilt, zwei vollständig getrennte Hauptabtheilungen für Hautkranke und syphilitische Männer und Frauen enthält.

Der Haupteingang in das Gebäude liegt in der Mittelaxe desselben an der Maxstrasse. An dem 4 m breiten Eintrittsflur, welcher auf den das Gebäude der Länge nach durchschneidenden Mittelflur mündet, liegt unmittelbar rechts das poliklinische Wartezimmer; an letzteres schliesst sich das poliklinische Abfertigungszimmer sowie das poliklinische Untersuchungszimmer an. Zwischen Mittelflur und Untersuchungszimmer befinden sich zwei Klosets. Zur linken Seite des Eintrittsflures sind angeordnet: das Zimmer des Direktors, das Zimmer für anatomische Untersuchungen und dasjenige für mikroskopische Untersuchungen.

Sämmtliche Arbeits- und Untersuchungsräume, zu welchen insbesondere auch das poliklinische Abfertigungszimmer zu rechnen ist, liegen sonach an der Nordwest- und Nordost-Seite des Gebäudes, sind also während des weitgrössten Theiles des Tages den direkten Sonnenstrahlen nicht ausgesetzt. Auf der anderen Seite des Mittelflures, also nach Südosten liegen: eine Wohnung für einen Hülfsarzt, ferner die Bibliothek, der Hörsaal und endlich in den

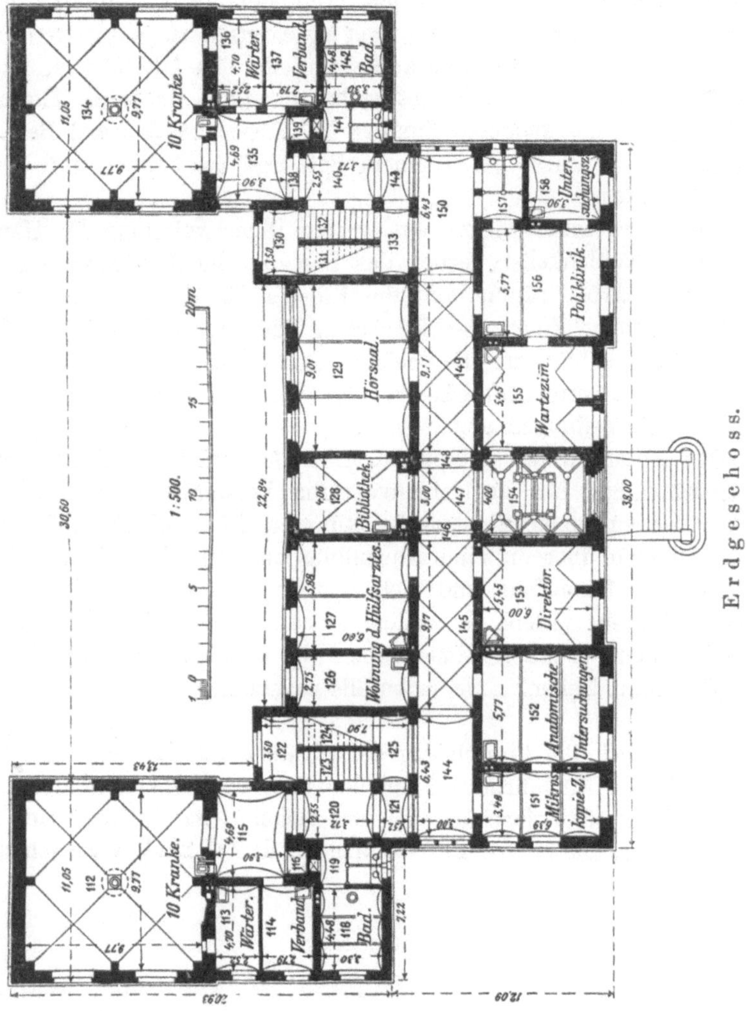

durch den Vorderbau und die Seitenflügel gebildeten einspringenden Ecken je eine bis zum Dachgeschoss durchführende Treppe. Jeder Seitenflügel enthält im Erdgeschoss einen Krankensaal für zehn

Betten, ein Wärterzimmer, ein Verbandzimmer, ein Bad sowie zwei Klosets.

Das erste Stockwerk weist in den Seitenflügeln genau die gleiche Eintheilung wie das Erdgeschoss auf. Im Mittelbau des ersten Stockwerkes liegen zwischen den beiden Treppenhäusern, also nach dem Innern des klinischen Platzes zu, zwei Krankensäle zu je 6 Betten und ein Wärterzimmer. Auf der anderen Seite des Mittelflures, nach der Maxstrasse zu, sind untergebracht zwei grössere Zimmer II. Klasse und ein kleineres Zimmer III. Klasse zu je zwei Betten, vier Zimmer I. Klasse zu je einem Bett und zwei sogenannte permanente Bäder.

Im Untergeschoss liegen ausser der Dienstwohnung des Haushälters ein Kohlenkeller, ferner das Bad für die Aerzte, zwei Präparir- oder Arbeitsräume und die Klosets für die Studirenden in der Vorderfront. Nach dem klinischen Platz zu sind zwischen den beiden Treppenhäusern die beiden Dampfbäder, sowie die zur Unterbringung von Luftheizöfen und von Kohlenvorräthen nothwendigen Abtheilungen angeordnet.

Der Unterbau der grossen Krankensäle wird zur Anlage von Luftheizöfen und für die Kohlenvorräthe Verwendung finden. Die Höhen der einzelnen Stockwerke stimmen mit denjenigen der anderen Kliniken überein, eine Ausnahme machen die zwischen dem Mittel- oder Hauptbau und den grossen Krankensälen liegenden Zwischenbauten, welche im ersten Stockwerk aus hier nicht näher darzulegenden Gründen eine Höhe von 3,60 m, die aber für die dort liegenden Nebenräume jedenfalls vollständig hinreicht, erhalten haben.

Die Bauart, die Einrichtung der Heizung und Lüftung stimmen genau mit den Ausführungen bei den anderen Kliniken überein.

Die Baukosten einschliesslich der Heizung und Lüftung sind zu 280 000 Mark, die innere Ausstattung zu 40 500 Mark veranschlagt.

Das pathologische Institut.

(Im Bau begriffen.)

Das Bauprogramm für das pathologische Institut enthält folgende Bestimmungen.

Das Gebäude soll enthalten

a) für das pathologische Institut: 1. ein Auditorium für 80 Sitzplälze, 2. einen Saal für mikroskopische Kurse, von drei Seiten Fenster — 40 Mikroskopirplätze, 3. einen Demonstrationssaal, 4. Sammlungsräume unter Zugrundelegung einer angemessenen Unterbringung der vorhandenen Sammlung und einer geringen Vermehrung derselben, 5. ein Arbeitszimmer für den Direktor mit Vorzimmer, 6. je ein Arbeitszimmer für drei Assistenten, 7. ein Präparir- und Dienerzimmer, 8. ein Zimmer für chemische Arbeiten mit Nebenraum für Waage, 9. ein Zimmer für Thierexperimente, 10. ein bakteriologisches Zimmer, 11. ein Zimmer für mikroskopische Arbeiten für Geübtere, drei Fenster, 12. Dienstwohnung für einen Diener;

b) für das Leichen- und Obduktionshaus: 13. einen Obduktionssaal für 80—100 Zuschauer (stehend), 14. zwei Nebenräume für operative Kurse, zum Aufstellen von je zwei Sezirtischen (zugleich für chirurgische Operationen an der Leiche), 15. ein Einsargungsraum, 16. eine einfache Kapelle, 17. Präparantenkeller, Macerirraum, Raum für Gläser und Vorräthe im Untergeschoss, 18. Stall für Versuchsthiere.

Die vorbezeichneten Räume werden gruppenweise in zwei durch eine kurze Halle verbundenen Gebäuden untergebracht, dem Obduktionshaus und dem eigentlichen pathologischen Institut. Das erstere enthält ein Kellergeschoss sowie ein Erdgeschoss; das letztere ausser diesen beiden Geschossen noch in seinem grösseren Theile ein erstes Stockwerk.

Das Obduktionshaus hat diejenigen Räume aufgenommen, welche zur Unterbringung von ganzen Leichen und zu den Untersuchungen an Leichen bestimmt sind. Das eigentliche pathologische Institut dagegen enthält diejenigen Räume, welche zu pathologisch-anatomischen, mikroskopischen, chemischen und sonstigen Untersuchungen sowie zu Vorlesungen benutzt werden, bei welchen nur

einzelne den Leichen entnommene Theile weiter untersucht oder
demonstrirt werden.

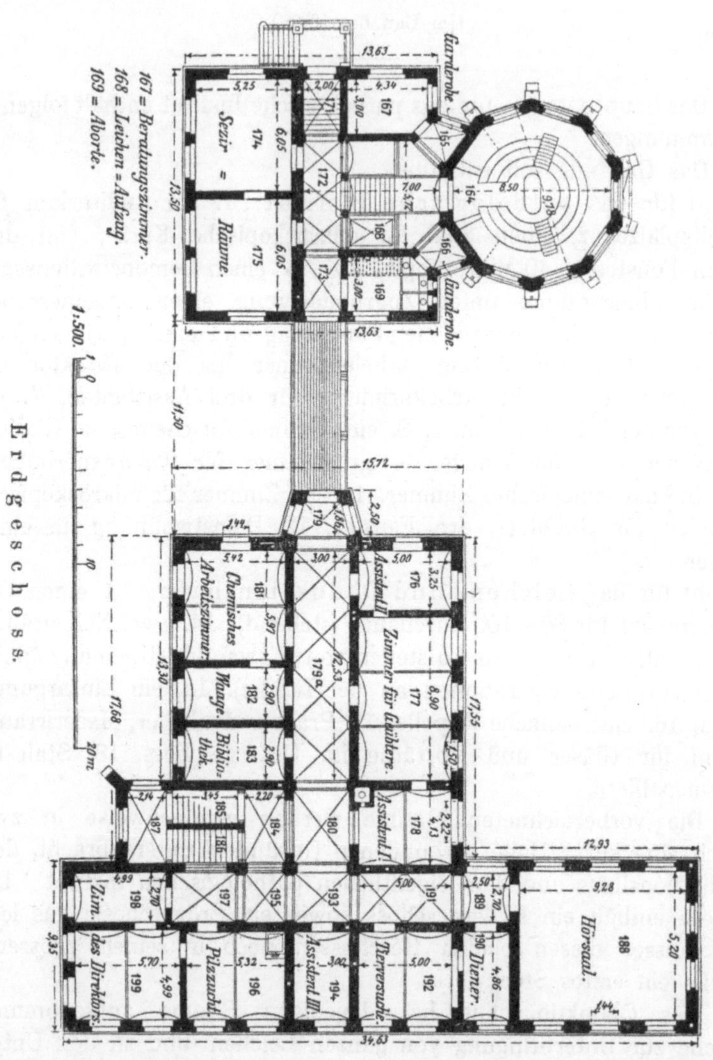

Das Obduktionshaus, welches eine rechteckige Grundrissform mit
einem nordwärts vorgelegten Zehneck aufweist, enthält in seinem
Untergeschoss südwärts von dem das Gebäude von Osten nach

Westen durchziehenden Mittelflur den auch von aussen zugängigen Leichenkeller und zu dessen beiden Seiten je einen Raum zum Aufbewahren von Gläsern und Särgen; ferner nordwärts von dem Mittelflur einen Macerationsraum, einen nach dem Erdgeschoss gehenden Leichenaufzug, einen Einsargungsraum. Letzterer steht in Verbindung mit der im Untergeschoss des Zehnecks untergebrachten Beerdigungskapelle.

Das Erdgeschoss enthält an der Südseite des Mittelflures die beiden, mit je 2 Sezirtischen auszustattenden Sektionsräume, nordwärts vom Mittelflur das Konferenzzimmer, die Klosets; ferner in der Mittelaxe die zum Ringtheater des im Zehneck untergebrachten Obduktionssaales führende Treppe. An der rechten Seite dieser Treppe mündet der Leichenaufzug aus, während links von der Treppe der Zugang zu dem Konferenzzimmer und zu dem Untertheil des grossen Saales liegt.

Die Höhe des Kellergeschosses beträgt 3,30 m, diejenige des Erdgeschosses in dem südlichen, rechteckigen Theile des Obduktionshauses 5,05 m; das Zehneck ist im Erdgeschoss 8,20 m bis Oberkante Hauptgesims hoch. Die Grundrissanordnung des eigentlichen Institutes weist eine ⊣förmige Gestaltung auf.

An den Haupteingang, welcher in dem südlichen, von den beiden Flügelbauten gebildeten Winkel liegt, schliesst sich unmittelbar das bis zum Dachgeschoss durchreichende Treppenhaus an. Südwärts von dem Mittelflur des Längsflügels liegen im Kellergeschoss die beiden Präparirräume und die Klosets, letztere unmittelbar von dem Treppenflur aus zugängig. Nordwärts von dem Mittelflur sind der Raum für Thiersektionen sowie die für die Zentralheizung erforderlichen Räume untergebracht.

In dem Querflügel liegen die Wohnungen für den Hausmeister und Leichendiener, der Raum für frische Präparate und endlich die Stallungen für die Versuchsthiere; für die Zentralheizung voraussichtlich erforderlich werdende Luft- und Heizkammern sind hier ebenfalls vorgesehen.

Das Kellergeschoss des Institutes erhält zwei Zugänge von aussen, nämlich einen beim Anschluss an die Verbindungshalle, sowie einen bei der Wohnung des Hausmeisters. Die Thierställe sind ausschliesslich mit einem Eingang aus dem Freien versehen und absichtlich ausser jeder Verbindung mit dem Inneren des Gebäudes gelassen worden.

Im Erdgeschoss befinden sich südwärts von dem Mittelflur:

das Zimmer für chemische Untersuchungen, das Waagezimmer und die Bibliothek; nordwärts dagegen: zwei Assistentenzimmer und zwischen diesen beiden das Arbeitszimmer für »Geübtere«. An dem südlichen Ende des Querflügels liegen die beiden Zimmer des Direktors; sodann ostwärts: das Zimmer für Pilzzucht, das Zimmer des dritten Assistenten, das Thierexperimentirzimmer, das Zimmer des Dieners und in einem besonderen einstöckigen Anbau der Hörsaal.

Im ersten Stockwerk wird die ganze Nordseite von dem Mikroskopirsaal, die Ostseite von dem Vorbereitungszimmer und dem Demonstrationssaal eingenommen. Die beiden letzteren erstrecken sich über den Flur des Erdgeschosses hinaus, nehmen also die ganze Tiefe des Querflügels ein. Der Sammlungsraum liegt an der Südseite des Längsflügels und dehnt sich über den Flur des Erdgeschosses aus.

Um die Flächenausdehnung der Sammlungsräume, insbesondere mit Rücksicht auf die Baukosten, nach Möglichkeit einzuschränken, ist der für die Sammlungen bestimmte Saal der Höhe nach durch einen Zwischenboden, welcher aus durchbrochenen, gusseisernen, auf schmiedeeisernen Trägern ruhenden Platten gebildet wird, um nach Möglichkeit eine genügende Beleuchtung auch der von den Fenstern weit abstehenden Schränke zu erzielen, in zwei Geschosse getheilt worden; beide Abtheilungen behalten vollständig genügende Höhe zum Aufstellen der Sammlungsschränke und sind durch eine Erkertreppe, sowie durch einen Aufzug für die Sammlungsgegenstände verbunden.

Ein grösserer Theil des Dachgeschosses, welcher an die Erkertreppe anschliesst, also in bequemer Verbindung mit dem Sammlungssaal des ersten Stockwerkes steht, ist abgetrennt und ermöglicht bei eintretendem Bedürfniss eine Vergrösserung der Sammlungsräume.

Das Kellergeschoss des Institutes hat eine Höhe von 3,30 m, das Erdgeschoss eine solche von 4,80 m und das erste Stockwerk eine solche von 5,70 m. Für die Höhe des ersten Stockwerkes ist einestheils der der Höhe nach getheilte Sammlungssaal und anderentheils der Umstand massgebend, dass sowohl im Mikroskopirsaal, wie auch im Demonstrationssaal das direkte Himmelslicht möglichst tief in den Raum hineinfallen muss, um selbst auf den zurückliegenden Plätzen Präparate und mikroskopische Objekte genau untersuchen zu können.

Die Zwischenhalle ist auf eine Verbindung der Mittelflure des Obduktionshauses und des eigentlichen Institutes im Untergeschoss beschränkt worden. Dieselbe ist an ihrer Südseite mit einem Eingang versehen, welcher insbesondere als Zugang für die klinischen Lehrer dienen soll.

Abgesehen von den Wohnräumen im Keller, für welche zur Vermeidung von Schwammbildung, ebenso wie bei den Kliniken, eichene, in heissem Asphalt verlegte Fussböden vorgesehen sind, kommen für sämmtliche Arbeitszimmer und die Lehrsäle des Institutes gewöhnliche, kieferne Fussböden zur Ausführung. Für die Sektionsräume dagegen sowie für die Präparirzimmer und ähnlichen Räume im Keller, ferner für die Leichenkapelle und die weniger der Abnutzung unterworfenen Theile der Flure wurde Terrazzoboden bevorzugt. Der Leichenkeller und die stark der Abnutzung unterliegenden Flure des Obduktionshauses sowie die Treppenpodeste des eigentlichen Institutes erhalten Beläge aus Thonplatten.

Die Beheizung soll durch eine Niederdruck-Dampfheizung erfolgen und zwar theilweise in Verbindung mit den erforderlichen Lüftungsvorrichtungen.

Die Baukosten sind ohne die innere Ausstattung zu 204 000 Mark berechnet worden, während die letztere einen Aufwand von 24 000 Mark erfordern dürfte.

Wirthschaftsgebäude.

Das Wirthschaftsgebäude enthält die Räume für den gesammten Koch- und Wäschebetrieb der neuen klinischen Anstalten. In dem 3,40 m hohen Kellergeschoss liegen die Kohlenkeller und sonstigen Vorrathsräume. Das Erdgeschoss sowie das erste Stockwerk nehmen die beiden gleichgrossen Abtheilungen der Kochabtheilung und der Wäscheabtheilung auf. In der Mittelaxe des Gebäudes ist der ungefähr 40 m hohe Dampfschornstein angeordnet, welcher für die Abführung der Rauchgase der Dampfkessel dient und ausserdem als Saugeschlot für die Lüftung der grossen Küchen nutzbar gemacht ist. Er besteht zu dem Zwecke aus einem massiven, gemauerten Mantel und einem inneren, gusseisernen Rauchrohr. Sowohl innerhalb der Koch- wie der Wäscheabtheilung geht vom Keller bis zum Dachgeschoss, welches in seiner ganzen Ausdehnung als Wäschetrockenboden dient, je eine massive Treppe hindurch; ausser der Treppe in der Wäscheabtheilung ist die Verbindung zwischen Erdgeschoss und

Dachgeschoss durch eine Aufzugsvorrichtung für Wäsche gegeben. Zu der Kochabtheilung gehören im Erdgeschoss: die 100 qm grosse Kochküche, eine 20 qm grosse Putzküche, eine 36 qm grosse Spülküche, eine 29 qm grosse Kaffeeküche, eine 25 qm grosse Speisekammer; ferner im 1. Stockwerk: zwei Zimmer für die Kochmägde von 21 und 36 qm Fläche, ein Vorrathsraum von 29 qm und zwei Zimmer für die Oberköchin.

Die Wäscheabtheilung umfasst im Erdgeschoss die 100 qm grosse Waschküche, den Raum für schmutzige Wäsche von 28 qm, ein Bügelzimmer von 44 qm Fläche, eine Flickstube von 10 qm sowie eine Waschküche für infizirte Wäsche von 19 qm Grösse; im ersten Stockwerk liegen das 36 qm grosse Zimmer der Waschmägde,

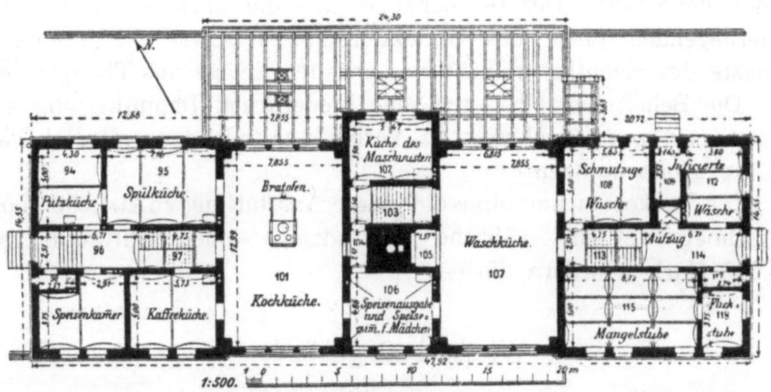

Erdgeschoss.

das 60 qm grosse Wäschemagazin und das Zimmer der Oberwäscherin. Die grossen Küchenräume reichen auch durch das erste Stockwerk hindurch. Das Erdgeschoss ist 4,00 m, das erste Stockwerk 3,80 m hoch; der Drempel des Dachgeschosses hat eine Höhe von 1,50 m. Das Kesselhaus ist als niedriger Anbau und zwar mit dem Kellerfussboden in gleicher Höhenlage an der Nordseite vorgelegt; es enthält den Kesselraum, eine Maschinenstube sowie eine Werkstätte. Das Gebäude ist in Ziegelrohbau mit steilem Schieferdach und durchgehends gewölbten Decken hergestellt; ausgenommen ist das Kesselhaus, welches ein Holzcementdach erhält. Für die Zuführung frischer, vorgewärmter Luft zu den Wirthschaftsräumen ist nach Möglichkeit gesorgt.

Der Koch- und Waschbetrieb erfolgt durchgehends unter Anwendung von Dampf; nur für Ausnahmefälle und zum Herrichten von Braten ist in der Kochküche ein grösserer Feuerheerd aufgestellt worden. In der Kochküche und deren Nebenräumen finden ferner Aufstellung fünf Henneberg'sche Wasserbad-Kochapparate von 300 l, 200 l, 130 l, und 60 l Inhalt, ferner ein offenes Bain-Marie, ein Kartoffelsieder von 200 l Inhalt, ein Wärmschrank, ein Dampfkaffeekocher von 200 l Inhalt, eine Kaffeebrennmaschine, ein Spültisch 3,20/1,60 m, einer desgl. von 2,00/1,00 m. In der grossen Waschküche sind aufgestellt: zwei Einweichbottiche, zwei Bäuchegefässe, ein Dampfkochkessel, eine Waschmaschine ter Welp und eine Zwillingsmaschine von je 30 kg stündlicher Leistung, eine Wäschespülmaschine, eine Zentrifugal-Trockenmaschine, vier ovale Waschbottiche, zwei Laugentöpfe, zwei Seifen- und Sodafässer. Die kleine Waschküche enthält einen Einweichbottich, ein Bäuchegefäss, einen ovalen Waschbottich, ein Laugenfass. In der Plätt- und Mangelstube ist eine Mangel für Dampf- und Handbetrieb aufgestellt.

In dem Kellergeschoss ist ein Raum zur Aufnahme eines Henneberg'schen Dampf-Desinfektors abgetheilt, welch' letzterer so gross sein wird, dass in ihn ein Bett eingeschoben werden kann. Im Bodenraum ist ein Dampf-Schnelltrockenapparat eingerichtet worden.

Die beiden Dampfkessel haben je 25 qm Heizfläche. Die horizontale Dampfmaschine hat eine Effektiv-Stärke von 9 Pferdekräften. Die Werkstätte ist an grösseren Apparaten mit einer Drehbank, einer Bohrmaschine, einer Feilbank und drei Schraubstöcken ausgestattet worden.

Die Eaukosten des Wirthschaftsgebäudes betragen einschliesslich der maschinellen Einrichtungen 210 000 Mark; die Kosten für die Ausmöblirung sind zu 9750 Mark veranschlagt.

Verwaltungsgebäude.

Die Räume für die Verwaltung der klinischen Anstalten sowie die Wohnung des Verwaltungs-Inspektors sind in einem besonderen dreigeschossigen Gebäude untergebracht. Die Kosten dafür belaufen sich einschliesslich 2650 Mark für die innere Einrichtung auf 40 000 Mark.

Göttingen.

Die chirurgische Klinik.

Der Bau der Klinik ist im Sommer 1887 begonnen und am
1. Oktober 1889 der Benutzung übergeben (s. Lageplan S. 245).

Mit einem mittleren Hauptgebäude, dessen Längsaxe von Osten
nach Westen gerichtet ist, sind zwei südlich davon belegene,
parallel dem ersteren angelegte Flügelbauten, sowie ein nach Norden
vorspringender Anbau durch geschlossene Verbindungsgärge verbunden.

Der Mittelbau ist dreigeschossig, hat wie die beiden Flügelbauten im unteren Geschoss eine Höhe von 3,20 m von Oberkante
zu Oberkante Fussboden und in den beiden oberen Geschssen eine
solche von 4,80 m; da das Grundstück von Osten nach Westen fällt,
so ist die Fussbodenfläche des westlichen Flügels um 0,9 m tiefer,
als diejenige des östlichen, sodass die Fussböden des Ergeschosses
und des ersten Stockwerkes vom Hauptgebäude nicht in gleicher
Höhe mit denen der beiden Flügelbauten liegen. Der nördliche
Anbau ist zweigeschossig; der Fussboden des Erdgeschosses, in
gleicher Höhenlage mit dem des Hauptgebäudes, liegt 3,20 m
über dem Fussboden des Kellergeschosses; die Stockwerkshöhe beträgt hier 6,50 m.

Die innere Einrichtung der Klinik ist nach den Vorschlägen des
Direktors, Geheimen Medizinalrathes Professor Dr. König in folgender
Weise getroffen:

Der Operationssaal ist in dem Mittelbau gegen Norden so gross angelegt, dass nach einem berechneten Tagesdurchschnitt 4, und unter Zuhülfenahme geeigneter Nebenräume, 6 bis 7 Operationen

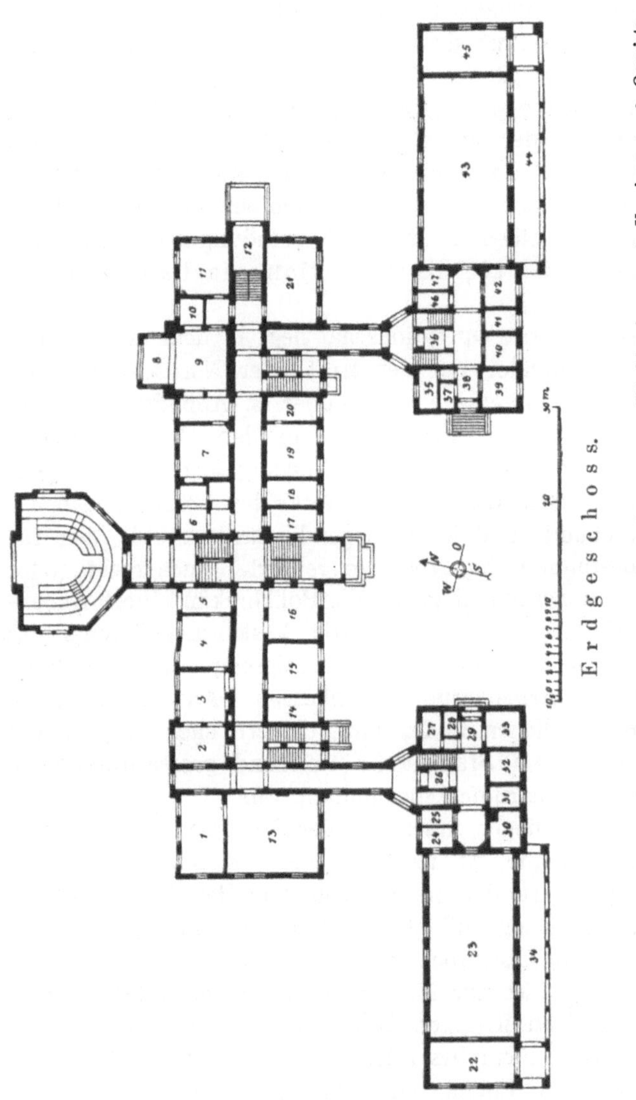

1. Anatomische Untersuchungen und Sammlungen. 2. Mikroskopirzimmer. 3, 4. Direktorzimmer. 5. Vorzimmer. 6. Operirte. 7. Warteraum für Männer. 8. Operationsplatz der Poliklinik. 9. Poliklinik. 10. Dunkelkammer. 11. Untersuchungen. 12. Eingang. 13. Auditorium und Instrumente. 14, 15. Assistenzarzt. 16. Schwesterversammlungszimmer. 17. Dienerzimmer. 18. Abort. 19, 20, 21. Assistenzärzte. 22. Tageraum. 23. Krankensaal für Männer, 18 Betten. 24. Wärter. 25. Theeküche. 26. Aufzug. 27. Abort. 28. Heizkammer. 29. Eingang. 30. Schwesternzimmer. 31. Delirantenzimmer. 32. Bad. 33. Abort. 34. Offene Halle. 35. Spülraum. 36. Aufzug. 37. Heizkammer. 38. Eingang. 39. Abort. 40. Bad. 41. Delirantenzimmer. 42. Schwesternzimmer. 43. Krankensaal für Frauen, 18 Betten. 44. Offene Halle. 45. Tageraum. 46. Theeküche. 47. Wärter.

stattfinden können. In unmittelbarer Verbindung mit dem Saal oder doch in nächster Nähe desselben sind sämmtliche Hülfs-, sowie die poliklinischen und alle zu Lehrzwecken dienenden Räume im Mittelgebäude angeordnet.

Um für den Operationsraum, die Poliklinik, die mikroskopischen und bakteriologischen Arbeitszimmer das erforderliche gute Seitenlicht, und zwar ein gleichmässig von der Sonne unabhängiges, also Nordlicht zu sichern, ist der Theil der Anlage, welcher diese Institutsräume aufnimmt, mit seiner Breitseite nach Norden gerichtet, der Operationsraum aber, um allen Anforderungen des Direktors zu genügen, auf der nördlichen Seite vor das Gebäude vorgeschoben worden und durch einen nicht zu breiten Zwischenbau mit demselben in direkter Verbindung geblieben; auch für die Poliklinik ist das kleine Operationsglashaus hinausgeschoben.

Der vorgeschobene Operationssaal liegt in dem ersten Stock am mittleren Längskorridor auf der Mitte der Nordseite des Gebäudes, direkt dem Haupteingang gegenüber (s. Abbildung S. 233).

Vom Korridor kommt man direkt in den Operationsraum, während man auf der ebenfalls dem Eingang gegenüber liegenden Haupttreppe durch die im Oberstock des Verbindungsbaues zwischen Hauptgebäude und Klinik liegende Garderobe in den für die Studenten bestimmten Zuhörerraum gelangt. Nach rechts (oder östlich) vom Operationsraum liegt nur die Poliklinik mit ihren Nebenräumen, während nach links (oder westlich) sich das Zimmer des Direktors, das grosse pathologische Arbeitszimmer, die Sammlung, der bakteriologische Arbeitsraum anschliessen. An den letzteren Raum, auf dem westlichen Ende, mit Fenstern nach Westen und Süden, stösst das für 100 Studenten hinreichend grosse Auditorium mit der historischen Instrumentensammlung an.

Auf der Südseite liegen innerhalb des Mittelbaues Dienstwohnungen und Nebenräume, Aborte etc., und die mit Gitterthüren abgesperrten Zugänge zu den südlich von dem Haupthause befindlichen, durch einen Gang mit ihm verbundenen Pavillons, sowie die Seitentreppen zum Oberstock des Haupthauses.

Der Haupteingang ist nur für den Verkehr der Aerzte, Studirenden, der stationären Kranken bestimmt, während die poliklinischen Kranken von einem besonderen, auf der westlichen Seite des Gebäudes liegenden Zugang eintreten; der mittlere Theil des Korridors ist von den Seitentheilen durch Gitterthüren abgeschlossen.

Der Operationsraum hat ein sehr grosses nördliches Seitenlicht

(4,49 m breit, 4,90 m hoch) mit grossen (1,50 m breiten und 1,83 m hohen) Scheiben, welches bis fast an die Decke heranreicht und sich fast direkt mit dem grossen Oberlicht (5,81 m lang, 3,97 m breit) deckt. Das letztere sollte nach dem ursprünglichen Plane noch halbmal grösser angelegt werden, hat aber immerhin in dem jetzigen Umfange den Vortheil, dass es Schatten machende Körper über dem Operationsgebiet nicht giebt, weil auch das Oberlicht (hohes Seitenlicht und Oberlicht) von mehreren Seiten einfällt. Der Operationsraum ist verhältnissmässig sehr gross, von halbelliptischer

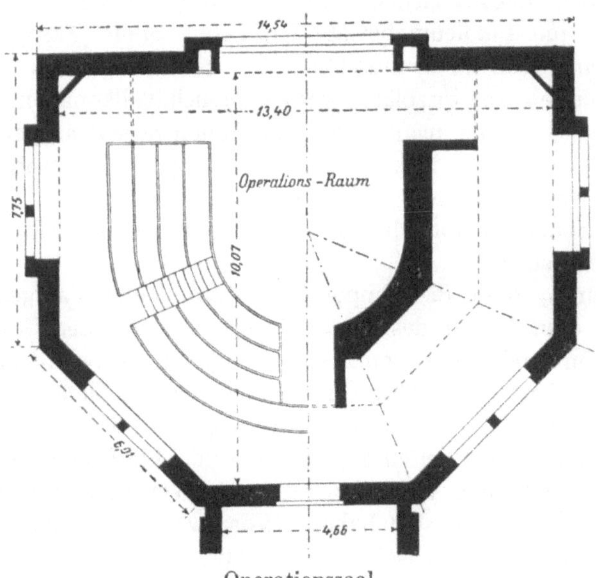

Operationssaal.

Form (6,67 m lang, 5 m breit) (s. Abbildung); erforderlichen Falles kann bequem an zwei Tischen neben einander operirt werden. Der Zugang zu dem Raume findet von der Eingangsthür aus in direkter Verlängerung unter dem Emporraum durch statt; von beiden Seiten her zieht sich nämlich ein 3 m breiter Gang unter dem Seitenlicht und unter dem Ende der Emporbühne längs der nördlichen Wand durch. Vor den Emporbühnen im Operationsraum sind auf der rechten Seite die Wasch- und Spülvorrichtungen für Hände und Instrumente, auf der linken und hinteren Seite die aus Glas und Eisen gefertigten Schränke für Instrumente,

Verbandstoffe und Chemikalien angebracht, welche in mit Hemmung versehenen Glasschubläden aufbewahrt werden.

Rings um den Operationsraum bis an den nördlichen Gang steigen 4 Emporbühnen für etwa 120 Studenten steil empor zu einem an der ganzen Mauer des Gebäudes herumlaufenden, durch 4 besondere Fenster jederseits erhellten Gang, auf dessen südlicher Seite, direkt über dem unteren, der obere Eingang für die Studirenden von der Garderobe aus sich befindet. Die Bänke sind polirte, wohl abgerundete Holzklappbänke, die Barrieren der Bänke glatt, mit heller Oelfarbe gestrichen; ebenso wie der mit Cement überall verputzte, gleichfalls mit Oelfarbe gestrichene, auf dem Fussboden mit Linoleum belegte Sitzraum. Steile Treppen führen auf beiden Seiten hinab zum Operationsraum, hinauf zu dem Oberraum (Galerie). Die Sitzplätze werden täglich vollkommen nass aufgenommen und alle paar Tage mit Seifenwasser ausgeputzt und ausgespült. Kurz, es ist nach jeder Richtung dafür gesorgt worden, dass der Raum aseptisch gehalten werden kann.

Das Sehen ist von allen Plätzen gleich gut möglich, Blendung findet nicht statt.

Dadurch, dass die Emporbühnen auf einem aufgemauerten, zwischen dem Boden des Operationsraumes und der Galerie oder den Aussenwänden des Baues sich spannenden Gewölbe angebracht sind, sind überwölbte Räume gewonnen, welche den Eingangs erwähnten Zwecken dienen, von der Eingangsthür des Operationsraumes nach beiden Seiten zugänglich sind, durch den Gang an der Nordwand mit dem Operationsraume in Verbindung stehen, und auf jeder Seite 4 Fenster haben. Vor zwei derselben, welche am meisten der freien Nordseite des Gebäudes sich anschliessen, aber nach Westen und Osten sehen und grosse Spiegelscheiben erhalten haben, sind Operationstische aufgestellt für Seitenlichtoperationen, für Untersuchungen, eventuell für den Wechsel von Verbänden, für die Einleitung und die Abwartung des Erwachens aus einer Narkose u. s. w. Vor den zwei anderen Fenstern werden Korsets, Gypsverbände angelegt. An den äusseren Wänden stehen Schränke für die Aufbewahrung von Saalwäsche und Schienen sowie anderweitigen nothwendigen Verbandstücken.

Diese Einrichtung hat sich ganz ausserordentlich bewährt; sie erleichtert die Arbeit, gestattet solche in übersehbarer Weise gleichzeitig in drei Räumen, sei es, dass mehrere Operationen gleichzeitig vorgenommen, sei es, dass verbunden oder chloroformirt werden soll. In der Hälfte der Zeit lässt sich Alles erledigen und zwar derart, dass alle arbeitenden Aerzte gleichzeitig den Operirten, die gewechselten Verbände etc. sehen können.

Der Fussboden der Klinik ist mit Fliesen in der Art belegt, dass die Flüssigkeiten sowohl im Hauptraume als in den Nebenräumen je nach einem Punkt abfliessen, so dass es sehr leicht ist, nach jeder Operation mittelst eines an der Leitung angeschraubten Schlauches rasch den Fussboden vollkommen zu reinigen. Am Fenster findet sich auf einer Seite unter der Fensterbank ein Schlot, welcher der leichten Reinigung halber mit Glas gefüttert ist, um die Verbandstücke zu versenken. Längs des grossen Seitenfensters ist der Heizkörper mit weissen Marmorplatten belegt, welche in Gestalt breiter Fensterbretter bequem sind zum Ablegen von mancherlei Gebrauchsgegenständen. Ebenso sind die Instrumenten- und Verbandschränke mit weissen Marmorplatten belegt.

Die Operationen werden auf von Eisen gefertigten, mit Glasplatten und dicken Gummiplatten belegten Tischen verrichtet, welche durch entsprechende Neigung der Glasplatten nach zwei Abflussrohren alle Flüssigkeiten in ein untenstehendes Gefäss leiten.

Die Desinfektion der Instrumente findet in dem westlichen, hinter dem Gewölbe belegenen Raum in einem kupfernen Kochapparat mit herausnehmbarem Siebeinsatz statt.

Die Abflüsse der Wasch- und Spülvorrichtungen stehen zu Tage, und ist an ihnen ein abnehmbares Sieb eingeschaltet, damit nur Flüssigkeiten in das Abfallrohr gelangen. Das Sieb wird täglich herausgenommen und gereinigt. Das eigentliche Verschlussrohr (Srohr) findet sich in dem Raume unter dem Operationssaal, in welchen auch der vorerwähnte Schlot für gebrauchte Verbandstoffe, welcher für gewöhnlich durch eine Thür verschlossen ist, mündet. Jener Raum entspricht etwa der Grösse des eigentlichen Operationsraumes, ist mit einem nach der Mitte abschüssigen Fussboden versehen, hat in der Mitte einen mit Rost versehenen Abfluss, so dass der ganze Raum leicht aus den vorhandenen Wasserhähnen gespült werden kann. Unter dem Fallrohr des Verbandsschlotes steht ein zur Aufnahme der beschmutzten Verbandsstoffe bestimmter Rollwagen, mittelst dessen die von der Klinik heruntergeworfenen Verbände täglich nach der Feuerung des Kesselhauses gebracht und dort verbrannt werden.

Die Poliklinik ist neben dem Operationssaal gelegen, damit der Dirigent, wie die helfenden Aerzte jederzeit leicht mit derselben verkehren können; sowie andererseits die Aerzte und Patienten der Poliklinik leicht und schnell den klinischen Operationsraum erreichen können. Der poliklinische Saal hat Raum genug, um neben einem Tagespublikum von etwa durchschnittlich 20 Kranken den Verkehr von 80—100 Studirenden neben der Abfertigung der Patienten zu gestatten. Ferner sind ein geeigneter, mit Ober- und Seitenlicht versehener, ebenfalls vor die Front geschobener Operationsraum, ein Dunkelraum für Untersuchungen, sowie Räumlichkeiten für Auskleiden und Untersuchungen mehrerer Personen vorgesehen. Daneben stehen hinreichend grosse Warteräume zu Gebote.

Die poliklinischen Schränke für Instrumentenaufbewahrung, Wasch- und Spüleinrichtung, Versenkschlot und Nebenraum zur Aufnahme der Schmutzstücke sind ähnlich denen der Klinik; der Fussboden ist Terrazzoboden. An den grossen gewölbten, mittleren Raum schliesst sich nach vorn (nördlich) der mit Seiten- und Oberlicht versehene poliklinische Operationsraum; zu beiden Seiten liegen durch spanische Wände abgetrennte Räume, westlich ein solcher für Untersuchungen von Patienten, welche sich auskleiden sollen, östlich ein Dunkelraum für Spiegeluntersuchung.

Wissenschaftlichen Aufgaben und dem Lehrzweck dienen:

1. das Arbeitszimmer des Direktors.

2. Ein für die Aerzte der Anstalt und eventuell auch für ältere Studirende und Aerzte bestimmtes, in direkter Verbindung mit der Sammlung stehendes Arbeitszimmer, in welchem pathologisch-anatomische, wie auch experimentelle Arbeiten vorgenommen werden, und zu dem Zwecke eine Anzahl von Fenstersitzplätzen angelegt worden sind.

Links am Haupteingang des Mittelbaues, von welchem aus eine Steintreppe nach dem Korridor des ersten Stockwerkes führt, ist der Eingang zu dem aus Vorzimmer und Baderaum bestehenden Reinigungsbad für neu aufgenommene Kranke.

Das chemisch-bakteriologische Laboratorium hat an der langen Nordseite drei und an der Westseite ein Fenster, unter denen in ganzer Länge der Wände eine Tischplatte läuft, welche grösstentheils zu chemisch-bakteriologischen, theils auch zu mikroskopischen Arbeiten bestimmt ist. Zwischen den Fenstern sind auf den mit Schubladen versehenen Tischen verschliessbare Glasschränke und unterhalb Schränke zur Aufnahme von Schalen, Gläsern, Apparaten etc. angebracht. Unmittelbar unter der Tischplatte befinden sich Schubladen. An der südlichen Längsseite stehen der Reihe nach: ein Wasserstrahlgebläse, ein Tisch mit 2 Brutöfen, ein offener Schrank zur Aufbewahrung von allerhand chemischen Utensilien und Apparaten; daneben ein verschliessbarer Glasschrank zur Aufbewahrung feinerer Instrumente. An der Ostwand ist ein Spülbecken angebracht, der Heizkörper und eine geräumige Kapelle. In der Mitte des Raumes steht ein Tisch für chemische Arbeiten, der ganz nach dem Muster der jüngst im neuen chemischen Laboratorium der Universität angeschafften Tische konstruirt ist. Daneben steht ein Tisch mit Schieferplatte zu anatomischen Untersuchungen und Thierversuchen. Für Wasser und Gas ist überall ausgiebig gesorgt. Neben den gewöhnlichen chemischen und bakteriologischen Utensilien sind angeschafft: ein Halbschatten-Polarisationsapparat nach Mitscherlich, ein Universal-Spektralapparat nach Vogel und eine feine chemische Waage.

Ausser Wohn- und Gesellschaftsräumen für die Aerzte etc. sind in den Kellerräumen die Lokalitäten für Verbandpräparation (Desinfektionsofen für Verbandstoffe, Raum für Präparation antiseptischer Verbandstoffe, Zimmer für Präparation von Gypsbinden und von Filz zum Verbinden) sowie die Dunkelräume für Photographie untergebracht.

Die Krankenräume der Klinik.

Das Programm für den Neubau der chirurgischen Klinik verlangte im Ganzen 108 Betten; da die Zahl der männlichen Kranken die der weiblichen überwiegt, so sind die Kinder auf den Pavillon der Frauen mit angewiesen. Die Kranken sind zum kleineren Theil in dem oberen Stock des Mittelbaues, zum grösseren Theil in zwei zweistöckigen Pavillons untergebracht, welche durch kurze Gänge mit dem Mittelbau in Verbindung stehen und diesem parallel an beiden Enden, dem östlichen und dem westlichen, vorgeschoben sind (siehe Grundrisse S. 233 und S. 240).

Die Pavillons, welche um eine halbe Etagenhöhe tiefer liegen, als der Mittelbau, weil man Kellerräume sparen wollte, sind sämmtlich nach demselben System angelegt und durch einen auf den Korridor des Mittelbaues mündenden Gang zugängig, von welchem aus eine steinerne Treppe eine halbe Stockhöhe tiefer nach dem unteren, eine halbe Stockhöhe höher nach dem oberen Saal sammt Vorräumen führt. Der Transport der Kranken findet jedoch nicht auf dieser Treppe, sondern auf einem durch Wasserdruck getriebenen Fahrstuhle statt. Es müssen demnach bis zu dem Gang die Kranken von unten eine halbe Etage gehoben, die von oben eine halbe Etage versenkt werden. Treppe und Fahrstuhl münden in einen mittleren Korridor, welcher vor dem eigentlichen grossen

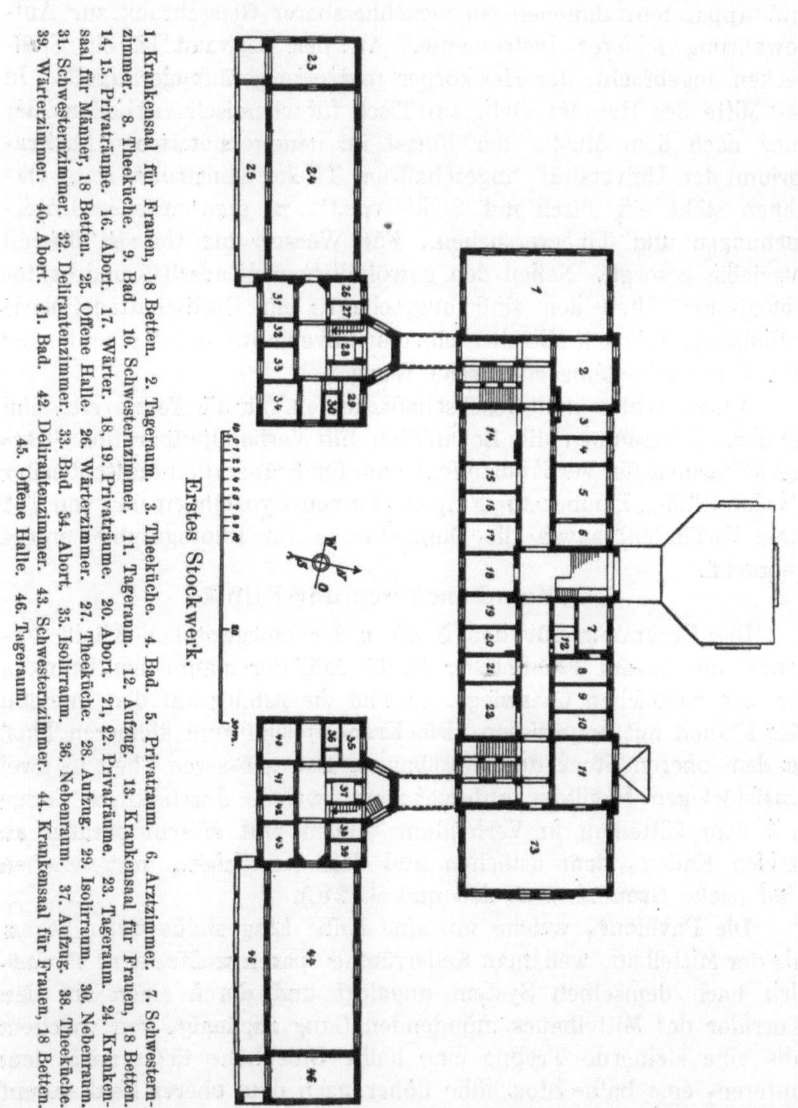

1. Krankensaal für Frauen, 18 Betten. 2. Tageraum. 3. Theeküche. 4. Bad. 5. Privatraum. 6. Arztzimmer. 7. Schwesternzimmer. 8. Theeküche. 9. Bad. 10. Schwesternzimmer. 11. Tageraum. 12. Aufzug. 13. Krankensaal für Frauen, 18 Betten. 14, 15. Privaträume. 16. Abort. 17. Wärter. 18, 19. Privaträume. 20. Abort. 21, 22. Privaträume. 23. Tageraum. 24. Krankensaal für Männer, 18 Betten. 25. Offene Halle. 26. Wärterzimmer. 27. Theeküche. 28. Aufzug. 29. Isolirraum. 30. Isolirraum. 31. Schwesternzimmer. 32. Delirantenzimmer. 33. Bad. 34. Abort. 35. Isolirraum. 36. Nebenraum. 37. Aufzug. 38. Theeküche. 39. Wärterzimmer. 40. Abort. 41. Bad. 42. Delirantenzimmer. 43. Schwesternzimmer. 44. Krankensaal für Frauen, 18 Betten. 45. Offene Halle. 46. Tageraum.

Krankensaal liegt. Zu beiden Seiten dieses Korridors liegen die durch Auslugfenster mit dem Saale verbundenen bekannten Neben-räume für Wartepersonal, Bäder etc.

Am Ende des Mittelganges führt eine Thür in den für 18 Patienten bestimmten Krankensaal, welcher Fenster nach Nord und Süd und auf der Südseite längs des ganzen Saales und des daran liegenden Tageraumes eine überdeckte, grosse Veranda mit breiten Doppelthüren nach dem Krankensaale und einer nach dem Tageraume hat. Auf der östlichen Seite bei dem östlichen, auf der westlichen bei dem westlichen Krankensaale schliesst sich ein grosser, sogenannter Tageraum zum Aufenthalt für Menschen, welche sich ausser Bett befinden, an. In diesem Raume befinden sich ein Verbandtisch und Waschvorrichtungen, wie in jedem Krankenraume.

Die Krankenräume sind über einer Anzahl in der Mitte angebrachter Säulen schwach gewölbt. Um eine dieser Säulen ist ein Tisch, welcher nach der einen Seite als Schreibtisch, nach der anderen als Verbandtisch dient, angebracht.

In einigen Sälen besteht der Fussboden aus Terrazzo, in anderen aus einem Fliesenbelag. Wieder in anderen liegt auf einem Gypsboden Linoleum festgeklebt; ebenso sind sämmtliche Gänge und Treppen mit Linoleum belegt.

Die Ventilation findet statt:

1. Durch besondere Einrichtungen, welche die Zufuhr frischer und die Abfuhr der gebrauchten Luft ermöglichen. An dem freien West- und Ostende der Pavillons sind Heizkörper und Kammern angelegt, welche durch mit Drahtgaze verwahrte Oeffnungen des Raumes die äussere Luft ansaugen und erwärmt nach den Sälen schaffen; hier befindliche Luftklappen stehen mit dem Abluftkanal, der in den grossen Schornstein des Maschinenhauses mündet, in Verbindung und saugen die verbrauchte Zimmerluft an;

2. durch besondere Vorrichtungen der Fenster; die Doppelfenster im Zimmer reichen nämlich nur bis zu dem Oberfenster, so dass, wenn dieses, welches leicht stellbar ist, heruntergeklappt wird, frische Luft eingeführt wird;

3. in den oberen Sälen durch Dachfirstventilatoren.

Die Krankenräume in der oberen Etage des Hauptbaues.

Auf jeder Seite dieses, ebenfalls mit gewölbtem, mittleren Korridor versehenen Stockwerkes ist je ein (östlicher und westlicher) grösserer Krankensaal (männlich und weiblich) für 13 Kranke angebracht. Derselbe hat Fenster von drei Seiten und ist im Sonstigen eingerichtet wie die grösseren Pavillonsäle, nur fehlen die

Veranden; dagegen liegen neben den beiden Sälen auf der Nordseite
grosse Tageräume.

Auch an jeden dieser Säle stösst ein Wärterzimmer mit Auslugfenster nach dem Saal an. Auf der nördlichen Seite mündet in der
Mitte des Korridors die grosse Haupttreppe des Gebäudes, während
südlich je eine steinerne Seitentreppe nach dem unteren Stock
hinabführt.

Zu beiden Seiten liegen auf der Nordseite Wohnungen für zwei
Schwestern, für einen Arzt und die bekannten Nebenräume, während
auf der Südseite eine Anzahl kleinerer Zimmer theils Einzelpatienten
(erster Klasse), theils 3 bis 4 Patienten (zweiter Klasse) aufnehmen.
Ein Isolirzimmer gehört zu der Abtheilung und ein Zimmer ist das
Privatzimmer des Arztes der Poliklinik.

Die Wirthschaftsgebäude.

An dem nordöstlichen Theile des klinischen Grundstückes, ungefähr 60 m westlich von der chirurgischen Klinik, liegen die drei
Wirthschaftsgebäude, nämlich

a) das Verwaltungsgebäude,
b) das Oekonomiegebäude,
c) das Maschinen- und Kesselhaus (s. Lageplan S. 245).

Um die beiden letzteren ist von einer Mauer umschlossen der
Wirthschaftshof angelegt.

Das Verwaltungsgebäude hat an dem mittleren Hauptwege,
in der Nähe des Einganges von der Gosslerstrasse, seinen Platz
erhalten und enthält im Erdgeschoss die eigentlichen Verwaltungsräume, im oberen Stockwerk Dienst-Wohnungen.

Im Oekonomiegebäude sind die Räume für den Koch- und
Waschbetrieb der beiden Kliniken untergebracht. Ausserdem liegt
am westlichen Theile eine grosse Cisterne, in welche die Nieder-
schlagswässer von den Dächern der einzelnen Gebäude durch
unterirdische Rohrleitungen einlaufen. Das städtische Leitungswasser, welches im Uebrigen den Wasserbedarf der medizinischen
Lehranstalten liefert, hat nämlich einen starken Gehalt von schwefel-
saurem Kalk und ist weder für Waschzwecke noch wegen der starken
Kesselsteinabsonderung zur Kesselspeisung brauchbar. Deshalb ist
auf einen Verbrauch von Regenwasser Bedacht genommen, welches
aus der Cisterne durch eine im Maschinenhause aufgestellte Saug-
und Druckpumpe nach zwei Bottichen, die auf dem Dachboden des

Oekonomiegebäudes stehen, gepumpt und in dem einen derselben durch eine eingelegte Dampfrohrspirale für den Wäschereibetrieb erwärmt wird.

Die Räume für den Küchenbetrieb sind im östlichen, diejenigen für den Wäschereibetrieb im westlichen Theile untergebracht. In der Mitte liegt die Speisenausgabe, im Erdgeschoss und darüber ein Magazin für Seife, Soda u. dergl.

Die Koch- und die Waschküche gehen durch zwei Geschosse hindurch und sind mit Kreuzgewölben überspannt; vier doppelwandige Senking'sche Kochkessel, welche sowohl durch unmittelbare Feuerung als auch durch Dampfzuleitung erhitzt werden können, sowie ein grosser Reserve- und Bratheerd sind aufgestellt. Für Milcherwärmung und Kaffeebereitung ist ein besonderer Raum vorgesehen, ferner noch ein Spülraum und ein Putzraum. Zur Aufbewahrung der Nahrungsmittel dienen eine Speisekammer im Erdgeschoss, die unter dem östlichen Flügel belegenen Kellerräume, sowie ein grösserer Vorrathsraum im Obergeschoss. Hier liegen auch die Wohnräume für die Oberköchin, während die Räume für die Küchenmägde im Dachgeschoss untergebracht sind.

Eine gleiche Raumanordnung ist für den Wäschereibetrieb getroffen. Die Waschmaschinen hat die Firma F. ter Welp in Berlin geliefert; von derselben stammt auch der Desinfektionsapparat, welcher in dem nordöstlichen Raume aufgestellt ist. Hierbei ist darauf Rücksicht genommen, dass das Einbringen der infizirten Wäsche etc. von dem Abholen der desinfizirten Gegenstände vollkommen getrennt ist.

Die fertig gewaschene Wäsche wird durch einen Handaufzug nach dem Dachboden befördert, auf dem ein Schimmel'scher Trockenapparat zur Aufstellung gelangt.

Der Speisenausgaberaum sowie die Koch- und Waschküche sind an die Zentral-Dampfheizung angeschlossen; in den beiden Abzugsschloten dieser Räume befinden sich zur Absaugung Dampfspiralen.

Das Maschinen- und Kesselhaus. Im Kesselhause finden 8 Dampfkessel von 50 qm feuerberührter Fläche, 2 m Durchmesser und 7 m Länge zu je 5 Atmosphären Ueberdruck Aufstellung. In der Mitte der ganzen Bauanlage steht die grosse, 5 m im Durchmesser haltende und 40 m hohe Abluftesse, in deren Innern zwei gusseiserne, 1,5 m Durchmesser haltende Rauchcylinder sich erheben, welche die Feuerungsgase der Dampfkessel abführen. Hierdurch wird eine starke Erwärmung der Luft in der Esse bewirkt, welche ihrerseits die Ablüftung der Räume in der chirurgischen und des grössten Theiles derselben in der medizinischen Klinik im Gefolge hat, da nämlich von den gedachten beiden Anstalten eiförmige, 3 m hohe und 2 m breite Abluftkanäle unterirdisch nach der Abluftesse geführt sind. Der Anschluss eines dritten Kanales wurde gleichzeitig mit vorgesehen, um für einen etwaigen späteren Neubau der Frauenklinik, der ebenfalls mit der zentralen Ablüftung verbunden werden müsste, zu dienen. In diesen Abluftkanälen liegen die Rohrleitungen für Dampf- und Condenswasser zur Heizungsanlage der Institute, welche als eine kombinirte Dampf-, Dampfluft- und Dampfwasserheizung anzusehen ist.

Die Dampfkesselanlage dient nach dem Vorstehenden zum Betriebe folgender Anlagen:

1. der Heizungsanlage für die chirurgische und medizinische Klinik, das pathologische Institut und einige Räume des Oekonomiegebäudes;

2. der Wäschereianlage einschliesslich der Pumpenanlage für Regenwasser;

3. der Kochkesselanlage und

4. der Kläranlage für die Abwässer aus den medizinischen Lehranstalten.

Für diesen Betrieb und den unter 2. genannten Wäscherei- und Pumpenbetrieb ist im Maschinenhause in der an der Nordwestecke belegenen Maschinenstube eine 10pferdige Dampfmaschine aufgestellt.

Nördlich an das Kesselhaus stösst ein grosser Schuppen für das Brennmaterial.

Zunächst sind 3 Dampfkessel im Betriebe; im Laufe dieses Jahres sollen die übrigen fünf zur Ausführung kommen, damit diese Bauanlage gleichzeitig mit der medizinischen Klinik und dem pathologischen Institut der Benutzung zum 1. April kommenden Jahres übergeben werden kann.

Die Latrinen in den Kliniken sind Wasserklosets. Die Fäkalien und die Abwässer werden durch unterirdische Röhren nach der Kläranstalt geleitet, geklärt und alsdann durch einen Abflusskanal der Leine zugeführt. Die Fäkalien resp. die zurückbleibende Masse wird vermittelst einer Schlammpumpe in einen Schlammwagen gepumpt und alsdann abgefahren. Das Klärhaus, welches 30 m westlich vom Maschinengebäude liegt, ist nach dem System von Rothe & Co. in Güsten erbaut.

Die medizinische Klinik.

(Noch im Bau begriffen.)

Der Neubau der medizinischen Klinik, der im Zusammenhang mit dem Neubau der chirurgischen Klinik, der chirurgischen und medizinischen Absonderungsbaracke, des pathologischen Institutes,

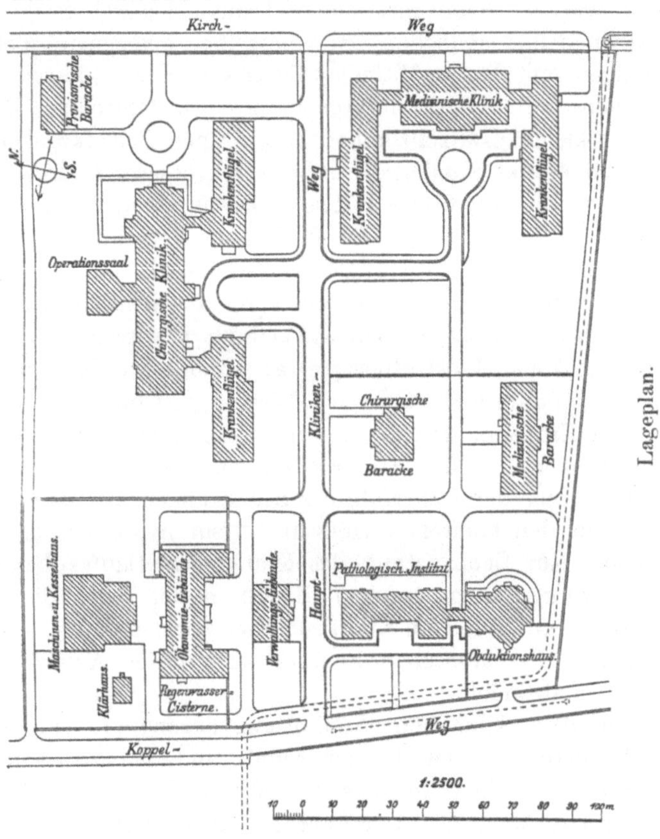

sowie der 3 Wirthschaftsgebäude, nämlich Verwaltungsgebäude, Oekonomiegebäude und des Maschinen- und Kesselhauses, die Gesammtbauanlage der neuen medizinischen Lehranstalten der Universität Göttingen bildet, wird an der südöstlichen Ecke des klinischen

Grundstückes, welches nördlich von der Stadt auf dem sogenannten Weender Felde gelegen und von den bebauten Strassenzügen ziemlich entfernt ist, errichtet. Der Bau ist im Sommer 1888 begonnen und soll zum 1. April 1891 in Benutzung genommen werden (s. Lageplan S. 245).

Für den Bau der Klinik ist ein von dem Direktor derselben, Geheimen Medizinalrath Professor Ebstein, aufgestellter Plan massgebend gewesen. Sämmtliche Lehr- und Unterrichtsräume und Räume für wissenschaftliche Arbeiten sind in einem zweistöckigen Mittelbau und die Krankenräume fast ausschliesslich in je einem, am nördlichen und südlichen Ende desselben gelegenen, gleichfalls zweistöckigen, mit diesem Mittelbau durch kurze, geschlossene Gänge verbundenen Seitenflügel untergebracht. Im Mittelbau befinden sich nur 4 kleine Krankenzimmer für je einen Privatkranken oder für innerlich kranke Studirende, sowie ein grösseres Krankenzimmer mit 4 Betten für männliche klinische Kranke und die Räume für die Poliklinik. Die Klinik ist für 96 Kranke berechnet.

Die Lehr- und Arbeitsräume der Klinik umfassen: 1. das klinische Auditorium, in welchem die medizinische Klinik, sowie auch die Vorlesungen mit Ausnahme gewisser Spezialfächer (wie Laryngoskopie, Elektrotherapie) abgehalten werden sollen; die Fenster des Auditoriums sind nach Westen gerichtet.

Nur die Kranken, welche absolut ruhiger Lage bedürfen, sollen auf den Krankensälen den Studirenden vorgestellt werden. Behufs der Erleichterung der Ueberführung der Kranken aus dem unteren Stockwerk in den klinischen Hörsaal ist ein hydraulischer Aufzug vorgesehen. Zur Beobachtung des Krankheitsverlaufes bei den in der Klinik vorgestellten Kranken dienen in der Regel die in den Krankensälen stattfindenden Krankenbesuche, welche unter Anleitung und Führung des klinischen Lehrers oder unter Aufsicht seiner Assistenten stattfinden.

Neben dem klinischen Auditorium liegen: 1. ein Zimmer für die Vorbereitung der in der Klinik und den Vorlesungen zu demonstrirenden Präparate u. s. w.; 2. ein Zimmer, in welchem der laryngoskopische Unterricht abgehalten wird und die Apparate, welche der Behandlung der Erkrankungen der Athmungsorgane und der Unterweisung der Studirenden in dieser Beziehung dienen, Platz finden sollen; 3. ein Zimmer für den Unterricht in der Elektrodiagnostik und -therapie. In demselben sollen die dazu gehörigen Apparate Aufstellung finden,

und zwar soll hier ebenso wie bei der Laryngoskopie darauf
Rücksicht genommen werden, den Studirenden Abbildungen, Modelle u. s. w. solcher Apparate vorzuführen, woraus sie die historische Entwickelung unserer Kenntnisse in dieser Richtung bis
zur heutigen Zeit kennen lernen. Auch andere Apparate, welche
zur Uebung der Muskeln benutzt werden, sollen hier aufgestellt werden und zu Heil- und auch besonders zu Unterrichtszwecken dienen; 4. ein Zimmer für pathologische, histologische und experimentelle Untersuchungen; 5. ein Zimmer für
bakteriologische Untersuchungen; 6. ein Zimmer für chemische
Arbeiten.

Die Fenster der sub 2—6 erwähnten Arbeits- und Unterrichtsräume sind nach Osten gerichtet. In jedem dieser Räume sind,
abgesehen von Arbeitsplätzen für die Lehrer und Assistenten der
Klinik, einige Arbeitsplätze für Studirende vorgesehen, so dass denselben Gelegenheit geboten wird, diese Untersuchungsmethoden, soweit sie den Zwecken der medizinischen Klinik dienen, kennen zu
lernen und unter der erforderlichen Anleitung zu üben.

Ferner sind 7. einige Räume für die Aufstellung eines Petten-
kofer - Voit'schen Respirationsapparates zu Stoffwechsel-
untersuchungen an innerlich Kranken in der Klinik offen gelassen;
8. ein Raum für die Aufstellung einer Handbibliothek und des
Archivs der Klinik; 9. ein Raum für photographische Aufnahmen sowohl von Kranken, als auch für mikrophotographische
Zwecke eingerichtet.

Für die Poliklinik sind bestimmt: 1. ein Wartezimmer für
die Kranken; 2. ein poliklinisches Untersuchungszimmer, in
welchem auch der poliklinische Unterricht stattfindet. Der Zugang
für die poliklinischen Kranken findet durch die Thür des Mittelbaues
an der Ostseite statt, während der übrige Verkehr durch die nach
Westen gelegene Thür geschieht; 3. ein kleines Zimmer für gynäkologische und anderweitige Untersuchungen von Kranken,
welches auch verdunkelt werden kann, sowie 4. ein Arbeitszimmer
für den Leiter der Poliklinik.

Die Poliklinik liefert der stationären Klinik im Wesentlichen
das Krankenmaterial, nur wenige Kranke kommen direkt, ohne Vermittelung der Poliklinik, in die stationäre Klinik hinein. Behufs
Reinigung der neu aufgenommenen Kranken ist je ein Warte-
und Baderaum für männliche und weibliche Kranke ein-

gerichtet, so dass die Kranken gesäubert und völlig rein auf die Krankenabtheilungen gelangen.

In die medizinische Klinik werden — abgesehen von den akuten, ansteckenden Krankheiten, für welche ein besonderer Barackenbau im Westen der Klinik noch in diesem Jahre eingerichtet werden wird — sämmtliche innerlichen Erkrankungen, sowie die syphilitischen Krankheiten und die chronischen Erkrankungen der Haut, soweit sie nicht, wie Hautkrebse u. s. w., der chirurgischen Klinik zufallen, aufgenommen.

Zur Aufnahme der Kranken dienen die zwei Seitenflügel, von denen der nach Norden gelegene für das weibliche, der nach Süden gelegene für das männliche Geschlecht bestimmt ist. In dem ersten ist ein Krankensaal für die Aufnahme kranker, an nicht ansteckenden Krankheiten leidender Kinder bis zum Alter von etwa 12 Jahren vorgesehen.

Die syphilitischen sowie die Hautkranken, mit Einschluss der Krätzkranken, sind in zu ebener Erde gelegenen Krankenräumen untergebracht. Die Abtheilung für Syphiliskranke ist mit einem Tageraume versehen und hat Räume für einige Privatkranke. Gesonderte Bäder für Syphilis-, Haut- und Krätzkranke sind eingerichtet; für besondere Ablüftung der Abtheilung für Syphilis- und Hautkranke ist gesorgt. Zu ebener Erde findet sich in jedem Seitenflügel ein zweckentsprechend eingerichteter Raum zur Aufnahme von Deliranten.

Die Krankenräume für die übrigen Kranken liegen in dem ersten und zweiten Stockwerk der Seitenflügel bis auf den erwähnten Krankensaal mit 4 Betten im Mittelbau für Männer. Die grossen Krankensäle sind in den ersten und zweiten Stockwerken auf beiden Seitenflügeln auf der Südseite mit offenen Hallen ausgestattet, welche eine ausgiebige Verwerthung der frischen Luft bei der Behandlung akuter wie chronischer Krankheiten gestatten. Ausserdem sind diese Krankensäle auch mit Tageräumen für die Patienten versehen, welche zugleich als Waschräume für dieselben dienen; ferner verfügt jedes Stockwerk über ausreichende Aborte, Bade- und Douchevorrichtungen, enthält Wohnräume für die Krankenschwestern, Wärter und Wärterinnen, sowie endlich geräumige Nebenräume, wie Spülraum, Theeküche u. s. w. Auch Räume für Kranke, abgesehen von Tobsüchtigen, welche aus irgend einem Grunde isolirt werden müssen, sind in jeder Abtheilung vorgesehen.

An Dienstwohnungen finden sich 1. das Dienstzimmer des

klinischen Direktors mit einem Vorzimmer im ersten Stockwerk; 2. in den Seitenflügeln Wohnungen für die Assistenzärzte und 3. zu ebener Erde eine Pförtnerwohnung.

Auf dem zwischen den beiden Seitenflügeln sowie theilweise auf dem hinter der Klinik gelegenen Terrain sollen Gartenanlagen geschaffen werden.

Bauausführung. Alle Bautheile sind dreigeschossig. Das untere Geschoss liegt mit seinem Fussboden mindestens 30 cm über dem äusseren Erdreich und hat eine Höhe von Oberkante zu Oberkante Fussboden von 3,26 m. Da das ganze Grundstück von Osten nach Westen fällt, so war in sehr erwünschter Weise die Möglichkeit geboten, die Stockwerkshöhe für die an den Westgiebeln der beiden Flügelbauten belegenen Räume auf 4 m zu erhöhen.

Die beiden oberen Stockwerke sind 4,80 m hoch.

I. Ständige Klinik.

Während für den Neubau der chirurgischen Klinik grosse Krankensäle bis zu 18 Betten angelegt sind, enthält die medizinische Klinik kleinere Krankensäle bis zu 12 Betten, dafür aber in grösserer Anzahl.

Die Gesammtbettenzahl von 96 Betten vertheilt sich mit
16 Betten = 2 × 8 auf die beiden Krankensäle für Syphilis im unteren Geschoss,
48   -   = 4 × 12 auf die vier grösseren Säle der oberen Geschosse in den Flügelbauten,
16   -   = 4 × 4 desgl. in den kleineren Sälen daselbst,
12   -   in den Isolirräumen,
4   -   im Krankensaale des Obergeschosses vom Mittelgebäude.

Ausser den schon erwähnten, nach dem Entwurf ausgeführten Nebenräumen sind in den beiden oberen Geschossen der Flügelbauten noch besondere Spülräume, die gleichzeitig zu Urinuntersuchungen gebraucht werden, angeordnet.

II. Stadtklinik.

Dieselbe liegt, von dem Dippoldshäuser Kirchwege aus zugänglich, im mittleren Stockwerk des Mittelbaues und enthält den eigentlichen Klinikraum zum Untersuchen und Behandeln von Kranken; daneben einen Raum für gynäkologische Untersuchungen und ein Arbeitszimmer für den Leiter der Stadtklinik. Ein Wartezimmer liegt dicht neben dem Treppenaufgange.

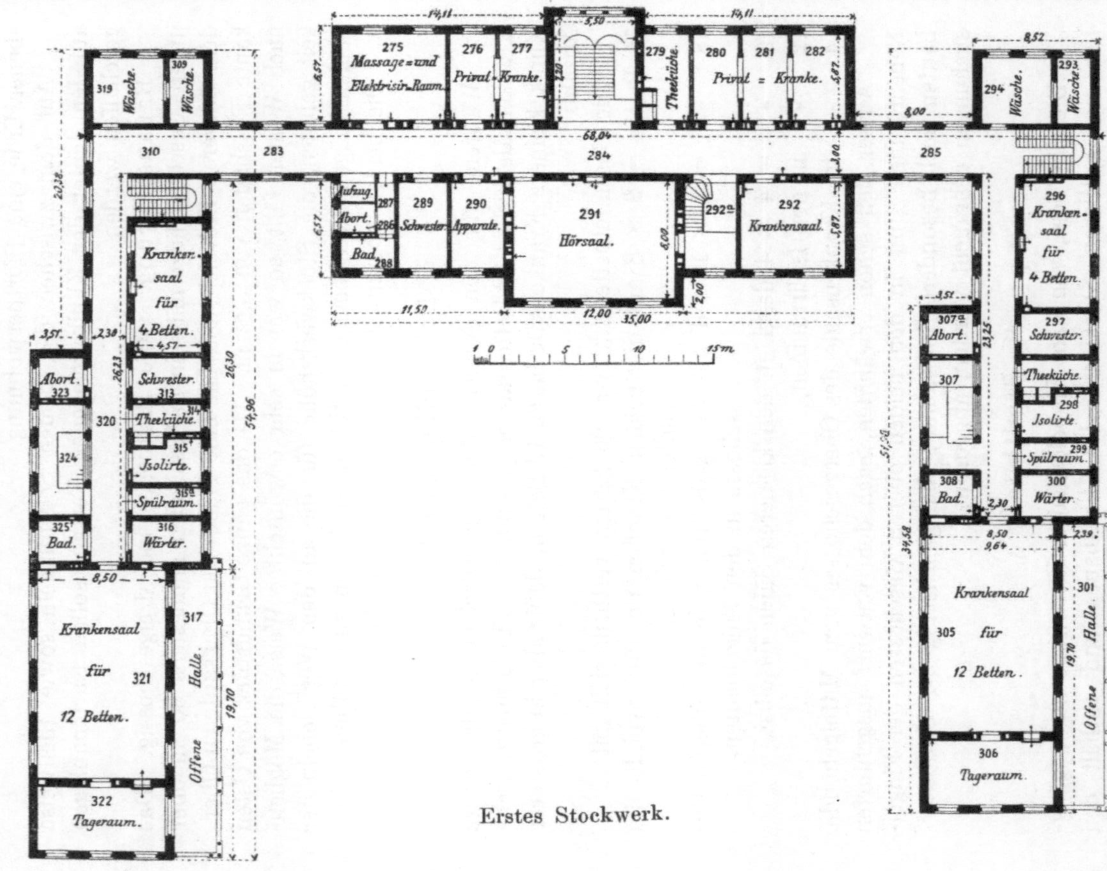

Erstes Stockwerk.

III. Wissenschaftliche Arbeitszimmer.

Dieselben liegen meist im Mittelgeschoss des Mittelbaues, nämlich ein chemisches, ein bakteriologisches und ein mikroskopisches
Arbeitszimmer, in welch letzterem pathologische, histologische und
experimentelle Untersuchungen vorgenommen werden sollen. Ferner
liegen hier noch eine Bibliothek, sowie ein Vor- und ein Arbeitszimmer für den Direktor. Den Uebergang zu den eigentlichen
Lehrzimmern bilden ein Raum für den Respirationsapparat im
Untergeschoss, ein grösseres Laryngoskopie-Zimmer und ein Zimmer
für elektrische Therapie und Massage im Obergeschoss, alle drei
an der Nordostecke des Mittelgebäudes.

Im Dachgeschoss soll ferner noch ein photographisches Zimmer
mit den erforderlichen Nebenräumen angeordnet werden.

IV. Lehrräume.

Der grosse klinische Hörsaal mit den von Norden nach Süden
ansteigenden Sitzplätzen für 80 Studirende liegt im Obergeschoss
des Mittelbaues; daneben befinden sich ein Vorraum, der gleichzeitig den Treppenaufgang für die Zuhörer enthält und mit Waschvorrichtungen, Kleiderständen u. s. w. ausgerüstet ist, sowie, vom
Platze für den Dozenten aus zugänglich, ein Vorbereitungs- und
Präparatenzimmer.

V. Dienstwohnungen

und Nebenräume sind wie angegeben vertheilt.

Räume für Krankentransportgeräthe u. dergl. sind im Untergeschoss verfügbar.

Wie bereits oben erwähnt, liegt der Haupteingang für die
Stadtklinik am Kirchwege; ein weiterer Ein- und Ausgang, ins-
besondere für Dozenten und Studirende, liegt ersterem gegenüber
und vermittelt den Verkehr nach den übrigen klinischen Instituten,
vornehmlich nach den Absonderungsbaracken und dem pathologischen
Institut. Die Haupteingänge für die Krankenflügel liegen in der
Mitte der Nordfronten. Durch diese werden die Speisen, Getränke,
Wäsche u. s. w. aus dem Oekonomiegebäude hereingeschafft. Zwei
weitere Eingänge an den Südfronten der Krankenflügel sollen den
Verkehr der Kranken aus den Krankenräumen nach den Gartenanlagen und umgekehrt vermitteln.

Die Architektur der medizinischen Klinik ist wie die aller
klinischen Neubauten in Göttingen, wie hier ein für alle

Male erwähnt wird, eine sehr einfache. Der Sockel bis zur Fenster-
brüstung des Untergeschosses ist in Bruchstein hergestellt, die
Mauern der Geschosse darüber sind in gebrannten Steinen ausgeführt und aussen mit hellgelben Verblendsteinen unter Verwendung
dunkel glasirter Steine für Streifen und einfache Musterungen bekleidet. Das Gesims zwischen Unter- und Mittelgeschoss besteht
aus einem röthlichen Sandsteine, ebenso die Fenstersohlbänke. Das
Hauptgesims wird unmittelbar durch die sichtbar hervortretenden
und einfach profilirten Balken- oder Sparrenköpfe gebildet. Die
Ansichten der Füllbretter zwischen den Sparrenköpfen am Mittelbau,
sowie die Untersichten der Dachschalung an den überhängenden
Traufen der Flügelbauten sind mit Oelfarbe gestrichen und durch
farbige Linien felderartig abgetheilt. Die Dachflächen werden
durch lukarnenartige Dachfenster belebt; schmiedeeiserne Giebel-
verzierungen sind am Mittelgebäude, einfache, kurze Firstgitter mit
Wetterfahnen und Spitzen über dem mittleren Theile der Flügelbauten angebracht.

Die Decken sind im Unter- und Mittelgeschoss des Mittelbaues
durchweg mit Kappen-, Tonnen- und Kreuzgewölben, und zwar bei
den grösseren Spannweiten aus porösen und Lochsteinen überwölbt. Im Obergeschoss dagegen haben nur Treppenhaus und
Flure Gewölbe erhalten, während in allen übrigen Räumen die
Decken durch Balkenlagen mit Stakung, Schalung und Putz gebildet werden.

In den beiden Krankenflügeln sind aber alle drei Geschosse
mit Wölbdecken, und zwar unter Zuhülfenahme von eisernen
Trägern und Stützen bei den grösseren Spannweiten, versehen.

Die Fussböden werden theils, wie die untergeordneten Räume
im Untergeschoss, in einfachem Ziegelpflaster, theils aus Thonfliesen
hergestellt, theils wie die klinischen Säle etc. mit kiefernen Dielen
versehen. Alle Krankenräume der oberen Geschosse, die Poliklinik,
das chemische, bakteriologische und pathologische Zimmer erhalten
Eichenriemen in Asphalt verlegt. Alle Flure und Gänge sowie die
Krankenräume im Untergeschoss werden mit Linoleum auf Gypsestrich oder Cementbeton belegt.

Sämmtliche Treppen werden feuersicher hergestellt.

Zur Erleichterung des Transportes von Speisen und Wäsche
sind im Mittelbau und in beiden Flügelbauten je zwei Handaufzüge
angebracht. Um das Tragen der Kranken, welche aus dem Mittelgeschoss in den klinischen Hörsaal zur Vorstellung gebracht werden

sollen, über die Treppen zu vermeiden, wird im Mittelbau noch ein hydraulischer Aufzug angelegt werden.

Die Fenster werden als einfache Fenster mit vier unteren, nach innen schlagenden Flügeln und einem oberen, wagerecht drehbaren Klappflügel hergestellt; die Krankenräume erhalten ausserdem in der Höhe der unteren Flügel Versatzfenster, welche verhüten sollen, dass die an den Fenstern herabsinkende, abgekühlte Luft unmittelbar in den Raum gelangt.

Die Thüren sind zum grössten Theile einflügelig und werden in den Krankenräumen 1,20 m im Lichten weit gemacht, um die Betten bequem durchtragen zu können.

Innere Einrichtung. Die Krankenbetten und die Krankentischchen werden aus Eisen hergestellt und letztere mit Platten aus Rohglas versehen. Alle übrigen Ausstattungsgegenstände werden in Holz konstruirt; die Tische in den Krankenräumen erhalten Schieferplatten.

Die Wand- und Deckenflächen, soweit diese massiv hergestellt sind, erhalten Kalkputz, die geschalten Decken dagegen den ortsüblichen Lehmputz. Alle Kranken- und Badezimmer werden mit Oelfarbe gestrichen. Im Uebrigen kommt Leimfarbenanstrich zur Verwendung; in einzelnen, der Abnutzung besonders unterworfenen Räumen werden die unteren Theile paneelartig in Oelfarbe gestrichen.

In den verschiedenen Räumen werden Wasserauslässe zur Entnahme von Trinkwasser, zu Wasch- und Spülzwecken in ausreichender Anzahl angebracht, wobei für die Platten, in denen die Waschschalen fest eingelassen werden, Marmor in Aussicht genommen ist. Die Ausgussbecken in den untergeordneten Räumen sind aus emaillirtem Eisen, in den wissenschaftlichen Arbeitszimmern aus Porzellan angenommen.

Zum Betriebe der Badeeinrichtungen sowie zur Entnahme von warmem Wasser in den Krankenräumen, der Poliklinik und in den Anrichteräumen werden Heisswasserkessel, und zwar je einer in den Krankenflügeln und einer im Mittelbau, aufgestellt, in denen die Entnahmestellen zur Verhütung grosser Rohrleitungen möglichst senkrecht übereinander angeordnet sind. Das heisse Wasser wird in den Kesseln durch Dampfschlangen, die an die Dampfleitungen für die Heizung etc. angeschlossen werden, entwickelt.

Die Heizung ist eine kombinirte Dampfluft- und Dampfwasserheizung, an die Zentral-Heizanlage angeschlossen und derjenigen der chirurgischen Klinik sehr ähnlich angelegt.

Die frische Luft wird von aussen durch die in den Gartenanlagen aufgemauerten Luftschlote entnommen; letztere sind derartig angeordnet, dass je einer für eine bestimmte Raumgruppe die Luft zuführt, weil gerade bei der medizinischen Klinik ein Hauptgewicht darauf gelegt wird, dass der Eintritt der Luft aus einem Krankensaale oder einer Kranken-Abtheilung in andere Räume möglichst vollkommen vermieden werde. Aus jenen Luftschloten gelangt die Luft in die einzelnen Luftheizkammern; die vorgewärmte Luft tritt entweder direkt in die Räume oder zunächst in die Flure der einzelnen Abtheilungen und aus diesen dann in die betreffenden Räume. Die einzelnen Abtheilungen sind durch doppelte Glasverschläge, welche Thüren mit festem Verschluss und Zuwerfevorrichtungen erhalten sollen, von einander geschieden, so dass sich innerhalb dieser Glasverschläge gewissermassen Luftschleusen bilden. Die Lüftung wird vom Maschinenhause in ähnlicher Weise bewirkt, wie bei der chirurgischen Klinik angegeben ist.

Der Mittelbau und die Räume für Syphilis- und Krätzkranke werden durch mehrfache, über Dach führende Schlote unmittelbar entlüftet und an die zentrale Ablüftung nicht angeschlossen.

Die Beleuchtung der Klinik geschieht durch Gas, welches auch zu Arbeitszwecken verwendet wird.

Der Kostenanschlag ohne die innere Ausstattung schliesst mit 439 000 Mark ab. Für das Kubikmeter ergiebt sich hierbei ein Einheitspreis von 18,4 Mark.

Das chemische Laboratorium.

Das chemische Universitäts-Laboratorium liegt am südlichen Ende der inneren Stadt in unmittelbarer Nähe der die Stadt umschliessenden Wallpromenade.

Die ganze Bauanlage setzt sich im Wesentlichen aus vier Theilen zusammen, 1. dem Direktorwohnhaus mit Nebengebäuden und Garten, 2. dem alten chemischen Laboratorium, 3. dem früheren

Erweiterungsbau und 4. dem in den Jahren 1887 und 1888 ausgeführten neuen Erweiterungsbau westlich, über dessen Grundrissanordnung die Abbildungen Aufschluss geben.

Der Neubau ist im Wesentlichen ein Laboratorium für Vorgeschrittene, welche sich mit organischen Arbeiten beschäftigen,
und enthält demgemäss einen grossen entsprechenden Arbeitsraum,
ausserdem das Privatlaboratorium des Direktors, sowie mehrere
Räume zur Ausführung physikalischer und pyrochemischer Arbeiten,
endlich noch die Wohnung eines Wärters, mehrere Vorrathsräume,
sowie eine ausgedehnte Feuerungs- und Maschinenanlage.

Mit dem alten Bau steht der Neubau durch den Korridor (96)
in Verbindung, von welchem man einerseits auf einigen Stufen ab-

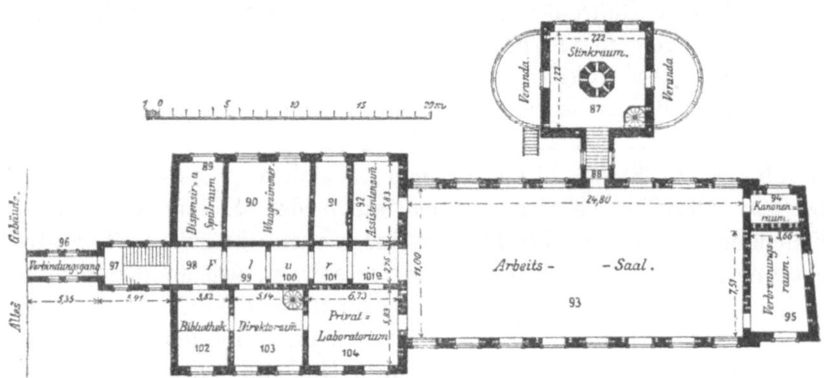

Obergeschoss.

wärts zu dem besonderen Eingange des Neubaues von der Hospitalstrasse aus, sowie ferner in das Erdgeschoss desselben, andererseits
auf einer Treppe (97) aufwärts in die erste Etage des Baues
und zwar hier zunächst in den Korridor (98—101a) gelangt. An
demselben sind 30 einzeln verschliessbare Kleiderschränke für die
Studirenden aufgestellt. An der südlichen Längsseite des letzt-
erwähnten Korridors liegen folgende Räume:

Spülzimmer (89) für den Diener. Ausser einem aus Stein
gefertigten Spültische, welcher mit Wasser- und Regenwasser-
leitung versehen ist, befindet sich hier ein über einem ebensolchen
Spültische aus Stein errichteter Abzug, welcher zum Spülen übelriechender oder belästigender Gegenstände dient.

Waagezimmer (90). In der Mitte des Zimmers, sowie rings herum an den Wänden desselben befinden sich auf gemauerter Backsteinunterlage ruhende Tische aus Schieferplatten. Auf diesen haben die zu analytischen Zwecken dienenden Waagen Aufstellung gefunden, welche nach dem Bunge'schen kurzarmigen System gearbeitet sind. Jede Waage ruht mit ihren drei Einstellschrauben auf je einem besonderen Metalluntersatze.

Vorrathsraum (91). In diesem Raume werden diejenigen allgemeinen Gebrauchsgegenstände aufbewahrt, welche den Praktikanten nicht immer zugänglich sein sollen, jedoch eine häufige Verwendung finden. Hier befindet sich auch, an erhöheter Stelle unter der Decke des Zimmers angebracht, das Reservoir, von welchem aus der Neubau mit Regenwasser versorgt wird. Dasselbe ist durch eine Röhrenleitung mit einem im Hofe befindlichen, in die Erde eingemauerten grossen Regenwasserbassin in Verbindung, aus welchem es mittelst einer durch eine Gaskraftmaschine betriebenen, später zu erwähnenden Wasserpumpe gefüllt wird.

Auf mehrere Privaträume, Bibliothek, folgt endlich der organische Saal (93) mit 14 vollkommen frei stehenden grossen Arbeitstischen. Dieselben stehen zu den an beiden Seiten des Saales laufenden Fenstern senkrecht und sind derartig in zwei Reihen angeordnet, dass in der Mitte des Saales sowohl, wie an den beiden Seiten desselben je ein geräumiger Gang übrig bleibt. Jeder Tisch zerfällt durch einen Aufsatz, welcher zur Aufstellung der am meisten gebrauchten Reagentien dient, in zwei Hälften; ein solcher Halbtisch wird für gewöhnlich jedem Praktikanten zur Verfügung gestellt, jedoch erlaubt die Disposition der Schränke und Schubladen allenfalls eine weitere Zweitheilung der Plätze. Es können sonach in dem organischen Saal gleichzeitig 28 bis 56 Praktikanten beschäftigt werden.

Jeder Arbeitsplatz besteht aus zwei vollkommen gleichartig konstruirten Schränken mit je zwei Thüren. Ausserdem befinden sich noch verschiedene Schubladen unter der Tischplatte, wovon je eine in mehrere Abtheilungen getheilt ist. Eine besondere schmale Schublade ist zur Aufbewahrung von Glasröhren bestimmt und zieht sich durch die ganze Tiefe des Doppeltisches. Ferner ist unter jeder Tischplatte ein etwa $\frac{1}{2}$ m breites massives Ausziehbrett angebracht. Eine schmale, mehrfach durchlochte Holzleiste lässt sich unter den Reagentiengestellen hervorziehen und kann als Filtrirgestell benutzt werden. Zu jedem Arbeitsplatze gehören vier Gashähne, welche in die Vorderseite der Tischplatte eingelassen sind und so eine Regulirung der Heizflammen ermöglichen, ohne dass der Arbeitende über den Tisch hinübergreifen darf. Ausserdem sind an jeder Seite der Tische je drei Hähne für Leitungswasser, eine Wasserstrahlluftpumpe, je ein Hahn für Regenwasser und je ein Ausguss aus Porzellan angebracht. Das Regenwasser dient besonders zum Speisen der sogenannten konstanten Wasserbäder, welche ein sehr kleines Wasserreservoir haben. Sie sind fest auf den Tischplatten montirt und mit eigenem Wasser-Zu- und Abfluss versehen. Ausserdem stehen auf jedem Arbeitsplatze noch folgende zu demselben gehörigen Gegenstände: ein kleiner Trockenschrank, ein eisernes Stativ mit mehreren Klammern und Ringen etc.

Je eine über jedem Arbeitsplatze befindliche bewegliche Gaslampe besorgt die Beleuchtung desselben während der Abendstunden.

Entlang der West-, Süd- und Nordwand des Saales sind 34 grosse Abzugsnischen angebracht, welche auf Tischplatten von Sandstein ruhen und oben, sowie an den Seiten, mit Glasfenstern verschlossen sind. Sämmtliche Abzugsnischen sind mit Gas- und Wasserhähnen versehen, enthalten ausserdem fest montirte Wasserbäder sowie Wasserstrahlluftpumpen und Abflussöffnungen für Flüssigkeiten. Hier sind auch die Vorrichtungen für Destillation mit gespanntem Wasserdampf angebracht; letzterer wird in einem später zu erwähnenden Dampfkessel im Erdgeschoss des Gebäudes erzeugt.

Ausserdem befinden sich in dem organischen Saale noch mehrere Gasgebläsetische, ferner mehrere besondere Gestelle für seltener gebrauchte Reagentien, sowie für destillirtes Wasser. Ueber den Thüren des Saales sind Wasserbrausen vorgesehen, welche durch eine einfache und leicht zu handhabende Vorrichtung bei Brandfällen sich in Thätigkeit setzen lassen.

An der Westseite schliessen sich dem organischen Saale unmittelbar folgende Räumlichkeiten an:

Schiesskastenraum (94). Hinter einem starken Eisengitter sind hier sechs Oefen zum Erhitzen von Substanzen in zugeschmolzenen Glasröhren aufgestellt.

Verbrennungszimmer (95). Rings um die Wände dieses Zimmers, welches zur Ausführung von organischen Elementaranalysen dient, laufen Steintische, auf welchen die Verbrennungsöfen Aufstellung gefunden haben, so dass im Ganzen 7 bis 8 Elementaranalysen zu gleicher Zeit ausgeführt werden können.

Ausser einem an den Tischen entlang laufenden Gasrohre von sehr starkem Durchmesser, welches die Oefen mit dem nöthigen Brenngas versieht, läuft parallel demselben ein zweites Rohr, welches den Zweck hat, den zu den Analysen nöthigen Sauerstoff zu jedem Ofen von einem gemeinschaftlichen Gasometer aus zuzuführen; welcher in dem Raume selbst aufgestellt ist und mit einem im Keller befindlichen Vorrathsgasometer kommunizirt.

Eine über jedem Verbrennungsofen angebrachte, aus Eisenblech gefertigte Kapelle, welche in einen Abzug führt, dient zur Entfernung der heissen Verbrennungsgase. Zwei in diesem Raume vorhandene Wasserstrahlluftpumpen können mit den in den Verbrennungsöfen befindlichen Apparaten in Verbindung gesetzt und bei Ausführung von Stickstoffbestimmungen zur Evacuirung der Röhren verwendet werden.

In der Mitte der südlichen Wand des organischen Saales führt eine Treppe in den Thurmbau des Neubaues herab. Dieser Bau umschliesst einen ausserordentlich hohen Schornstein, durch welchen die Feuerungsgase der später zu erwähnenden Dampfkesselanlage im Erdgeschoss abgeführt werden. In Folge dessen wird in den um denselben befindlichen Räumlichkeiten eine starke Ventilation bewirkt; das kleine thurmartige aus zwei Etagen bestehende Bauwerk ist daher wesentlich für solche Arbeiten bestimmt, welche die Benutzung eines starken Luftzuges erfordern.

Das obere Geschoss Seite 255, (87), des Thurmes, welches sich an den organischen Saal anschliesst, wird für die Ausführung besonders belästigender Operationen benutzt und enthält zu diesem Zwecke 7 direkt in den Schornstein mündende, um denselben herumgebaute Abzüge. Ausserdem befinden sich hier lange, an den Wänden angebrachte Steintische zur Aufstellung grösserer chemischer Apparate. Die Leitung von gespanntem Wasserdampf steht hier in mehreren Hähnen zur Verfügung und wird zu Destillationen mit Wasserdampf im Grossen verwendet, ausserdem aber führt dieselbe in einen Dampftrockenschrank, an den sich ein Kondensationsgefäss anschliesst und dient so zur Erzeugung von destillirtem Wasser. Ein besonderer Abzug in diesem Raume dient zum Spülen übelriechender Gefässe; ferner befindet sich hier ein mit einer eisernen Thür fest verschliessbarer feuersicherer Raum.

Von diesem Geschoss aus gelangt man unmittelbar zu zwei offenen, mit Steintischen versehenen Veranden, welche das Arbeiten im Freien ermöglichen.

Das untere Geschoss (33 und 33a) des Thurmbaues umfasst das pyrochemische Laboratorium, welches verschiedene zur Ausführung von Dampfdichtebestimmungen bestimmte Arbeitsplätze enthält. Zwei aus Chamottesteinen gemauerte Schmelzöfen, deren Abzug in den grossen Schornstein mündet, dienen zur Ausführung grösserer Schmelzoperationen. Dieselben sind mittelst einer Röhrenleitung mit einem durch den Motor zu treibenden Gebläse in Verbindung, und können so mit komprimirter Luft angeblasen werden. Ein Perrot'scher Gasofen, der ebenfalls mit der Gebläseluftheizung in Verbindung steht, gestattet Temperaturen bis zu ca. 1700 Grad hervorzubringen. Auch dieser Raum ist selbstverständlich mit Gas- und Wasserleitungsvorrichtungen aller Art versehen.

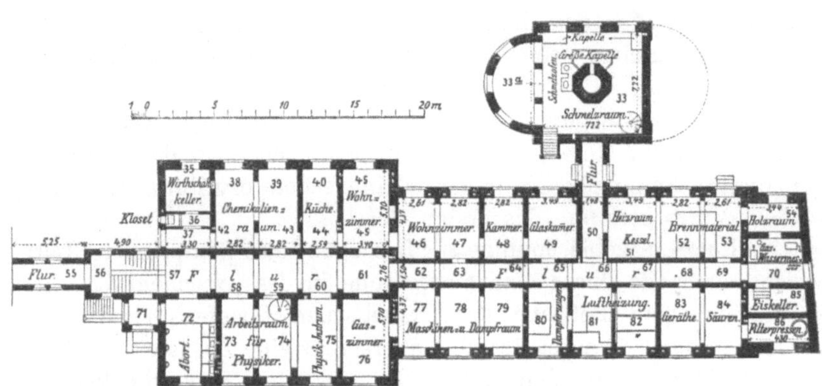

Erdgeschoss.

Ein feuersicherer Raum ist an das pyrochemische Laboratorium angebaut, durch eine eiserne Thür verschliessbar und mit einer besonderen Gas- und Wasserleitung versehen, welche mit den übrigen Leitungen des Laboratoriums nicht in Verbindung steht. Hierdurch ist es ermöglicht, Operationen, welche Tag und Nacht hindurch fortgesetzt werden sollen, ohne Gefahr in Gang zu halten.

Das Erdgeschoss wird seiner ganzen Länge nach von einem Korridor (57—70) durchquert. Mit dem alten Laboratorium steht es ausser durch die schon erwähnte Treppe noch durch eine zweite Treppe in Verbindung. Auf der Südseite liegen eine Wärterwohnung, sowie ein Raum für Chemikalien — westlich stellt ein Korridor (50, 34) die Verbindung mit dem Thurmbau her — sodann die Räume für die Warmwasserheizung (51, 52,

53, 54), und endlich der Raum (70) für Gas- und Wasseruhr. Gegenüber diesem Raum ist auf der Nordseite in einem dunklen Raume (85) ein grösserer Eisschrank untergebracht.

In den Vorrathsräumen (83, 84, 86) werden Glassachen, sowie andere chemische Apparate, welche Eigenthum des Institutes sind, aufbewahrt; auch das grosse, schon oben erwähnte Sauerstoffgasometer (86), welches durch eine Röhrenleitung in Verbindung mit dem Verbrennungszimmer steht, ist hier untergebracht.

Die folgenden Räume (80, 81, 82) dienen wiederum zur Heizung und zur Erzeugung von gespanntem Wasserdampf, welcher von hier aus durch ein besonderes Rohrsystem an die ersterwähnten Stellen geleitet wird.

In dem Maschinenraum (77—79) ist eine vierpferdige Gaskraftmaschine für den Betrieb folgender Maschinen, welche der Reihe nach an einer gemeinschaftlichen Transmissionswelle befestigt sind, aufgestellt:

1. Eine Wasserpumpe zur Beförderung des Regenwassers aus dem grossen, im Hofe des Neubaues befindlichen, in die Erde eingemauerten Sammelbassin in das kleine schon erwähnte Reservoir in dem Vorrathsraume des ersten Geschosses.

2. Eine Luftgebläsepumpe zur Erzeugung von komprimirter Luft, welche einerseits durch eine Rohrleitung in das pyrochemische Laboratorium zum Betriebe des Perrot'schen Gasofens, sowie der grossen Schmelzöfen geleitet ist, andererseits eine Zweigleitung nach dem Auditorium in dem alten Bau für die Experimentirtische abgiebt.

3. Eine Kugelmühle zum Zerreiben von Mineralien u. dergl.

4. Eine Schüttelmaschine.

Unmittelbar neben diesen Maschinen sind zwei grosse kupferne Kessel aufgestellt, welche von innen mittels gespannten Wasserdampfes geheizt werden können und zum Abdampfen grosser Flüssigkeitsmengen bestimmt sind.

Die Räume (73—76) dienen theils als physikalische Arbeitsräume, theils als Vorrathszimmer für feinere Präparate. Hier ist auch die Natriumpresse aufgestellt.

Die hauptsächlichsten Geschosshöhen sind folgende: 4 m für das Erdgeschoss und 5,20 m für das Obergeschoss.

Das Bauwerk ist durchweg aus gebrannten Steinen errichtet; ähnlich dem alten Institute haben Thüren und Fenster Umrahmungen aus Sandstein erhalten, welches Material auch zu den

Verkleidungen der Gebäudeecken, zum Gurt- und zum Hauptgesimse verwendet ist. Die Mauerflächen sind im Aeussern mit Cementstippputz versehen. Die in den Aussenmauern liegenden, über Dach führenden Abzugsschlote sind zu kleinen Brüstungspfeilern ausgebildet, zwischen denen einfach verzierte schmiedeeiserne Gitter angebracht sind.

Der Dampf- etc. Schornstein oberhalb des Stinkraumes ist mit hellgelben Verblendsteinen unter sparsamer Verwendung von Streifen und Mustern aus glasirten Steinen bekleidet.

Sämmtliche Räume des Erweiterungsbaues sind überwölbt mit Preussischen Kappen, im Untergeschoss zwischen geschlossenen Mauern und Gurtbögen, im Obergeschoss auf eisernen Trägern, welche im grossen Arbeitssaale eiserne Stützen erhalten haben.

Die Fussböden des Untergeschosses sind mit Thonfliesen belegt, abgesehen von der mit kiefernem Brettfussboden versehenen Wärterwohnung und den Nebenräumen für die Heizung etc., welche einfaches Ziegelpflaster erhalten haben. Alle Räume des Obergeschosses sind mit eichenen Riemen-Fussböden, in Asphalt verlegt, ausgestattet.

Die Treppen des Erweiterungsbaues sind durchweg aus Sandstein hergestellt.

Die Fenster sind einfache, nur da, wo im grossen Arbeitssaale Kapellen vor denselben stehen, und im Waagezimmer sind Doppelfenster angebracht. In den oberen Räumen sind die Oberflügel als Klappflügel zur Verstärkung der Ventilation ausgebildet.

In den eigentlichen Arbeitssälen sind alle Wände und Decken mit Oelfarbe gestrichen; im Uebrigen hat Oelfarbe nur in den unteren Mauerflächen Verwendung gefunden, während das Uebrige in Leimfarbe gestrichen ist.

Für die Aborte ist das Tonnen-Abfuhr-System zur Anwendung gekommen.

Die Heizung des Erweiterungsbaues ist für die oberen Räume im Wesentlichen durch eine Dampf-Niederdruckheizung bewirkt, für welche zwei Dampfkessel im Erdgeschosse aufgestellt sind.

Für Zuführung frischer Luft sind zwei Entnahmequellen angenommen. Die eine ist für die Räume im Kopfbau bestimmt, die andere für den grossen Arbeitssaal. Erstere wird durch einen Luftkanal bewirkt, dessen Einströmungsöffnung über der Eingangsthür zur Wärterwohnung liegt. Aus diesem Kanale tritt die frische

Luft direkt an die Heizregister der Räume 89, 90, 91, 92 und 99, sowie vermittelst kleiner Stichkanäle unter dem Fussboden des Flures nach den an der Strassenfront belegenen Räumen 102, 103 und 104. Eine besondere Vorwärmung der frischen Luft findet hier nicht statt, und ein etwaiges Einfrieren der Heizregister muss durch rechtzeitiges Schliessen der Frischluftklappe bei grosser Kälte verhütet werden.

In dem grossen Arbeitssaale dagegen wird durch die im Raume 81 aufgestellte Calorifere die Frischluft vorgewärmt; sie tritt an den Fensterbrüstungen in den Arbeitssaal ein. Die in diesem Raume an verschiedenen Stellen angeordneten Heizregister bewirken dann die Erwärmung auf Zimmertemperatur. Weitere Heizregister sind dann noch in den übrigen Räumen neben dem Arbeitssaale aufgestellt.

Die weitaus meisten Räume des Untergeschosses werden durch eiserne Oefen geheizt; nur im Gaszimmer (No. 76) ist mit Rücksicht auf die Explosionsgefahr ein Dampfheizkörper mit besonderer Kondenswasser-Ableitung aufgestellt. Für den Chemikalienraum ist, weil auch hier im Hinblick auf die vielen leicht brennbaren und explosiblen Stoffe, die darin aufbewahrt werden, eine Ofenheizung mit direkter Feuerung als zu gefährlich erschien, eine besondere Warmwasserheizung angelegt, welche gleichzeitig die Erwärmung des Treppenhauses und des Verbindungshauses nach dem alten Laboratorium bewirkt.

Lüftung. Alle im Mauerwerke ausgesparten Abluftkanäle münden zunächst nach unten in entsprechend grösser werdende Kanäle unter dem Fussboden des Untergeschosses, welche schliesslich nach dem grossen Abluftschlote des südlichen Anbaues (Stinkthurm) geleitet sind (vergl. S. 255 [87]). Für die Zeit, in welcher die Heizung der Dampfkessel nicht im Betriebe ist, wird die Absaugung durch ein Lockfeuer im Schmelzraum bewerkstelligt.

Ausser dieser zentralen, bis dahin durchaus wirksamen Ablüftung ist noch eine lokale Ablüftung eingerichtet, für den Fall, dass an ersterer irgend welche Betriebsstörung eintreten könnte. Zu diesem Zwecke sind, soweit als möglich, die Abzugskanäle in den Wänden gleichzeitig über Dach geführt. Selbstverständlich können beide Ablüftungen gegen einander ausgeschaltet werden, um zu vermeiden, dass eine Ablüftung die andere in ihrer Wirksamkeit beeinträchtigt oder gar dieselbe ganz in Frage stellt.

Beleuchtung. Auch im Erweiterungsbau sind, wie beim alten Laboratorium, Gasentnahmestellen zur Beleuchtung und zu Arbeitszwecken angelegt.

Entwässerung. Die Abwässer aus den Ausgussbecken an den Arbeits-, den Stücktrögen und sonstigen Spül- und Waschvorrichtungen werden durch Bleirohre nach einer unter dem Fussboden des Untergeschosses verlegten Thonrohrleitung abgeführt und treten von hier durch Filterschächte, welche mit Coaks und Stücken von kohlensaurem Kalk zur Neutralisirung der Säuren gefüllt sind, in den städtischen Abwasserkanal.

Am chemischen Laboratorium sind angestellt: Direktor Professor Dr. Wallach, Professor Dr. Polstorff, 6 Assistenten und 3 Diener.

Nach dem Etat für 1890/91 betragen die Gesammtausgaben 29 840 Mark, während der Zuschuss aus der Universitätskasse sich auf 27 727 Mark beläuft.

Das pathologische Institut.

(Im Bau begriffen.)

Der Plan des neuen pathologischen Institutes, das an der südwestlichen Seite der klinischen Grundstücke liegt (vergl. Zeichnung S. 245) und am 1. April 1891 eröffnet werden wird, weicht in der Anordnung der wichtigsten Räumlichkeiten von der üblichen ab. Die Räumlichkeiten sind nicht in einem, sondern in zwei, nur durch Gänge verbundenen Gebäuden untergebracht, von welchen das aus Erdgeschoss, ersten und zweiten Stockwerk nebst Dachboden bestehende Hauptgebäude das eigentliche pathologische Institut enthält, während in dem nur aus Erdgeschoss und einem Stockwerk bestehenden Nebengebäude alle für die Aufbewahrung, Untersuchung und Beerdigung von Leichen und Leichentheilen nothwendigen Räume liegen.

Diese Anordnung gewährt zunächst den Vortheil, dass der gesammte Verkehr der Angehörigen der Verstorbenen, der Begräbnissbeamten und der Leidtragenden von dem eigentlichen Institut mit seinen Unterrichts- und Arbeitsräumen ferngehalten werden kann; ihr Hauptvorzug besteht aber darin, dass durch eine solche Trennung die Luft in dem Hauptgebäude möglichst frei von üblen Gerüchen und von Mikroorganismen gehalten werden kann. Man kann einwenden[1]), dass sich derselbe Erfolg ohne räumliche Trennung durch gute Ventilation und Reinlichkeit erreichen lasse, indessen, wenn schon für gewöhnliche, so zu sagen normale Verhältnisse die genannte Einrichtung unzweifelhaft für die bessere und sicherere gehalten werden muss, so erst recht für die eigenartigen Verhältnisse Göttingens. Die poliklinischen Leichen, an und für sich an Zahl gering, sind für die Sektionsübungen der Studenten nicht zu verwenden, und das klinische Leichenmaterial ist, soweit es nicht zu klinischen Sektionen Verwendung findet, so spärlich und vor allen Dingen zeitlich so unregelmässig vertheilt, so sehr von Zufälligkeiten abhängig, dass darauf für die Sektionsübungen kaum zu rechnen ist. Es hat sich deshalb die Nothwendigkeit herausgestellt, diese Uebungen auf das Sommersemester zu beschränken und zu denselben das an die Anatomie gelieferte Leichenmaterial zu verwenden, welches allerdings, da der Direktor der chirurgischen Klinik für seine Operationskurse von Alters her das Anrecht darauf hat, für das pathologische Institut erst verfügbar wird, nachdem es zu den Operationsübungen gedient hat. In welchem Zustand diese Leichen, besonders in heisser gewitterschwüler Sommerszeit, häufig in die Operationskurse, welche in Zukunft, statt wie bisher in der Anatomie, in dem Leichenhause des pathologischen Institutes stattfinden sollen, gelangen, weiss jeder Mediziner; man wird sich also leicht vorstellen können, in welchem Zustande sie sich erst befinden müssen, wenn sie zu den Sektionsübungen verwendet werden.

Betreffs der Vertheilung der Räumlichkeiten in dem Hauptgebäude war für die Sammlung, für welche ein Theil der Dachräume mit verwendet werden sollte, der Platz im zweiten Stocke von selbst gegeben. Da aber die Sammlungspräparate vorzugsweise in den systematischen Vorlesungen benutzt werden, so musste auch der Hörsaal in dasselbe Stockwerk verlegt werden, damit die Präparate mittelst eines kleinen dreiräderigen Wagens aus den Hauptsammlungsräumen direkt in den Hörsaal und wieder zurück gefahren werden können. Um die in den Dachräumen aufbewahrten

---

[1]) Nach einem Berichte des Institutsdirektors Professor Dr. Orth.

Präparate leicht in das Auditorium schaffen zu können, ist ein
Aufzug angebracht, welcher bis in das Erdgeschoss durchgeführt
worden ist, damit auf sicherste und einfachste Weise gelegentlich
auch Präparate nach den unteren Räumen und von da in die
Sammlungsräume befördert werden können.

Der grosse Demonstrations- und Mikroskopirsaal hat im ersten
Stockwerk Raum und, da derselbe hoch genug über dem Erdboden
liegt und mächtige Fensteröffnungen hat, eine gute Beleuchtung
gefunden. Die bei den Demonstrationen zu benutzenden frischen
Präparate, welche im Leichenhause aufbewahrt werden sollen,
können nun auf dem kürzesten Wege mittelst eines der vorher erwähnten Wagen in den Saal und wieder zurück geschafft werden.

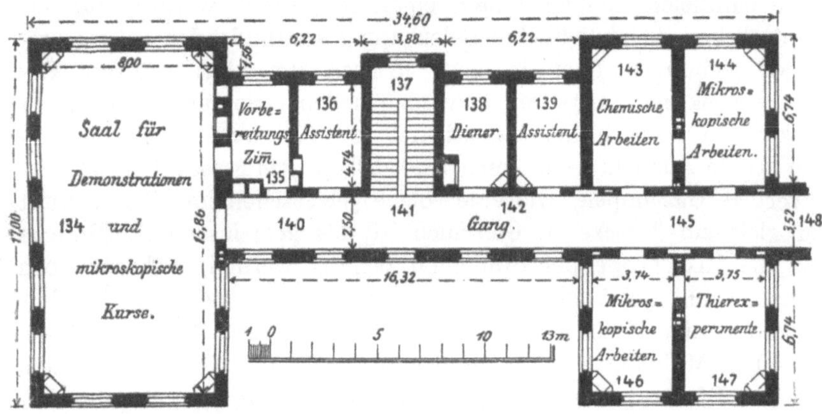

Erstes Stockwerk.

So wird, wie bei der entsprechenden Einrichtung im zweiten Stocke,
nicht nur Arbeitskraft erspart, sondern auch möglichste Schonung der
Präparate gewährleistet, wozu als weiterer Vortheil noch der hinzu-
kommt, dass die so häufig an Infektionsstoffen reichen und nicht
selten auch übelriechenden frischen Präparate nicht durch das
ganze Haus geschleppt zu werden brauchen.

Das Hauptgebäude setzt sich aus zwei Flügeln (dem Nord-
und Südflügel) und einem Mittelbau zusammen. Der Haupteingang
befindet sich in der Mitte dieses letzteren an der Westseite; ein
Korridor, welcher an der Westseite des Mittelbaues liegt, verbindet
die beiden Flügel und setzt sich von dem südlichen im Erdgeschoss
und ersten Stocke durch je einen Verbindungsgang in den entsprechen-

den Korridor des Leichenhauses hinein fort. Im Erdgeschoss des Hauptgebäudes sind eine Dienerwohnung, Nebenräume, ein Raum für einen grossen Vegetationskasten und Thierställe gelegen. Es ist Vorsorge getroffen, dass die unter Beobachtung stehenden Thiere von den Reservethieren vollständig getrennt werden können.

Der erste Stock enthält in seinem Nordflügel den grossen Demonstrations- und Mikroskopirsaal. In demselben sind an den 9 nach Osten (2), Norden (5) und Westen (2) gelegenen Fenstern feste Tische zum Mikroskopiren angebracht, zwischen welchen an den Mauerpfeilern kleine Schränkchen mit verschliessbaren Gefachen, sowie je ein Wasserhahn mit Ausgussbecken sich befinden. Der übrige Raum enthält kleinere bewegliche Tische, welche für die Demonstrationen und für die sommerlichen Mikroskopirübungen in drei parallelen Reihen hinter einander gestellt werden, für die winterlichen, bei künstlicher Beleuchtung stattfindenden mikroskopischen Uebungen aber in zwei Kreisen um zwei grössere Beleuchtungskörper angeordnet werden sollen. So lange noch nicht elektrische Beleuchtung eingerichtet ist, für welche zwei Bogenlampen in Aussicht genommen sind, sollen zwei grosse Siemens'sche invertirte Gaslampen, wie eine solche jetzt schon im alten Institut zu gleichem Zwecke in Gebrauch ist, als gemeinsame Lichtquelle für die Mikroskope der Studenten benutzt werden, während noch eine Anzahl gewöhnlicher Gaslampen für die gleichmässige Beleuchtung der Tische zu sorgen haben wird. Eine Zeichentafel soll vor dem Mittelfenster der Frontseite angebracht werden, daneben, an den Pfeilern, sind Drahtgeflechte vorgesehen, welche zum Anhängen von Kartonzeichnungen, Kurventafeln etc., die zur Erläuterung der Vorträge benutzt werden, dienen sollen.

In einem kleinen anstossenden Zimmer sollen die Vorbereitungsarbeiten für die verschiedenen Kurse ausgeführt werden; dasselbe wird ausserdem eine Sammlung von Präparaten für die mikroskopischen Uebungen sowie den Mikroskopenschrank aufnehmen und hoffentlich in nicht zu ferner Zeit auch als Aufbewahrungsort für ein elektrisches Demonstrationsmikroskop dienen. Dies Zimmer gehört schon dem Mittelbau an.

Der südliche Seitenflügel enthält vier gleich grosse, zu je zweien östlich und westlich vom Korridor gelegene Zimmer, von welchen das einzige, nur mit einem Fenster versehene für chemische Arbeiten bestimmt ist und auch eine Dunkelkammer für photographische Zwecke enthalten soll. Daran schliesst sich mit Ost- und Südlicht ein für mikroskopische Spezialarbeiten bestimmter Raum mit sechs Arbeitsplätzen. Westlich des Korridors ist noch ein ganz gleiches Zimmer mit Nord- und Westlicht vorhanden, neben welchem endlich ein mit Süd- und Westlicht versehener, zum Experimentirzimmer bestimmter Raum folgt. Sowohl dieser wie das chemische Arbeits- und ein Dienerzimmer sind mit Kapellen versehen.

Der zweite Stock enthält im Nordflügel den Hörsaal mit amphitheatralischen Sitzen für 70 Zuhörer. In demselben befinden sich neben der Wandtafel wieder Drahtgitter zum Aufhängen von Kartons, ferner ein grosser Tisch zum Aufstellen der Sammlungspräparate sowie kleinere Tische vor einigen Fenstern zum Aufstellen von Mikroskopen.

Der Rest dieses Flügels wird eingenommen von dem Direktorzimmer, welches einen eigenen Eingang in das Auditorium hat, sowie von einem Vorzimmer, welches zugleich als Bibliothekzimmer benutzt werden soll.

Im Mittelflügel des 2. Stockes befinden sich nördlich des Treppenhauses zwei von den übrigen Arbeitsräumen vollständig getrennte Zimmer für bakteriologische Arbeiten. Das grössere derselben wird ausser den nöthigen Schränken und Arbeitstischen eine Doppelkapelle, deren eine Hälfte einen Dampfsterilisator aufnehmen soll, erhalten, in dem kleineren sollen Brütapparate und eine Sammlung bakteriologischer Präparate Unterkunft finden.

Der Rest des Mittelflügels und der ganze Südflügel, welcher hier keinen Korridor mehr hat, ist für die Sammlung bestimmt, zu welcher auch noch Bodenräume nach Bedarf verwendet werden sollen. Für die Sammlung sind Glasschränke mit Flügelthüren von einer solchen Höhe in Aussicht genommen, dass man die Präparate auch aus den oberen Gefachen ohne Trittleiter herausnehmen kann. Es wird beabsichtigt, die Sammlungspräparate möglichst so aufzustellen, dass sie auch bei verschlossenen Schränken besichtigt werden können.

Das Nebengebäude (Leichenhaus) enthält in seinem Erdgeschoss 2 Haupträume, den nach Osten gelegenen Leichenkeller und die nach Westen gelegene Begräbnisskapelle. Ersterer, durch Erdaufschüttung möglichst kühl gehalten, soll besonders mit Rücksicht auf die zu den chirurgischen Operations- und zu den Sektionsübungen zu benutzenden Leichen mit Vorrichtungen zur Berieselung der Kadaver, sowie mit 2 gemauerten Eissärgen versehen werden. Ein kleiner, zwischen Kapelle und Strasse gelegener Vorplatz soll allseitig durch Gitter abgegrenzt werden, so dass die zu den Begräbnissen erscheinenden Leidtragenden und sonstige Personen ganz von dem Institutsgebiet ausgeschlossen sind.

In einem nach Süden gelegenen Vorbau befindet sich ein Raum, welcher für das Waschen und Einsargen der Leichen bestimmt ist.

Als Nebenräume schliessen sich nach dem Hauptgebäude hin an: ein kleiner Leichenkeller für Leichen, deren Todesart gerichtlich festgestellt werden soll; ein Raum, in welchem ein Destillirapparat, sowie ein Benzin-Entfettungsapparat steht; ferner ein Raum

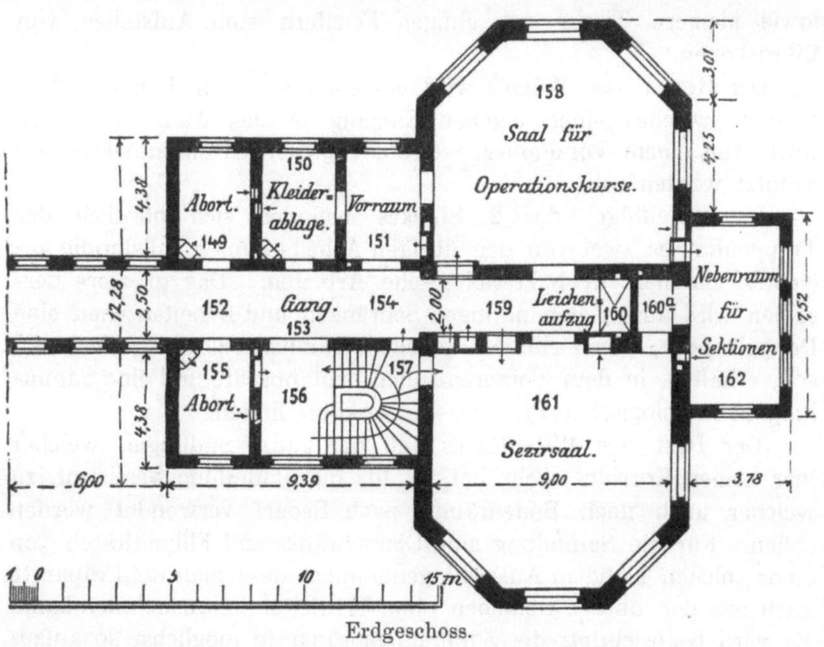

Erdgeschoss.

für gewöhnliche Macerationsarbeiten und endlich ein solcher für Aufbewahrung von Utensilien.

Ein Aufzug gestattet, die Leichen auf ihrem Transportwagen in den ersten Stock des Leichenhauses zu schaffen, in welchem die Anordnung der Räume die gleiche ist, wie im Erdgeschoss: über dem Leichenkeller befindet sich der für die chirurgischen Operationskurse bestimmte Saal, über der Kapelle der Saal für die klinischen Obduktionen. Ausser hohem Seitenlicht besitzen beide Räume auch noch Oberlicht. In dem Sektionssaal werden amphitheatralische Stehplätze nebst Armlehnen für ca. 100 Zuschauer errichtet werden, zu welchen eine ausserhalb des Saales gelegene Seitentreppe emporführen wird; ausserdem soll der Saal einen Tisch für mikroskopische Untersuchungen, Schränke für Sektionskleider und -Instrumente etc. enthalten. Der Sektionstisch wird drehbar mit Wasser-Zu- und -Abfluss eingerichtet. Eine Siemens'sche invertirte Gaslampe wird auch am Abend die Vornahme von Leichenuntersuchungen ermöglichen.

Ueber dem Einsargeraum, in dem kleinen Vorbau nach Süden zu, befindet sich ein zweiter kleinerer Sektionssaal für die nicht klinischen Sektionen, für Sektionsübungen, gerichtliche Sektionen u. s. f.

Für die von den Sektionstischen beider Sezirsäle stammenden Abwässer ist an einem zwischen Begräbnisskapelle und Einsargeraum gelegenen, sonst nicht zu verwerthenden Raume ein kleines Sammelbassin vorgesehen, aus welchem erst nach geschehener Desinfektion die Abwässer in den allgemeinen Abwasserkanal entleert werden sollen.

Die Nebenräume sind in diesem Stockwerk zu einer Kleiderablage, zu Aborten und zu einem Vorbereitungsraum für Sammlungspräparate verwandt. Ueber diesen Nebenräumen wird auf dem Dache eine Knochenbleiche eingerichtet werden.

Bautechnische Beschreibung. Jeder der beiden Bautheile hat, abgesehen von dem Eingang zur Leichenkapelle, einen Haupteingang, während Nebeneingänge zur Wärterwohnung und zum Verbindungsgang führen und ausserdem die Ställe für Versuchsthiere von aussen zugänglich gemacht sind.

Das Erdgeschoss ist 3,96 m von Oberkante zu Oberkante Fussboden hoch, die beiden Geschosse darüber im Hörsaal und Sammlungsgebäude haben eine Höhe von 5 m, das Geschoss im Obduktionshause ist in den Nebenräumen 3,95 m, im Operations- und Sektionssaale dagegen 6,20 m hoch.

Die Decken des Erdgeschosses sind meist als einfache Preussische Kappen zwischen geschlossenen Wänden oder zwischen Gurtbögen gedacht; der Leichenkeller erhält Kreuzgewölbe und die Leichenkapelle ein reicheres Sterngewölbe, welches von einer Mittelsäule aufsteigt.

Das Mittelgeschoss des Hörsaal-Gebäudes ist ebenfalls massiv, der Gang mit Kreuzgewölben, die übrigen Räume mit Preussischen Kappen zwischen Eisenträgern gewölbt. Die Träger des grossen

Demonstrationssaales liegen nicht über oder auf den Fensterbögen, sondern an beiden Seiten der Fensterpfeiler auf, so dass paarweise Kappen von ungleicher Spannweite entstehen.

Im Obduktionshause erhalten die beiden grossen Säle wie das Auditorium und bakteriologische Zimmer sichtbare Holzdecken in der Mitte mit Oberlichtern; die Decke des Sezirzimmers, die gleichzeitig mit Holzcement abgedeckt wird, wird geputzt; alle übrigen Räume sollen ähnlich, wie im Hörsaalgebäude, gewölbt werden.

Fussböden. Mit Ausnahme der Wohnräume für den Wärter erhalten fast alle Räume in allen Gebäudetheilen Asphaltbelag, zum grössten Theile muldenförmig angelegt und mit Fussboden-Entwässerung versehen. Die Flure und Gänge werden mit Thonfliesen belegt.

Fenster und Thüren. Die grösseren Fenster des Hörsaalgebäudes und des Obduktionshauses werden dreitheilig hergestellt, alle übrigen zweitheilig. Weil fast an allen Fenstern der Arbeitsräume Arbeitstische stehen, so ist auch in senkrechter Richtung eine Dreitheilung vorgenommen derart, dass die unteren drei Theile und die beiden Seitentheile der beiden oberen Abtheilungen feststehend und nur die beiden oberen Theile der mittleren Abtheilung zum Oeffnen eingerichtet sind. Im oberen Theile werden zur besseren Lüftung Glasjalousien angebracht.

Innere Einrichtung. Die, wie in der medizinischen Klinik geputzten Wandflächen werden in den unteren Theilen mit Oelfarbe, in den oberen Theilen, desgleichen die Decken in Leimfarbe gestrichen; nur in einzelnen Räumen, in denen es auf besonders peinliche Sauberkeit ankommt, werden alle Wandflächen mit abwaschbarem Oelfarbenanstrich versehen.

Fast alle Räume werden an die städtische Wasserleitung angeschlossen; in der Waschküche des Erdgeschosses wird noch ein kleiner Behälter für Regenwasser angelegt.

In den Arbeitsräumen sind neben den eigentlichen Waschbecken noch besondere Spülbecken aus Porzellan in Aussicht genommen.

Die Heizungsanlage gleicht im Wesentlichen derjenigen der medizinischen Klinik.

Von einer Aufstellung von Dampfwasseröfen konnte hier Abstand genommen werden, weil der Betrieb des pathologischen Institutes nicht bis in die Nacht hinein dauert, während welcher der Dampfkesselbetrieb hier eingestellt wird.

Die Ablüftung ist lokal und nicht an die Zentralablüftung der klinischen Anlagen angeschlossen. Zu diesem Behufe sind Schlote in den Wänden ausgespart, die über Dach führen und deren Zugkraft durch Gasflammen erhöht werden soll.

Greifswald.

Das physiologische Institut.

Das Gebäude wurde in den Jahren 1886 bis 1888 im Garten der früheren geburtshülflichen Klinik an der Rubenowstrasse, der Wallpromenade und in nächster Nähe der Bibliothek, der Augenklinik und des Universitätsgebäudes errichtet. Die Gestalt und Lage des gewählten Bauplatzes ermöglichte es, sämmtliche Räume nach zweckentsprechenden Himmelsrichtungen zu vertheilen. Gegen Süden sind nur solche Räume gelegt, denen Sonnenlicht Erforderniss ist oder doch kein Arbeitshinderniss bietet, während Hörsaal nebst Vorbereitungszimmer, chemische und physiologische Räume zweckmässig Nord- oder Ost- und Westlage erhalten haben. Die Hauptansicht des Gebäudes ist mit Rücksicht auf die vorbeiführende, lebhafte städtische Wallpromenade nach Süden gerichtet.

Nach dem vom Direktor des Institutes, Geheimen Medizinalrath Professor Dr. Landois entworfenen Programm hat folgende Hauptanordnung der Räumlichkeiten stattgefunden: 1. Alle Institutsräume mit Einschluss des Auditoriums sind in gleicher Ebene belegen. 2. In dem ersten Stockwerk des Vorderhauses ist mit Rücksicht darauf, dass physiologische Arbeiten Tag und Nacht die überwachende Aufsicht des Direktors erfordern können, die Dienstwohnung des Letzteren untergebracht worden. 3. In dem hinreichend hoch geführten Erdgeschoss ist die Wohnung des Institutsdieners angelegt und ausserdem haben hier die Zentralheizvorrichtung, der Gasmotor, die Dynamomaschine, die Thiergelasse, Werkstätte, Vorrathsräume u. dergl. passende Aufnahme gefunden.

Der Bau ist in Ziegelrohbau mit Streifen von grün glasirten Steinen und Formsteingesimsen ausgeführt. Das Kellergeschoss des Vorder- und Mittelbaues, sowie das Nebentreppenhaus sind überwölbt, die Kellerräume unter dem Hinterbau mit Trägerwellblech überdeckt. Der Hinterbau und die Seitengalerien sind auf Eisenschienen überwölbt und mit Holzcementdach versehen; den Hörsaal deckt Holzcementdach auf Bretterschalung. Hörsaal und Garderobe haben Luftheizung, alle übrigen Räume Warmwasserheizung.

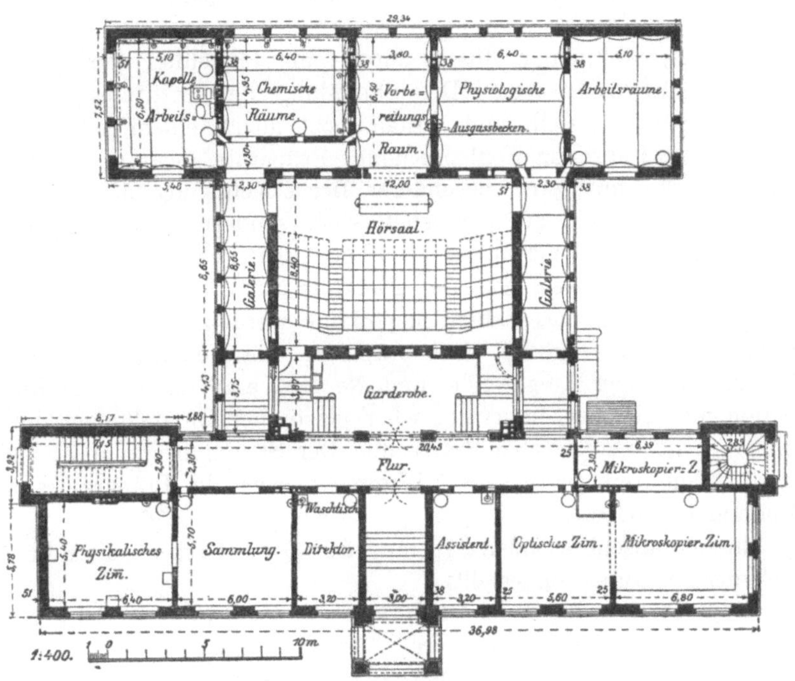

Erdgeschoss.

Eine zweckentsprechende, vollkommene Trennung der chemischen Arbeitszimmer und der Räume für die Thierversuche von denjenigen, in welchen die physikalischen, optischen und mikroskopischen Arbeiten zur Ausführung gelangen, wurde dadurch erreicht, dass erstere nebst dem Vorbereitungszimmer in das Hinterhaus verlegt wurden, während die letztgenannten im Vorderhause untergebracht sind. Beide stehen durch zwei durch Flügelthüren verschliessbare Ganghallen in Verbindung. Alle Zimmer und Gänge werden durch die Zentralheizung gleichmässig warm erhalten; alle Gelasse haben Gasbeleuchtung und Wasserleitung, das Auditorium ausserdem elektrisches Glühlampenlicht.

Das an der westlichen Ecke des Vorderhauses befindliche zweifenstrige Zimmer dient den physikalischen Arbeiten. In den Wänden sind für die Aufstellung der Galvanometer drei Granitsockel eingemauert, welche in dem rings von Gartenanlagen umgebenen Hause eine erschütterungsfreie Stätte gewähren. In drei grossen Schränken sind die verschiedensten Apparate und Instrumente untergebracht.

An dieses Zimmer stösst, durch eine Flügelthür verbunden, der Sammlungsraum. Die Sammlung des Institutes ist in 7 Schränken aufgestellt und enthält nicht allein, einem jeden Abschnitte der Physiologie entsprechend, Präparate menschlicher Organe, welche mit ganz besonderer Berücksichtigung der physiologischen Gesichtspunkte hergestellt sind, sondern es ist auch der vergleichenden Biologie in dem Umfange ungefähr, wie sie in dem Lehrbuche der Physiologie des Direktors zur Darstellung gelangt ist, ein entsprechendes Gebiet eingeräumt worden. Die Sammlung enthält ferner vorzügliche Wachspräparate und Modelle, namentlich der menschlichen Eingeweide und Nerven, eine umfassende Kollektion menschlicher embryologischer plastischer Darstellungen und entsprechender zahlreicher Präparate. Der Sammlungsraum ist den Studirenden stets geöffnet, auf Wunsch werden die Präparate zum Studium herausgestellt.

In dem anschliessenden Zimmer des Direktors ist die Bibliothek des Institutes aufgestellt.

Dem Direktorialzimmer entspricht auf der anderen Seite des Haupteinganges das Zimmer des Assistenten.

Der nun folgende zweifenstrige Raum ist für optische Versuche bestimmt; hier werden zugleich von den Studirenden die Uebungen an den Spektralapparaten und dem Polaristrobometer abgehalten. Der für völlige Verdunkelung eingerichtete Raum enthält ausserdem in einer Ecke eine vollständig eingerichtete Dunkelkammer für photographische Arbeiten.. Durch eine weite Bogenstellung, welche durch dicke Vorhänge lichtdicht geschlossen werden kann, ist der optische Raum mit dem östlichen Zimmer im Haupthause, dem mikroskopischen Arbeitsraume in Verbindung gesetzt. Jener weite Bogen macht es möglich, beide Zimmer nach Zurückziehung der Vorhänge in einen einzigen geräumigen Saal zu vereinigen, in welchen alsdann vier Fenster von der Südseite, zwei von Osten und drei von Norden her ihr Licht senden und ihn so als ausreichend grossen und in jeder Beziehung vorzüglichen Mikroskopirsaal erscheinen lassen. Ueberall ist die Anbringung von festen Tischen, Repositorien und verschliessbaren Schränken zur Aufbewahrung der Mikroskope, Reagentien und der Hülfsapparate vorgesehen.

Das Bindeglied des Vorderhauses mit dem Hinterhause bildet das Auditorium, einschliesslich der vor demselben befindlichen Kleiderablage und den zu beiden Seiten in ganzer Länge sich hinerstreckenden Wandelgängen.

Die Kleiderablage ist durch grosse Fensterverschläge und eine Doppelpendelthür von dem Gange des Hauptgebäudes getrennt. Aus derselben führt jederseits eine breite Treppe auf die hintersten und obersten Sitzreihen des Hörsaales hinauf; zugleich kann man von hier aus in das Kellergeschoss hinabsteigen.

Der Hörsaal ist ausserdem jederseits von den beiden Wandelgängen aus zugänglich, welche in ganzer Länge durch 5 Fenster hell erleuchtet sind. In demselben befindet sich ein an der ganzen Fensterseite entlang sich erstreckender fester Tisch, auf welchem die Mikroskope mit den allemal auf die Vorlesung bezüglichen Präparaten aufgestellt werden. An den Wänden finden Zeichnungen und Abbildungen ihren Platz; in jedem Wandelgange sind Glasschränkchen zur Aufnahme derjenigen Präparate und Instrumente aufgestellt, welche in der Vorlesung zur Demonstration und Besprechung gelangt waren. Auf solche Weise ist es den Studirenden ermöglicht, alles Gesehene in voller Musse nochmals zu besichtigen und zu prüfen.

Das Auditorium mit 138 amphitheatralisch angeordneten Klappsitzen wird durch ein grosses Oberlicht sowie durch hohes Seitenlicht an der Ost- und Westseite erhellt. Der an der Nordseite befindliche grosse Experimentirtisch mit beweglichem Lesepult ist mit Wasserzufuhr, Abzugsbecken, Gas- und elektrischer Leitung, Wanne und dergleichen zweckentsprechend versehen.

Ganz besondere Sorgfalt wurde mit Rücksicht auf die im Auditorium vorzuführenden Demonstrationen mittelst des grossen Selenka'schen Projektionsapparates auf die Verdunkelung und die Beleuchtung verwendet. Nach besonderem Entwurf des Direktors ist die Bewegung der Verdunkelungsvorrichtung und das Auswechseln der Tafeln durch hydraulische Vorrichtung

hergestellt worden. Das Umdrehen eines Wasserhahnes genügt,
um sofort die Verdunkelungssegel lichtdicht vor die Fenster treten
zu lassen; — ein zweiter Griff bewirkt, dass die hinter dem Experimentirtische befindliche schwarze Holztafel in den Fussboden ver-
sinkt, und hinter ihr eine 2 m im Quadrate messende matte Glas-
tafel erscheint, auf welcher die Projektionen zur Ausführung
gelangen. Die elektrische Bogenlicht-Projektionslampe steht in dem
hinter der Tafel sich ausdehnenden Vorbereitungszimmer und wird
von einem vierpferdigen Gasmotor nebst Dynamomaschine versorgt.
Das Institut verfügt zur Zeit bereits über mehr als 600 durch-
scheinender Glasphotogramme, welche durch den vortrefflichen
photographischen Apparat im Institut selbst theils nach Präparaten, theils nach Abbildungen hergestellt worden sind.

Es können mittelst des Apparates aber auch körperliche Gegenstände, ebenso Bildwerke und Schriften, durch auffallendes elektrisches Licht erhellt, projicirt werden.

Durch einfaches Umlegen einer Schliessvorrichtung an der
elektrischen Leitung wirkt der Projektionsapparat bei verdunkeltem
Hörsaal, und das Auditorium wird bei Ausschaltung der Projektionslampe durch Glühlicht erhellt. Die hydraulischen Verdunkelungsvorrichtungen sowie die elektrischen Auswechselungen arbeiten mit vorzüglichster Sicherheit und können als Vorbild zu
ähnlichen Anlagen nicht warm genug empfohlen werden. Der
Projektionslampe ist ein Projektionsmikroskop beigefügt, so
dass auch mikroskopische Präparate in verschiedener Vergrösserung
zur Darstellung gelangen können. Im Hörsaale befindet sich ausserdem noch eine Noth-Gasleitung, verbunden mit grossen weg-
nehmbaren Gaslampen am Demonstrationstische; ferner ist eine
Vorrichtung getroffen, jederseits vom Experimentirtische grosse Abbildungen, Tabellen und dergleichen, passend befestigt, empor-
zuziehen und von allen Sitzen aus erkennbar auszuhängen.

Die Büsten von Aristoteles, Alb. von Haller, Johannes
Müller und von dem ersten Greifswalder Physiologen Asmund
Rudolphi sind an den Wänden des Hörsaales aufgestellt.

Durch hydraulische Vorrichtung lassen sich die erwähnte grosse
schwarze Holztafel und hinter dieser die Projektions-Glasscheibe in
den Fussboden versenken, so dass nun der Hörsaal völlig frei mit
dem Vorbereitungszimmer in Verbindung steht, was für die
Anordnungen zu den Vorlesungen sehr bequem ist.

In dem Hintergebäude befinden sich westwärts völlig abschliessbar, und vom Vorbereitungszimmer durch einen Gang erreichbar, die zwei chemischen Arbeitsräume; sie enthalten feststehende Arbeitstische, wie sie überall üblich sind, Kapellen, einen grossen Abdampf-, Dampftrocken- und Destillir-Apparat und alle sonstigen nothwendigen Herrichtungen. — Das Institut verfügt über eine vollständige Sammlung physiologisch-chemischer Präparate.

Ostwärts vom Vorbereitungszimmer liegen zwei Arbeitsräume für Thierversuche, in welchen ein Terrarium und Aquarium Aufstellung gefunden haben. Ausserdem sind überall in grossen Schränken Apparate, Instrumente und Zurichtungsgegenstände aller Art untergebracht.

Im ersten Stockwerk des Vorderhauses befindet sich die Dienstwohnung des Direktors, zu welcher ein besonderer Eingang an der Westseite des Haupthauses führt; eine Thür vom Treppeneingang der Dienstwohnung in den Korridor des Vorderhauses ist allein dem Direktor zugänglich.

Im Kellergeschoss befinden sich die Wohnung des Institutsdieners, mit besonderem Eingang, die Zentralheizungs-Anlagen, sowie Räume für Kohlen, Holz und Wirthschaftsvorräthe.

Die Thierbehälter im Kellergeschoss des Hinterbaues sind, um üble Gerüche im Institut zu vermeiden, von aussen zugänglich. Für Heizung und Ventilation dieser Gelasse ist gesorgt. — Ein völlig abgeschlossener kühler Raum ist für die Gasanalysen reservirt; er erhält sein Licht von Norden und besitzt eine Einrichtung für solche Arbeiten.

Unter dem Vorbereitungszimmer befindet sich die Lichtmaschine mit dem zugehörigen Gasmotor, welcher zugleich durch ein Pumpwerk ein grosses Wasserreservoir auf dem Boden des Haupthauses füllen kann. Auch ist es vorgesehen, vom Motor aus in die Zimmer für die Thierversuche Transmissionen zu legen, um die Apparate für künstliche Athmung, das Kymographium, Zentrifuge und dergleichen zu treiben; doch sind diese Uebertragungen zur Zeit noch nicht ausgeführt worden, da anderweitiger maschineller und Handbetrieb sich als noch ausreichend erwiesen.

Neben dem Maschinenraum liegt die Werkstätte und neben dieser endlich ein für Vorräthe aller Art bestimmtes grosses Gelass.

Die Baukosten betrugen 190 350 Mark.

Ausser dem Direktor ist als Assistent Dr. H. Schmidt angestellt. Nach dem Etat für 1890/91 belaufen sich die Gesammtausgaben und der Zuschuss aus der Universitätskasse auf 6170 Mark.

Die Klinik für Augenkrankheiten.

Zum Bauplatz des in den Jahren 1885—1887 ausgeführten Gebäudes wurde der hinter dem grossen Universitätsgebäude im sogenannten Binnengraben gelegene Theil des ehemaligen botanischen Gartens gewählt, welcher von der Wallpromenade, der Rubenowstrasse und einem im Privatbesitz befindlichen Grundstück begrenzt und von der Rubenowstrasse und dem Universitätshofe aus zugänglich ist. Die 38 m lange Hauptfront liegt nach Norden, frei von blendendem Sonnenschein und Hitze; die nach Süden liegende Rückseite hat von der Hitze nur wenig zu leiden, weil hier die Sonne nicht so tief in die Zimmer dringt und die schönen Linden des nahen Walles einen gewissen Schutz geben. Nach Westen und Osten, d. h. nach der heissen Seite und andererseits der Windseite hierorts, liegen keine Fenster von Krankenzimmern, was ein erheblicher Nutzen ist.

Ausser dem Dachgeschoss hat das Gebäude 4 Stockwerke. Das Kellergeschoss, 3,30 m hoch, enthält die Räume für die Zentralheizung und die Ventilationsvorrichtungen, Vorrathsraum, Waschküche, Speiseküche für die Anstalt, Badestube und Schlafstube für zwei Hausmädchen; das Erdgeschoss nimmt die Räume für den Unterricht, die Verwaltung und die Familienwohnung des Hausmeisters nebst einem Speisezimmer für die Kranken auf, für welche mittelst Aufzugs die Speisen aus der Küche dorthin gelangen. Im ersten Stockwerk befinden sich ausser den Krankenzimmern für Männer das Privatzimmer des Direktors nebst Vorzimmer und Dienstwohnungen. Das zweite Stockwerk ist für die weiblichen Kranken bestimmt, besitzt ein Badezimmer und ein Reservezimmer für besondere ansteckende Augenkranke. Klosets mit Torfmüllstreu befinden sich je zwei im Kellergeschoss und in den beiden oberen Stockwerken dicht neben dem Treppenhause. In Greifswald besteht das System der Abfuhr als städtische Einrichtung; die Kübel werden dreimal wöchentlich abgeholt.

Durch die beiden oberen Stockwerke zieht sich von Osten nach Westen ein 2,40 m breiter und 28,90 m langer Korridor, welcher seine Fenster nach Süden und am Ende eins nach Osten hat; im östlichen Theile liegen auch nach Süden 2 kleine Privatzimmer, so

dass der Korridor hier eine kleine Strecke, gegen 9 m, zwischen
Krankenzimmern läuft. Die Höhe jedes der oberen Stockwerke beträgt 5 m, so dass ein recht reichliches Luftquantum überall vorhanden ist, welches noch dazu durch die Ventilation regelmässig
erneuert wird.

Das Gebäude hat zum grösseren Theile Warmwasserheizung, zum anderen Theile Luftheizung und zwar in der
Art, dass die letztere zur Vorwärmung der Luft in den Gängen
dient, von welchen die erwärmte Luft den einzelnen Zimmern
durch die in denselben aufgestellten Cylinder-Wasseröfen zugeführt wird. Im Sockel dieser Zimmeröfen befinden sich Wechsel-
klappen, die es gestatten, sowohl mit Zimmerluft im Umlauf als

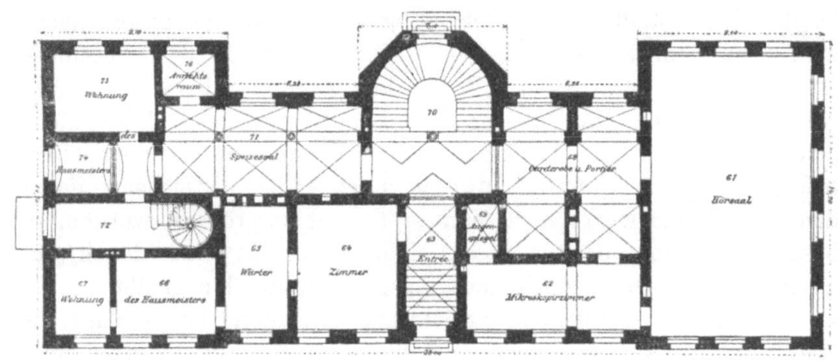

Erdgeschoss.

auch mit vorgewärmter Frischluft, die den Gängen entnommen
wird, also mit Lufterneuerung zu heizen. Die Ablüftung vermitteln
im Mauerwerk angelegte Abzugsröhren, durch welche die ver-
dorbene Luft auf dem Dachboden mittelst feuersicherer, aus Rabitz-
scher Patentmasse gebildeter Sammelkanäle zwei Saugschächten
zugeführt wird. Die Erwärmung der letzteren erfolgt im Winter
durch die durchgeführten eisernen Rauchrohre der Heizung, im
Sommer durch die in denselben angebrachten Gasroste. Diese
Heizung hat sich bewährt.

Die Beleuchtung durch Gas ist eine ausreichende; besonders
schönes Licht strahlen die beiden Regulativlampen von Siemens im
Hörsaale aus. Bei der Grösse des Letzteren war es nicht ausreichend, das Tageslicht durch Fenster von nur einer Himmels-

gegend einfallen zu lassen. Da die Bänke, nach Lickroth's System gearbeitet, für 100 Zuhörer in aufsteigender Höhe hintereinander so aufgestellt sind, dass die Reihen der Sitze von Norden nach Süden laufen, so dass die Sitzenden ihr Gesicht nach Osten kehren, haben sowohl nach Norden, als auch nach Süden und Westen Fenster angebracht werden müssen, wobei also für die Zuhörer das Tageslicht von beiden Seiten und von hinten her einfällt, vor ihnen aber keine blendenden Fenster sind. Doch kann je nach dem Sonnenstande jedes nach Süden oder Westen gelegene Fenster durch Vorhänge verdunkelt werden. Dieser Hörsaal dient auch für die Abfertigung der täglich sich vorstellenden ambulanten Augenkranken.

Gegen Ende des Jahres 1888 ist die Anstalt an die inzwischen fertiggestellte städtische Wasserleitung angeschlossen worden, nachdem schon im Sommer desselben Jahres die für den Anschluss erforderlichen Vorarbeiten bis in den zweiten Oberstock hinauf vollendet waren. Das Wasser ist von ausgezeichneter Beschaffenheit, so dass es als Trinkwasser das Brunnenwasser weit übertrifft. Auch die Quantität desselben ist völlig ausreichend, nachdem die Wasserwerke noch verbessert und vergrössert worden, so dass es auch im obersten Stock nicht fehlt. So sind die hygienischen Erfordernisse auch nach dieser Richtung hin erfüllt.

Besonders werthvoll in hygienischer Beziehung ist es, dass das erste und zweite Stockwerk ausschliesslich für die Kranken und deren Pfleger bestimmt sind, während der untere Stock für den Verkehr der Studirenden und der ambulanten Augenkranken dient. Somit wird eine Infektion durch diese nicht in die Krankenräume getragen. Das unten gelegene allgemeine Speisezimmer lässt auch die Krankenzimmer von Essgeruch und etwa eintretenden Unreinlichkeiten frei. Nur die das Bett hütenden Kranken, deren Anzahl gering ist, erhalten ihr Essen in ihrem Zimmer.

Wegen der Möglichkeit einer Ansteckung werden die bedeutenden Operationen nie im Hörsaale ausgeführt, sondern entweder in der dazu hergerichteten Krankenstube oder im Privatzimmer des Direktors.

Sämmtliche Fenster des Gebäudes besitzen dunkelblaue Vorhänge, welche von beiden Seiten des Fensters durch Zug an einer Schnur zusammengehen, zur Verdunkelung der Zimmer. Fussböden und Wände der Zimmer sind mit dunkler Oelfarbe gestrichen, so dass der Staub nicht leicht haften kann. Die in beiden Stockwerken mit Linoleum belegten Korridore dienen ausser zur Ventilation auch zum zeitweiligen Aufenthalt und Spaziergang für die Kranken, welche übrigens auch im Sommer bei günstigem Wetter Vor- und Nachmittags in den neben der Anstalt gelegenen Garten geführt werden.

Die Gesammtkosten der Anlage haben 184 479,17 Mark betragen; hiervon entfallen auf das Hauptgebäude 155 201,84 Mark, auf die innere Einrichtung 17 684,55 Mark, auf die Nebenanlagen 11 592,78 Mark.

Direktor der Klinik ist Professor Dr. Schirmer, Assistenzarzt Dr. Helpup. Es sind 42 Betten vorhanden; die Verpflegungskosten betragen I. Klasse 6 Mark, II. Klasse 4 Mark, III. Klasse 1—0,50 Mark für den Tag. Die Gesammtausgaben belaufen sich nach dem Etat für 1890/91 auf 13 735 Mark, der Zuschuss aus der Universitätskasse auf 10 020 Mark.

Im Rechnungsjahre 1888/89 wurden behandelt:

	in der Klinik			in der Poliklinik		
	m.	w.	zus.	m.	w.	zus.
Ueberhaupt	149	102	251	927	494	1421
darunter an:						
Krankheiten der Augenlider . .	8	5	13	113	48	161
- der Bindehaut	20	15	35	268	161	429
- der Hornhaut	52	33	85	153	64	217
- der Lederhaut	—	—	—	9	2	11
- der Regenbogenhaut . . .	20	5	25	23	16	39
- der Aderhaut	3	2	5	22	9	31
Glaucoma	3	3	6	3	1	4
Krankheiten der Netzhaut und Sehnerven	12	7	19	25	7	32
- der Linse	10	9	19	49	39	88
- des Glaskörpers	—	—	—	3	5	8
Refraktionsanomalieen	—	—	—	143	43	186
Accomodationsanomalieen . . .	—	—	—	71	57	128
Krankheiten des Augapfels . .	2	2	4	13	6	19
- der Muskeln	10	9	19	22	16	38
- der Thränenorgane . . .	8	12	20	6	19	25
- der Augenhöhle	1	—	1	3	—	3

Wichtige Operationen wurden 176 ausgeführt.

Halle.

Die medizinischen Lehranstalten.

Die neuen medizinischen Lehrinstitute der Universität stehen sämmtlich auf einer grossen, an der Ostseite der Stadt äusserst günstig, höher als die letztere gelegenen Baustelle, welche an drei Seiten von öffentlichen Verkehrswegen eingefasst und an der vierten Seite von einer Promenade für Fussgänger begrenzt wird. Das nach Süden angrenzende Grundstück ist öffentlicher Park. An der Südseite zeigt die Terrainformation ein annähernd horizontales Plateau, welches nach Westen und Norden sich abdacht bis zu einem maximalen Höhenunterschied von etwa 12 m. — Auf der Höhe des Plateaus liegt die chirurgische und gynäkologische Klinik und zwischen beiden das Oekonomiegebäude; westlich davon die medizinische und an der nördlichen Abdachung die ophthalmologische Klinik, in dem nordwestlichen Theile die Anatomie, wie auch das physiologische und das pathologische Institut.

Sämmtliche Institute werden von dem gemeinsamen Kesselhause aus geheizt und ventilirt. Der zur Heizung verwendete Dampf wird den einzelnen Gebäuden mittelst durchschnittlich 1 m unter der Erde liegender Röhren zugeleitet. Die im zentralen Kesselhause erzeugte Hitze wird gleichzeitig dazu verwendet, um sämmtliche klinische Gebäude zu ventiliren und zwar in der Weise, dass von jedem Institut ein Hauptkanal, der sich aus den Verzweigungen aller, von je einem Wohnraume herkommenden Nebenkanal zusammensetzt, in einen 40 m hohen und 5 m breiten Ventilationsthurm einmündet. Der Luftgehalt dieses Thurmes wird durch zwei gusseiserne, in demselben emporsteigende Schornsteine von 1,5 m

Durchmesser mächtig erhitzt und wirkt dadurch aspirirend auf die in dem weitverzweigten Kanalsystem enthaltene Luft. Die verbrauchte Luft wird so aus allen bewohnten Räumen in wirksamster Weise abgeführt, während die frische Luft durch die natürlichen Wege und durch zweckmässig angelegte Mauerkanäle in die Wohnräume eingeleitet wird. Jeder dieser beiden eisernen Schornsteine nimmt die Feuergase von je fünf Kesseln auf. Die eisernen Wandungen werden durch die Rauchtemperatur in den Schornsteinen so heiss, dass durch dieselben eine sehr kräftige Heizung der Esse und damit zugleich eine sehr lebhafte Luftausströmung bewirkt wird. Das Prinzip der zentralisirten Aspiration in dem Umfang, wie es in Halle zur Ausführung gebracht worden, ist bisher noch unversucht geblieben.

Reichliche Wascheinrichtungen mit Kalt- und Warmwasserzufluss sind überall vorhanden.

Die Abwässer werden gemeinsam mit den Abflüssen der Klosets durch ein Rohrsystem gesammelt und einer grossen Klärgrubenanlage zugeführt.

Um Entwickelung von gesundheitsschädlichen Gasen etc. in den mit Fäkalstoffen gemischten Abwässern auf dem Wege von dem Institute bis zu den Klärgruben zu verhindern, sind gewöhnliche Wasserklosets mit Desinfektionskasten angeordnet; die Fäkalien werden auf dem kürzesten Wege aus den Gebäuden durch gusseiserne Rohre abgeführt, welche in den Korridoren in Mauerschlitzen hinter Drahtvergitterungen liegen, während besondere Ableitungsrohre für Regenwasser unter der Kellerdecke mit grösstmöglichstem Gefälle angebracht sind.

Das anatomische Institut.

Das anatomische Studium und die anatomischen Sammlungen haben in dem am meisten nördlich gelegenen der in den Jahren 1875 bis 1885 erbauten medizinischen Institute eine reiche und in vielen Beziehungen musterhaft eingerichtete Heimstätte gefunden. Der Plan des mit seiner Langseite und seinem Eingang nach der Steinstrasse gelegenen Institutes (vergl. den Grundriss des Erdgeschosses auf S. 284) ist ein überaus einfacher und übersichtlicher. Mittelbau mit Façade nach Nordwest, an beiden Enden ein Seitenflügel. An der Südfaçade des Mittelbaues ist ein Oktogon angefügt, welches den amphitheatralisch eingerichteten Hörsaal für die deskriptive Anatomie, im Erdgeschoss Macerationsräume, Froschteich, Kaninchenställe enthält. Im Erdgeschoss des westlichen Flügels finden sich die Dienerwohnungen, in dem des östlichen Flügels die Räume für Aufnahme, Injektion und Konservation der Leichen. Im Erdgeschoss ist die westliche Hälfte des Hauses, in vier grosse, saalartige Zimmer (13, 14, 15 und 16 des Planes) zerfallend, der Sammlung für menschliche Anatomie gewidmet, die in 32 achtthürigen, verglasten eisernen Schränken aufgestellt ist. Die

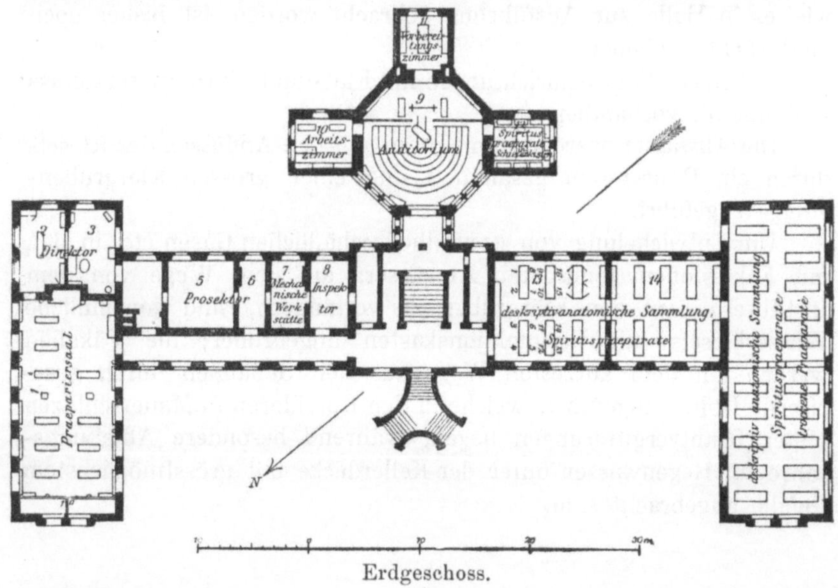

Erdgeschoss.

östliche Hälfte des Mittelbaues enthält der Reihe nach die Arbeitszimmer des Inspektors (7 und 8), Prosektors (5 und 6) und des Direktors (2 und 3); der östliche Seitenflügel den Präparirsaal (1). In dem ersten Stockwerk findet sich westlich in vier, denen des Erdgeschosses entsprechenden Räumen der die Wirbelthiere umfassende (fast ganz von Meckel herrührende) Theil der vergleichend-anatomischen Sammlung — 21 Schränke —, während der östliche Theil des Gebäudes die Räume des Professors der Histologie: Mikroskopirsaal, Auditorium, Assistentenzimmer, ein kleines chemisches Laboratorium und mehrere Arbeitszimmer enthält.

Das in sehr zweckentsprechender Weise ausgebildete Dachgeschoss umfasst in der westlichen Hälfte und im Centrum drei stattliche Räume, in welchen anatomisches und vergleichend-anatomisches Rohmaterial, sowie Doubletten beider Sammlungen, untergebracht sind, während im östlichen Flügel, mit dem Arbeitszimmer des Direktors der histologischen Abtheilung durch eine Lauftreppe verbunden, der ihm unterstellte Theil der vergleichend-anatomischen Sammlung: die wirbellosen Thiere, sich findet.

Es ist in hohem Grade dankenswerth, dass die Regierung die Mittel gewährt hat, den Schätzen der Hallischen anatomischen (ursprünglich »Meckel'schen«) Sammlung einen so kostbaren, zweckentsprechenden Aufbewahrungsraum zu bereiten, wie die erwähnten, nach dem Vorgange A. B. Meyer's und den näheren Angaben Professor Welcker's konstruirten eisernen Schränke. Die Präparate sind in ihnen, da das dünne eiserne Rahmwerk nichts verdeckt, dem Blicke der an den Präparaten Studirenden von allen Seiten zugänglich und, in Folge des staubdichten Verschlusses, vor jedem Verderb geschützt. Uebersichtlichkeit der Aufstellung, Schaffung solcher Schaustücke, welche dem Besucher der Sammlung, selbst ohne Herausnahme der Präparate aus dem Schranke oder Glase, zum Unterrichte dienen können, indem die wichtigeren Theile flach ausgebreitet, durch Sonden, Indices verschiedener Art (eingebohrte farbige Borsten, angeheftete Buchstaben und dergleichen) markirt sind, waren Gesichtspunkte, welche die Direktion bei der Behandlung der Sammlung geleitet haben.

Im Erdgeschoss des Hauses befindet sich ein Macerations- und Entfettungsapparat nach den Angaben Professor Planer's, desgleichen 6 grosse, mehr als je 12 Leichen fassende, luftdicht schliessende, aus Schieferplatten hergestellte Spirituskästen nach den Angaben Professor Welcker's. — Der Präparirsaal, in welchen die Vorräthe dieser Kästen, sowie die frisch zu verarbeitenden Leichen durch einen Fahrstuhl gehoben werden, hat Arbeitsplätze für 90, bei Einschiebung einiger Supplementärtische für 120 Präparanten. — Das Auditorium hat mehr als 100 Sitzplätze.

Das Personal besteht aus den Direktoren Geheimer Medizinalrath Professor Dr. Welcker und Professor Dr. Eberth, Prosektor Dr. P. Eisler, Assistent Dr. G. Mandry, einem Inspektor und zwei Dienern.

Nach dem Etat für 1890/91 belaufen sich die Gesammtausgaben und der Zuschuss aus der Universitätskasse auf 14 864 Mark.

Das physiologische Institut.

Das mit der Vorderseite nach Nordnordwest gerichtete Gebäude ist im Jahre 1881 erbaut. Im Kellergeschoss liegen nach hinten Keller, Thierställe und Werkstätte, nach vorn Dienerwohnungen; im Erdgeschoss befinden sich die Haupträume des physiologischen Laboratoriums nebst dem Auditorium; im ersten Stockwerk und Dachgeschoss des Gebäudes ist seit dem 1. Oktober 1889 das hygienische Institut untergebracht.

An der Vorderseite führt eine grosse Freitreppe durch die Halle und den Korridor, welcher durch Glaswände von dem Treppenhause vor dem hygienischen Institut getrennt ist, zu den einzelnen Räumen des physiologischen Institutes. Diese sind: 1. der grosse Arbeitssaal, 2. das Zimmer des Direktors, 3. das mikroskopische Zimmer, 4. das physikalische Zimmer, 5. das Zimmer des Assistenten, 6. das Quecksilberzimmer, 7. das chemische Zimmer, 8. das Waagezimmer, 9. die Bibliothek, 10. das Sammlungszimmer, 11. das optische Zimmer, 12. das Vorbereitungszimmer, 13. das Auditorium.

Der grosse Arbeitssaal dient vornehmlich als Raum zur Anstellung von Vivisektionen; ein Gasmotor im Kellergeschoss steht durch Transmissionen mit einem Blasebalg für künstliche Athmung und anderen Vorrichtungen des Arbeitssaales in Verbindung. Das mikroskopische Zimmer ist mit zwei langen Fenstertischen an der Nord- und Ostseite versehen.

Das physikalische Zimmer wird hauptsächlich zur elektrophysiologischen Untersuchung benutzt und enthält eine auf einer Konsole zwischen den Fenstern aufgestellte Bussole; ein besonderer Pfeiler für diese und das Fernrohr war, da das Terrain sehr erschütterungsfrei liegt, nicht erforderlich.

Das Quecksilberzimmer dient zur Aufstellung einer Quecksilber-Luftpumpe und Unterbringung zugehöriger Apparate. Der Fussboden ist dort, wie im chemischen Zimmer und in den Korridoren mit Mettlacher Fliesen gedeckt. Das chemische Zimmer enthält in der Mitte einen grossen chemischen Arbeitstisch, zwei Fenstertische und mehrere Abdampfkapellen. Das nahe gelegene Waagenzimmer ist durch zwei Thüren davon getrennt.

Die Bibliothek umfasst eine Zahl von ca. 900 Bänden. Das optische Zimmer hat von Süden und Westen Licht. Dasselbe kann durch schwarze Rolljalousien von Holz ganz verdunkelt werden. Um einen Heliostaten anzubringen, wird ein Holzladen mit Ausschnitt für denselben in das Fenster eingesetzt und die Jalousie auf diesen herabgelassen.

Das in der Nähe des Auditoriums befindliche Sammlungszimmer enthält mehrere Schränke zur Unterbringung von Apparaten, insbesondere solcher zur Vorlesung.

Das amphitheatralisch gebaute Auditorium ist für etwa 80 Zuhörer berechnet. Die Fenster können durch Rolljalousien zu optischen Versuchen verdunkelt werden. Mit Hülfe einer am Katheder befindlichen elektrischen Lampe, deren Lichtmaschine im Keller aufgestellt ist, können spektroskopische und mikroskopische Demonstrationen angestellt werden; die elektrische Leitung geht auch in das optische Zimmer; das etwas kleinere mit Oberlicht versehene Vorbereitungszimmer dient nur zum Aufstellen von für die Vorlesungen bestimmten Instrumenten, Zeichnungen u. s. w. Unter der Wandtafel befindet sich eine von hier aus zu öffnende Klappe zum Durchreichen von Präparaten und dergl.

Im Kellergeschoss schliessen sich an die Korridorräume an: I. die Thierställe: Hundestall, Froschkammer mit Bassin, Kaninchenstall; an der Seite des Hunde- und Kaninchenstalles befinden sich zwei Lichthöfe zum Aufenthalt der Thiere im Freien. II. Die Werkstatt, in welcher der oben erwähnte Gasmotor von 4 Pferdekräften und eine dynamo-elektrische Maschine aufgestellt sind. III. Wohn- und Wirthschaftsräume etc.

Die westliche Seite des Kellergeschosses gehört zum hygienischen Institut.

Das physiologische Institut leitet als Direktor Professor Dr. Bernstein, dem ein Assistent und ein Diener beigegeben sind. Nach dem Etat für 1890/91 betragen die Gesammtausgaben und der Zuschuss aus der Universitätskasse 4824 Mark.

Die chirurgische Klinik.

Die chirurgische Klinik besteht aus einem mit seiner Front nach Osten gerichteten Hauptgebäude, an das vier im Barackenstil aufgeführte, von Osten nach Westen ziehende Krankensäle durch verdeckte Gänge angeschlossen sind. Hierzu kommt noch ein völlig isolirter Pavillon mit je einem Krankensaal in beiden Stockwerken.

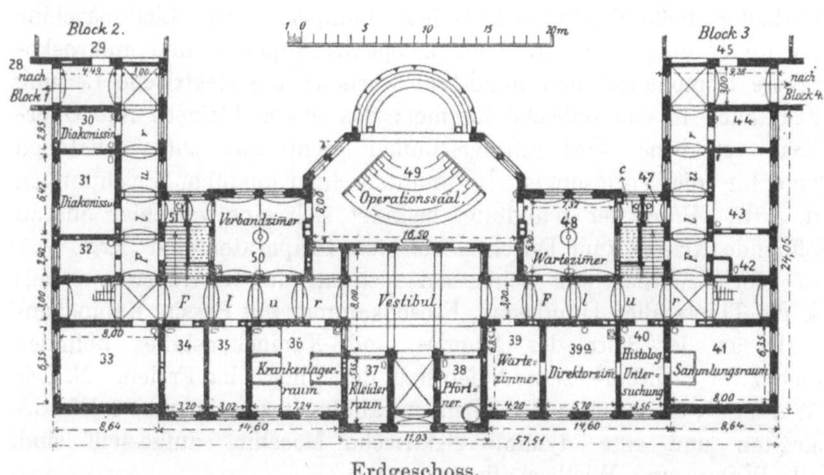

Erdgeschoss.

32, 43 und 44 Diakonissenzimmer.   42. Isolirzimmer.   33. Poliklinik.
34 und 35. Poliklinische Warteräume.

1. Das Hauptgebäude enthält im Erdgeschoss und ersten Stockwerk sämmtliche für den Lehrzweck und die Verwaltung bestimmten Räume, die Assistentenwohnungen, die Poliklinik, Wartezimmer, Sprechzimmer des Direktors u. s. w. Im Kellergeschoss befinden sich Wärterwohnungen, die mechanischen Werkstätten u. dergl. Die Krankensäle sind somit vom grossen Verkehr völlig getrennt.

Vom Vorflur des Erdgeschosses gelangt man gerade aus in den Operationssaal, welcher in einem nach Westen gerichteten, durchweg aus Glas und Eisen aufgeführten, nach dem mittleren Garten

zu vorspringenden Vorbau sehr ausgiebiges Ober- und Seitenlicht
erhält, und für den Operateur sich als ausserordentlich günstig bewährt hat. Die Operationsnische, halbkreisförmig, ist fast nur aus
Eisen und Glas konstruirt. Die Studenten sitzen auf 7 amphitheatralisch an der Ostseite belegenen Sitzreihen der Lichtseite gegenüber; ausserdem ist in der Glasnische selbst an der Wand entlang
eine Bank mit 20 Sitzplätzen vorgesehen.

Der Raum unter den Sitzen ist durch einen Brettverschlag
schrankartig abgeschlossen zum Aufbewahren von Instrumenten,
Verbandzeug, Medikamenten u. s. w.

Der Fussboden des Saales ist aus Mettlacher Fliesen hergestellt
und neigt sich allseitig nach der Mitte einem Abflussrohre zu, behufs sofortiger Entfernung aller Flüssigkeiten. Beiderseits befindet
sich je eine Waschvorrichtung und die Eingangsöffnung zu einem
Luftschacht, durch den die beschmutzten Wäschestücke, Verband-
theile u. s. w. ins Kellergeschoss befördert werden. Im Operationsraum ist auch der Apparat aufgestellt, in dem die Verbandgaze
durch strömenden Wasserdampf keimfrei gemacht wird.

Von den zu beiden Seiten des Operationssaales liegenden
Zimmern dient das eine als Warteraum für klinische Patienten, in
dem andern findet die Zubereitung der Verbandstoffe statt, zu
welchem Zwecke ein grosser Rietschel-Henneberg'scher Desinfektor
hier Aufstellung gefunden hat.

Für die anatomische Sammlung, für wissenschaftliche Untersuchungen ist im Erdgeschoss je ein Raum vorhanden, ferner ein
Erholungszimmer für eben Operirte, bevor sie die Klinik verlassen.

Im ersten Stockwerk des Hauptgebäudes befindet sich ausser
Assistentenwohnungen ein Saal für theoretische Vorlesungen, ein
grosser, den ganzen südlichen Flügel einnehmender Evakuationssaal
und drei Isolirzimmer.

2. Die vier Blocks sind ganz leicht aus Fachwerk aufgeführt,
stehen mit dem Hauptgebäude durch gedeckte, auch nach den
Seiten völlig abgeschlossene Gänge in Verbindung, welche heizbar
sind und daher erfahrungsgemäss auch im Nothfall (bei Ausbesse-
rungen, plötzlichen Unglücksfällen u. s. w.) mit Kranken belegt
werden können. Aus dem Gang gelangt man zunächst in eine
Theeküche und dann erst in den Krankensaal, an dessen entgegen-
gesetztem Ende die erforderlichen Nebenräume angebracht sind.
Der Terrazzo-Fussboden hat sich im Ganzen gut bewährt, ebenso

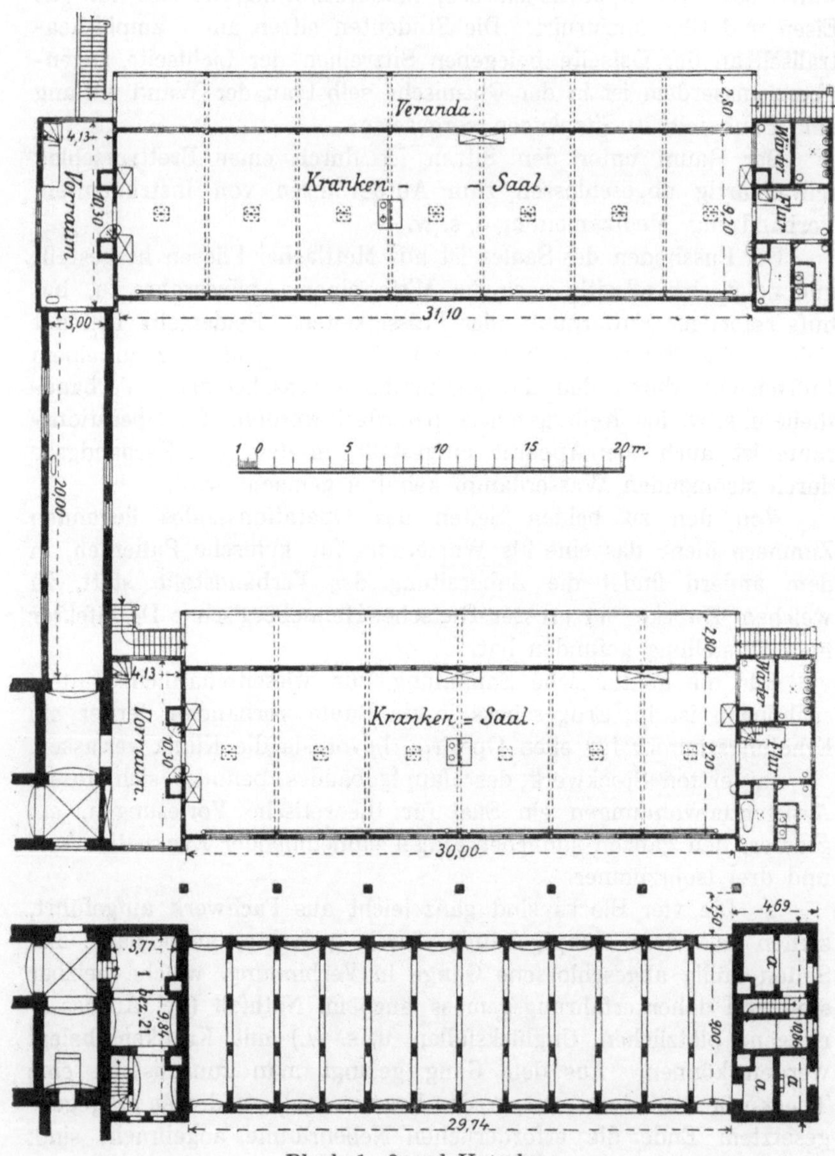

Block 1—3 und Unterbau.

die Heizungs- und Ventilationsanlage. An der Südseite eines jeden Blocks verläuft eine durch mehrere Thüren zugängliche, überdachte Veranda, welche den Kranken den Aufenthalt im Freien auch bei schlechtem Wetter ermöglicht. In der Mitte des Krankensaales befindet sich die für den Arzt und das Personal bestimmte Waschvorrichtung. Zu beiden Seiten stehen die Betten, mit dem Kopfende gegen die Seitenwände gerichtet. Die Bettstellen sind aus Gasröhren, zum Theil mit umlegbaren Fussenden (zur Verlängerung der Betten) hergestellt und auf freiliegenden Sprungfedern mit einer zweigetheilten Seegras- und darüber einer dreigetheilten Rosshaarmatratze ausgestattet.

Block III. (24 Betten) und IV. (30 Betten) sind für Männer, Block II. (24 Betten) für Kinder und I. (30 Betten) für Frauen bestimmt.

3. Der westlich vom Hauptgebäude völlig abgesondert liegende Pavillon (Block V.) enthält im Erdgeschoss und ersten Stockwerk ausser je einer Assistentenwohnung einen die ganze Breite des Hauses einnehmenden Krankensaal mit Nebenräumen, ferner zwei Isolirzimmer. Im Kellergeschoss befinden sich Wärterwohnungen u. s. w. Fussboden und Betten sind die gleichen wie in den vier Hauptblocks. Statt der Veranda ist am Westende jedes Krankensaales ein Tageraum vorgebaut. Block V., mit 25 Betten für Männer, dient vorzugsweise zur Aufnahme der Stadtkranken, zu deren Behandlung die Klinik durch einen Vertrag verpflichtet ist.

Die Anlage und Einrichtung der chirurgischen Klinik haben sich bis auf den Mangel einer genügenden Zahl von Isolirräumen wohl bewährt; die im Block V befindlichen Einzelzimmer werden nämlich in der Regel durch Diphtheriekranke in Beschlag genommen.

Nach dem Tode des Direktors Professor Dr. R. von Volkmann hat Professor Dr. Bramann seit April 1890 die Leitung der Klinik und Poliklinik übernommen. 5 Assistenten sind angestellt und zwar Dr. R. Volkmann, Dr. L. Pernice, Dr. H. Braun, Dr. W. Nürnberg und Dr. Frentzel.

Die Anzahl der Betten beträgt 160 in 4 Verpflegungsklassen. Die Preise der Plätze sind 6, 3, 1,50 und 1 Mark für den Tag. Der Etat ist für sämmtliche Kliniken gemeinsam; die Gesammtausgaben belaufen sich für das Jahr 1890/91 auf 337 283 Mark, der Zuschuss aus der Universitätskasse beträgt 142 304 Mark.

Im Rechnungsjahre 1888/89 wurden behandelt:

	in der Klinik			in der Poliklinik		
	m.	w.	zus.	m.	w.	zus.
Ueberhaupt	1084	385	1469	7366	3475	10 841
darunter an:						
Krankheiten des Kopfes und Gesichtes	68	20	88	722	179	901
- der Nase	13	7	20	132	61	193
- des Mundes, Schlundes etc.	63	44	107	2157	1721	3878
- des Halses und Nackens .	30	17	47	168	76	244
- der Brust und des Rückens	40	30	70	138	82	220
- der Wirbelsäule	32	29	61	75	72	147
- des Bauches	27	17	44	101	62	163
- des Mastdarms	23	15	38	42	30	72
- der Harn- und Geschlechtsorgane	88	1	89	291	3	294
- des Beckens und der Lendengegend	27	8	35	66	23	89
- der oberen Extremitäten	148	33	181	2101	702	2803
- der unteren Extremitäten	474	146	620	1276	394	1670
allgemeinen Krankheiten etc. .	51	18	69	97	70	167

Wichtige Operationen sind in der Klinik 422 ausgeführt, darunter: Amputationen 49, Resektionen an Knochen 2, Exarticulationen 3, Resektionen an Gelenken 25, Plastische Operationen 9, Tracheotomien wegen Diphtherie 75, wegen Fremdkörper 1, Laparotomien 1, Darmresektionen wegen Carcinom 4, Herniotomien 15, Blasenschnitte 2, Urethrotomien 10, Hydrocelenoperationen 21, Echinococcenoperationen 6.

Die geburtshülflich-gynäkologische Klinik.

Diese Klinik besteht aus einem mittleren, mit der Vorderseite gegen die Magdeburgerstrasse gerichteten Längsbau; rechts und links schliessen sich zwei, nach rückwärts gegen Gartenanlagen hin vorspringende Flügel an, in welchen rechts vom Haupteingang die geburtshülfliche, links die gynäkologische Abtheilung untergebracht ist, während der Mittelbau im Wesentlichen die Unterrichts-, Opera-

tions- und anderen Räume von allgemeiner Bedeutung einschliesst.
Das Untergeschoss enthält die Wohnräume für das Dienst- und
Wartepersonal, Schlaf- und Essräume für Schwangere, Vorraths-
räume etc.

Im Erdgeschoss des mittleren Teiles, welcher nach dem Garten
hin vorspringt, liegen ein kleiner Hörsaal mit Nebenraum für theoretische Vorlesungen und Operationsübungen, zwei Operationsräume
(Laparotomiezimmer und Vorbereitungszimmer, in welchen die
Kranken narkotisirt werden) und Dienstzimmer. Nach rechts schliessen
sich das Sammlungszimmer und zwei weitere Zimmer für Aerzte
an. Nach links liegen drei Privatzimmer für Kranke erster Klasse,
ein Badezimmer, Krankenaufzug.

Das erste Stockwerk enthält im Mittelstück den grossen Hör-
saal, Untersuchungs- und Sprechzimmer für gynäkologische Kranke,
Wartezimmer für poliklinische Kranke, Wohnung der Oberhebamme.
Nach rechts schliessen sich mit Front gegen die Strasse drei grosse
Wöchnerinnen-, links drei gynäkologische Krankensäle mit den üb-
lichen Nebenräumen, wie Badezimmer, Theeküche u. s. w. an.

Der rechte Flügel enthält im Erdgeschoss ein Mikroskopir-
sowie zwei Assistentenzimmer, einen Schlaf- und Aufenthaltsraum
für Schwangere; im ersten Stockwerk zwei Wöchnerinnen-, das
Kreisszimmer und einen Warteraum für die Studirenden, während
im linken Flügel zu ebener Erde drei Krankenzimmer für Privatkranke erster und zweiter Klasse und Wartezimmer für Privatkranke, im ersten Stockwerk vier Krankenzimmer für gynäkologische Kranke erster und zweiter Klasse mit den erwähnten
Nebenräumen untergebracht sind. Es können 20 Schwangere und
18 Wöchnerinnen aufgenommen werden. Für gynäkologische Kranke
erster und zweiter Klasse stehen je 6 und für Kranke dritter Klasse
20 Betten zur Verfügung.

Unterrichts-, Vorstellungs- und Operationsräume sind ebenso
wie die Zimmer der Assistenten durch verschliessbare Glasthüren
von Kranken- und Wochenzimmern getrennt, so dass Kranke und
Wöchnerinnen vollständig von jeder Berührung mit Studirenden
und poliklinischen Kranken abgeschlossen sind. Ebenso sind geburtshülfliche und gynäkologische Abtheilung streng von einander
getrennt.

Da das aseptische Operationszimmer zu ebener Erde liegt, so
musste für einen Krankenaufzug gesorgt werden, welcher im linksseitigen Theile des Mittelbaues untergebracht ist.

Das Kreisszimmer liegt am äussersten Ende des geburtshülflichen Flügels und schliesst dessen ganze Breite ab. Es enthält zwei Kreissbetten, zwei dreitheilige Waschtische, sowie besondere Vorrichtungen für Beschaffung heissen Wassers, welches in jedem Zimmer zur Verfügung ist.

Direktor der Klinik ist gegenwärtig Geheimer Medizinalrath Professor Dr. Kaltenbach; ausserdem sind vier Assistenten und zwar Privatdozent Dr. von Herff, Dr. Rösger, Dr. Fischer und Dr. Brisken, eine Hebamme und ein Portier angestellt.

Es bestehen vier Verpflegungsklassen zu 6 Mark, 3 Mark, 1,50 Mark und 1 Mark.

Im Rechnungsjahr 1888/89 betrug

	in der Klinik	in der Poliklinik
Anzahl der Entbundenen	294	438
darunter mit Kunsthülfe	41	221
Anzahl der gynäkologischen Kranken .	490	2064
darunter behandelt an:		
Krankheiten der Scheide	36	280
- des Uterus	250	837
- der Ovarien und Eileiter . . .	60	157
- der Ligamente und des angrenzenden Peritoneums	49	211

Wichtige Operationen wurden 196 ausgeführt, darunter: Totalexstirpationen des Uterus 25, Amputationes uteri suprevaginalis und Myomotomien 13, Ovariotomien 31, Kastrationen 4, Fisteloperationen 5, Kolporrhaphien 38, Perineoplastik 7, Laparotomien (allgemeine Peritonealchirurgie) 10.

Die Klinik für Augenkrankheiten.

Die Augenklinik besteht aus einem mit der Hauptfront nach Norden gerichteten Mittelbau, in welchem — nach den bei den anderen Kliniken befolgten Grundsätzen — die für Lehrzwecke, für die Poliklinik und für den inneren Verkehr bestimmten Räumlichkeiten enthalten sind, und aus zwei auf den Mittelbau senkrecht gerichteten, geräuschlosen Seitenflügeln für die Säle der stationären

Kranken, von denen die Frauen im ersten Geschoss des westlichen Flügels, die Kinder im Erdgeschoss des westlichen, die Männer im ersten Geschoss und eine Abtheilung für Ohrenkranke im Erdgeschoss des östlichen Flügels untergebracht sind.

In der Mitte der Nordseite des Hauses liegt dem Haupteingang gegenüber die Haupttreppe, an der Südseite, in beiden inneren Ecken, zwischen den Flügeln und dem Mittelbau, je ein Treppenthurm mit Wendeltreppe, die bis in das Kellergeschoss hinabreicht und in die Korridore jedes Flügelgebäudes einmündet. Neben derselben liegen die Speisenaufzüge.

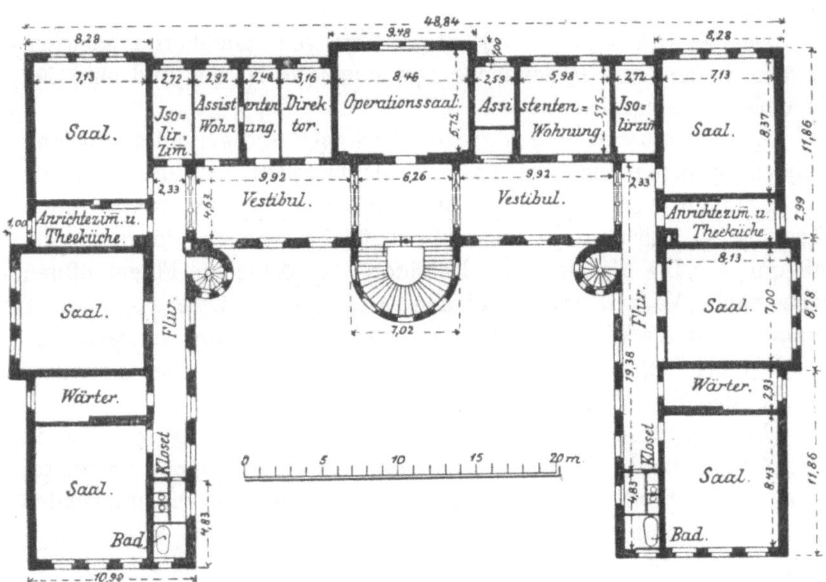

Der Haupteingang wird vorzugsweise von den Studenten benutzt; die Eingänge an der Hofseite sind vorzugsweise für die Poliklinik bestimmt.

Von dem Gebäude ist nur der nördliche Theil unterkellert; die nördlichen Fenster des Kellergeschosses liegen hoch über der Erde, das Mittelportal muss erst durch eine Treppe von sieben Stufen erstiegen werden.

Die vorzügliche Lage in dem Komplex aller übrigen medizinischen Anstalten erleichtert den geschäftlichen und wissenschaftlichen Verkehr.

Die Anstalt enthält keine Privatzimmer für zahlende Patienten; die in die Anstalt aufgenommenen Kranken sind sämmtlich unbemittelt und ausnahmslos für den Unterricht bestimmt. Für die grosse Zahl der Patienten ist indess nicht Raum genug; ein Theil derselben muss in nachbarlichen Häusern anderweitig untergebracht werden.

Das Fehlen der Küche im eigenen Hause hat die Anlage von im Ganzen 4 Anrichtezimmern und Theeküchen, deren jede ca. 20 qm Bodenfläche hat, erforderlich gemacht.

Der Operationssaal hat eine beträchtliche Grösse, ein einziges, aber sehr grosses Fenster und erhält dadurch eine ganz vorzügliche Beleuchtung.

Die Krankensäle sind sämmtlich von annähernd gleicher Grösse, haben eine Bodenfläche von ungefähr 60 qm und sind für je 6 Betten eingerichtet.

An der inneren Seite der von Nord nach Süd gerichteten beiden Flügel, in denen sich die Krankensäle befinden, verläuft jederseits ein Korridor von 19,38 m Länge und von 2,33 m Breite (unten 2,20 m) — mithin von einer Bodenfläche von ca. 45 qm, resp. 43 qm. — Die Fenster des Korridors im östlichen Flügel öffnen sich nach Westen, im westlichen Flügel nach Osten. — Dieser Raum dient als Wandelgang und wird von den Kranken, besonders im Winter, viel benutzt. An dem südlichen Ende jedes Korridors finden sich die Abtritte und Baderäume.

In dem Hauptgebäude liegt nach Süden, jederseits von dem in der Mitte befindlichen grossen Vorraum der Haupttreppe, ein breites (4,63 m) Vestibul, welches mit dem Korridor des entsprechenden Flügels communicirt und gleichsam eine im rechten Winkel umbiegende stark verbreiterte Fortsetzung desselben bildet. Dieser Raum hat zwar, ebenso wie die Korridore, den Zweck einer Luftraumvergrösserung, wird aber von den Kranken als Tagesaufenthalt nicht benutzt.

Bei allem Reichthum an Platz und einer fast verschwenderischen Vertheilung des Raumes ist jedoch kein Laboratorium, kein Arbeitszimmer für Assistenzärzte und Studenten vorgesehen worden; nachträglich ist das im oberen Stockwerk westwärts gelegene, anderweitig kaum benutzbare, sehr geräumige Vestibul in ein Laboratorium für Mikroskopie und Bakteriologie umgewandelt worden.

Die entsprechende westliche Abtheilung des Vestibuls zu ebener

Erde wird wegen ungenügender Grösse des Wartezimmers als solches mitbenutzt.

Die Klinik leitet Direktor Geheimer Medizinalrath Professor Dr. Graefe; als Assistenten fungiren Privatdozent Dr. Bunge und Dr. Braunschweig.

Es sind 45 Betten vorhanden in drei Verpflegungsklassen.

Die Verpflegungskosten betragen I. Klasse 3 Mark, II. Klasse 1,60 Mark und III. Klasse 1 Mark.

Im Rechnungsjahre 1888/89 wurden behandelt:

	in der Klinik			in der Poliklinik		
	m.	w.	zus.	m.	w.	zus.
Ueberhaupt	491	286	777	4578	3026	7604
darunter an:						
Krankheiten der Augenlider	26	13	39	365	221	586
- der Bindehaut	35	30	65	1070	719	1789
- der Hornhaut	139	78	217	829	459	1288
- der Lederhaut	4	1	5	41	22	63
- der Regenbogenhaut	40	29	69	152	107	259
- der Aderhaut	13	3	16	101	83	184
Glaucoma	11	6	17	15	11	26
Krankheiten der Netzhaut und des Sehnerven	40	14	54	199	84	283
- der Linse	102	57	159	281	241	522
- des Glaskörpers	4	2	6	45	47	92
Refraktionsanomalieen	2	4	6	894	517	1411
Accomodationsanomalieen	—	—	—	182	271	453
Krankheiten des Augapfels	35	18	53	181	39	220
- der Muskeln	24	17	41	128	111	239
- des Nervus quintus	—	—	—	2	6	8
- der Thränenorgane	12	7	19	65	75	140
- der Augenhöhle	1	3	4	4	7	11
anderen Krankheiten	3	4	7	24	6	30

Wichtige Operationen wurden 461 ausgeführt.

Die Klinik für Ohrenkrankheiten.

Diese Klinik befindet sich mit der Klinik für Augenkrankheiten in demselben Gebäude. Operationssaal und Auditorium sind gemeinschaftlich, alle übrigen Räumlichkeiten getrennt. In drei Krankensälen und in einem Isolirzimmer stehen 20 Betten zur Verfügung. Ausserdem sind vorhanden ein Warteraum, zwei Untersuchungszimmer, ein Geschäftszimmer für den Direktor, Wohn- und Schlafzimmer für den Assistenzarzt und im Kellergeschoss die Wohnräume für das Wartepersonal.

Direktor der Klinik ist Geheimer Medizinalrath Professor Dr. Schwartze, Assistenzarzt Dr. Ludewig. Die Verpflegungskosten betragen I. Klasse 3 Mark, II. Klasse 1,60 Mark und III. Klasse 1 Mark für den Tag.

Im Jahre 1888/89 wurden 2079 Krankheitsfälle behandelt, davon 165 in der Klinik. Von den behandelten Krankheiten betrafen die Ohrmuschel 28, den äusseren Gehörgang 550, das Trommelfell 15, das mittlere Ohr 1302, das innere Ohr 79, die Schädelknochen 5, die Nasen- und Rachenhöhle 100. Operationen wurden 535 ausgeführt.

Neubau der Klinik für psychische und Nervenkrankheiten[1]).

(Im Bau begriffen.)

Als Bauplatz ist im Jahre 1888 ein ca. 2½ ha grosses, annähernd rechteckiges Grundstück mit einer Strassenfront von ca. 130 m für den Preis von 125 000 Mark erworben worden. In ca. 13 Minuten von den anderen Kliniken zu erreichen, dehnt es sich, dem gewählten Bausystem durch seine Gestaltung wie angepasst, auf einer hochgelegenen, sanft von Nordost nach Südwest geneigten Fläche aus. Die Umgebung ist noch fast frei von Häusern, der Untergrund meist sandig und frei von Grundwasser.

---

[1]) Nach einem amtlichen Bericht des Direktors der Klinik, Geheimen Medizinalrathes Professor Dr. Hitzig.

Disposition und allgemeine Bauart der Baulichkeiten.

Die Klinik wird aus einem Komplex von 11 den verschiedenen ärztlichen, wirthschaftlichen und akademischen Zwecken angepassten Einzelbauten bestehen. Von der Strasse durch einen an der süd-

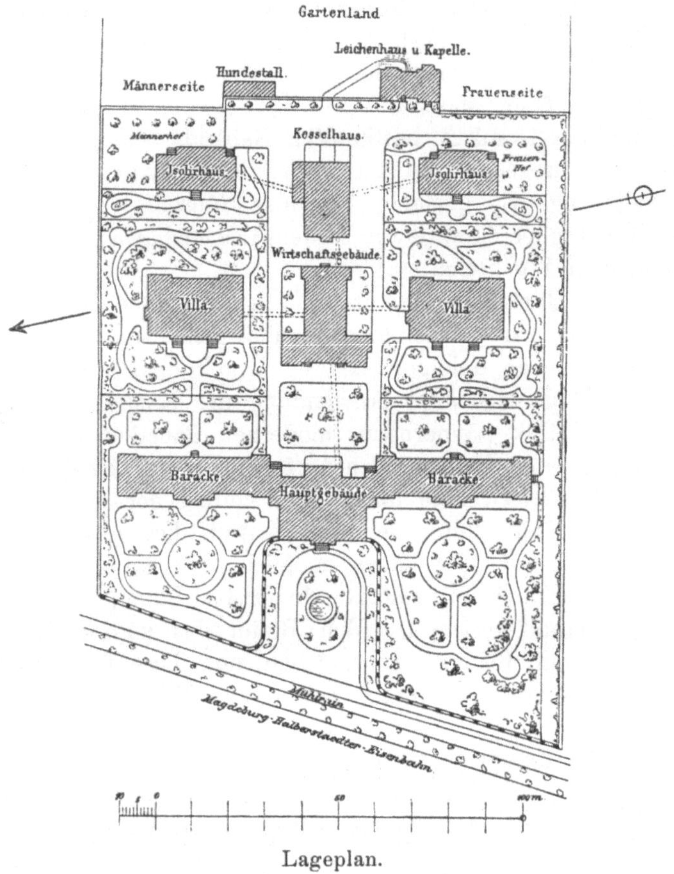

Lageplan.

westlichen Ecke 65 m, an der nordwestlichen Ecke 24 m breiten Vorgarten getrennt, erhebt sich eine erste Reihe von Gebäuden: das etwas vorspringende Hauptgebäude und als Flügelbauten je eine Krankenbaracke. Etwa 30 m rückwärts der Hinterfront der Baracken sind zwei Villen angeordnet, zwischen denen das in T Form gebaute zweistöckige Wirthschaftsgebäude liegt. Der um ein Stockwerk höhere Querarm des T ist behufs Ermöglichung besserer Belichtung vor die Front der Villen vorgezogen. Der seitliche Abstand zwischen den Villen und dem zweistöckigen vertikalen Arm des T beträgt 18 m.

Eine dritte Reihe von Gebäuden besteht aus zwei um 22 m zurückliegenden einstöckigen Isolirhäusern nebst dem zwischen ihnen in der Mittelaxe des Grundstückes aufgeführten Dampfkesselhause.

Endlich folgt noch, mehr der Mittelaxe zugerückt, eine Leichenkapelle und ein Hundestall.

Die für die Kranken bestimmten Gebäude sind überall von Gartenanlagen umgeben und durch theils abgepflasterte, theils bekieste Wege zugängig gemacht. An der Südseite des Komplexes führt ein 6 m breiter Zufahrtsweg zu dem Leichenhause, dem Kesselhause und dem Wirthschaftsgebäude.

Hinter der Rückfront sind ca. 69 a Land für die Beschäftigung der Kranken mit Gartenarbeiten disponibel geblieben.

Die sämmtlichen Gebäude sind in Ziegelrohbau mit Schichten verschiedener Färbung unter Anwendung der einfachsten Formen eines an die Gothik erinnernden, modernen Baustiles massiv aufgeführt und in einer Neigung von 1 : 4 in Schiefer abgedeckt.

Ueber die anderweitige innere Einrichtung der einzelnen Gebäude wird bei Besprechung derselben, soweit dies bei dem gegenwärtigen Stande des Neubaues möglich ist, berichtet werden. Nur eins sei gleich hier bemerkt. In erster Linie war die Aufmerksamkeit darauf gerichtet, jeden Raum des ganzen Institutes mit Licht und Luft reichlich zu versehen, und diese Absicht ist zur Ausführung gekommen. Dunkle Ecken und Winkel sind überall vermieden.

Der ganze Komplex ist an 3 Seiten von einer 2,50 m hohen Ziegelsteinmauer umgeben, nach der Strasse jedoch durch ein zwischen Steinpfeilern aufgeführtes Gitter abgeschlossen.

Nach dem gegenwärtigen Stande der Bauarbeiten ist die Hoffnung gerechtfertigt, dass die Klinik Anfangs 1891 bezogen werden kann.

Beschreibung der einzelnen Gebäude.

A. Das Hauptgebäude. Dasselbe enthält in einem 3,10 m hohen Kellergeschoss links und rechts vom Haupteingang die Wohnung des Pförtners und das Kasino der Aerzte des Institutes, gegenüber demselben einen für Werkstätten nutzbar zu machenden grösseren und einen kleineren Raum, in dem ein Motor und Dynamomaschine Aufstellung finden werden. Die Mitte des Kellergeschosses wird von Heizkammern, Luftkanälen und Verbindungsgängen eingenommen.

Das von Oberkante zu Oberkante Fussboden 4,60 m hohe **Erdgeschoss** betritt man durch eine 9,70 m breite, 5,60 m tiefe, mit Windfangthüren abgeschlossene Wartehalle, welche von allen 4 Seiten (von rückwärts durch die Glasthüren des Betsaales) Licht erhält. Diese heizbare Halle ist zum Aufenthalt für einen Theil der ihre Abfertigung erwartenden poliklinischen Kranken, sowie anderer Besucher bestimmt. Ein anderer Theil der poliklinischen Nervenkranken findet Platz in einem rechts vom Eingang gelegenen kleineren Wartezimmer, an das sich zwei fernere Zimmer anschliessen, in denen die Untersuchung und ärztliche Behandlung beider Geschlechter gleichzeitig vorgenommen werden kann. Links vom Eingang liegen Verwaltungs- und Besuchszimmer. An der Hinterfront ist gegenüber dem Haupteingang der 9,70 : 7,04 m messende Betsaal angeordnet, an den sich rechts die Wohnung des zweiten Assistenzarztes, links ein Abort und die Dispensiranstalt anschliessen.

Ueber eine zweiarmige, sich auf halber Höhe vereinigende Treppe gelangt man in das 4,50 m hohe **Stockwerk**. Auch in diesem sind sämmtliche Räume um eine, die Mitte des Gebäudes einnehmende, gut beleuchtete Halle von den Dimensionen der Wartehalle des Erdgeschosses, welche gleichzeitig als Garderobe für die Besucher der Vorlesungen dient, vereinigt.

Ueber dem Betsaal und die gleichen Dimensionen einhaltend liegt der 72 Sitzplätze und eine Anzahl von Stehplätzen fassende, 6 m hohe **Hörsaal**, welcher mit Vorrichtungen für die Anwendung der Elektrizität und die Benutzung eines elektrischen Projektionsapparates ausgestattet und durch eine Thür mit dem angrenzenden, gleichzeitig als Vorbereitungsraum für Vorlesungszwecke dienenden Zimmer des Direktors verbunden ist.

Die ganze sich an den Hörsaal anlehnende Nordfront wird durch drei für wissenschaftliche Untersuchungen und zur Aufnahme der Sammlung bestimmte, sehr reichlich durch 10 Fenster belichtete Zimmer eingenommen. An diese schliesst sich nördlich vom Treppenhause die Bibliothek und südlich von dem letzteren die Wohnung des ersten Assistenzarztes an.

Im Dachgeschoss ist neben Speicherräumen noch eine Wohnung für einen dritten Arzt vorgesehen.

Die sich auf 110 belaufende Gesammtzahl der Plätze ist bestimmt für 11 Geisteskranke I. Klasse, 6 Geisteskranke II. Klasse, 73 Geisteskranke III. Klasse und 20 Nervenkranke. Diese sind auf je drei im Ganzen symmetrische Gebäude vertheilt, so dass die Männer nördlich, die Weiber südlich vom Hauptgebäude wohnen.

Der Umstand, dass die Klinik ausser den Geisteskranken auch Nervenkranke aufzunehmen haben wird, nöthigte ganz besonders dazu, dem Institut eine, jede Aehnlichkeit mit gefängnissartigen Anlagen sorgfältig vermeidende Gestaltung zu geben.

Ausserdem wurden noch besondere Aufgaben gestellt durch die unverhältnissmässig grosse Zahl von frisch Erkrankten, die der Klinik erfahrungsgemäss zugehen, und durch die Sorge für die Unterbringung der 17 Pensionäre.

B. Die Baracken. Vom Hauptgebäude gelangt man jederseits durch einen kurzen Verbindungsgang in die aus zwei Sälen und fünf Einzelzimmern nebst den erforderlichen Nebenräumen bestehenden Baracken. Jeder der für je 10 Kranke bestimmten von Osten und Westen Licht erhaltenden Säle hat eine Länge von 10,50 m, eine Breite von 6,15 m und eine Höhe von 4,70 m im Mauerwerk oder von 6,40 m bis zur Kehlbalkendecke. Hiernach kommen bei 96,08 qm Grundfläche und 560 cbm Luft auf den Kranken 9,6 qm Grundfläche und 56 cbm Luft. Die in zwei Eckrisaliten und einem Mittelrisalit befindlichen, nach Westen sehenden Einzelzimmer gewähren eine Grundfläche von ca. 16 qm und bei einer lichten Höhe von 4,40 m einen Luftcubus von über 70 m. Die Verbindung zwischen den beiden Sälen vermittelt ein 10,40 m langer, durch einen verglasten kuppelartigen Aufbau, sowie durch die mittlere Eingangsthür Licht erhaltender Korridor.

Die erforderlichen Nebenräume, wie Garderoben, Badezimmer u. s. w. sind in den Risaliten untergebracht; je ein Eckrisalit ist unterkellert, um Raum für zeitweise zu beseitigendes Mobiliar, schmutzige Wäsche u. dergl., auf der Frauenseite auch für die von aussen zugängliche Wohnung eines Hausdieners zu gewinnen. Die anderen Theile der Gebäude sind vom Erdboden durch einen je nach der Abdachung des Terrains 1—2,10 m hohen abgepflasterten Luftraum getrennt.

Die Fussböden der Einzelzimmer und der Säle sollen in Eichenholzriemenparquet hergestellt werden. Die Badestuben, Aborte und Spülküchen werden Fussböden aus Thonfliesen, die übrigen Räume hier wie in den Villen solche aus Kiefernholz erhalten.

Für die Wände ist Oelfarbenanstrich vorgesehen. Ueberall, auch in den Villen, kommen gewöhnliche Sechsfüllungsthüren zur Anwendung. Nur ein Einzelzimmer erhält eine massive Thür, sämmtliche Einzelzimmer aber Doppelthüren.

Die Fenster sind nicht vergittert, dagegen mit einer das Aussteigen verhindernden Theilung versehen, (vergl. die Skizze),

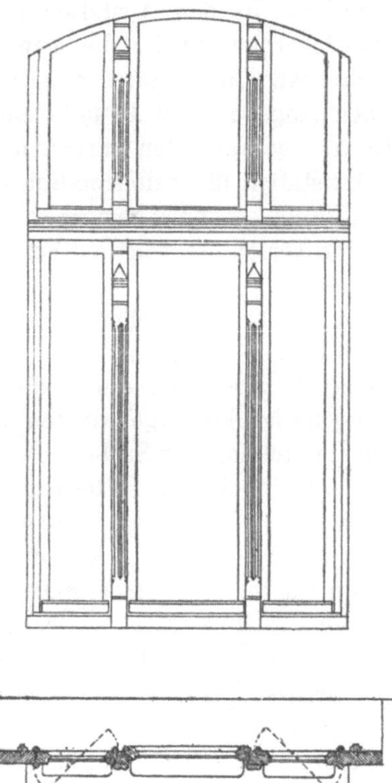

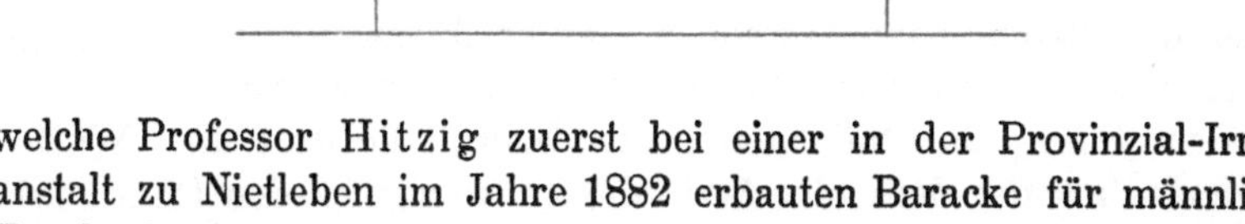

welche Professor Hitzig zuerst bei einer in der Provinzial-Irren-anstalt zu Nietleben im Jahre 1882 erbauten Baracke für männliche Kranke in Anwendung gebracht und dort in jeder Hinsicht bewährt gefunden hat.

Der untere Theil dieser Fenster ist nämlich vertikal in drei Flügel getheilt, von denen der mittlere Theil feststeht, während die beiden seitlichen Theile, um eine mittlere ideelle Axe drehbar, je

zwei seitliche Oeffnungen entstehen lassen, die für die Passage eines
Menschen zu klein sind. Die mittleren Theile des Oberlichtes sind
um eine horizontale Axe drehbar und werden durch einen Marasky-
schen Patentverschluss geschlossen.

Die Frage der Fenstervergitterung ist seit mehreren Jahrzehnten
vielfach erörtert und von den einzelnen Irrenärzten je nach ihren
besonderen Neigungen und Erfahrungen in der mannigfachsten
Weise entschieden worden. In den Anstalten zu Hamburg, Marburg, Meerenberg, Alt-Scherbitz etc. ist die Anwendung der Gitter
aufs Aeusserste beschränkt, und Professor Hitzig hat eine im
Jahre 1879 nach seinen Angaben, auf Grund seiner in Zürich bereits in dieser Richtung gesammelten Erfahrungen erbaute, als
Aufnahme- und Krankenstation für weibliche Geisteskranke dienende
Baracke in Nietleben durchweg mit Fenstern versehen lassen, die
sich nur durch einen Dornverschluss von den Fenstern gewöhnlicher
Privathäuser unterschieden.

Aus dem Gesagten erhellt wohl schon, dass Professor Hitzig
ein Freund der Gitterverschlüsse nicht ist. »Die Erfahrungen,«
führt er aus, »welche ich über den durch die Fenstergitter auf
Kranke und deren Angehörige hervorgebrachten Eindruck gemacht
habe, beeinflussen meine Stellung zur Sache wesentlich. Ein grosser
Theil der Kranken fühlt sich hinter Gittern eben im Gefängniss
und nicht im Krankenhause. Jeder Arzt wird nur zu oft die hierauf gegründete Klage gehört haben: ‚ich habe doch nichts ver-
brochen‘; und mag nun durch derartige Empfindungen die Heilung
der Gemüthskranken beeinträchtigt werden oder nicht, nach meiner
Meinung kommt es den Aerzten der Irrenanstalten in jedem Falle
zu, sie innerhalb der Grenzen unserer anderweitigen Pflichten von
unseren Kranken fernzuhalten.

Zu diesen Pflichten gehört in erster Linie der Schutz der
Kranken gegen Selbstbeschädigungen, und dieser Schutz ist auch
in der unvollkommenen Weise, in der er überhaupt gelingt, ohne
irgend welche Fensterversicherung nicht zu ermöglichen.

Den Eifer, die Intelligenz, die Unermüdlichkeit des Warte-
personals hat der leitende Arzt ebenso wenig in der Hand, wie
die Tücken des Zufalls oder das Auftreten von unvermutheten
Raptus oder launenartigen Erregungszuständen, die in einem akut
entstehenden und vergehenden Selbstmorddrang gipfeln.

Unter diesen Umständen wird es darauf ankommen, solche
Wege ausfindig zu machen, welche einmal durch die Einrichtung

des Krankenhauses das Vorkommen von Unglücksfällen mechanisch thunlichst unmöglich machen, andererseits aber die Empfindungen des betheiligten Publikums nicht verletzen. Die Verhütung von Entweichungen kann für eine Klinik und in ärztlicher Beziehung nur insoweit in Betracht kommen, als sie zur Verhütung von Unglücksfällen in ursächlichem Zusammenhang steht; die Entweichung an sich ist ein gleichgültiges Ereigniss.«

In erster Linie ist diese Frage nun durch die Disposition der Klinik in der Weise zu lösen versucht worden, dass fast sämmtliche Kranke zu ebener Erde untergebracht sind. Von 110 Kranken werden nur 17 und zwar die Kranken I. und II. Klasse ein erstes Stockwerk, das der Villa, bewohnen. Gitter werden dadurch überhaupt überflüssig. Auf Sicherung der Fenster konnte aber dennoch nicht durchgehends verzichtet werden. In Nietleben fand beispielsweise eine Kranke dadurch Gelegenheit aus der ersten, dort von Professor Hitzig erbauten Baracke zu entweichen, um Selbstmord zu begehen, dass eine Wärterin beim Schliessen eines Fensters mit dem Dornschlüssel nicht beobachtet hatte, dass der Riegel nicht in das Schloss gegangen war. Derartigen und ähnlichen Zufälligkeiten darf man sich nicht aussetzen, und aus diesem Grunde versah Hitzig die Fenster der 2. Baracke in Nietleben mit der oben beschriebenen Eintheilung. Sie hat dort ihren Zweck erfüllt, und die Kranken haben sich niemals darüber beklagt. Fremde vollends können gar nicht ahnen, was es mit diesen Fenstern für eine Bewandniss hat. Unter diesen Umständen hat Professor Hitzig eine gleiche oder ähnliche Ausbildung der Fenster für die ganze Klinik — abgesehen jedoch von den Isolirhäusern — gewählt.

Die beiden Baracken dienen in erster Linie als Aufnahme- und sogenannte Ueberwachungsstationen. Jeder nicht geradezu tobsüchtige oder sofort als ganz harmlos zu erkennende Geisteskranke wird gleich nach der Aufnahme der Baracke zugeführt und in dem dem Hauptgebäude benachbarten Saale untergebracht. Stört er daselbst die Ruhe seiner Schlafgenossen, oder bedarf er selbst besonderer Ruhe und Schonung, so wird er in eins der 5 Einzelzimmer verlegt, welche auf diese Weise die Abtheilung für Halbruhige ersetzen. Das zwischen dem erwähnten Saale und dem Hauptgebäude gelegene Zimmer ist mit stärkeren Wänden und Thüren bedacht, damit Kranke, die plötzlich vielleicht sogar nur vorübergehend zu lärmen anfangen, nicht alsbald in die Abtheilung für Unruhige translocirt zu werden brauchen. Ausserdem dient dieses Zimmer zu stundenweisem Aufenthalt für solche tobsüchtige Kranke, die in der Klinik vorgestellt werden sollen.

Ferner nimmt jener Saal und die 5 Einzelzimmer körperlich Kranke auf. In den zweiten Saal werden vorzugsweise Nervenkranke verlegt.

Für ständig zu Ueberwachende, Bettlägerige und körperlich Kranke (abgesehen von den Nervenkranken) stehen also im Ganzen 26—30 Betten zur Verfügung. Da die Gesammtzahl der Geisteskranken III. Klasse nur 73 beträgt, und von dieser Zahl 10 Betten auf die Isolirhäuser entfallen, so kann fast die Hälfte dieser Kranken in der »Lazarethstation« verpflegt werden.

Die Baracke wird zugleich als Krankenwärterschule dienen. Professor Hitzig stellt grundsätzlich keinen Krankenwärter an, der bereits in einem anderen Civilkrankenhause oder in einer Irrenanstalt gedient hat, sondern bildet seine Wärter selbst aus. Sie kommen also ohne alle Vorkenntnisse zuerst in die Baracke und erlernen hier unter der Anleitung der Aerzte, des Oberwärters sowie der zuverlässigsten und im Dienste erfahrensten Wärter den gewöhnlichen Krankendienst, die kleine Chirurgie und dergleichen, den Umgang mit Geisteskranken, und machen nebenbei Bekanntschaft mit den schwereren psychischen Krankheitsformen, mit all den Ueberraschungen, denen man bei der Behandlung von Psychosen ausgesetzt ist. Erst wenn das Personal in dieser Weise genügend geschult ist, gilt es als geeignet für die Ausfüllung schwererer und leichterer, aber mehr selbständiger Stellen.

Den Dienst in der Baracke haben in der Regel drei Wärter zu versehen, welche bei der übersichtlichen Anlage des Ganzen dem Bedürfniss erfahrungsgemäss genügen.

C. Die Villen bestehen aus einem Kellergeschoss, einem Erdgeschoss, einem Stockwerk und dem Dachgeschoss. In dem von Oberkante zu Oberkante Fussboden 3,30 m hohen Kellergeschoss der Männervilla sind Dienstwohnungen und Heizkammerräume vorgesehen.

Das 4,30 m hohe Erdgeschoss enthält zunächst einen 12,75 m langen, 6,25 m tiefen Raum, der durch Schiebe-Thüren in zwei gleich grosse Hälften getheilt wird, so dass die dem Eingang benachbarte Hälfte als Speisezimmer, die andere Hälfte als Wohnzimmer für die hier unterzubringenden 21 Kranken benutzt werden kann.

Um diesen Raum sind die sechs Schlafzimmer gruppirt, von denen zwei für 6, eins für 5, eins für 2—3, eins für 1—2 und eins für ein Bett berechnet ist. Die Fenster der Schlafräume sehen nach Osten und Süden, zum kleineren Theil nach Westen. An der Nordfront liegen das Treppenhaus und, durch einen kleinen Korridor von den Wohn- und Schlafräumen getrennt, die Nebenräume. Der Zugang zu den Wohnräumen ist sowohl von einer vor diesen belegenen offenen Veranda als durch das Treppenhaus möglich. In den drei grösseren Schlafräumen kommen auf 17 Kranke 117 qm Bodenfläche und 468,64 cbm Luft, demnach auf einen Kranken ca. 7 qm Bodenfläche und 27,5 cbm Luft, was für ruhige und nicht bettlägerige Geisteskranke vollkommen zureicht.

Die Wände der Wohn- und Schlafräume erhalten einen 2,50 m hohen Oelfarben-, darüber einen Leimfarbenanstrich. Die Fenster sind ähnlich wie die der Baracken getheilt, jedoch ebenso wie die nach aussen führenden Thüren für Jedermann zu öffnen.

Die Schlafräume werden während der Nachtzeit von den Wohnräumen aus durch in die Thürkrönungen einbezogene Glasscheiben matt erleuchtet.

In dem 4,05 m hohen Stockwerk ist die gleiche Eintheilung wie im Erdgeschoss eingehalten, nur ist in der Männervilla ein nach Osten und ein nach Süden gelegener Schlafsaal durch Zwischenwände in je zwei kleinere Zimmer getheilt, so dass hier im Ganzen 7 Patienten erster Klasse Platz finden. Ein im südöstlichen Eckrisalit gelegener, von Süden und Osten Licht erhaltender, 46,76 qm messender Saal nimmt ausserdem drei Kranke zweiter Klasse auf.

Die Fenster dieses Geschosses (vergl. die Skizze S. 303) sind analog denen des Erdgeschosses ausgebildet, aber mit starkem, dabei durchsichtigem Glase versehen und in ihrem mittleren Theile nur mit dem Dornschlüssel zu öffnen, während die Seitentheile wie bei den Baracken um eine mittlere Axe drehbar sind. Ausserdem erhalten die Fenster der Einzelzimmer noch Jalousieläden.

Die ganze Ausstattung und Einrichtung ist dem Stande der hier wohnenden Kranken angemessen gehalten.

Das Dachgeschoss enthält nur Garderoben und dergleichen.

Die Frauenvilla unterscheidet sich von der Männervilla nur dadurch, dass im Kellergeschoss Wohnräume für weibliches Dienstpersonal disponibel gehalten sind, und der an der Südostecke des Gebäudes belegene grössere Raum durch Einziehung einer Wand zu einer Wohnung für die Oberwärterin umgewandelt ist, während andererseits die Wand, durch welche in der Männervilla die beiden die Südwestecke des Gebäudes bildenden Zimmer getrennt werden, in Fortfall kommt, so dass hier wieder ein grösseres Zimmer für die drei Kranken der zweiten Klasse entsteht. Kranke erster Klasse nimmt die Frauenseite nur vier auf.

Während die bisher in Deutschland errichteten psychiatrischen Kliniken zu Heidelberg, Leipzig, Strassburg und Freiburg sämmtlich als Flügel- oder Kasernenbauten angelegt sind, wird das Gros der Kranken in Halle in den beschriebenen Baracken und Villen Unterkunft finden. Für die Isolirhäuser bleiben nur fünf Kranke eines jeden Geschlechtes übrig.

»Verschiedene Gründe waren es«, führt Hitzig aus, »die mich zu der Abweichung von dem bisher üblichen System bewogen. Die Korridorbauten machen immer, so schön sie auch ausgestattet sein mögen, ich will nicht sagen auf Jedermann, aber doch auf die Geisteskranken und deren Angehörige einen gefängnissartigen Eindruck. Ferner zwingt die Art der baulichen Anlage dazu, sich für die verschiedensten ärztlichen Zwecke der gleichen baulichen Mittel zu bedienen. Sodann lässt sich die Herstellung zahlreicher Einzelschlafräume, auf die die moderne Irrenheilkunde mit Recht einen immer grösseren Werth legt, nicht ohne unverhältnissmässige Kosten erreichen«.

D. Die Isolirhäuser. Für die Unterbringung der tobsüchtigen Kranken sind die Isolirhäuser mit je fünf Krankenbetten bestimmt. Diese Gebäude sind nur zu ca. $^2/_3$ unterkellert, der Rest ist vom Erdboden durch eine 1—2 m hohe Luftschicht getrennt. Man gelangt durch eine Glasthür in einen 10,34 m langen, 5,20 m tiefen, durch die Thür und zwei Fenster erhellten Tageraum. Um diesen sind, ähnlich wie in den Villen, Schlafräume — 4 Zellen und ein Beobachtungszimmer — angeordnet, während Badezimmer, Kloset und Spülküche durch einen kleinen Korridor abgetrennt sind. Die letztgedachten Räume sehen nach Norden, die Zellen, welche bei 5,07 m Tiefe ca. 3 m Breite besitzen, nach Osten, das Beobachtungszimmer nach Süden. Sämmtliche Räume sind im Lichten 4,40 m hoch.

Zwei Zellen sind direkt von dem Tageraume aus zugängig, die beiden anderen behufs Unschädlichmachung des Lärmes von besonders tobsüchtigen Kranken von kleinen seitlichen Korridoren. Die beiden kleinen Korridore besitzen Ausgänge in zwei durch die gemeinschaftliche Umwährung abgeschlossene geräumige Gärten.

Vor dem Haupteingang soll später noch eine Veranda angelegt werden.

Der Fussboden der Zellen und des Beobachtungszimmers besteht aus Riemen von Eichenholz, der des Tageraumes aus Riemen von Kiefernholz; die Korridore, das Bad, der Abort und die Spülküche erhalten Asphaltbelag. Die Wände sind in den Zellen in Cementmörtel geputzt und in ganzer Höhe mit Oelfarbe gestrichen, in den übrigen Räumen mit Kalkmörtel geputzt, unterhalb mit Oelfarbe und oberhalb mit Leimfarbe gestrichen. Für die Zellen sind starke Doppelthüren mit Basküleschlössern vorgesehen. Die Fenster derselben wie des Beobachtungszimmers sind nach dem Muster der Strassburger Klinik aus zusammengeschraubten schmiedeeisernen Rahmen mit 1,2 cm starken Glasplatten derart konstruirt, dass ihr durch ein Gegengewicht balancirter Obertheil vom Tageraum aus in die Höhe gezogen werden kann. Die übrigen Fenster erhalten eine Vergitterung. Die Pflege der Kranken ist zwei Wärtern anvertraut, von denen mindestens der eine in dem Beobachtungszimmer, der andere entweder gleichfalls in diesem oder nach ärztlicher Anordnung in dem Tageraum zu schlafen hat.

E. Das Wirthschaftsgebäude, in der Mitte der ganzen Anlage gelegen, von allen Seiten freistehend, besteht aus einem dreistöckigen Vordergebäude und einem senkrecht auf diesem stehenden zweistöckigen Hintergebäude.

Das von Oberkante zu Oberkante Fussboden 3 m hohe Kellergeschoss enthält neben verschiedenen Kellergelassen, Heizkammern u. dergl. einen Desinfektionsraum.

Das 4 m hohe Erdgeschoss des Vordergebäudes ist durch drei Eingänge zugängig gemacht. In der Front gelangt man durch zwei für die Geschlechter getrennte Speisenausgaben an die Schalterfenster der Kochküche. Dazwischen liegt, durch Thüren mit der Kochküche und den Speisenausgaben verbunden, der 36,03 qm fassende Gemüseputzraum, nördlich die Spülküche und ein Abort, südlich Diensträume des Inspektors.

In dem 4,50 m hohen Erdgeschoss des Hintergebäudes befindet sich die — wie auch die Waschküche — von zwei Seiten durch je drei Fenster Licht erhaltende Kochküche, welche durch eine, nur zur Disposition der oberen Beamten stehende Doppelthür mit der

Waschanstalt verbunden ist, während der Haupteingang für diese Räume sich an der Hinterfront des Gebäudes befindet.

Das Stockwerk enthält im Vordergebäude Dienstwohnungen, im Hintergebäude Magazine, Mangel- und Trockenräume. Ueberall ist Dampfbetrieb unter Verwendung der zweckmässigsten maschinellen Einrichtungen vorgesehen.

Die Küchen werden dadurch entlüftet und von Wasserdämpfen befreit, dass ihnen nahe dem Fussboden vorgewärmte Luft zugeführt wird, während die mit Wasserdämpfen beladene Luft durch in den Gewölben angebrachte Oeffnungen aspirirt wird.

F. Die Leichenkapelle, an der hinteren Grenze des Gebäudekomplexes belegen, enthält in einem Kellergeschoss Räume zur Lagerung der Leichen und zur Aufbewahrung von Särgen, im Erdgeschoss ein mit Nord- und Oberlicht versehenes Sektionszimmer, eine für die Leichenfeierlichkeiten bestimmte Kapelle und ein Zimmer für den Diener.

Ueber die Beheizungs- und Ventilationsanlagen kann vorläufig nur so viel gesagt werden, dass die ganze Anlage, mit Ausschluss der Beamtenwohnungen und der Leichenkapelle, welche mit Lokalheizungen versehen sind, durch eine gemischte Dampfwasser- und Dampfluftheizung erwärmt und ventilirt werden soll.

Für die Ausführung des Baues ist die Summe von 665 000 Mark bewilligt.

Das pathologische Institut.

Das Kellergeschoss des einstöckigen und ⌐—⌐förmig erbauten Hauses ist nach der Westseite zu ebener Erde belegen und öffnet sich auf einem grösstentheils angeschütteten freien Platz, auf welchem der Leichenverkehr (Einführung der Leichen von den klinischen Instituten und von der Stadt aus, und Beerdigungen) durch einen besonderen Eingang vermittelt wird, während der Zugang zum Institut für Studirende an der Ostseite, und zwar direkt in das Erdgeschoss, stattfindet.

Das Kellergeschoss enthält im nördlichen Flügel die Leichen-räume, nämlich einen geräumigen Leichenkeller und zwei kleine Räume zum Waschen und Einsargen der Leichen, von denen der eine auch für gerichtsärztliche Leichenuntersuchungen zur Verwendung kommt, ferner die heizbare Kapelle für Begräbnissfeierlich-keiten, welche vollständig über der Erde liegt. Der Mittelbau enthält eine Macerationsküche, den Froschkeller, der südliche Flügel eine Dienerwohnung, den Hunde- und Kaninchenstall.

Im Erdgeschoss sind rechts vom Eingang die Räume für Direktor und Assistenten, sowie für eine Handbibliothek; an das Laboratorium des Direktors schliesst sich ein grösserer, für die Arbeiten geübterer Studirender bestimmter Raum an, an welchen der Sektionssaal grenzt. Dieser ist absichtlich nicht mit amphi-theatralischen Sitzen versehen worden, da man bei einer der-artigen Einrichtung häufig die Erfahrung gemacht hat, dass die Zuhörer, um besser sehen zu können, ihre Sitze verliessen und sich um den Docenten drängten. Ausserdem wird eine solche feste Einrichtung unbequem, wenn mehrere Leichen gleichzeitig oder doch unmittelbar nach einander geöffnet werden sollen, und end-lich ist sie nicht wohl mit einer ausreichenden Zufuhr von Tages-licht zu vereinigen. Es ist deshalb eine grössere Anzahl von Schemeln zum Gebrauch gestellt, welche etwa die Form von Fussbänken besitzen und eine verschiedene Höhe haben, die höch-sten etwa 50 cm hoch, die niedrigsten handhoch. Auf diese Schemel stellen sich die Zuhörer in amphitheatralischer Form um den Sektionstisch auf. In dem Lokal haben zwei Sektionstische bequem Platz. Der Saal wird durch sieben in seiner Umfassungs-mauer befindliche Fenster und durch ein Oberlichtfenster bei Tage genügend hell beleuchtet. Abends erfolgt die Beleuchtung durch einen über dem Hauptsektionstisch angebrachten achtarmigen Gas-leuchter und durch fünf an den Fensterpfeilern befindliche Gasarme.

In der linken Gebäudehälfte befinden sich der Hörsaal, das Vivisektionszimmer, ein bakteriologisches Laboratorium, der Demon-strationssaal und Nebenräume.

Der Hörsaal besitzt keine festen Subsellien, sondern nur 20 cm breite, auf eisernen Füssen ruhende feste Tischplatten, an denen die Studirenden auf Stühlen sitzen. Es wird damit ermög-licht, dass der Dozent zwischen den Sitzreihen überall hindurch gehen kann, um auf den Vortrag bezügliche Präparate aus nächster Nähe zu zeigen. Im Vivisektionszimmer befinden sich die wichtigsten Apparate für künstliche Athmung, Bestimmung des Blutdruckes, für feinere Injektionen und ein ausreichendes Armamentarium für physiologisch-pathologische Operationen.

Das bakteriologische Laboratorium, welches in seiner gegenwärtigen Gestalt vor zwei Jahren eingerichtet ist, enthält ausser allen Apparaten der modernen bakteriologischen Methodik auch ein Mikroskop von Zeiss in Jena mit drei apochromatischen

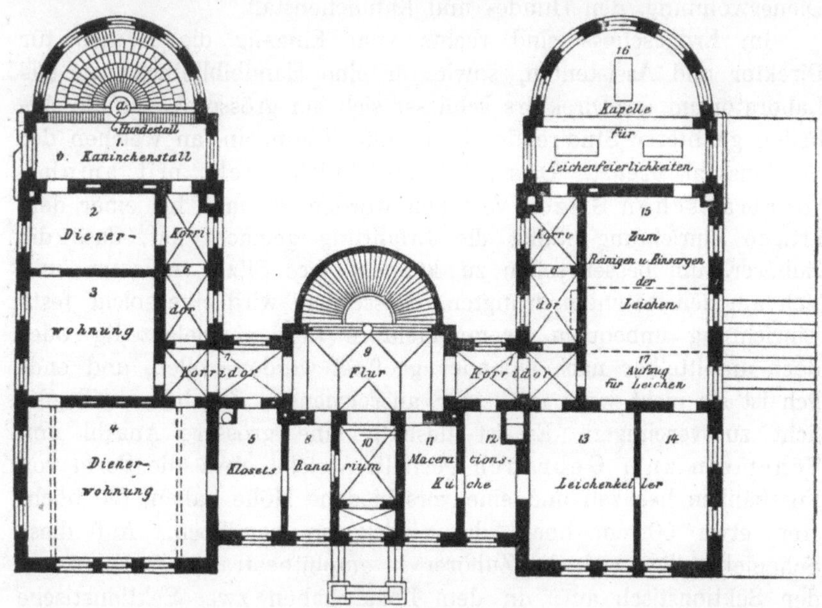

Kellergeschoss.

Erdgeschoss. 1. Demonstrationssaal. 2. Bakteriologisches Laboratorium. 3. Vivisektionszimmer. 4. Hörsaal. 5. Präparatenzimmer. 6. Garderoben. 7. Korridore. 8. Portierloge. 9. Vestibül. 10. Eingangshalle. 11. Bibliothek. 12. Vorzimmer des Direktors. 13. Arbeitszimmer des Direktors. 14. 1. Assistent. 15. Mikroskopirzimmer der Geübteren. 16. Sektionssaal. 17. 2. Assistent. — Erstes Stockwerk. 2—4, 6. Sammlungen. 5. Zum chemischen Laboratorium gehörig. 7. Korridore. 8. Zum chemischen Laboratorium gehörig. 9. Vestibül. 10—12. Chemisches Laboratorium. 13—15. Mikroskopirsaal.

Linsensystemen, von denen das eine für homogene Immersion bestimmt ist.

Der Demonstrationssaal mit 50 bis 60 Plätzen unterscheidet sich von dem anatomischen Theater der Anatomie und dem Operationssaale der chirurgischen Klinik, da die hier zur Demonstration gelangenden Präparate äusserst fein sind, und aus grösserer Entfernung nicht mehr erkannt werden können, nur dadurch, dass die Sitzreihen sich möglichst eng um den Demonstrationstisch schliessen und deshalb eine sehr geringe Tiefe besitzen, welche unter Anwendung von Klappsitzen auf 68 cm beschränkt worden ist. Der Raum, welcher dem Docenten zum Aufenthalt dient, ist rechteckig. Die Fenster liegen im Rücken der Zuhörer, werden aber durch dieselben so sehr verdunkelt, dass sie ihren Zweck, das Licht konzentrisch auf den Demonstrationstisch fallen zu lassen, nicht erfüllen. Auch ein ausserdem angebrachtes Oberlicht, sowie zwei seitliche, in dem oblongen Theile des Raumes befindliche Fenster sind für diesen Zweck nicht genügend. Der Saal ist daher für seinen Gebrauch bei Tage nicht ausreichend beleuchtet. In dem erwähnten rechteckigen Raume können in der Nähe der beiden seitlichen grossen Fenster mikroskopische Demonstrationen vorgenommen werden, die entweder während des Vortrages stattfinden, oder sich diesem anschliessen.

Die Studien am Mikroskop erfordern längere Zeit und Sammlung, und der Nutzen derselben wird um so grösser, je ruhiger und selbständiger die Arbeit betrieben wird. Darum ist bei dem Bau in Halle für einen sehr geräumigen Mikroskopirsaal Sorge getragen, der den ganzen rechten Flügel im oberen Stock einnimmt. Sehr helle, bis in das Innere des Gebäudes hineinreichende Beleuchtung, unter Bevorzugung der Lage nach Norden, war hier die Hauptsache. Die Plätze im Inneren des Zimmers sind dann kaum weniger werthvoll als die Fensterplätze. Die Studirenden arbeiten an Tischen mit je zwei Arbeitsplätzen, die in drei Reihen hintereinander aufgestellt sind. Der Raum hat bequem Platz für fünfzig Beobachter.

Den Mittelbau des Obergeschosses nehmen zwei geräumige Laboratorien für pathologische Chemie ein, welche mit allen erforderlichen Apparaten ausgestattet sind. Der linke Flügel hat einen grossen Sammlungssaal.

Die Baukosten mit Einschluss des Mobiliars betrugen 180 000 Mark.

Direktor des Institutes ist Geheimer Medizinalrath Professor Dr. Ackermann, dem die Assistenten Dr. Haasler und Krüger beigegeben sind.

Nach dem Etat für 1890/91 belaufen sich die Gesammtausgaben auf 7914 Mark, der Zuschuss aus der Universitätskasse auf 7734 Mark.

Die Universitäts-Bibliothek.

Die Bibliothek der vereinigten Friedrichsuniversität Halle-Wittenberg ist nur ungefähr 5 Minuten von dem Auditoriengebäude der Universität entfernt, vom Jahre 1878 ab erbaut und am 1. November 1880 der Benutzung übergeben worden.

Die Längsaxe der Bibliothek liegt von Westen nach Osten parallel mit der Wilhelmstrasse, von der sie 26 m absteht. Der Eingang befindet sich auf der Schmalseite des Gebäudes an der Friedrichstrasse, von welcher sie 5,5 m absteht. Von den Grundstücken, welche das Bibliothekareal nach Norden begrenzen, ist dasselbe eben so weit entfernt als von der Wilhelmstrasse.

Das Gebäude, dessen Grundfläche 889,80 qm, bei rund 23 m Höhe beträgt, besteht aus einem aus Porphyrbruchsteinen mit Sandsteinecken erbauten, als Sockel behandelten Erdgeschoss und aus drei mit hellgelben Backsteinen gebauten Stockwerken.

Das Hauptportal ist durch ein reichverziertes schmiedeeisernes Thor nach Aussen abgeschlossen und führt durch einen Windfang gerade über den Flur auf einer einmal gebrochenen Granittreppe in das obere Stockwerk. Links von dem Eingang führt die erste Thür zu einer Spezialbibliothek, der Bibliothek der deutschen morgenländischen Gesellschaft mit selbständiger Verwaltung. Der nächste Raum links dient als Packraum und ist mit dem Ausleiheraum durch einen einfachen Bücheraufzug verbunden, der von dem darüber liegenden Ausleihezimmer nach oben bis unter das Dach führt. Weiter links führt eine Glasthür in die Räume der von Ponickau'schen Bibliothek mit mehr als 14000 Bänden und Kapseln, einer der Universitäts-Bibliothekverwaltung unterstellten Abtheilung für sächsische Geschichte, die getrennt aufgestellt werden muss. Der von Ponickau'schen Bibliothek gegenüber liegt auf der rechten Seite des Flures ein eigener Raum für die grossen und besonders werthvollen Kupferwerke u. s. w. der Bibliothek, welche man nicht mit dem Gros der Bücher in den Sälen unterbringen konnte und wollte. Weiter auf dem Flure rechts befinden sich in einem Zimmer acht Eichenschränke, in welchen die nicht allzuwerthvollen Handschriften der Bibliothek untergebracht sind. Der Bücherraum nimmt auf der Ostseite der Bibliothek im Erdgeschoss und eine Treppe hoch ein Drittel des ganzen Gebäuderaumes ein. In den Unterbau des Ge-

bäudes ist die Heizanlage mit drei Oefen nebst Kohlenraum untergebracht. Soweit durch die Oefen, Gänge und Kohlenräume das
Untergeschoss nicht in Anspruch genommen ist, ist die übrige Innen-
fläche der Bibliothek wenn auch nicht unterkellert, so doch durch
einen Hohlraum von 80 cm Höhe von dem Fundament getrennt.
Der hierdurch geschaffene hohle Raum dient zu Zwecken der Ventilation und trägt wesentlich zur Erhaltung der Trockenheit des
Gebäudes bei, dessen Untergrund stark wasserhaltig ist. Die Luftheizung hat sich im Gebäude im Grossen und Ganzen bewährt.

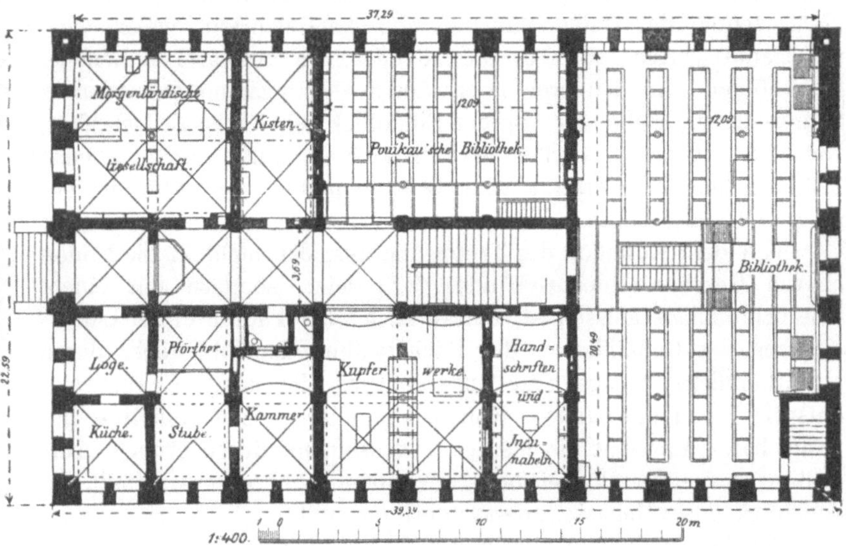

Erdgeschoss.

Um das mit Oberlicht erleuchtete Treppenhaus herum liegt ein
grosser Lesesaal, welcher, über dem Eingang der Bibliothek gelegen,
deren ganze Breite einnimmt. An fünf grossen Tafeln können hier
50—60 Personen bequem arbeiten. Die Längswand des Saales
nach dem Innern des Baues zu ist mit Repositorien besetzt, welche
eine Handbibliothek und ein Exemplar des vollständigen alpha-
betischen Zettelkataloges, der allen Besuchern des Saales zum Nach-
schlagen dient, aufnehmen. Diesen von drei Seiten hellbeleuchteten
Saal betritt man von dem Treppenhause aus durch das Bücher-
ausleihezimmer.

Neben diesem, wenn auch einfach, so doch immerhin künstlerisch ausgestatteten Lesesaale und mit ihm durch eine Thür verbunden liegt auf der Südseite das geräumige Beamtenzimmer, in welchem die beiden Kataloge der Bibliothek: der alphabetische Zettelkatalog, genau dem im Lesesaale aufgestellten entsprechend, und der in 129 Bänden gebundene Realkatalog, sowie der in Kästen aufbewahrte, nur in einem Exemplar vorhandene Zettelkatalog der Universitätsschriften, Schulprogramme und Dissertationen sich befinden. Zahlreiche bibliographische Werke sind hier noch aufgestellt und Arbeitsplätze für 10 Beamte vorhanden.

Ein nach Norden gelegenes grösseres Arbeitszimmer dient für die Dozenten der Universität und alle die Gelehrten, welche sich mit Handschriften, seien es hiesige oder von auswärts entliehene, beschäftigen. An den drei Innenwänden dieses Zimmers werden in Schränken die Hefte der von der Bibliothek gehaltenen Zeitschriften, welche noch nicht gebunden werden können, aufbewahrt. Ebenso befinden sich hier verschliessbare Kästen und Schränke für die benutzten Handschriften.

Von dem Korridor des Treppenhauses, das nicht in die beiden oberen Geschosse des Gebäudes fortgesetzt, sondern mit einem Oberlichte abgeschlossen ist, führen auch zwei Thüren in der Längsrichtung des Gebäudes in die Bücherräume der Bibliothek, deren eigenthümliche Anlage und Ausgestaltung der neueren Bauweise entspricht und die bauliche Konstruktion der ganzen Bibliothek bedingt hat. Man hat die hier ganz konsequent durchgeführte Aufstellungsweise der Bücherborde mit einem nicht missverständlichen Ausdruck das »Magazinirungssystem« genannt.

Für die Aufstellung der jetzt mehr als 172 000 Buchbinderbände und Kapseln umfassenden Bibliothek wurden zwei Räume angelegt.

An der Ostseite des Gebäudes wurde, wie schon bemerkt, ein Raum, drei Längsaxen durch die ganze Breite des Gebäudes, also ein Drittel der ganzen Grundfläche, für ein Büchermagazin bestimmt; ferner die beiden oberen Stockwerke des ganzen Baues. Diese Vertheilung der Bücherräume entsprach dem gemischten System, das an deutschen Universitätsbibliotheken in Betreff ihrer Ausnutzung besteht. Hätte man nur eine sogenannte Präsenzbibliothek bauen wollen, d. h. eine solche, aus der nur Bücher im Lesesaale an das Publikum ausgegeben werden, so wäre die Anlage zweckmässiger eine andere gewesen. Ebenso umgekehrt, wenn in der Bibliothek kein Lesesaal nöthig gewesen wäre und nur Bücher

nach aussen verliehen würden. Dazu kam noch, dass die Bücherräume so eingerichtet werden mussten, dass die Dozenten der
Universität, die zu ihnen Zutritt haben, in denselben arbeiten
können. Man musste also die Bücherräume so vertheilen, dass sie
dem Lesesaale so nahe als möglich lagen, und diesen deshalb und
auch schon der Helligkeit wegen in den ersten Stock verlegen.

Der untere, hintere Bücherraum wurde nun als ein einheitliches
Büchermagazin behandelt, in welchem die gebräuchlichsten Abtheilungen der Bibliothek untergebracht werden sollten, und da er

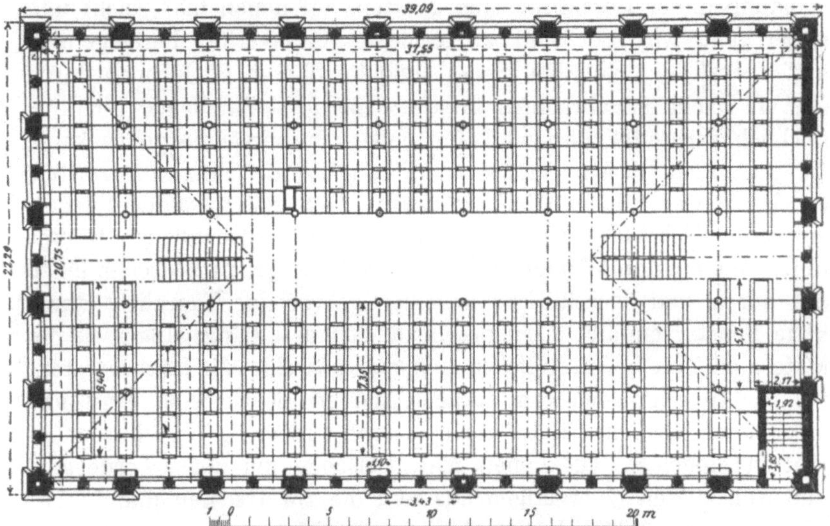

Die eisernen Zwischendecken der oberen Bücheretagen.

durch zwei Stockwerke geht, in vier Bücheretagen von ungefähr
2,3 m Höhe getheilt.

Da das ganze Gebäude so zu sagen nur aus den vier Umfassungsmauern besteht, in welche die in den beiden unteren Stockwerken vorher einzeln beschriebenen Räumlichkeiten sammt dem
Treppenhause eingebaut sind, mussten der Dachstuhl, die Decken
der eingebauten Räume und die Decken des grossen Büchersaales
von eisernen Säulen, welche durch eiserne Träger mit einander
verbunden sind, die die Gewölbe der Decken tragen, ihre innere
Unterstützung erhalten. An diesen eisernen Säulen und zwischen
denselben sind nun die Büchergestelle in folgender Weise an-

gebracht: sowohl in dem unteren, hinteren Büchermagazin als in dem grossen Büchersaale, der die zwei oberen Stockwerke ganz einnimmt, wurde die mittlere Längsaxe herausgenommen und als Gang durch die Bücherräume, in dem zu gleicher Zeit die Treppen nach oben angebracht werden konnten, behandelt. Dieser Gang wurde, abgesehen von dem Fussboden zu ebener Erde, der wie alle Gänge und die Flure des Hauses mit Mettlacher Platten belegt ist, in den verschiedenen Stockwerken durch gusseiserne, rostartig durchbrochene Platten gebildet, welche auf die zwischen den Säulen ausgespannten gusseisernen Träger eingelegt sind. Durch die Verwendung dieser durchbrochenen Platten, auf denen man leicht und sicher geht, wird der denkbar geringste Raumverlust herbeigeführt und überall das von den Seiten und im oberen Saale noch durch ein im Dache angebrachtes grosses Oberlicht einfallende Licht so reichlich verbreitet, dass es kaum hellere Bücherräume geben kann, als hier. Zu diesem Gang stehen nun die aus Holz konstruirten, durch die vier Etagen (Halbstockwerke) sich erstreckenden Büchergestelle, welche die rechts und links von ihm vorhandenen Räume füllen, im rechten Winkel und zwar so, dass genau zwischen ihnen das durch matt geschliffene Scheiben gebrochene Tageslicht durch hohe Fenster einfällt. Entsprechend den drei Längsgängen in der Mitte sind nun in ganz gleichem Niveau zwischen die Büchergestelle auf leichte schmiedeeiserne Träger, die an die Gestelle rechts und links angeschroben sind, auch eiserne, rostartig durchbrochene Platten eingelegt, auf denen man zwischen die Bücherborde geht und von diesen Quergängen aus nun die zur Rechten und Linken in ihnen aufgestellten Bücher bequem erreichen kann, da diese nur rund 2,3 m hoch aufgestellt sind. Für ganz kleine Benutzer der Bibliothek ist vor jedem Bücherborde eine Schutzstange angebracht, auf welche sie steigen können, da an jeder hölzernen Quertheilung des 7,35 m und 8,40 m langen Bücherbordes eiserne Griffe zum Festhalten angeschraubt sind. Solcher Bücherborde, die durch vier Etagen (Halbstockwerke) durchgehen, stehen in dem hinteren Büchermagazin fünf auf jeder Seite des Ganges, und in dem oberen grossen Büchermagazin je siebzehn. Dieselben sind von den Umfassungsmauern des Gebäudes durch einen schmalen Gang getrennt. Die Tiefe dieser Repositorien beträgt 50 cm, am Erdboden für Foliobände 70 cm. Die Gänge zwischen den Repositorien haben eine Breite von 1,6 m. Die Bücherborde haben fünf Bretter, von denen vier verstellbar sind.

Die Verbindung der oberen Stockwerke mit dem übrigen Gebäude wird durch eine gusseiserne Treppe vermittelt, die in dem Längsgange des hinteren Bücherraumes nach oben führt. Da ausser den Bibliothekbeamten und den Dozenten der Universität Niemand in den Bücherräumen etwas zu suchen hat, genügt diese eine Treppe vollständig. In dem oberen grossen Büchermagazin, dessen Fussboden auf Gewölben ruht, welche die Decke der unter ihm liegenden

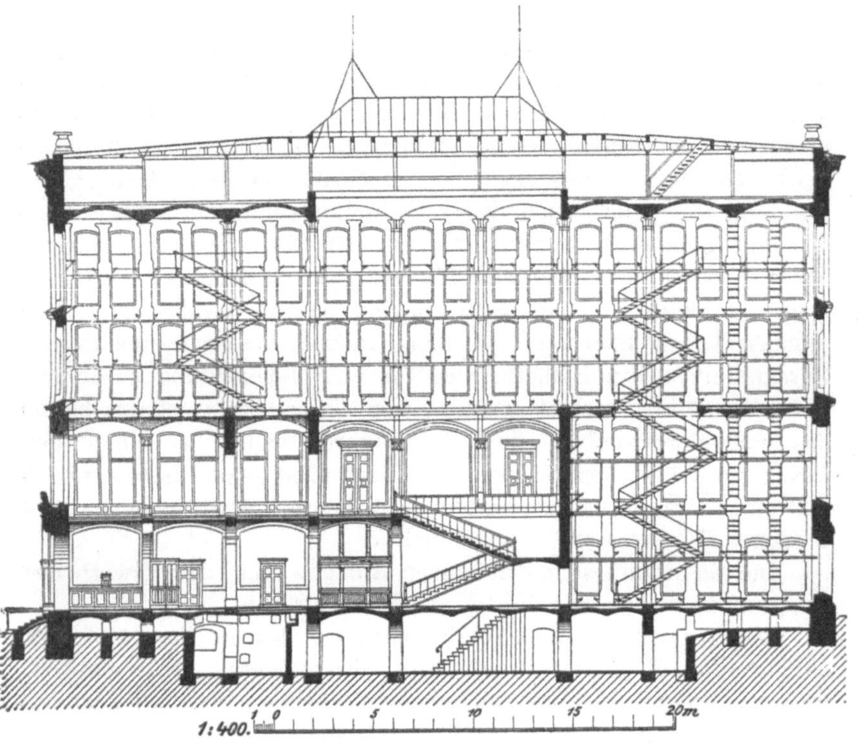

Querschnitt.

Räume des ersten Stockes bilden, sind dagegen, um Umwege zu ersparen, in dem breiten Längsgange zwei Treppen eingelegt, welche durch die vier Etagen (Halbstockwerke) hindurchführen.

Ueber der gewölbten Decke des obersten Stockes findet sich ein heller trockener, über 2 m hoher Bodenraum, der im Bedürfnissfalle noch zur Aufbewahrung von wenig gebrauchten Büchern verwendet werden könnte. Um Arbeiter, welche zu etwaigen Reparaturen an dem Dachstuhle und dem Holzcementdache das Innere der Bibliothek betreten müssten, von den Bücherräumen abzuhalten, dann aber auch, um bei einem etwa ausbrechenden Brande, der die Haupttreppen unpassirbar machen könnte, einen sicheren Zutritt zu jeder Etage des Büchergeschosses und des Bodenraumes zu ermöglichen, ist in der südöstlichen Ecke des Gebäudes, also in der grössten Entfernung von dem Haupteingange, eine ganz feuerfeste Treppe von Stein eingelegt, von der man durch eine eiserne Thür jede Bücheretage betreten kann. Diese Treppe hat am Fusse des Gebäudes einen eigenen Ausgang ins Freie. Da auf dem Dache des Bibliothekgebäudes ein Blitzableiter mit sechs Auffangestangen angebracht und das System der Ableitung der Blitzschläge nach einem von der Königlichen Akademie der Wissenschaften zu Berlin revidirten Anschlag ausgeführt ist, so dürfte für die Feuersicherheit der Bibliothek auch nach dieser Seite hin genügend gesorgt sein. Bemerkt mag noch werden, dass in der Bibliothek selbst nur im Keller und auf dem Hausflure für ein paar Gasflammen Sorge getragen ist, von denen die letzteren aber nur an wenigen besonders dunklen Tagen angezündet werden. In dem Lesesaale und in den Büreauräumen der Bibliothek ist für eine Beleuchtung zu sorgen nicht für nöthig erachtet worden. Die Wasserleitung ist nur bis in das erste Stockwerk in die Höhe geführt, weil höher hinauf der Druck des städtischen Wasserwerkes doch nicht genügt haben würde. Für einen Brand sind im Garten der Bibliothek Hydranten und ein grösseres Wasserreservoir angebracht.

Die Gesammtkosten der ganzen Anlage, ohne den Erwerb des Baugrundes, haben nur 376 997,72 Mark betragen.

Die Verwaltung und Nutzbarmachung der in der Bibliothek aufbewahrten Bücherschätze ist auf möglichst liberale Weise geregelt. In dem Lesesaale werden an jedem Wochentage an fünf Stunden jedem anständig aussehenden Bittsteller sofort die bestellten Bücher ausgeliefert. Derselbe hat bei Empfang derselben dem Diener eine Quittung auszustellen, die er bei Ablieferung der Bücher wieder erhält.

Ausserhalb der Bibliothek werden an jeden Beamten und sonst jeden der Bibliothekverwaltung bekannten Einwohner von Halle Bücher ohne Bürgschaftsschein täglich in bestimmten Stunden auf vorgedruckte Quittung hin ausgehändigt. Studirende der Universität, welche bei ihrer Immatrikulation ein Maturitätszeugniss deponirt haben, bedürfen gleichfalls keiner Bürgschaft eines ansässigen der Bibliotheksverwaltung bekannten Mannes. Sie müssen für jedes Semester eine eigenhändig unterschriebene Erlaubnisskarte lösen. Studirende, die keine Papiere bei der Immatrikulation deponirt haben, bedürfen dagegen eines sogenannten Kavets. Dasselbe ist für ein Semester gültig. Die Dozenten, welche das Recht haben, die Bücherräume der Bibliothek zu betreten, dürfen aus ihnen sich ohne weiteres Bücher in allen Stunden mitnehmen, in denen die Bibliothek geöffnet ist, nachdem sie dem ausleihenden Beamten eine Quittung über den Empfang ausgestellt haben. Die Besucher der Bibliothek können das Vorhandensein eines Buches in der Bibliothek mit Hülfe des erwähnten alphabetisch nach Autoren geordneten Zettelkataloges im Lesesaal feststellen. Für die Aufstellung der Bibliothek selbst ist der Realkatalog massgebend gewesen, nach dem alle in der Bibliothek vorhandenen Werke in 20 grossen Hauptabtheilungen nach bibliothekswissenschaftlichen Gesichtspunkten geordnet, nur nach drei Buchformaten geschieden, aber in einer Zählung mit sogenannten springenden Nummern, zwischen welche der Zuwachs eingereiht wird, durchsignirt, aufgestellt sind. Dieser Realkatalog ist den Dozenten der Universität und ausnahmsweise auch anderen Benutzern der Bibliothek, welche sich rasch über die in der Bibliothek über einen Wissenszweig vorhandenen Bücher unterrichten wollen, zugänglich. Um sich in den 129 Bänden dieses Katalogs leichter zurecht zu finden, ist die der ganzen Eintheilung der Büchervorräthe zu Grunde liegende detaillirte Disposition in den Druck gegeben worden. Ebenso ist ein Verzeichniss der seit 1830 auf der Bibliothek gehaltenen Zeitschriften im Druck erschienen.

Die medizinische Abtheilung der Bibliothek gehört nicht zu den früher am sorgfältigsten gepflegten. Doch ist seit den letzten Jahrzehnten Vieles zur Ausfüllung der vorhandenen Lücken geschehen. Umfasst doch auch der Realkatalog derselben 12 Bände. Hat die Bibliotheksverwaltung namentlich Lücken in den Zeitschriftenfolgen zu schliessen gesucht und neue, bis dahin nicht vorhandene Zeitschriftenreihen und die jetzt so beliebten grossen Sammelwerke angekauft, so ist durch die Schenkung der Bibliotheken der verstorbenen Professoren P. Krukenberg und Blasius und die Einverleibung der Zeitschriftensammlung der medizinischen Gesellschaft zu Halle in die Bibliothek dieselbe auf einen Zustand gebracht worden, der allerdings von der wünschenswerthen Vollständigkeit noch weit entfernt ist, doch billigen Ansprüchen mehr als früher genügen dürfte.

Die Bibliothek wird vom Ober-Bibliothekar Geheimen Regierungsrath Dr. O. Hartwig geleitet; als Unter-Bibliothekar fungirt Dr. Perlbach, als Kustoden Dr. Grulich und Dr. Graesel, ferner ein etatsmässiger Hülfsarbeiter, ein Signator, vier Hülfsarbeiter und ein Volontär.

Nach dem Etat für 1890/91 beträgt die Gesammtausgabe 44 131 Mark, der Zuschuss aus der Universitätskasse 43 672,28 Mark.

Kiel.

Gesammtanlage der Universitäts-Anstalten.

Unmittelbar neben dem Kieler Hafen, nördlich vom Königlichen Schlosse, befindet sich im »Schlossgarten«, mit der Front gegen beide gewandt, das neue, 1873—1876 erbaute Universitätsgebäude.

Etwas weiter vom Hafen entfernt, von dem Universitätsgebäude durch die zu den akademischen Heilanstalten führende, leicht ansteigende Hegewischstrasse getrennt, liegt in gleicher Höhe die Universitätsbibliothek, ein stattliches Gebäude mit vorzüglichen Einrichtungen zur Aufstellung und Auffindung der Bücher, zu deren Reihen man auf eisernen Treppen emporsteigt, während eiserne Galerien, die in verschiedener Höhe neben den Bücherreihen verlaufen, die Anwendung hoher Leitern überflüssig machen.

Dicht neben der Bibliothek, an der vom Schlossgarten ausgehenden Brunswiekerstrasse, liegt gleichfalls in der Ebene das neue, unter Ladenburg's Leitung mit allen den Anforderungen der modernen Chemie entsprechenden Apparaten ausgerüstete und sehr zweckmässig eingerichtete chemische Laboratorium.

Hinter diesen drei fast in einer Linie liegenden Instituten erhebt sich das Terrain zu einer kleinen Anhöhe, auf deren Abhang links von der Hegewischstrasse die Anatomie und das zoologische Museum erbaut sind, während rechts von derselben, also hinter dem Universitätsgebäude, fast auf dem Gipfel der Anhöhe, die neue Augenklinik steht.

21*

Die Anatomie liegt in einiger Entfernung von der Hégewisch-
strasse dicht oberhalb des chemischen Laboratoriums, ist unter
den neuen Universitätsinstituten das älteste und, da zur Zeit ihres
Baues die inzwischen eingetretene sehr bedeutende Zunahme der
Studentenzahl nicht vorauszusehen war, für den heutigen Bedarf
etwas zu klein angelegt.

Ein vor der Anatomie gelegener freier Platz mit Anlagen
trennt von der Bibliothek das etwas höher, unmittelbar an der
Strasse gelegene zoologische Institut und Museum.

Die Augenklinik, ein burgähnlicher Bau mit Thürmen und
Erkern, von dem Universitätsgebäude durch Rasenflächen und eine
Gruppe schöner alter Linden geschieden, wurde erst 1888 vollendet
und im Januar 1889 bezogen.

Dicht oberhalb des zoologischen Museums führt durch Gartenanlagen der Weg zum physiologischen Institut, welches etwas
weiter von der Hegewischstrasse entfernt, etwa in der Mitte zwischen
dieser und der Hospitalstrasse gelegen, doch mit wenigen Schritten
von der ersteren zu erreichen ist.

Auf dem eine weite Ebene bildenden Gipfel der erwähnten
Anhöhe, etwa 25 m über dem gewöhnlichen Wasserstand im Hafen,
befinden sich die akademischen Heilanstalten mit dem pathologischen und hygienischen Institut und den Dienstwohnungen für die Direktoren der drei Kliniken.

Von dem oberen Ende der Hegewischstrasse gelangt man nach
links über eine mit ihr im rechten Winkel zusammenstossende, von
der Hospitalstrasse ausgehende Kastanienallee in schräger Richtung
zu dem mit der Front gegen Süden gelegenen Hauptkranken-
haus, in welchem sich unten die medizinische, oben die
chirurgische Klinik befindet. Dasselbe wurde schon unter der
Dänenherrschaft erbaut und im Herbst 1862 bezogen, später jedoch
mehrfach erweitert und namentlich erst in den letzten Jahren mit
Auditorien von ausreichender Grösse versehen.

In gleicher Linie liegt rechts von der Hegewischstrasse die
geburtshülfliche Klinik, gleichfalls 1862 vollendet und später
durch die zugehörigen, dahinter gelegenen Baracken erweitert.
Etwas weiter zurück, in der Verlängerung der Hegewischstrasse,
befindet sich auf einer kleinen Erhöhung das alte, ebenfalls noch
aus der Dänenzeit stammende Isolirhaus und links von diesem
noch weiter rückwärts das pathologische Institut, welches um
dieselbe Zeit erbaut und ursprünglich sehr klein angelegt, im Laufe

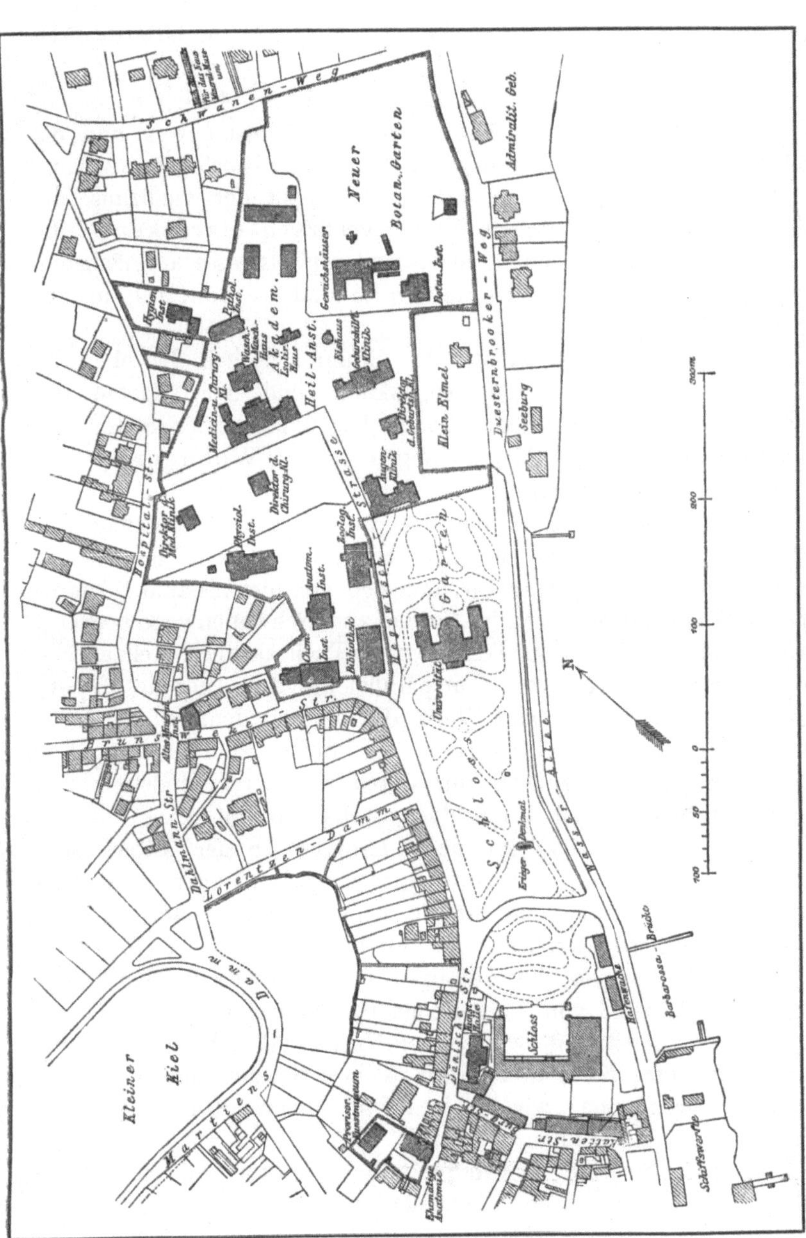
Schwanen-Weg
Neuer
Botan.-Garten
Admiralit. Geb.
Gewächshäuser
Hygien. Inst.
Pathol. Inst.
Akadem.
Wasch-Maschinen-Haus
Gebär-Haus
Badehaus
Geburtsh. Klinik
Botan. Inst.
Duesternbrooker - Weg
Medicin.u.Chirurg. Kl.
Direktor d. Geburtsh. Kl.
Klein Elmel
Seeburg
Heil-Anst.
Hospital - Str.
Director d. Chirurg.Kl.
Augen-Klinik
Opfer Werkstätte
Physiol. Inst.
Zoolog. Inst.
Anatom. Inst.
Lehrter Strasse
Chem. Inst.
Bibliothek
Schloss Garten
Universität
Schloss - Garten
N
Weber - Str.
Prun
Alte Mark
Dahlmann-Str.
Eiger Heimat
Lorentzen - Damm
Walser - Allee
Kleiner
Kiel
Martens - Str.
Damm
Barbarossa - Brücke
Karlsstr.
Däuische - Str.
Schloss
Direktor
Zootomicum
Pharmac. Institut
Jäger - Str.
Schiffswerft
300m
200
100
50
0
100
Lageplan.

der Jahre mehrfach vergrössert wurde und noch 1887 in einem
Erweiterungsbau einen grossen Hörsaal mit amphitheatralisch
aufsteigenden Sitzreihen erhielt.

Hinter diesem und dem alten Isolirhaus, theils noch auf
gleicher Höhe, theils auf dem gegen den Schwanenweg und die
Hospitalstrasse abfallenden nördlichen und nordwestlichen Abhang
des Hügels liegen die verschiedenen, theils zu der medizinischen,
theils zu der chirurgischen Klinik gehörigen Baracken, eine
Wohnung für die Assistenten und, der Hospitalstrasse am nächsten,
das erst kürzlich erbaute hygienische und gerichtlich-medi-
zinische Institut.

Vor den Heilanstalten, den Raum zwischen der oben erwähnten Kastanienallee, der Augenklinik und dem Garten des
physiologischen Institutes ausfüllend, liegen zu beiden Seiten der
Hegewischstrasse, von Gärten umgeben, die Wohnungen der
Direktoren der Kliniken.

An das von den Baracken der Hospitäler eingenommene Gebiet, jedoch von diesem aus nicht zugänglich, grenzt unmittelbar
der neue botanische Garten, der sich von hier bis zum Düsternbrooker Wege erstreckt und im Norden vom Schwanenwege begrenzt
wird, gegen welchen sein Terrain zum Theil ziemlich steil abfällt.
Zwei Eingänge führen von dem parallel mit dem Ufer des Hafens
verlaufenden Düsternbrooker Wege, der eine zu dem auf der Höhe
erbauten botanischen Institut, der andere zum Garten. Von
der Universität ist derselbe nur durch ein Privatgrundstück und
den nordöstlichen Theil des Schlossgartens getrennt.

Nur das alte physikalische Institut in der Küterstrasse
und die pharmakognostische Sammlung im alten Anatomie-
gebäude in der Dänischen Strasse liegen etwas weiter von der
Universität entfernt; auch das im Bau begriffene mineralogische
Institut erhält seinen Platz auf einem Hügel jenseits des Schwanen-
weges, der dasselbe vom botanischen Garten trennt.

Fast alle Anstalten, welche zur Universität gehören, befinden
sich also in ihrer Nähe und bilden in ihrer Gesammtanlage eine so
bequeme Vereinigung, wie sie in keiner anderen Universitätsstadt
vorhanden ist (siehe Lageplan auf S. 325).

Mit Ausnahme der erwähnten alten Institute und der älteren
Gebäude der akademischen Heilanstalten stammt die ganze Anlage
aus den Jahren 1872—1889.

Der botanische Garten.

Der an der Düsternbrooker Allee und am Schwanenwege in
unmittelbarer Nähe der Föhrde gelegene botanische Garten nimmt
eine 1876 käuflich erworbene Bodenfläche von 2,684 Hektar auf der
Kuppe und den Hängen eines der Diluvialhügel ein, welche der
Ostseeküste Schleswig-Holsteins einen so hohen landschaftlichen
Reiz verleihen. Auf der höchsten Erhebung der Kuppe, 25 m über
dem Wasserspiegel, befindet sich ein alter Pavillon, von dessen
flachem Dache man einen herrlichen Rundblick über die Landschaft
geniesst. Von dort senkt sich das Gelände nach Südwest und
Nordwest in sanfter Neigung gegen das Gebiet der akademischen
Heilanstalten, fällt dagegen stark, theilweise schroff nach Nordost
und Südost gegen den Schwanenweg und die Düsternbrooker Allee
ab. Von letzterer führt ein gepflasterter Zufuhrweg für Lastwagen
in Serpentinen emporsteigend auf die Höhe; den Aufstieg für Fussgänger vermitteln zwei Treppen mit Granitstufen sowie verschiedene
sich schlängelnde Wege.

Die allgemeine Disposition des Areals ist so getroffen, dass der
Südwesthang des Gartens von den Gewächshäusern, den Frühbeeten,
dem Institutsgebäude und zwei Versuchsfeldern, die sonnige Kuppe
vom System der perennirenden und einjährigen Pflanzen, der
Nordosthang vom Arboretum eingenommen wird, während sich im
Parterre am Schwanenwege noch die Abtheilung der Arzneipflanzen
sowie am Düsternbrooker Wege Gruppen der ostasiatischen und nordamerikanischen Flora erstrecken; ein daselbst befindliches renovirtes
Gebäude dient zur Aufnahme der Samenstuben und der Garten-
bibliothek, sowie als Gärtner- und Gehülfenwohnung. Eine aus
ziemlich ausgedehnten Steinhügeln gebildete Anlage zur Kultur von
Hochgebirgspflanzen ward an den, noch der vollen Sonne ausgesetzten,
nordöstlichen Rand der Kuppe gelegt. Am Schwanenwege befinden
sich noch eine Wiese mit moorigem Untergrunde sowie zwei Teiche,
welche zur Kultur von Moor-, Sumpf- und Wassergewächsen dienen.
In der Nordecke des Gartens endlich findet man einen Geräthe-
schuppen, ferner das Erdmagazin und die Plätze zur Aufstellung
von Kalthauspflanzen im Sommer.

Den Forderungen des abschüssigen Terrains entsprechend sind
alle Wege im Garten befestigt und mit einem durch Rinnsteine

hergestellten Entwässerungssystem versehen, welches das Regen-
und Schmelzwasser in die Teiche führt, die ihrerseits einen regulirbaren Abfluss zum Hafen besitzen. Die Bewässerung des Gartens
vollzieht sich durch ein mit zahlreichen Auslässen versehenes und
von der städtischen Wasserleitung gespeistes Röhrennetz.

Bezüglich der Freilandkulturen war im Allgemeinen der Gesichts-
punkt massgebend, den Studirenden und anderen Besuchern des

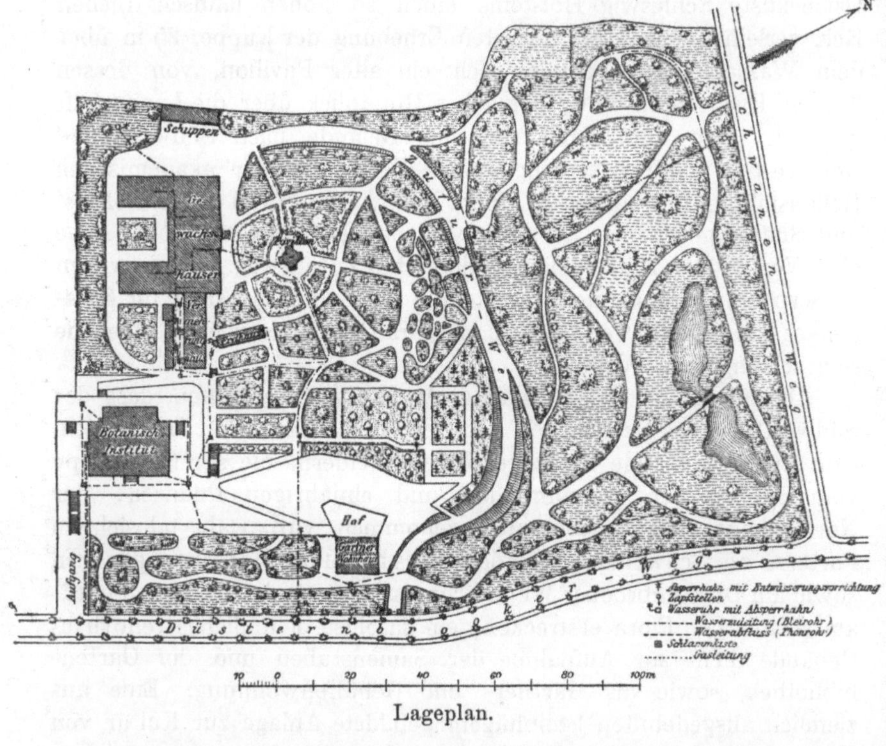

Lageplan.

Gartens eine Anschauung charakteristischer Repräsentanten aller
wichtigeren Abtheilungen des Pflanzenreiches zu gewähren, soweit
sich dieselben im Freien überhaupt ziehen lassen. Für die kleineren
Gewächse konnte eine Anordnung auch nach den Rücksichten der
natürlichen Verwandtschaft stattfinden, und dieselben zu einem sogenannten »System« zusammengefasst werden, sofern nicht besondere Standortsverhältnisse dem entgegenstanden; so wurden allerdings die Gramineen und Cyperaceen, deren Kultur auf der Kuppe

Schwierigkeiten darbot, vom übrigen System abgesondert und an den Rand der Wiese verlegt. Die Arzneipflanzen sind in einem besonderen Felde zusammengestellt worden. Weiter gelangten auch, wie oben bereits angedeutet, pflanzengeographische Gruppen zum Ausdruck. Besondere Sorgfalt ward aber dem Arboretum zugewandt, da Bäume und Sträucher die höchstentwickelten Typen des Pflanzenreiches darstellen und auch zu interessanten pflanzengeographischen Vergleichen Anregung bieten, insofern ihr Gedeihen weit mehr als das der Stauden oder gar der Einjährigen von klimatischen Einflüssen abhängt. Für die Kultur dieser Gehölze eignet sich der Nordosthang des Gartens vortrefflich, weil einerseits die Kronen sich genügend über das Niveau erheben, um das erforderliche Sonnenlicht zu erhalten, andererseits aber an diesem Hange der Boden nicht leicht austrocknet.

Die Lage Kiels an einer Meeresbucht mit reicher Algenvegetation liess die Einrichtung eines Seepflanzenaquariums dringend erwünscht erscheinen. Hierfür ist zunächst ein im Hafen verankertes Schwimmfloss erbaut worden, an welchem Algen in herabhängenden Drahtkörben kultivirt werden; die Verbindung des Gartens mit diesem Kulturfloss wird durch ein Ruderboot unterhalten. Um aber den Besuchern des Gartens die zierlichen Repräsentanten der Vegetation des Meeres direkt vor Augen zu stellen, soll der Eingangs erwähnte, auf dem höchsten Punkte der Kuppe stehende baufällige Pavillon durch einen anderen, zur Aufstellung von Meeresgewächsen geeigneten ersetzt werden, mit dessen Herstellung die Neubauten im Garten zum Abschluss gelangen werden. Da aber bei dieser Art der Kultur die Algen meistens nach wenigen Wochen absterben, müssen dieselben stetig durch die Vorräthe des Schwimmflosses Ergänzung finden.

Die Gewächshäuser bestehen aus einem hufeisenförmigen Komplex von Gebäuden, welcher eine Fläche von 500 qm bedeckt, einem daran stossenden 20 m langen Vermehrungshause und einem davon durch einen Weg getrennten, 14 m langen Erdhause. Bei der Aufstellung des Planes ward von dem Gesichtspunkte ausgegangen, dass in den Häusern die Kulturbedingungen für alle wichtigeren Pflanzentypen wärmerer Klimate gegeben sein sollten, ohne die verfügbaren Mittel des Gartens allzusehr, namentlich durch Kosten für Heizung zu belasten. Darum wurden insbesondere die Häuser nicht höher gebaut, als unumgänglich nothwendig war, und in der That lässt sich z. B. der Typus der Palmen, die doch auch

nur eine, wenngleich wichtige, Familie unter vielen darstellen, bei
der gewählten Höhe vollkommen demonstriren.

Der Hauptkomplex der Kulturhäuser besteht aus einem hohen
und einem niedrigen Kalthause, einem hohen und einem niedrigen
Warmhause und einem daran stossenden Vermehrungshause; die
Höhe der hohen Häuser beträgt 8, die der niedrigen 4 m. Die

Gewächshausbauten.

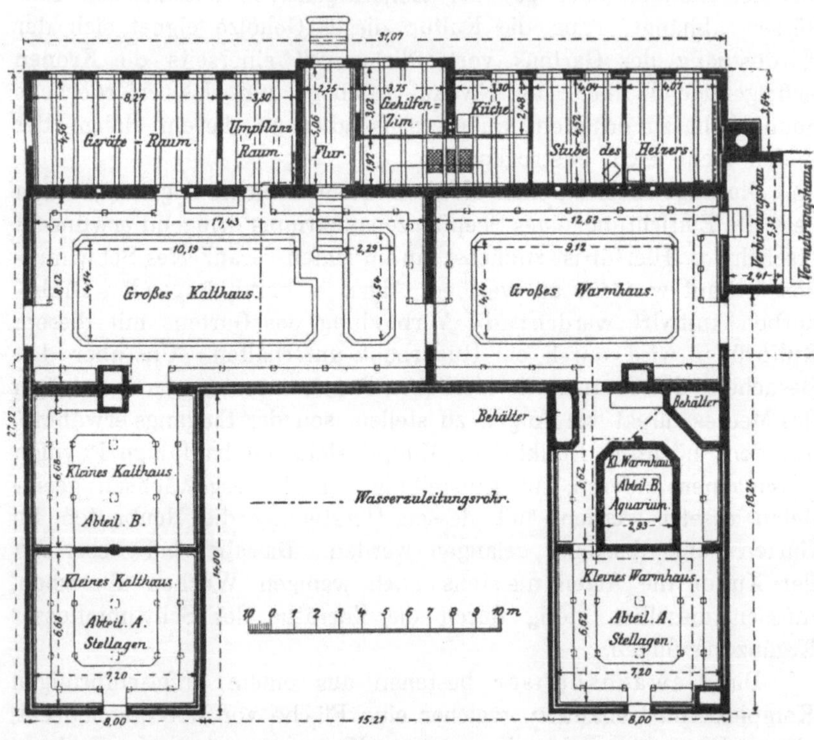

Erdgeschoss.

hohen Häuser bilden je eine Abtheilung, während in den niedrigen
Häusern je zwei verschiedene heizbare Abtheilungen vorhanden
sind. Die wärmere Abtheilung des niedrigen Warmhauses enthält
drei Bassins zur Kultur tropischer Süsswasserpflanzen. Die Rückseite dieser Gewächshäuser ist durch einen Backsteinbau geschützt,
welcher Gehülfenwohnungen und Utensilienräume enthält. Auch
das Vermehrungshaus besteht aus zwei Abtheilungen verschiedener

Temperatur. Das Erdhaus endlich ist ein langes, ganz in den Erdboden gelegtes Gebäude, dessen flach geneigtes Glasdach allein sich
über das Bodenniveau erhebt.

Die Erwärmung der Häuser wird durch eine einfache Warm-
wasser-Niederdruck-Heizung auf das Befriedigendste bewirkt. Zur
Bewässerung dient das Regenwasser, welches, von den Dächern
gesammelt, mittelst eines Röhrensystems sich durch die Häuser
verbreitet. In Zeiten andauernder Regenlosigkeit kann das Röhren-

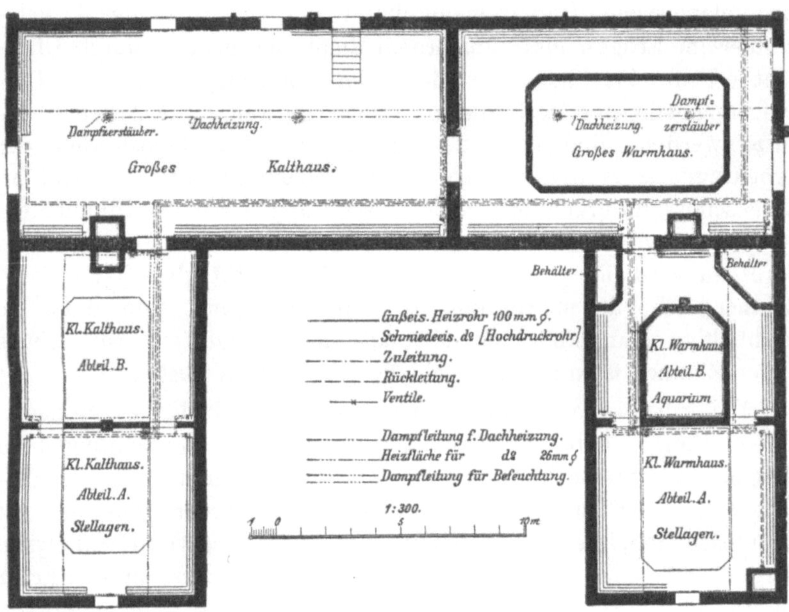

Heizungsanlagen der Gewächshausbauten.

system mit der städtischen Wasserleitung verbunden und durch sie
gespeist werden.

In den Gewächshäusern wird nicht die Kultur einer grossen
Zahl von Pflanzen, sondern die Erzielung möglichst vollkommener
Exemplare wichtiger und instruktiver Typen angestrebt.

Die hauptsächlichste Verwerthung für den Unterricht wie für
die wissenschaftliche Forschung erfährt der Garten erst durch das
botanische Institut; um diesem eine möglichst vielseitige
Leistungsfähigkeit zu sichern, wurde dasselbe so eingerichtet, dass

seine Räume dem Gesammtgebiete der Botanik, unter annähernd gleicher Berücksichtigung der einzelnen Disziplinen, dienstbar gemacht wurden.

Um einen Ueberblick über die Räume zu gewinnen, mögen dieselben in eine morphologisch - systematische und eine physiologische Abtheilung eingetheilt werden, wobei das Auditorium als Zentralstelle des Unterrichtes nur erwähnt werden soll.

Die morphologisch-systematische Abtheilung umfasst einen grossen Sammlungsraum im Dachgeschoss, welcher insbesondere die umfangreichen Herbarien aufnimmt, und vier geräumige Arbeitszimmer im Erdgeschoss; ausserdem dient der grosse, durch Oberlicht erhellte Flur zur Aufstellung der Vorlesungssammlung. Diejenigen Theile des Herbariums, welche zeitweilig für Arbeiten benutzt werden, finden in den Schränken und Repositorien der Arbeitszimmer Aufnahme; so ist die Algensammlung dauernd im Erdgeschoss untergebracht. Die Ausstattung der Arbeitszimmer für morphologisch-systematische Forschungen mit den erforderlichen Geräthen wird übergangen und nur noch bemerkt, dass jedes dieser Zimmer sich für mikroskopische Arbeiten eignet, und dass die reichhaltige Handbibliothek ebenfalls hier aufgestellt ist. Eines dieser Zimmer ist ausschliesslich für Meeresalgen bestimmt.

Die physiologische Abtheilung des Institutes umfasst: 1. ein Zimmer nebst anstossendem Kabinet mit Einrichtungen zu chemischen Untersuchungen jeder Art; 2. ein Zimmer für physikalisch - physiologische Untersuchungen, nach Norden gelegen, mit Steinfussboden; dieses ist auch für die Ausführung von Gasanalysen bestimmt; 3. ein optisches (Dunkel-) Zimmer mit zugehörigem Erker im Dachgeschoss; vor dem Erker ist eine grosse Sandsteinplatte zur Aufstellung des Heliostaten in die Mauer des Gebäudes eingelassen. Ausserdem dient für Arbeiten über Lichtwirkung ein im Erdgeschoss aufgestellter Gasmotor nebst Dynamomaschine, wodurch eine Hefner-Alteneck'sche Kontaktlampe gespeist werden kann.

Die physiologischen Arbeitszimmer können auch zu anderen Zwecken, z. B. zur Kultur von Algen in den Fensternischen, benutzt werden, wofür sich aber einige disponible Kellerräume noch besser eignen.

Der erste Stock des Institutsgebäudes ist von der Dienstwohnung des Direktors eingenommen, ein Theil des Kellergeschosses von der Wohnung und Werkstätte des Dieners.

Als Direktor ist Professor Dr. Reinke angestellt, dem ein Assistent und ein Gärtner beigegeben sind.

Nach dem Etat für 1890/91 betragen die Gesammtausgaben und der Zuschuss aus der Universitätskasse 13 650 Mark.

Das zoologische Institut.

Das zoologische Institut, 1878—1880 erbaut, ist, wie bemerkt, nur wenige Schritte von der Universität, der Bibliothek, der Anatomie und dem physiologischen Institut entfernt, liegt auf hohem Terrain, das ganze Untergeschoss noch über dem Terrain; die Hauptfront ist nach Osten gerichtet. Die Einrichtung des Museums ist Dank den wohldurchdachten Plänen und den reichen Erfahrungen des intellektuellen Bauherrn, Professor K. Möbius, eine so mustergültige, dass die allgemeine Anordnung und die spezielle Einrichtung bei fast allen neueren Museumsanlagen selbst des Auslandes berücksichtigt worden ist. Aber auch die Institutsräume sind dem gegenwärtigen Stande der Wissenschaft entsprechend eingerichtet.

Eine breite Treppe führt von der Hegewischstrasse nach dem Haupteingange, der den Zugang zu dem Flur des Erdgeschosses repräsentirt. Der grosse, mit Geweihen und Gehörnen geschmückte Flur enthält Schränke zur Unterbringung der Wandtafeln und Garderobenständer für die Besucher der Vorlesungen. Um den Flur gruppiren sich: die grosse Treppe nach den oberen Sammlungen, der Hörsaal, die beiden Praktikantenzimmer, das Assistentenzimmer, die Institutsbibliothek, das Direktorzimmer, eine Treppe nach dem Kellergeschoss zu den unteren Sammlungen. Der langgestreckte Hörsaal enthält Plätze für 42 Zuhörer auf stufenweise sich erhebenden Bänken. Eine eiserne Wendeltreppe führt von diesem Raume in das Aquarium hinab. Neben dem Hörsaale liegt der grosse Praktikantensaal, in welchem zugleich die mikroskopischen Demonstrationen nach den Vorlesungen stattfinden. Dieser Saal enthält im Ganzen neun Arbeitsplätze, die bei praktischen Uebungen oder für wissenschaftliche Untersuchungen Verwendung finden, einen Abzug mit den Einrichtungen für Einbettung, Schränke mit Arbeitsmaterial und Regale zur Unterbringung von Büchern, Präparaten etc.

Das anstossende kleinere Praktikantenzimmer, das nur drei Plätze aufweist, ist für junge Zoologen bestimmt, welche wissenschaftliche Untersuchungen anstellen. Ein ebenso grosses Zimmer dient dem Assistenten des Institutes als Arbeitsraum. Es enthält ausserdem in besonderen Schränken die mikroskopischen Präparate, die Vorräthe an Chemikalien, Mikroskopen und Glassachen, soweit sie für die praktischen Arbeiten im Institut in Betracht kommen, ferner Luftpumpe, Gebläse etc. Daran schliesst sich ein Zimmer, in welchem die Bibliothek und die Waagen des Institutes untergebracht sind und das nur vom Zimmer des Assistenten und des Direktors aus zugängig ist. Das anstossende grosse Zimmer dient dem Direktor als Raum für amtliche Geschäfte und wissenschaftliche Arbeiten. Es enthält daher ausser Mikroskopen, Reagentien, Abzugsvorrichtung, Luftpumpe und Arbeitstischen, auch die sämmtlichen Akten und das Archiv des Institutes. Eine Thür führt vom Direktorzimmer in die untere Sammlung, welche ausserdem auch von dem grossen Flur des Erdgeschosses aus zugängig und in erster Linie für die Zwecke der Vorlesungen bestimmt ist. Von jeder Thierklasse sind die für die Demonstration wichtigsten Vertreter in vollständigen Exemplaren und möglichst auch in zootomischen Präparaten aufgestellt. Die trockenen Präparate sind in Schaupulten, die Spirituspräparate in Wandschränken hinter Glas untergebracht.

Vom Flure des Erdgeschosses führt eine breite Treppe zu den oberen Stockwerken, welche das Museum, die Bodenräume und einige Arbeitszimmer enthalten. Im ersten Stocke liegt der grösste Theil des Museums und zwei kleine, sowie ein grösseres Zimmer, welche dereinst zur Aufstellung von Sammlungen Verwendung finden können, vorläufig aber für Bestimmung und wissenschaftliche Verwerthung des Museumsmateriales gebraucht werden und deshalb mit Oefen versehen sind. Gegenwärtig ist die Gesammtausbeute der Plankton-Expedition in diesen drei Räumen untergebracht und wird hier, soweit es möglich ist, ihre Verarbeitung finden. Das Museum ist in der Weise angelegt, dass ein grosser und hoher Hauptsaal mit Oberlicht an drei Seiten von langen Sälen, an der vierten vom Treppenflur und den eben bezeichneten drei Arbeitszimmern umgeben ist. Durch diese Anordnung wird es erreicht, dass die Schränke mit den darin untergebrachten Museumspräparaten nicht an der Aussenwand zu stehen brauchen, also nicht den Einflüssen der Witterung und der Feuchtigkeit ausgesetzt sind. An den Wänden des grossen Saales sind bis zum Oberlicht hinauf eiserne Schränke mit Glasthüren angebracht, von denen die höher gelegenen von zwei Galerien aus zugängig sind. Diese Galerien stehen durch eiserne Treppen mit dem Hauptsaale und unter einander in Verbindung und besitzen an der freien, dem Innenraum des Saales zugewandten Seite noch schmale Schaupulte für trockene Naturalien. Auf der Grundfläche des riesigen Hauptsaales haben ausserdem vorläufig acht grosse Schränke, die oben und an den Seitenwänden mit Glas versehen sind, Platz gefunden; doch ist noch genügend Raum zur Unterbringung von vier anderen solchen

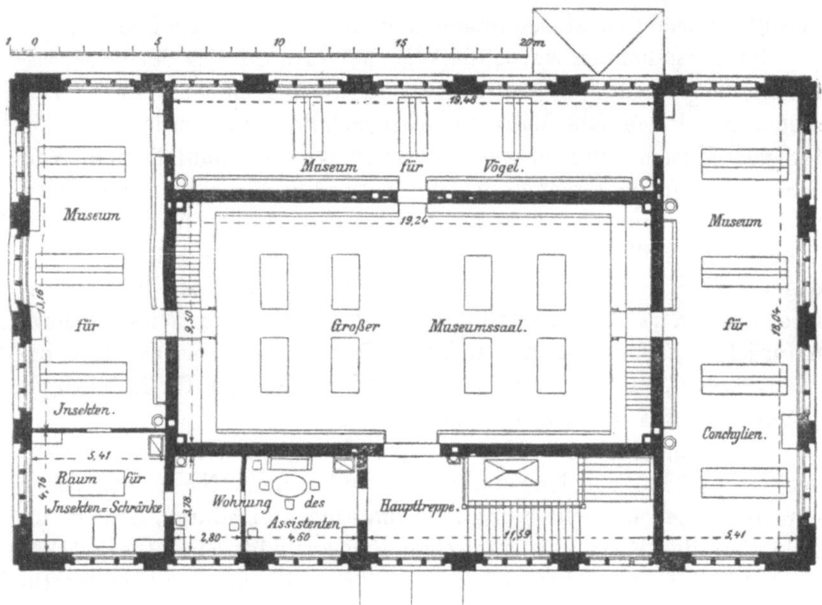

Erstes Stockwerk.

Schränken vorhanden. Frei im Saal steht auf wenig bemerkbaren eisernen Trägern das Skelett eines bei Sylt gestrandeten Wales (Balaenoptera Sibbaldii Gray). Ueber demselben, etwa in der Höhe der zweiten Galerie, hängt an eisernen Stangen der Schädel eines sehr grossen Exemplares von Balaena mysticetus Cuv.

Während der Hauptsaal mit seinen Galerien fast ausschliesslich den Säugethieren und Vögeln gewidmet ist, dient von den drei Nebensälen, welche den Hauptsaal umgeben, der eine den Insekten und Krebsen, ein zweiter den Korallen und Mollusken und der dritte den Schwämmen, den in Spiritus aufbewahrten Cölenteraten, den

Echinodermen und Würmern, sowie einer Sammlung von wirbellosen Thieren der Nord- und Ostsee zur Unterbringung. Diese Nebensäle sind nicht so hoch wie der Hauptsaal. Ueber zwei von ihnen konnte noch je ein Raum mit Oberlicht zur Unterbringung einerseits der Reptilien und Amphibien, andererseits der Fische und der grossen Skelette geschaffen werden. Die ansichtigen Wandflächen der Glasschränke betragen im grossen Museumssaale 322, in den Nebensälen 197, zusammen also 519 qm. Ueber dem dritten Nebensaale sowie über dem Treppenflur und den drei Arbeitszimmern des ersten Stockes finden sich Bodenräume, die zum Theile erforderlichenfalls leicht in Museumssäle umgewandelt werden können.

Im Vorstehenden wurde die allgemeine Anordnung der Museumsräume mitgetheilt. Es verdient weiterhin als ein besonderes Verdienst des Professors Möbius hervorgehoben zu werden, dass er für das Museum nur eiserne Glasschränke mit staubdichtem Verschluss (filzartige Einlagen in den Falzen) in Anwendung brachte, und dass er zum ersten Male als Hintergrundfarbe für die an den Wänden befindlichen Schränke ein lichtes mildes Graugelb anwandte, das als Farbe nicht hervortritt und die davor aufgestellten Präparate, besonders die ausgestopften Thiere, zu voller Wirkung ihrer natürlichen Färbung gelangen lässt, Einrichtungen, welche sich bewährt haben, und deshalb bei dem Berliner Museum für Naturkunde später getroffen worden sind (siehe S. 39).

.Der Begründer des Museums war Professor W. Fr. G. Behn, der 1837—1866 das Museum leitete und seinem Nachfolger schon eine recht beträchtliche Sammlung hinterliess. Dadurch, dass Behn selbst an der Reise des dänischen Kriegsschiffes »Galathea« (1844 bis 1847) theilnahm, kam ein grosser Theil des gesammelten werthvollen Materiales dem ihm unterstellten Museum zu gute. Die werthvolle Vogelsammlung wurde 1851 noch durch Ankauf der Sammlung des Etatsrathes Boie erheblich bereichert. — Unter dem Direktorat von Professor K. Möbius (1868 bis 15. April 1887) erfuhr das Museumsmaterial eine übersichtliche Aufstellung im neuen Museumsgebäude (1880 und 1881), eine gründliche wissenschaftliche Verwerthung und eine den jetzigen Anforderungen der Zoologie gemässe Ergänzung durch zootomische und mikroskopische Präparate. Ferner wurden 1873 die Boie'schen Insektensammlungen (mit Ausnahme der Käfer) angekauft. Durch die Expeditionen der Kommission für wissenschaftliche Untersuchung der deutschen Meere (1871, 1872 und 1885) erhielt das Museum viele Thiere aus der Nord- und Ostsee, durch die Reise von Professor Möbius nach Mauritius und den Seychellen (1874—1875) zahlreiche Meeresthiere aus dem indischen Ocean. — Endlich fand in der späteren Zeit eine Zusammenstellung der Nord- und Ostseethiere und eine Vervollständigung dieser Sammlung durch grössere (1887) und kleinere Fahrten in der Ostsee statt. Dadurch, dass ein Theil des von der Plankton-Expedition heimgebrachten Materials nach der wissenschaftlichen Bearbeitung dem Kieler Museum überwiesen werden soll, wird die Sammlung eine weitere sehr wichtige Bereicherung erfahren.

Das Museum wird dem Publikum Sonntags von 11—2 Uhr und Mittwochs von 12—2 Uhr geöffnet. Schulen können es in Begleitung der Lehrer nach vorheriger Meldung nur Mittwochs von 2—3 Uhr besuchen. Zu wissenschaftlichen Zwecken erhalten Studirende unter Anderem auf ihr Ansuchen auch zu anderen Zeiten Zutritt zu den Sammlungen.

Im Kellergeschoss kommt für die Zwecke des Institutes neben dem Arbeitszimmer des Präparators, dem Macerir-, Pack-, Trockenraume etc. besonders das Aquarium in Betracht. Auf fünf grossen Tischen stehen im Ganzen etwa 20 grössere und kleinere Becken, meist mit Seewasser gefüllt. Ein Trommelgebläse, das mit der Wasserleitung in Verbindung steht, presst durch ein Röhrensystem Luft in die Becken. Da nur diese Durchlüftung vorhanden ist und eine Einrichtung für Zu- und Abströmen des Wassers vorläufig noch fehlt, so kann leider die interessante Thierwelt der Kieler Bucht nicht in so ausgiebiger Weise verwerthet werden, wie es wohl erwünscht wäre. Ein Fahrstuhl, der leider etwas zu schwach ist, geht vom Keller bis zum Bodenraum und setzt so alle Stockwerke mit einander in Verbindung. Vom Keller aus führen zwei Thüren nach dem an der Westseite des Institutes gelegenen Hofe, auf dem ein grosser, mit Glaswänden versehener, eiserner Bleichschrank und ein Macerirkasten für grosse Skelettheile angebracht sind.

Das Gebäude kostet 236 000 Mark, die gesammte innere Einrichtung desselben 48 000 Mark; die Gesammtkosten betragen also 284 000 Mark.

Das Personal besteht aus dem Direktor, Professor K. Brandt, dem Assistenten Privatdozent Dr. Dahl, dem Präparator G. Schulz und einem Diener.

Nach dem Etat für 1890/91 belaufen sich die Gesammtausgaben und der Zuschuss aus der Universitätskasse auf 7100 Mark.

Königsberg.

Das physikalische Institut.

Das physikalische Institut besteht aus zwei Abtheilungen.

Die experimentell-physikalische Abtheilung war bis zum Jahre 1877 in der Privatwohnung des damaligen Professors der Experimentalphysik und nach dessen Rücktritt provisorisch in einem für die Universität angekauften kleinen Hause untergebracht. Die wesentlichste Vervollständigung des Bestandes an Messinstrumenten, Apparaten und sonstigen Hülfsmitteln erreichte dieselbe bei der im Jahre 1887 erfolgten Uebersiedelung in das neue Gebäude. Direktor der Abtheilung ist gegenwärtig Professor Dr. Karl Pape, Assistent Dr. P. Milthaler.

Das mathematisch-physikalische Laboratorium verdankt seine Entstehung dem grossen Einfluss, den Franz Ernst Neumann von Königsberg aus Dezennien hindurch auf die Entwickelung der mathematischen Physik ausgeübt hat. Der seit 1840 geplante Bau eines Institutes gewann erst, als Neumann seine Lehrthätigkeit einstellte, Gestalt. Nach dem Abgange seines Nachfolgers Voigt 1883 erhielt der gegenwärtige Direktor Dr. Volkmann, zunächst als Privatdozent, dann 1886 als ausserordentlicher Professor, die Vertretung der mathematisch-physikalischen Disziplin. Als Assistent fungirte Dr. C. Wiechert. Der Etat für das physikalische Institut beträgt für 1890/91 10 550 Mark.

Baubeschreibung. Der seit 1876 vorbereitete Bau eines neuen Institutsgebäudes ist in den Jahren 1884 bis 1888 in erheblichem Abstande von Gebäuden und von Strassen auf einem sehr ausgedehnten, zwischen der Tragheimer Kirchenstrasse und dem Steindamme belegenen Universitäts-Grundstück zur Ausführung gelangt. Oestlich grenzt an den für das Institut abgezweigten Grundstückstheil der Garten des landwirthschaftlichen, südlich der

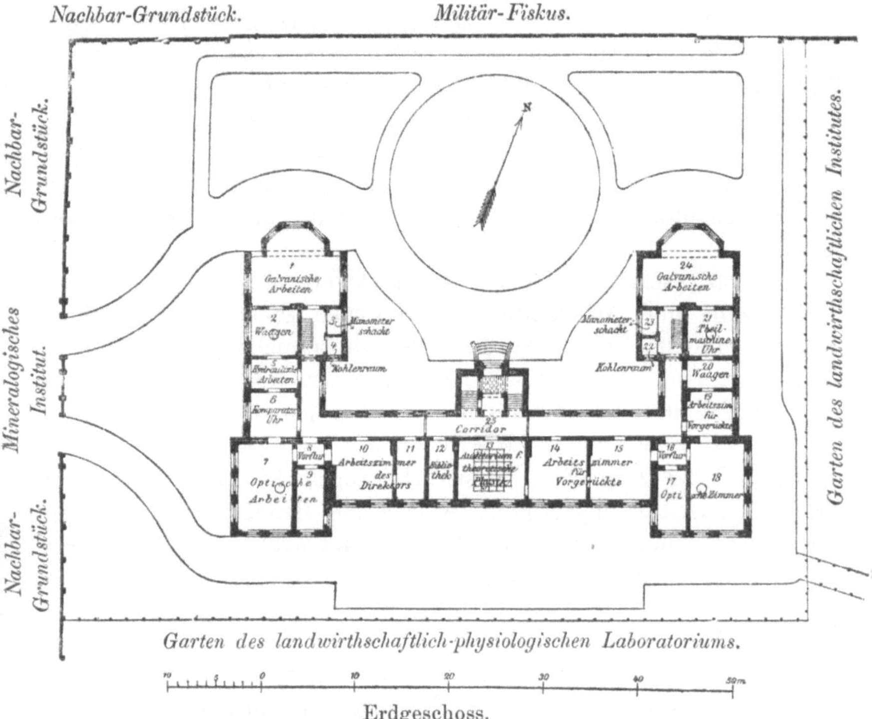

Mathematisch-physikalische Abtheilung.	Experimentell-physikalische Abtheilung.
1. Galvanische Arbeiten.	13. Auditorium für theoretische Physik.
2. Waagen.	14, 15 u. 19. Arbeitszimmer für Vorgerückte.
3. Manometerschacht.	16. Vorflur.
4. Kohlenraum.	17 u. 18. Optische Zimmer.
5. Hydraulische Arbeiten.	20. Waagen.
6. Komparator, Uhr.	21. Theilmaschinen, Uhr.
7 u. 9. Optische Arbeiten.	22. Kohlenraum.
8. Vorflur.	23. Manometerschacht.
10 u. 11. Arbeitszimmer des Direktors.	24. Galvanische Arbeiten.
12. Bibliothek.	

25. Korridor.

Garten des landwirthschaftlich-physiologischen Institutes. Westlich, in etwa 46 m Entfernung, ist zur Zeit der Neubau des mineralogischen Institutes in der Ausführung begriffen.

Die Hauptlängsseite des Gebäudes mit den wichtigsten und grössten Arbeits- und Vortragsräumen ist nach Süden gerichtet. An der nördlichen Hauptseite sind in der Mitte der Eingang mit der Haupttreppe und in den Flügelbauten diejenigen Räume angeordnet, deren Zwecke eine Lage nach Osten, nach Westen oder nach Norden erfordern oder gestatten. Die westlich belegenen Räume sind der experimentell-physikalischen, die östlich belegenen der mathematisch-physikalischen Abtheilung überwiesen.

Im Kellergeschoss befinden sich in der Mitte Dienerwohnungen, Kassen- u. s. w. Räume, Werkstätten, und in den nördlichen Enden der Flügelbauten isothermische Räume mit entsprechender Ausstattung.

Das Erdgeschoss und das erste Stockwerk enthalten die eigentlichen Lehr- und Arbeitsräume, von denen mehrere in Brunnen gegründete — im Grundrisse durch Kreise bezeichnete — Festpfeiler erhalten haben. Die Säle an den Nordenden der Flügelbauten im Erdgeschoss sind für galvanische Arbeiten hergerichtet. Für chemische und photographische Arbeiten sind im Dachgeschoss noch mehrere kleine Zimmer mit Oberlicht abgetheilt; auch sind zwei Treppen daselbst angeordnet, welche die Benutzung des flachen Holzcementdaches zu meteorologischen und astronomischen Untersuchungen erleichtern sollen.

Das Kellergeschoss hat 3,30 m, das Erdgeschoss 4,80 m, das erste Stockwerk 4,88 m und das Dachgeschoss 3,23 m Höhe erhalten. Die grossen Säle in den Eckbauten reichen bei einer lichten Höhe von 7 m in das Dachgeschoss hinein; in den Decken derselben sind Oeffnungen für Pendelversuche angeordnet. Zu Beobachtungen an langen Manometern dienen unweit der Nebentreppen befindliche, durch alle Geschosse reichende Schächte. Vorhalle, Flure und Treppen sind überwölbt.

Für Beleuchtung, Wasserzuführung und Entwässerung ist hier wie bei allen folgenden Anstalten durch den Anschluss an die städtischen Anlagen Sorge getragen.

Im Aeusseren ist das Gebäude in Ziegelrohbau mit farbigen Streifen unter mässiger Verwendung von Formsteinen erbaut. Der Sockel ist mit Sandstein bekleidet. Die Aussenwände des Kellers sind ausser durch Asphaltisolirung noch durch einen umlaufenden Seitenkanal gegen Erdfeuchtigkeit gesichert. Für die Herstellung des Gebäudes ist ein Betrag von rund 310 000 Mark aufgewendet worden.

Zu dem grössten Vorzug des physikalischen Institutes gehört die fern von der Strasse befindliche Lage desselben in der Grossstadt. Insbesondere ist hervorzuheben, dass die nach Süden gelegenen Zimmer als in hohem Grade von den Erschütterungen der nächsten Strassen unabhängig sind. Dagegen übertragen sich noch die Erschütterungen der 60 m entfernten Wrangelstrasse auf die nördlichen Zimmer, besonders auf den fensterreichen Vorsprung derselben, welcher nicht ganz die Höhe des Gebäudes erreicht und leider weniger wandstark aufgeführt ist. In den Fensternischen des ersten Stockes aufgestellte Galvanometer zeigen diese Erschütterungen besonders deutlich. Es ist dies um so mehr zu bedauern, als die Form der nördlichen Zimmer mit den drei Fenstern im Vorsprung für galvanische Beobachtungen sehr geschickt gewählt ist.

Zur festen Aufstellung von Instrumenten sind zahlreiche Wandkonsolen von Schiefer eingemauert oder von Holz aufgehängt, ferner im Erdgeschoss feste Pfeiler auf den Kellergewölben aufgeführt, eine geringe Zahl ist besonders fundamentirt und durchsetzt das Kellergewölbe; die letzteren gewähren ungefähr nur denselben Schutz wie die auf dem Kellergewölbe ruhenden Pfeiler, beschränken aber den Raum des Kellergeschosses. Die festeste Aufstellung bleibt immer die an einer hinreichend starken massenreichen Wand, weil äussere Erschütterungen sich um so mehr abschwächen, einer je grösseren Masse sie sich mittheilen können. Leider mangelte es an verfügbaren freien Wandflächen, weil die Ausdehnung der einzelnen Räume zu gering ist, da gegen die ursprünglichen Pläne eine Einschränkung in der Weise stattfand, dass die Südfront des ganzen Gebäudes einige Meter zurückgesetzt wurde.

Besonders gut gelungen sind die Verdunkelungs-Vorrichtungen; die Verdunkelung wird durch einen dunkeln, rouleauartig angebrachten Baumwollenstoff bewirkt; ein Theil der vorderen Falzfläche ist drehbar, um, wenn das Rouleau herabgelassen ist, den Baumwollenstoff gegen die hintere Falzfläche zu drücken; die Verdunkelung wird dadurch eine vollständige.

Der ausserordentlich schmale Bau mit seitlichem Korridor bedingt eine verhältnissmässig kostspielige Heizung; für die bis auf eine Seite nach aussen freien Nordzimmer haben die Kachelöfen nicht ausgereicht, dagegen hat sich die Aufstellung von Anthracitöfen sehr bewährt. Es ist in Aussicht genommen, die Kachelöfen aus diesen Zimmern ganz zu entfernen, um Raum zu gewinnen. Bei der leichten Entfernbarkeit der Anthracitöfen wird damit der weitere Vortheil erzielt, diesen Theil des Gebäudes eisenfrei machen zu können, während die mit den festen Kachelöfen verbundenen eisernen Roste, eisernen Verschlussthüren und vor Allem die Fundamentirung auf eisernen Schienen im ersten Stocke dies nicht zulassen.

Der in Aussicht genommene Anschluss des Institutes an die städtischen Elektrizitätswerke zur Beleuchtung sämmtlicher Räume durch Glühlicht wird alle Beobachtungen von den so lästigen und störenden Temperatureinwirkungen befreien, denen dieselben bei Gaslicht ausgesetzt sind. Das Bogenlicht wird optisch sehr willkommene intensive Lichtquellen gewähren. Mit Leichtigkeit können der Leitung ferner starke Ströme zu physikalischen Arbeiten, zu Arbeitsleistungen und zum Laden von Akkumulatoren entnommen werden. Dadurch wird der Betrieb durch Gasmotoren und Dynamomaschinen unnöthig, deren Bedienung den Mechaniker seiner Arbeit in der mechanischen Werkstätte entzieht.

Die chirurgische Klinik.

Ein besonderer Lehrstuhl für Chirurgie besteht erst seit 1814; damals wurde Dr. Karl Unger zum ausserordentlichen Professor der Chirurgie ernannt; er musste sich anfänglich auf theoretische Vorlesungen beschränken. 1816 wurde im bescheidensten Massstabe eine Poliklinik, 1820 eine stationäre Klinik mit 6, später mit 12 Betten eingerichtet. Nach Unger's 1835 erfolgtem Tode erhielt Dr. A. W. H. Seerig die Professur; aber erst dessen Nachfolger Dr. A. Wagner war es beschieden, eine neugebaute Klinik mit 54 Betten im Jahre 1864 zu beziehen. Im Februar 1871 starb Professor Wagner während des Feldzuges zu Dôle; er war als Generalarzt und konsultirender Chirurg der Süd-Armee beigegeben. Seinem Nachfolger Professor Dr. C. W. E. J. Schönborn erschien die Klinik bald nach den verschiedensten Richtungen als unzureichend. Das alte Gebäude wurde der inneren Klinik überwiesen und im Jahre 1881 die neu erbaute Klinik bezogen. Seit 1886 ist der Geheime Medizinalrath Professor Dr. Joh. Mikulicz Direktor der chirurgischen Klinik.

Die jetzt den Zwecken der Anstalt dienenden Baulichkeiten sind in den Jahren 1875—1881 auf einem zwischen den Strassen: »Lange Reihe« und »Steindammer Lawendel-Strasse« belegenen Grund-

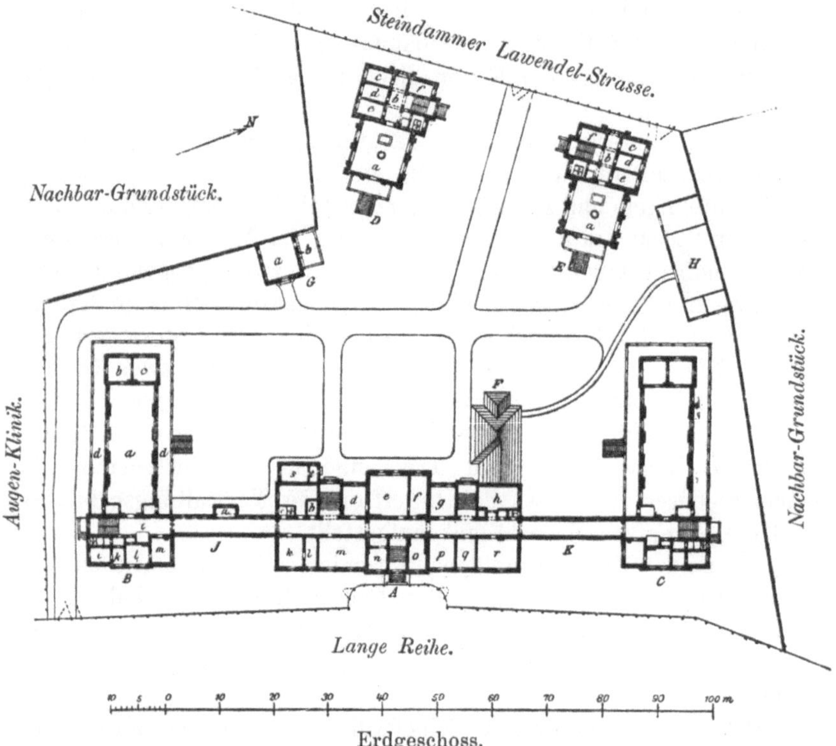

Erdgeschoss.

A. Verwaltungsgebäude. *a.* II. Amanuensis. *b.* Bettaufzug. *c.* Abort und Pissoir. *d.* Wartezimmer für Frauen. *e.* Poliklinik. *f.* Wartezimmer für Männer. *g.* Mikroskopirzimmer. *h.* I. Amanuensis. *i.* Korridor. *k.* Stube des III. Assistenten. *l.* Schlafstube des III. Assistenten. *m.* Turnsaal. *n.* Portier. *o.* Aufnahmezimmer. *p.* Präparate. *q.* Schwesterstube. *r.* Oekonomie. *s.* III. Amanuensis. *t.* Vorflur. *u.* Schornstein. *v.* Aufzug. *w.* Abort. — *B.* Männer-Pavillon. *a.* Krankensaal. *b* und *c.* Zimmer für Schwerkranke. *d.* Balkon. *e.* Korridor. *f.* Abort und Pissoir. *g.* Durchgang. *h.* Bettaufzug. *i.* Schwesterstube. *k.* Theeküche. *l.* Abkühlungs- und Dampfbad. *m.* Badezimmer. — *C.* Frauen-Pavillon. Die Bezeichnung der Räume wie vor. — *D.* Isolir-Baracke. *a.* zur Zeit Laboratorium. *b.* Korridor. *c. d. e.* zur Zeit Laboratorium. *f.* Hülfsheizer. *g.* Aufzug. *h.* Abort und Pissoir. — *E.* Isolir-Baracke. *a.* Krankensaal. *b.* Korridor. *c.* Schwesterstube. *d.* Theeküche. *e.* Badestube. *f.* Schwesterstube. *g.* Aufzug. *h.* Abort und Pissoir. — *F.* Kesselhaus. — *G.* Leichenhalle. *a.* Leichensaal. *b.* Offene Kapelle. — *H.* Holz- und Kohlen-Schuppen. — *J.* Verbindungsgang. *a.* Aufzug. — *K.* Verbindungsgang.

stück, nördlich von der benachbarten Augenklinik, mit dem Hauptzugang an der erstbezeichneten Strasse, errichtet worden und zwar ein langgestrecktes Hauptgebäude mit seitlichen Flügeln, zwei

Isolirbaracken, Leichenhalle mit kleiner Kapelle und den nöthigen Wirthschaftsgebäuden.

Das mit der Hauptfront nach Osten gerichtete Hauptgebäude gliedert sich in einen grösseren mittleren Bau — das Verwaltungsgebäude —, in je einen sich in der Längsfront jederseits an den Mittelkorridor des Verwaltungsgebäudes anschliessenden bedeckten Gang und in zwei an den Enden dieser Gänge flügelartig vorgelegte Krankenpavillons.

In dem unterkellerten Verwaltungsgebäude sind Wohn- und Wirthschaftsräume, sowie Säle und Zimmer für Operationen, für Turnübungen und zur Abhaltung der Poliklinik eingerichtet. Der im ersten Stockwerk nach Westen liegende, im Aeusseren besonders hervorgehobene Operationssaal reicht durch zwei Stockwerke. Für die übrigen Räume sind die üblichen Höhen von 3,77 m im Kellergeschoss, 4 m im Erdgeschoss und 4,40 m im ersten Stockwerk gewählt. Die Verbindung der Geschosse wird durch zwei Granittreppen und zwei Aufzüge vermittelt. Eine der Treppen ist bis zu dem geräumigen Dachgeschoss geführt, in welchem Mädchenkammern, Waschräume und Trockenböden abgetheilt sind. In einem niederen Anbau an die Hinterfront des Verwaltungsgebäudes sind die Dampfkessel der Klinik aufgestellt.

Die zu den Krankenpavillons führenden, mit Holzcementdächern überdeckten Gänge haben Keller und Erdgeschoss erhalten. In dem linksseitigen Gange ist ein Aufzug angeordnet, durch welchen vom Erdgeschoss aus der angrenzende Garten erreicht werden kann.

Die beiden massiv mit Schieferdächern erbauten Krankenpavillons enthalten in den vorderen unterkellerten Theilen Wohn- und Wirthschaftsräume und nach dem Garten hin, durch Pfeiler unterstützt, in jedem der beiden Geschosse ausser kleineren Krankenräumen je einen grossen, ca. 5 m hohen Krankensaal. Für die Säle im Erdgeschoss sind breite, rings um die drei freistehenden Gebäudeseiten führende Umgänge angeordnet. Die oberen Säle haben nur je an einer Seite einen entsprechenden Balkon erhalten. Die beiden Geschosse sind durch steinerne Treppen und durch Aufzüge in Verbindung gesetzt. Der südliche Pavillon ist ausschliesslich für Männer, der nördliche zur Aufnahme von Frauen und von Kindern bestimmt.

Die beiden nach gleichen Grundrissen massiv mit Steintreppen unter Schieferdächern erbauten Isolirbaracken liegen etwa 50 m von dem Hauptgebäude entfernt. In denselben sind je ein grosser, durch beide Obergeschosse reichender Krankensaal mit vorgelegtem Balkon, je ein kleinerer Krankenraum und ausserdem die erforderlichen Wohn- und Wirthschaftsräume eingerichtet. Die Gebäude sind mit Ausnahme der auf Pfeiler gestellten Krankensäle unterkellert.

Die Heizung der Räume des Verwaltungsgebäudes und der Krankenpavillons wird zum grösseren Theil durch Kachelöfen bewirkt. Der Operationssaal, die Poliklinik, das Pförtnerzimmer und das Aufnahmezimmer haben eine Dampfluftheizungsanlage erhalten. In den Krankensälen ist ausser Dampfluftheizung noch Warmwasser- und Dampfheizung angeordnet. Die Badestuben, die Zimmer der Heilgehülfen und der Schwestern in den Pavillons werden durch Warmwasserheizung erwärmt. In den Isolirbaracken ist für die Krankensäle Luftheizung, für die anderen Räume Kachelofenheizung angelegt. Die Lüftung erfolgt im Verwaltungsgebäude und in den Pavillons ausser durch geeignete stellbare Vorrichtungen in den Fenstern durch über Dach geführte Schlote. Für die Lüftung der oberen Krankensäle ist überdies durch Firstaufsätze mit Klappen Sorge getragen.

Die Krankensäle der Isolirbaracken haben ähnliche Firstaufsätze und ausserdem Abzugsschlote erhalten, welche die lothrecht durch die Säle geführten eisernen Rauchröhren der Luftheizungsanlagen umgeben.

Im Aeusseren ist das Hauptgebäude mit den Verbindungsgängen und den Pavillons wie das physikalische Institut ausgeführt. Die Isolirbaracken und die Leichenhalle sind im Rohbau aus rothen Verblendsteinen errichtet.

Die ganze Bauanlage hat einen Kostenaufwand von ca. 800 000 Mark verursacht.

Die Klinik ist für im Ganzen 110—120 Kranke eingerichtet; 94 Betten finden sich in den zwei mit dem Hauptgebäude verbundenen Pavillons, der Rest in den Isolirbaracken. Die eine der letzteren ist ausschliesslich für Diphtheritiskranke bestimmt. Neben den gewöhnlichen Bade-Einrichtungen (Wannen-, Dampf-, Douche- etc. Bäder) besitzt die Klinik zwei Wasserbetten (permanente Bäder). Unter den verschiedenen Einrichtungen hat sich insbesondere der geräumige Turnsaal bewährt, welcher nicht nur zur orthopädischen Gymnastik dient, sondern auch als Raum zum Massiren, zum Anfertigen orthopädischer Apparate, Gypsverbände und dergl. benutzt wird.

Den ärztlichen Dienst besorgen ausser dem Direktor 4 Assistenzärzte, zwei Volontärärzte und 4 Amanuensen (Studenten aus späteren Semestern).

Das Wartepersonal besteht aus 12 Diakonissen und 4 Heilgehülfen, das Dienstpersonal aus einem Portier, einem Faktor, 2 Heizern und 10 Dienstmädchen.

In der Klinik besteht nur eine Verpflegungsklasse und zwar von 1,50 Mark, bei Kindern 1 Mark pro Tag. Dem Direktor stehen 12 Freibetten zur Disposition. Mit verschiedenen Arbeiter-Krankenkassen sind Vereinbarungen wegen geringerer Verpflegungssätze getroffen.

Die Gesammtausgaben der Klinik betragen nach dem Etat im Jahre 1890/91 105 500 Mark, der Zuschuss aus der Universitätskasse 74 150 Mark.

Im Rechnungsjahre 1888/89 wurden behandelt:

	in der Klinik			in der Poliklinik		
	m.	w.	zus.	m.	w.	zus.
Ueberhaupt	510	300	810	2562	2376	4938
darunter an:						
Krankheiten des Kopfes und Gesichtes	34	16	50	321	219	540
- des Mundes, Schlundes etc.	74	64	138	25	21	46
- des Halses und Nackens .	22	18	40	32	64	96
- der Brust und des Rückens	20	30	50	38	141	179
- der Wirbelsäule	12	6	18	—	—	—
- des Bauches	41	34	75	156	99	255
- des Mastdarmes	27	23	50	57	40	97
- der Harn- und Geschlechtsorgane	58	26	84	191	9	200
- des Beckens und der Lendengegend	10	2	12	16	10	26
- der oberen Extremitäten .	25	11	36	672	654	1326
- der unteren Extremitäten .	175	62	237	797	862	1659
- allgemeine u. s. w. . . .	12	8	20	257	257	514

Ausserdem wurden in der Poliklinik Zahnkranke u. dergl. gegen 8000 behandelt.

Wichtige Operationen sind in der Klinik 372 ausgeführt worden, darunter: Amputationen 9, Resektionen an Knochen 12, Exarticulationen 2, Resektionen an Gelenken 35, Plastische Operationen 16, Tracheotomien wegen Diphtherie 56, wegen Fremdkörper u. s. w. 12, Laparotomien 17, Darm-Resektionen wegen Carcinom 5, Herniotomien 22, Blasenschnitte 4, Urethrotomien 20, Hydrocelenoperationen 4, Echinococcusoperation 1.

Die Klinik für Augenkrankheiten.

Dr. Julius Jacobson, ein Schüler von Albrecht von Graefe, erhielt im Jahre 1871 die Leitung einer staatlich subventionirten Poliklinik für Augenkrankheiten. Am 3. Mai 1877 wurde die neue stationäre Klinik eröffnet, die Geheimer Medizinalrath Professor Jacobson bis zu seinem Tode am 14. September 1889 geleitet hat. Seit dem 1. April 1890 ist Geheimer Medizinalrath Professor Dr. von Hippel, bisher in Giessen, Direktor der Klinik.

Das Gebäude ist mit der Nordseite der neuen chirurgischen Klinik zugewandt, in gleicher Bauart wie diese errichtet, entspricht aber in der Längsaxe nicht genau den Haupt-Himmelsgegenden; die Strassenfront liegt nach Osten und etwas nach Süden, die Gartenfront nach Westen und etwas nach Norden gerichtet. Die Abweichung ist aber nicht erheblich. Um bei dieser Lage das einfallende Sonnenlicht soviel wie möglich zu vermeiden, sind die Krankenzimmer, soweit thunlich, an die Ostfront, die Arbeits- und Wirthschaftsräume an die Westfront verlegt worden, während der Haupteingang in der schmalen Südfront Platz gefunden hat.

Die Ostseite des Gebäudes sieht auf eine nicht sehr breite Strasse: die »Lange Reihe« genannt; an der Westseite ist ein grösserer Garten angelegt, an welchen sich der Garten eines Stiftes anschliesst. Die Seite des Haupteinganges an der Wagnerstrasse wird von dem an dieser Strasse liegenden geräumigen, mit schattigen Bäumen bedeckten Neurossgärtner Kirchplatz begrenzt. Sowohl die Süd- wie die Ostseite sind durch kleine Vorgärten von der Strasse getrennt. Das ganze Gebäude wird in der Mitte jeden Geschosses durch einen heizbaren, 3,1 m breiten, durch Glasverschläge an den Eingängen gegen Zugluft geschützten Korridor durchschnitten, welcher durch grosse, an den Enden befindliche Fenster beleuchtet wird und gelüftet werden kann. Die Korridore wurden deshalb so breit angelegt, damit der untere von den poliklinischen Kranken als Warteraum, der obere von den in den Sälen untergebrachten Kranken bei schlechtem Wetter als Spaziergang benutzt werden kann. An jeder Ecke der Korridore befinden sich Aborte.

In dem 4 m hohen ersten Stockwerk ist der Korridor durch eine Glaswand getheilt, und zwar so, dass ein Drittheil nach

Süden liegt und zwei Drittheile nach Norden. Dadurch erhalten fünf Privatzimmer eine eigene Korridorabtheilung für sich.

Die Wirthschaftsräume liegen sämmtlich in dem 2,7 m hohen Kellergeschoss.

Das 4 m hohe Erdgeschoss enthält ausschliesslich die für den Unterricht, für die Poliklinik und für die Operationen etc. bestimmten Lokalitäten.

In dem oberen Stockwerk sind die Krankenzimmer angeordnet.

Das Dachgeschoss enthält ausser Schlafzimmern für Dienstpersonal und zwei grossen Bodenräumen noch zwei, nur für 6 oder 2 Rekonvaleszenten verwendbare Krankenräume; die Anstalt hält in 11 Krankenzimmern, ausschliesslich der beiden Rekonvaleszentenräume, für 44 Erwachsene und 6 Kinder Betten; der Luftraum, welcher sich bei der vorhandenen Ventilation als ausreichend erwiesen hat, beträgt in Minimo 36 cbm auf jeden Kranken.

Das Operationszimmer wird vorzugsweise nur für poliklinische Operationen benutzt; grössere Operationen werden in den Krankenzimmern vorgenommen. Professor Jacobson zog es, ebenso wie sein Vertreter nach seinem Tode, Professor Vossius, vor, im Bette zu operiren. Die Betten gehen auf Rollen und sind leicht in gute Beleuchtung an das Fenster zu bringen. Bei schlechtem Lichte, besonders während der Winter- und Herbstmonate, sowie auch in dunklen Nachmittagsstunden wird bei elektrischem Lichte operirt.

Die Krankenzimmer sind von sehr verschiedener Grösse und von den übrigen Räumen vollständig getrennt, so dass die Kranken mit dem übrigen Personal wenig oder garnicht in Berührung kommen.

Die Wände der Zimmer, die Decken und Fussböden sind grösstentheils mit Oelfarbe gestrichen, um Ansammlung infizirender Krankheitsstoffe nach Möglichkeit zu verhindern.

Die Verdunkelungsvorrichtungen der Fenster bestehen aus durchlassenden Rouleaux, die von oben nach unten und von unten nach oben gezogen werden können, und ausserdem aus grünschwarzen Vorhängen, die sich seitlich verschieben lassen, zur völligen Verdunkelung der Zimmer.

Die einzige gemeinschaftliche steinerne Treppe geht vom Garten aus, stellt von hier aus die Verbindung mit dem Kellergeschoss her, erreicht hinter dem Korridor, der Poliklinik gegenüber, die Höhe des Erdgeschosses, und giebt bei offener Thür frische Luft bis auf den Dachboden.

Die Ventilation, für welche durch Glas-Jalousien in den oberen

Theilen der Fenster und in einem Theile des Gebäudes durch eine Luftheizungsanlage Sorge getragen ist, entspricht den Anforderungen.

Die Heizung sämmtlicher Zimmer der Ostfront, der Korridore und der Aborte geschieht durch die vorerwähnte Luftheizungsanlage. Alle übrigen Zimmer haben Kachelöfen erhalten.

Erwogen wird zur Zeit, ob nicht durch den Anschluss an die im Bau begriffenen städtischen Elektrizitätswerke eine überaus werthvolle Verbesserung der Beleuchtungsverhältnisse zu ermöglichen ist.

Der Kostenaufwand für den Bau betrug 225 000 Mark.

Es bestehen 3 Verpflegungsklassen: I. Klasse für 4 Mark, II. Klasse für 3 Mark und III. Klasse für 1 Mark täglich.

Nach dem Etat für 1890/91 belaufen sich die Ausgaben auf 36 375 M, der Zuschuss aus der Universitätskasse auf 15 730 Mark.

Im Rechnungsjahre 1888/89 wurden behandelt:

	in der Klinik			in der Poliklinik		
	m.	w.	zus.	m.	w.	zus.
Ueberhaupt	616	393	1009	2728	2099	4827
darunter an:						
Krankheiten der Augenlider . .	28	27	55	337	402	739
- der Bindehaut	41	41	82	675	423	1098
- der Hornhaut	87	78	165	600	431	1031
- der Lederhaut	17	4	21	7	5	12
- der Regenbogenhaut . .	57	31	88	104	48	152
- Aderhaut	17	8	25	105	91	196
Glaucoma	26	26	52	35	37	72
Krankheiten der Netzhaut und des Sehnerven	69	38	107	95	56	151
- der Linse	132	64	196	112	84	196
- des Glaskörpers	23	12	35	30	17	47
Refraktionsanomalien	15	9	24	244	186	430
Accomodationsanomalien . . .	3	—	3	137	111	248
Krankheiten des Augapfels . .	48	13	61	45	19	64
- der Muskeln	25	6	31	122	101	223
- des Nervus quintus . . .	—	2	2	5	3	8
- der Thränenorgane . . .	24	29	53	69	81	150
- der Augenhöhle	2	4	6	2	1	3
anderen Krankheiten	2	1	3	4	3	7

Operationen wurden ausgeführt 2172, darunter in der Klinik 650, in der Poliklinik 1522.

Das pathologische und pharmakologische Institut.

(Im Bau begriffen.)

Die erste Einrichtung eines pathologischen Institutes erfolgte durch Professor von Recklinghausen im Jahre 1864. Nach der Berufung desselben nach Würzburg im Jahre 1865 erhielt der gegenwärtige Direktor, Professor Dr. Ernst Neumann, 1866 die Leitung des Institutes.

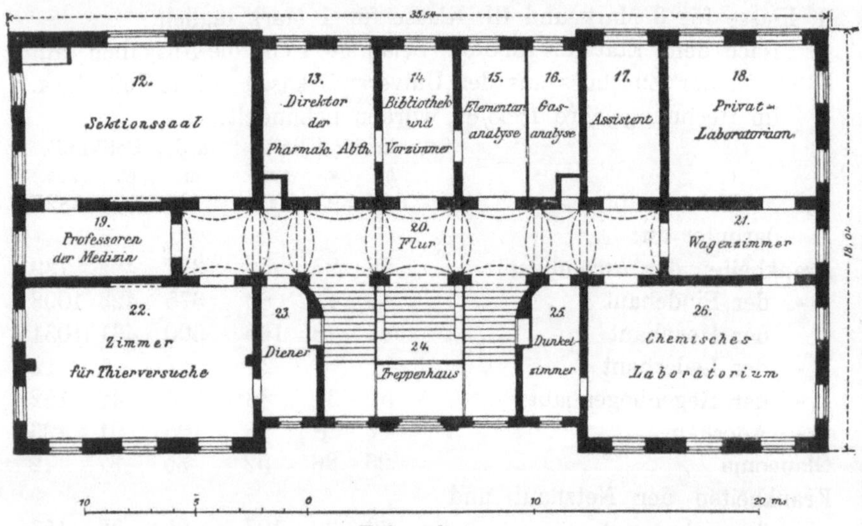

Erdgeschoss.

Ein pathologisch-chemisches Laboratorium zum Unterricht in der medizinischen Chemie wurde 1871 Professor Dr. Jaffé übertragen und seit der Ernennung desselben zum Professor ordinarius im Jahre 1883 gleichzeitig zum Unterricht in der Pharmakologie eingerichtet. Da die bisher für die genannten Unterrichtszweige benutzten Räume nicht mehr ausreichend erschienen, wurde im Frühjahr 1888 der Bau eines neuen Institutes begonnen, das im Sommer dieses Jahres bezogen werden wird.

Das aus einem Mittelbau und zwei nicht erheblich vortretenden Flügelbauten bestehende neue Hauptgebäude ist auf dem Platze des alten Institutes in unmittelbarer Nähe der Kliniken errichtet und enthält Kellergeschoss, Erdgeschoss und zwei Stockwerke, darüber unter steilen Dächern grosse Bodenräume.

Eine breite dreiläufige Treppe vermittelt den Verkehr nach allen Geschossen.

In dem 3,40 m hohen, zum grössten Theile überwölbten Kellergeschosse sind eine Kapelle, 2 Dienerwohnungen, Leichenkeller, ein Raum für Pilzzüchtung, Aborte und Wirthschaftsräume angeordnet.

Das 4,30 m hohe Erdgeschoss wird fast ausschliesslich für die Zwecke der pharmakologischen Abtheilung eingerichtet, ein Direktorzimmer mit Vorzimmer, ein Assistentenzimmer, kleinere Zimmer für Analysen und für Apparate, ein Privatlaboratorium,

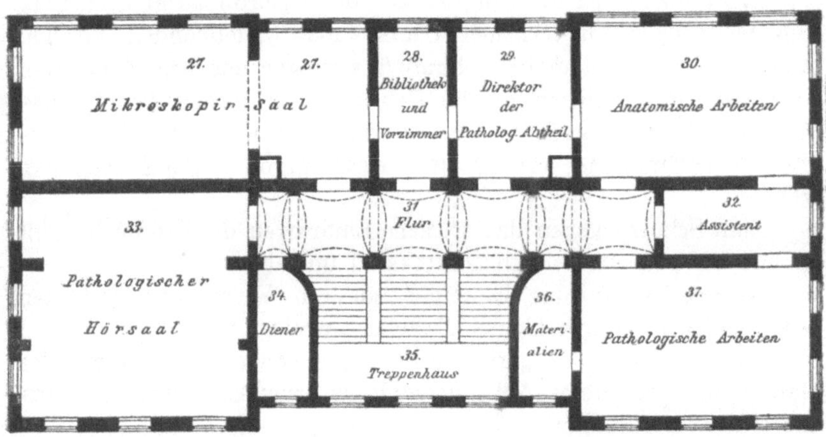

Erstes Stockwerk.

einen Saal für Thierversuche, ein chemisches Laboratorium und einen Dunkelraum umfassen (s. Abbildung S. 350).

Der pathologischen Abtheilung, welche im Erdgeschoss nur einen Sektionssaal und in Verbindung mit demselben ein Direktorzimmer enthält, wird das ganze erste Stockwerk überwiesen (s. vorstehende Abbildung). Letzteres, ebenso hoch wie das Erdgeschoss, umfasst einen Mikroskopirsaal, einen Hörsaal, je einen grösseren Raum für anatomische und für pathologische Arbeiten mit zwischenliegendem Prosektorzimmer, ein Direktorzimmer mit Vorzimmer und Nebenräumen.

In dem 4,50 m hohen zweiten Stockwerk liegen die geräumigen Sammlungssäle beider Institute, ausserdem ein Hörsaal für die

Pharmakologen, ferner Assistentenwohnungen und kleinere, verschiedenen Zwecken dienende Zimmer.

Die Korridore aller Geschosse sind überwölbt und mit Fliesenbelag versehen. Die Treppen sind aus Eisen hergestellt. Für das Treppenhaus und die Korridore sind 2 besondere Heizungs- und Lüftungsanlagen mit Heizkammern im Kellergeschoss und grossen Abzugsschloten vorgesehen.

Zur Erwärmung der Zimmer und Säle sind Kachelöfen und eiserne Mantelöfen aufgestellt. Die Lüftung wird hier durch gewöhnliche über Dach geführte Schlote bewirkt.

Für Beleuchtung, Wasserzuführung und Entwässerung wird durch den Anschluss an die städtischen Anlagen Sorge getragen.

Das Gebäude ist auf Granitsockel als Ziegelrohbau in schlichten, sich an den mittelalterlichen Backsteinbau anlehnenden Formen aufgeführt. Streifen und Fensterabwässerungen aus braun glasirten Verblendsteinen beleben die im Uebrigen aus rothen Ziegeln hergestellten Flächen und lassen in Verbindung mit den hohen, gemusterten Pfannendächern den Bau wirkungsvoll in die Erscheinung treten.

Zum Schutze gegen das seitliche Eindringen der Erdfeuchtigkeit ist das Gebäude mit einem Sickerkanal umgeben.

Anstossend an das Hauptgebäude, in Verbindung mit den Leichenkellern, ist ein kleiner Eiskeller angelegt.

Ein geräumiges, in geringem Abstande von der Hinterfront des Hauptbaues errichtetes Nebengebäude ist zur Aufnahme der Versuchsthiere bestimmt.

Die Gesammtkosten der Anlage, einschliesslich der Ausgaben für die innere Einrichtung und für die instrumentelle Ausstattung der Institute, werden voraussichtlich die Höhe von 260 000 Mark erreichen.

Das pathologische Institut hat für 1890/91 einen Etat von 7660 Mark, das pharmazeutisch-chemische Laboratorium einen Etat von 4500 Mark.

Marburg.

Die neue Universitäts-Aula.

Der Neubau der Aula bildet den Abschluss des bereits in den siebenziger Jahren entstandenen neuen Universitätsgebäudes; die Form und die Höhenverhältnisse des Bauplatzes, geschichtliche Erinnerungen und andere Umstände haben diese ganze Bauanlage zu einer eigenartigen gestaltet, welche von den für öffentliche Gebäude heute massgebenden Typen erheblich abweicht und deshalb einige Angaben über die Baustelle und die auf ihr errichteten und noch zu errichtenden Bauten rechtfertigt.

Die Baustelle ist die des alten einstigen Marburger Predigerklosters, von dessen Baulichkeiten die Klosterkirche erhalten bleibt.

Die Stadt Marburg erstreckt sich mit ihrer bebauten Fläche heut über die Abhänge eines von dem alten Schlosse gekrönten, ziemlich hoch ansteigenden Hügels und über die nächst angrenzenden Flächen des Lahnthales. Als der Ort im 13. Jahrhundert Stadtrecht erhielt, beschränkte sich sein Umfang auf die südliche Lehne des Schlossberges. Der von der Befestigung eingeschlossene Raum hatte die Gestalt eines Vierecks. Die nördliche, dem Kamme des Berges folgende Seite war von der Burg, dem später sogenannten Schlosse, eingenommen. Von ihm aus stieg die östliche und westliche Stadtmauer, dem Berghang folgend, hinunter, die südliche Mauer zog in wagerechter Linie am Bergfusse einher. Die beiden Enden dieser Südmauer, also die beiden unteren Ecken des Vierecks, waren wie mit zwei kleineren Festungen mit zwei hochanstrebenden Klosteranlagen, der Dominikaner und der Franziskaner, besetzt.

Wann die Orden hier Fuss gefasst haben, ist nicht bekannt; die ältesten Reste der von ihnen aufgeführten Bauten gehen auf das letzte Jahrzehnt des 13. Jahrhunderts zurück.

Das Dominikaner- oder Predigerkloster nahm die südöstliche Stadtecke ein und war inselartig, insofern, als es, mit zwei Aussenseiten der Stadtgrenze folgend, nach innen hin durch Strassenzüge von der bürgerlichen Bebauung geschieden war. Die Berglehne ist so steil, dass innerhalb des Klostergrundstückes, von Norden nach Süden hin, ein Bodengefälle von 17 m vorhanden war. Das Kloster hatte sich aus kleinen Anfängen heraus entwickelt, dergestalt, dass gegen Ende des Mittelalters das Ganze seiner Bauten einen ziemlich beträchtlichen Umfang erreicht hatte. Bei Einführung der Reformation in Hessen wurde der Konvent aufgelöst und die Klosterbauten für weltliche, vorwiegend Schulzwecke in Anspruch genommen.

Als im Jahre 1872 der Abbruch des grösseren Theiles dieser Bauten beschlossen ward, befanden sie sich in den Händen der Universität, weshalb die nun grösstentheils verschwundene Anlage in der Erinnerung der Bürgerschaft als »altes Universitätsgebäude« fortbesteht.

Ursprünglich besass das Kloster einen sehr zierlichen Kreuzgang. Derselbe, später ganz um- und neugebaut, stellte eine peinlich genaue Wiederholung des Kreuzganges in dem oben erwähnten Marburger Franziskanerkloster dar. Beide Kreuzgänge hatten die grösste Aehnlichkeit mit dem in Köln noch bestehenden, jetzt in das städtische Museum daselbst eingebauten Minoritenkreuzgang. In den Klostergebäuden vermauert wurden fremde Bautrümmer gefunden, welche, zusammengehalten mit anderen, zum Theile schriftlichen Funden, auf die bis dahin unbekannte Thatsache hinleiteten, dass in spätromanischer Zeit auf halber Höhe des Marburger Burgberges, westlich vor der jetzigen Marienkirche, ein Burgsitz gestanden hat, von einem Reichthum der Architektur, wie ihn nur die gleichzeitigen Hofburgen von Gelnhausen, Münzenberg, die Wartburg u. s. w. kennen.

Die Bauten des Dominikanerklosters, wie sie auf das 16. Jahrhundert und — verdorben — auf unsere Zeit gekommen waren, umzogen einen fast quadratischen Kreuzgang oder Kreuzhof. Nördlich von diesem lag die Kirche, die nie zur Vollendung gekommen ist und noch jetzt aufrecht steht. Oestlich stand ein langer, nach Süden über das Viereck überschiessender Flügel mit Sakristei, Refektorium und Schlafsaal. Dieser hat zum grösseren Theile aber jetzt dem neuen Aulabau Platz gemacht.

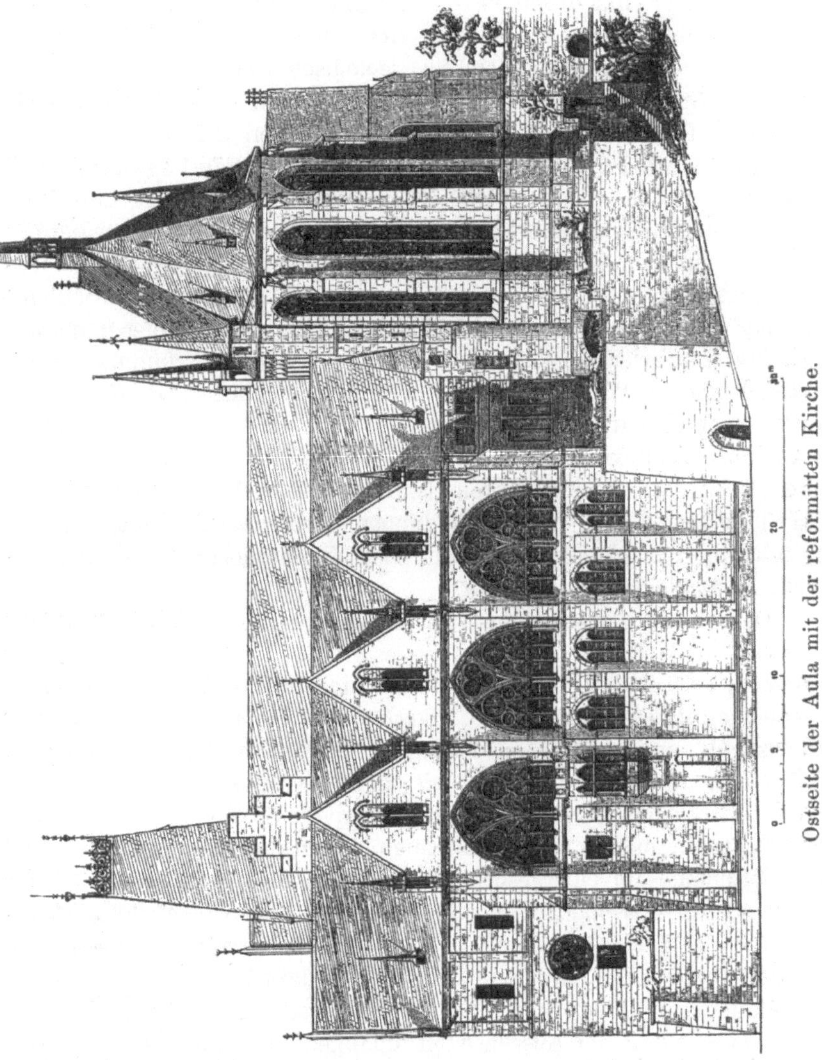

Der Stil der Universitätsbauten ist frühgothisch. Die Aussenseiten sind aus demselben weissen Sandstein aufgeführt, welcher in alter Zeit für die berühmte St. Elisabethkirche verwendet worden ist. Im Inneren des Gebäudes ist der nicht so wetterbeständige, aber im Allgemeinen feinkörnigere rothe Stein dieser Gegend zur Anwendung gekommen. Beide Gesteine liegen in Marburg hart neben einander, nur durch einen senkrechten Spalt getrennt, welcher über den Schlossberg hinläuft und sich stundenweit verfolgen lässt; der weichere rothe Sandstein ist geologisch älter als der weisse. Die Ansichtflächen sind fein gespitzt worden, die Gliederungen scharrirt. Die Bauformen sind im Allgemeinen einfach, nur der Kreuzgang und der seinem Westflügel entsprechende Vorsprung der Südseite wurden reicher behandelt. Der Kreuzgang hat Gewölbe mit Sandsteinrippen, Masswerkfenster mit Glasmalerei und steinerne Sitzbänke in den Fensternischen. Die Schlusssteine der Gewölbe, die Kragsteine unter den letzteren, die Kapitäle der grossen Säulen und der vielen Fenster- und Thürsäulchen, die Bogenkämpfer u. dergl. sind mit Laubwerk geschmückt, welches in seiner Erfindung nach mittelalterlicher Weise immerdar wechselt, so dass z. B. Hunderte von verschiedenartigen Kapitälmotiven am Bau vorzufinden sind. Auch die Architektur der Treppen, die Gewände der Zimmerthüren und alles Aehnliche im Inneren des Hauses bestehen aus Sandstein, die Thürflügel und Wandbekleidungen sind aus Eichenholz hergestellt, die Beschläge geschmiedet. Die Zimmerdecken weisen sichtbare, unverkleidete Balken auf.

Der Entwurf zu der Aula ist schon im Jahre 1876 aufgestellt worden, bedurfte aber einer Umgestaltung, weil es nothwendig erschien, unterhalb des Aulasaales verschiedene Hörsäle entsprechend der eingetretenen namhaften Steigerung im Besuche der Marburger Hochschule anzulegen. Der Flügel ist zweigeschossig. Das untere Stockwerk, dessen Fussboden mit dem des untersten Stockwerkes vom anstossenden, viergeschossigen Universitätsflügel gleich hoch liegt, enthält, ausser einigen Hörsälen, hauptsächlich einen Saal für Promotionen. Im Obergeschoss liegt die Aula, neben ihr ein Hörsaal und, im Fussboden einige Meter erhöht, das Universitätsarchiv.

Die der Bodenbewegung zu dankende beherrschende Lage des Gebäudes wird klar, wenn erwähnt wird, dass bereits der unterste Fussboden im Flügel 8 m über dem Strassenpflaster sich befindet. Die Entwickelung der Aussenseiten anlangend hat man sich bemüht, durch die Herbeiführung von Gegensätzen zu wirken, und beispielsweise über dem schlichten und geschlossenen Unterbau die äussere Langwand der Aula mit wenigen grossen Fenstern stark durchbrochen. Im Inneren ist über dem Hauptraume eine wagerechte

Balkendecke angeordnet. Bezüglich seiner Konstruktionsweise und Ausführung entspricht der Neubau den schon vorhandenen Gebäudetheilen [1]).

Die medizinische Klinik.

Zu Pfingsten 1786 ward das klinische Institut eröffnet. Ch. F. Michaelis hielt das Kolleg zweimal wöchentlich je eine Stunde. Die Zuhörer, deren Zahl gegen 40 betrug, besuchten die Kranken unter des Professors Aufsicht auch in deren Wohnungen. Der Zuspruch von Seiten der Kranken und in Folge dessen auch die Ausgaben nahmen alsbald derartig zu, dass zur Tilgung der entstandenen Schulden die Klinik vorübergehend geschlossen werden musste.

In diesem Institut wurden, wie das anfänglich wohl überall der Fall gewesen ist, fast zwanzig Jahre hindurch alle sich darbietenden Erkrankungen behandelt. Anträge, auch dem Professor Baldinger Fonds zu einem allein für innere Kranke bestimmten Klinikum zu bewilligen, hatten keinen Erfolg. Erst, als nach dem Tode des Letztgenannten J. H. Sternberg, bis dahin praktischer Arzt in Goslar, im Herbst 1804 als Professor der Pathologie und Therapie berufen war, wurde auf seinen, gemeinsam mit Michaelis gestellten Antrag zu Ostern 1805 eine Trennung vollzogen. Jedem von beiden ward die Hälfte des auf 300 Thaler erhöheten Fonds für eine chirurgische und eine medizinische Klinik zur Verfügung gestellt. Auch jetzt noch blieben beide Kliniken allein Krankenbesuchsanstalten; ein Krankenhaus, eine stationäre Klinik war noch nicht vorhanden. Dem Königreich Westfalen war es vorbehalten, dem lange empfundenen Bedürfniss abzuhelfen. Es ward beschlossen, dasjenige Hospital dazu zu benutzen, welches nach dem Tode der heiligen Elisabeth im 13. Jahrhundert mit den Mitteln der von ihr hierfür hinterlassenen reichen Dotation erbaut war, und ursprünglich besonders für hülfsbedürftige Pilger, die zum Grabe jener Heiligen wallfahrteten, bestimmt, später einer Anzahl von Pfründnern Unterkunft gewährt hatte. Dieses Hospital, das unter die Verwaltung des deutschen Ordens gestellt worden war,

---

[1]) Die Bemerkungen über den Bau der Aula wie die Abbildung auf S. 355 sind dem Centralblatt der Bauverwaltung entlehnt.

war bei der von Napoleon 1809 verfügten Aufhebung dieses Ordens mit den Gütern desselben von der Krone Westfalen eingezogen worden. In einem Dekret vom 2. Juli 1811 überwies Jerôme das Elisabeth-Hospital sammt seiner Dotation der Universität zur Einrichtung einer Klinik. Wohl ergriff die Universität bald Besitz von ihrem neuen Eigenthum; die beiden Kliniker kündigten bereits vom

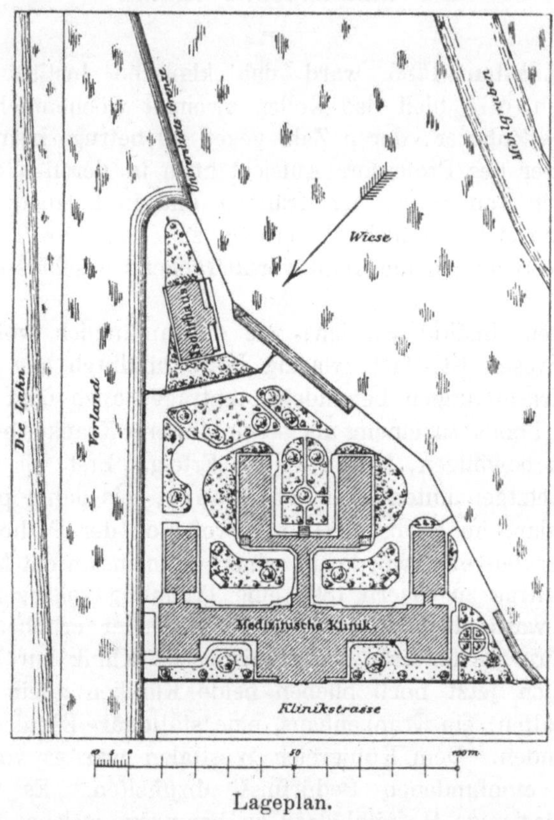

Lageplan.

Wintersemester 1811/12 ab klinische Uebungen in dem »neuerrichteten klinischen Hospitale« an. Indessen verzögerte sich die Fertigstellung des Krankenhauses bis nach dem Zusammensturz des Königreichs Westfalen.

Am 8. November 1813 ist das klinische Hospital, das 6 Betten auf der medizinischen und 4 Betten auf der chirurgischen Abtheilung enthielt, mit vier innerlich und einem äusserlich Erkrankten durch Conradi und Michaelis eröffnet worden.

Nachdem Michaelis 1814 einem Lazarethfieber erlegen und Conradi nach Heidelberg berufen war, leitete S. Chr. Lucae bis zu seinem Tode, 1821, die Klinik. Ihm folgte E. D. Aug. Bartels, der 1828 nach Berlin berufen wurde. Im Sommer 1829 begann C. Fr. Heusinger als sein Nachfolger eine akademische Thätigkeit, die er, den neuen Bahnen, auf denen die Wissenschaft wandelte, mit Umsicht Eingang verschaffend, achtunddreissig Jahre hindurch unermüdlich und in der anregendsten und erspriesslichsten Weise fortgesetzt hat, bis ihm das höhere Alter die Berechtigung gab, seine letzten Lebensjahre ausschliesslich und unausgesetzt der stillen Arbeit des Gelehrten zu widmen und sein klinisches Lehramt einem jüngeren Manne, Professor Emil Mannkopff, 1867 zu überlassen.

Die sonstigen Verhältnisse des Krankenhauses erwiesen sich mehr und mehr als unhaltbar; ein Neubau war unabweislich und wurde von 1883 bis 1886 ausgeführt.

Baubeschreibung. Die neu errichtete medizinische Klinik, welche gleichzeitig als Landkrankenhaus und Militärlazareth dient, ist auf einem am Ufer der Lahn gelegenen 11 101 qm grossen Grundstück mit der Hauptfront an der senkrecht auf den Lahnfluss stossenden Klinikstrasse erbaut. Das Gebäude steht von allen Seiten frei und zerfällt in ein dreigeschossiges Hauptgebäude mit einem Mittelbau und zwei Eckrisaliten, in zwei durch kleine Verbindungsbauten senkrecht mit der Rückfront verbundene Flügel, die sogenannten Pavillons, und in einen sich in der Mittelaxe des Hauptgebäudes anschliessenden, niedrigen, einstöckigen Anbau, den sogenannten Barackenbau, der aus zwei gleichfalls senkrecht zur Rückfront des Hauptgebäudes gestellten Baracken besteht und durch lange Korridore mit demselben in Verbindung gesetzt ist. Nachträglich sind an den Eckpunkten der letzteren kleine Thierställe und auf den inneren Hofräumen Schuppen für Brennmaterialien hergestellt worden. Ferner wurde auf dem Hofraum zwischen den Baracken ein Eiskeller angelegt.

Für zu isolirende, ansteckende Kranke ist ausserdem in möglichst grosser Entfernung vom Hauptbau ein Isolirhaus hergestellt worden.

Das Hauptgebäude, welches mit seinen Anbauten für 100 Krankenbetten bestimmt ist, enthält in dem über dem Erdboden gelegenen Untergeschoss (Erdgeschoss) Wohnungen für Portier, Inspektor, Köchin und Maschinisten, Wirthschafts- und Vorrathsräume, Des-

infektionsraum, Eis- und Leichenkeller, Heizräume und zwei Zimmer
für Krätzkranke. In diesem Geschoss schliessen sich die für je

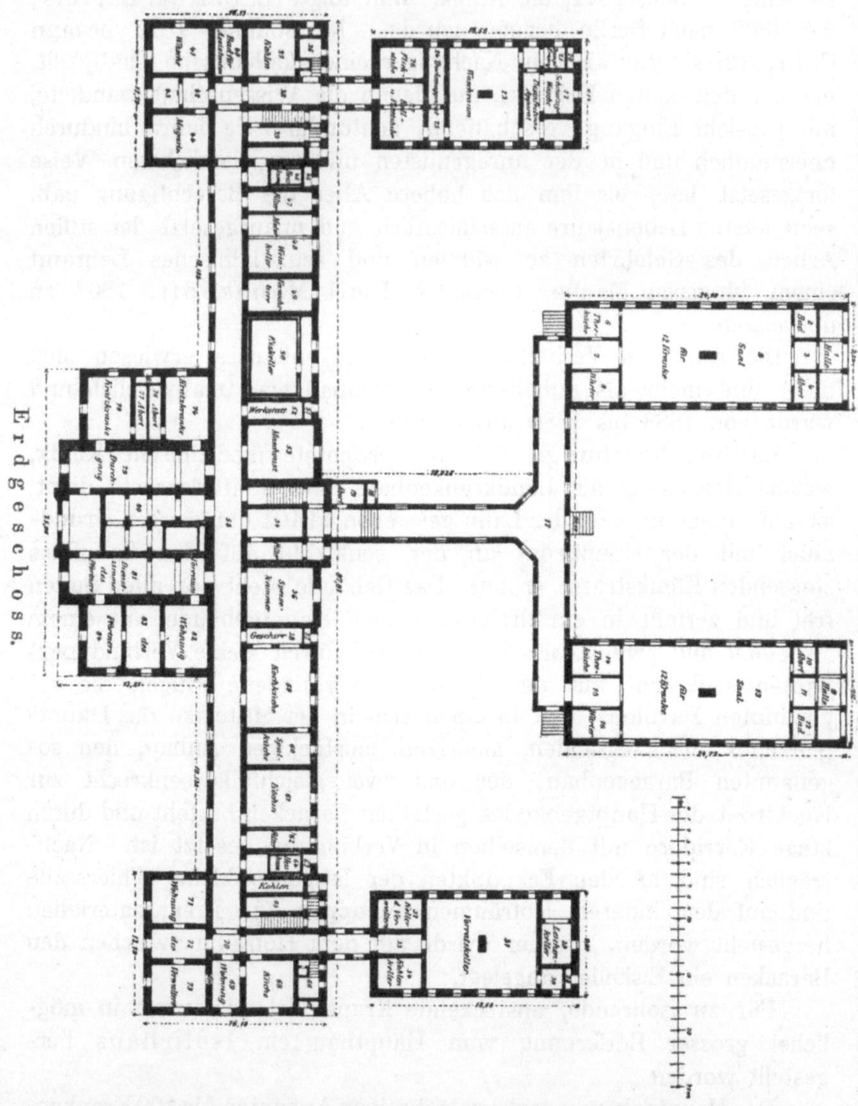

12 Kranke berechneten beiden Barackensäle mit den zugehörigen
Wärterzimmern, Theeküchen, Bädern, Aborten und nach Süden gelegenen offenen Erholungshallen an.

Das erste Stockwerk im Mittelbau enthält Geschäftszimmer und die Räume für die Bibliothek, die Poliklinik, für elektrische und laryngoskopische Behandlung, Hauptflur und Haupttreppe, in den Zwischenbauten Kranken-, Wärter- und Badezimmer, in den Risaliten Einzelzimmer und Assistentenwohnungen und die Nebentreppen, in den Flügelbauten je einen Saal für 8 Kranke mit Nebenräumen wie bei den Baracken.

Im zweiten Stockwerk befinden sich im Mittelbau das Auditorium mit davorliegendem Warteraum und einer nach dem Auditorium sich öffnenden Loge über dem Warteraum, das Sprech- und Arbeitszimmer des Direktors, das Archiv der Krankengeschichten, die Räume für Sammlungen, sowie für mikroskopische, bakteriologische, chemische und experimentelle Arbeiten.

Die Eintheilung und Bestimmung der Räume in den Risaliten und Anbauten bleibt dieselbe wie im ersten Stockwerk, mit Ausnahme des rechtsseitigen Risalites, in dem ein Prüfungszimmer gelegen ist.

Im mansardenartig ausgebauten Dachgeschoss des Gebäudes zwischen den Risaliten sind Wohnräume für Dienstpersonal, Kammern für Kleider und Wäsche und die Zellen für Deliranten untergebracht.

Die linke Hälfte des Hauses nimmt die Abtheilung für weibliche Kranke und Kinder, die rechte diejenige für männliche Kranke auf.

Aborte sind in genügender Zahl und an passenden Stellen, gut gelüftet und beleuchtet und mit Spülvorrichtung versehen, angelegt.

Der Transport von Speisen und Heizmaterial wird nach den verschiedenen Stockwerken durch Aufzüge vermittelt, von denen einer für erstere, je einer in den Eckbauten für letzteres bestimmt ist.

Das Gebäude ist massiv, im Untergeschoss mit Sandstein-, in den oberen Geschossen in rother Ziegelverblendung mit Architekturtheilen in weissem, ausserordentlich wetterbeständigem Sandstein hiesiger Gegend, einfachen Formen und in der Detaillirung mit Benutzung gothischer Profile erbaut.

Sämmtliche Räume des Untergeschosses, die Korridore der oberen, die Bäder und Hallen des ersten Stockwerkes, das Vestibul und die Treppenhäuser sind gewölbt, alle Treppen massiv aus Sandstein hergestellt; die Nebentreppen freitragend. Die anderen Räume sind mit Balkendecken überspannt.

Die inneren Architekturtheile des Vestibuls und des Treppenhauses wurden in rothem Gisselberger Sandstein hergestellt.

Die Formengebung und Malerei sind in diesen Räumen reicher, als in den übrigen einfach, aber zweckmässig ausgestatteten Räumen. Das Auditorium hat in 9 m Höhe über dem Fussboden eine schön kassettirte Holzdecke in Malerei von guter Wirkung erhalten.

Die Stockwerkhöhen betragen im Erdgeschoss 3,40 m im Lichten und 3,70 m von Oberkante zu Oberkante Fussboden, während die Baracken 4,85 m lichte Höhe haben.

Das erste Stockwerk ist 5 m von Oberkante zu Oberkante Fussboden hoch, das zweite ebenfalls 5 m. Die Räume im Dachgeschoss haben eine Höhe von 2,40 m im Lichten.

Der Mittelbau, die Risalitbauten, sowie die Seitentreppen und Zugänge zu den Pavillons sind durch Glaswände abgeschlossen.

Die Korridore des ersten und zweiten und die Krankenräume des ersten Stockwerkes sowie die Baracken haben Fussboden von Ehranger Thonplatten, die Dienst- und Wohnräume Eichenriemenfussboden auf Blindboden erhalten, ebenso sämmtliche Zimmer des zweiten Stockwerkes mit Ausnahme der Bäder. Wand- und Deckenputz der Krankenräume ist mit Oelfarbe gestrichen und an den Ecken behufs besserer Reinigung ausgerundet. Wohn- und Diensträume haben Tapezirung oder Leimfarbenanstrich, theilweise mit Oelfarbensockel, erhalten.

Die Beheizung erfolgt für die Korridore, Treppenhäuser und das Auditorium durch erwärmte Luft, die durch drei Kaloriferen von Sturm in Würzburg erzeugt wird; die mittlere ist für das Auditorium, die Haupttreppe und das Vestibul bestimmt. Die übrigen Räume des Institutes werden durch Sturm'sche Oefen mit Glanzblechmänteln erwärmt; nur einige Wohn- und Diensträume haben Oefen mit Kachelmänteln erhalten. Für die Beheizung der Baracken sind je zwei Oefen, von denen der eine ein Ventilations-, der andere ein Cirkulationsofen ist, aufgestellt.

Für die Zuführung von frischer Luft zu dem Innenraume der Ofenmäntel in den Zimmern für vier Kranke sind Kanäle zwischen dem Fussboden und Gewölbe der Korridore angelegt, welche die durch Gazefilter behufs ihrer Reinigung streichende Luft von besonderen Oeffnungen in der Aussenwand entnehmen. Dieselbe Art der Luftzuführung besteht für die Baracken und die Pavillons. Die Kaloriferen entnehmen die Luft aus Filterkammern. Die Baracken und die oberen Pavillonsäle haben für die Sommerventilation zwei

Klappen im First des Holzcementdaches, für die Winterventilation Klappen für den zwischen zwei Rauchrohren liegenden Ventilationsschacht. In den Krankenzimmern findet die Luftabführung durch die in den Mauern gelegenen Ventilationsrohre statt. Die Pavillons haben die Rauchrohre umgebende Ventilationsschächte; ebenso wird aus dem Hörsaale die Luft durch zwei besondere, in den Vorraum und die Loge mündende Abzugsschächte entfernt. Die Ablüftung oder Zuführung frischer Luft kann durch Oeffnen der horizontal drehbaren, mit Stellvorrichtung nach Ludwig's Patent versehenen und mit einem Gelenk verbundenen Oberlichtflügel der Doppelfenster unterstützt werden; diese Einrichtung gestattet die gleichzeitige Bedienung beider Flügel auf leichte Weise.

Das Institut besitzt Gas- und drei Wasserleitungen, nämlich für Gebrauchswasser zu Bädern, für Waschtische und zur Spülung und Reinigung, ferner für Trinkwasser und für die Feuerlöscheinrichtungen, drittens für Warmwasser. Letztere wird durch den Liebau'schen Heerd der Kochküche gespeist. Die Gebrauchswasserleitung entnimmt das Wasser aus einem Brunnen vermittelst einer durch eine Otto'sche Gaskraftmaschine getriebenen Pumpe, die dasselbe in zwei Reservoire auf dem Dachboden drückt, von denen jedes 10 000 l fasst. Die Trinkwasserleitung ist an die städtische angeschlossen. Die Speisung des Heerdes für die Warmwasserleitung geschieht gleichfalls durch die städtische Leitung. Die Baracken und die Pavillons können ebenso wie je eine Hälfte des Hauses vom Betriebe ausgeschaltet werden. Die Abflussleitung führt die wenig verunreinigten Hauswässer durch Schlammfänge in Thonröhren zur Lahn; die stärker und mit schädlichen Stoffen verunreinigten Kloset- und sonstigen Spülwässer werden in den für Abfuhr bestimmten Heidelberger Tonnen gesammelt.

Ausserdem sind die durch Blitzableitung gegen Wetterschläge geschützten Gebäude mit elektrischer Klingel- und Telephonleitung versehen. Die elektrischen Leitungen verbinden in zweckmässiger Weise die Dienst- und Lehrräume unter sich und mit den Krankenzimmern und deren Nebengelass; an jedem Bette befindet sich ein Presskontakt, der selbst dem Schwerkranken das Herbeirufen des Wärters leicht ermöglicht.

Die Gegenstände der inneren Einrichtung sind in einfacher aber solider und praktischer Weise hergestellt worden.

Das Auditorium enthält 48 ansteigend angeordnete Klappsitze auf eisernen Konsolen mit Rücklehne und Büchertisch; der

Einbau für die Sitzreihen bietet in seinem oberen Theile noch Platz für 40 Zuhörer und 10 Mikroskopirplätze an den 5 Fenstern der Vorderfront. Das Auditorium ist ausserdem mit verschiebbaren Wandtafeln in Holz und Milchglas, mit Reagentienschrank, Abdampfraum und einem elektrischen Apparat ausgestattet.

Die Betten sind sämmtlich von Schmiedeeisen gefertigt und für die Kranken mit Sprungfeder-Lattenmatratzen nach Haselau's Patent, ausserdem mit Seegras- und Rosshaarmatratzen, Keil- und Kopfkissen sowie mit wollenen Decken ausgerüstet.

In der Kochküche haben 1 Herd mit 3 verstellbaren Rosten und Bratofen, sowie Warmwasserkessel und ein besonderer Bouillonkochheerd Aufstellung gefunden.

Die Waschküche ist mit Spülfass, Bäuchbottichen, Waschmaschine, Zentrifuge, Dampftrockenapparat etc. versehen. In den anschliessenden Räumen befinden sich der inexplosible Dampfentwickler und der Desinfektionsapparat, welcher ein vollständiges Bettgestell aufzunehmen vermag.

Die Gebäude sind von Gartenanlagen umgeben, die, in der Richtung nach dem Flusse und der über diesem liegenden Landstrasse, sowie den Nachbargrenzen zu, undurchsichtig in Planken zwischen Steinpfeilern, nach der Klinikstrasse durchsichtig mit Eisengitter eingefriedigt sind und in einem besonders abgegrenzten Theile das Isolirhaus aufnehmen. Dieses ist einstöckig, nicht unterkellert, in Ziegelrohbau mit Sandsteinarchitekturtheilen, Holzcementdach und Thonplattenfussboden in gleicher Ausstattung wie das Hauptgebäude erbaut und enthält 2 Zimmer für je 4 Betten, Wärterraum, Aborte, Raum für allerhand Gebrauchsgegenstände, Theeküche und 2 Bäder mit Badeöfen.

Die Kosten des Hauptgebäudes betragen im Ganzen 540 277 Mark oder bei 2368 qm bebauter Fläche rund 228 Mark pro qm, die des Isolirhauses rund 26 692 Mark oder bei 218 qm Baufläche rund 122,5 Mark pro qm.

Für die innere Einrichtung, welche die Ausstattung der Lehr-, Dienst- und Krankenräume, sowie der Wirthschaftsräume mit Möbeln, Geräthen und Apparaten etc. umfasst, sind 64 287 Mark verausgabt worden, für die des Isolirhauses 1158 Mark.

Die Nebenanlagen, Einfriedigungen, Pflasterungen, Gartenanlagen, Uferbefestigungen etc. haben 39 848 Mark beansprucht; zu diesen Ausgaben treten noch 20 853 Mark für Grunderwerb, so dass für

das Hauptgebäude 665 265 Mark und für das Isolirhaus 27 850 Mark
ausgegeben sind.

An der Spitze der Klinik steht Geheimer Medizinalrath Professor Dr. Mannkopff, dem die Aerzte Dr. Stauffer, Dr. Willeke
und Dr. Nebelthau assistiren. Die Poliklinik leitet Professor
Dr. Rumpf mit dem Assistenzarzt Dr. Sunkel.

Nach dem Etat für 1890/91 belaufen sich die Ausgaben
auf 75 330 Mark, der Zuschuss aus der Universitätskasse auf
31 915,70 Mark.

Es bestehen 3 Verpflegungsklassen; der Verpflegungssatz beträgt I. Klasse 4 bis 2,50 Mark, II. Klasse 2,50 bis 1,50 Mark,
III. Klasse 1,50 bis 1,25 Mark täglich.

Im Rechnungsjahr 1889/90 wurden behandelt:

	in der Klinik			in der Poliklinik		
	m.	w.	zus.	m.	w.	zus.
Ueberhaupt	465	214	679	897	749	1646
darunter an:						
Entwickelungskrankheiten	1	—	1	3	10	13
Infektions- und allgemeinen Krankheiten	171	77	248	264	241	505
lokalisirten Krankheiten	287	136	423	630	498	1128
davon:						
Krankheiten des Nervensystems	32	27	59	86	57	143
- des Ohres	—	—	—	12	12	24
- der Augen	—	—	—	1	—	1
- der Athmungsorgane	71	15	86	195	147	342
- der Cirkulationsorgane	14	13	27	34	33	67
- des Verdauungsapparates	52	25	77	172	169	341
- der Harn- und Geschlechtsorgane	11	6	17	9	10	19
- der äusseren Bedeckungen	90	46	136	103	66	169
- der Bewegungsorgane	15	4	19	7	3	10
mechanischen Verletzungen	2	—	2	11	1	12
anderen Krankheiten und unbestimmten Diagnosen	6	1	7	—	—	—

II.

Genossenschafts- und Provinzial-Anstalten.

Das Diakonissen-Mutterhaus zu Kaiserswerth.

(Regierungsbezirk Düsseldorf.)

Am 13. Oktober 1836 wurde der untere Stock eines in Kaiserswerth angekauften grösseren Hauses für einige Kranke nothdürftigst eingerichtet. Das war der unscheinbare Anfang des durch die rastlosen Bemühungen des Pastors Dr. Fliedner ins Leben gerufenen Diakonissen-Mutterhauses wie auch des Diakonissen-Krankenhauses zu Kaiserswerth und damit zugleich des ganzen Diakonissen-Werkes der neueren Zeit. Das Diakonissen-Mutterhaus zu Kaiserswerth zählt gegenwärtig 790 Schwestern und 33 Tochteranstalten.

A. Das Krankenhaus.

Im Jahre 1840 wurden einige Nachbarhäuser zu dem ersterstandenen Gebäude hinzugekauft und im Laufe der Zeit durch Um- und Anbau erweitert, bis 1861 ein gewisser Abschluss erreicht war. Die Räumlichkeiten erwiesen sich aber mehr und mehr als unzureichend. Infolge dessen wurde im Jahre 1885 mit der Errichtung von neuen Krankenhaus-Gebäulichkeiten begonnen und solche dem jetzigen Stande der ärztlichen Wissenschaft und der Hygiene entsprechend ausgeführt und ausgestattet. Seit November 1888 und Mai 1889 sind diese Neubauten, etwa 8 Minuten von Kaiserswerth auf dem Fronberg und damit ausserhalb des Ueberschwemmungsgebietes des Rheinstromes belegen, in Benutzung genommen; sie bestehen (s. Abbildung S. 370) aus:

a) Verwaltungs- oder Wirthschaftsgebäude, enthaltend Dispensiranstalt, Koch- und Waschküche, Speise- und Schlafräume für die Schwestern und weiblichen Dienstboten;

b) Hauptgebäude für erwachsene männliche und weibliche Kranke mit 140 Betten (90 für Männer, 50 für Frauen);

c) **Kinderhaus**, dieses und das Hauptgebäude mit **Luftabzugs-**
kanälen und Ventilationsschlot, mit 80 Betten;

d) **Isolirhaus** mit 30 Betten für ansteckende Kranke, mit
Firstventilation; der Raum unter den Krankenzimmern ist in der
Weise freigelegt, dass die Luft ungehindert hindurchstreichen kann.
Die beiden Enden des Gebäudes sind unterkellert und enthalten
einen Desinfektionsraum etc.;

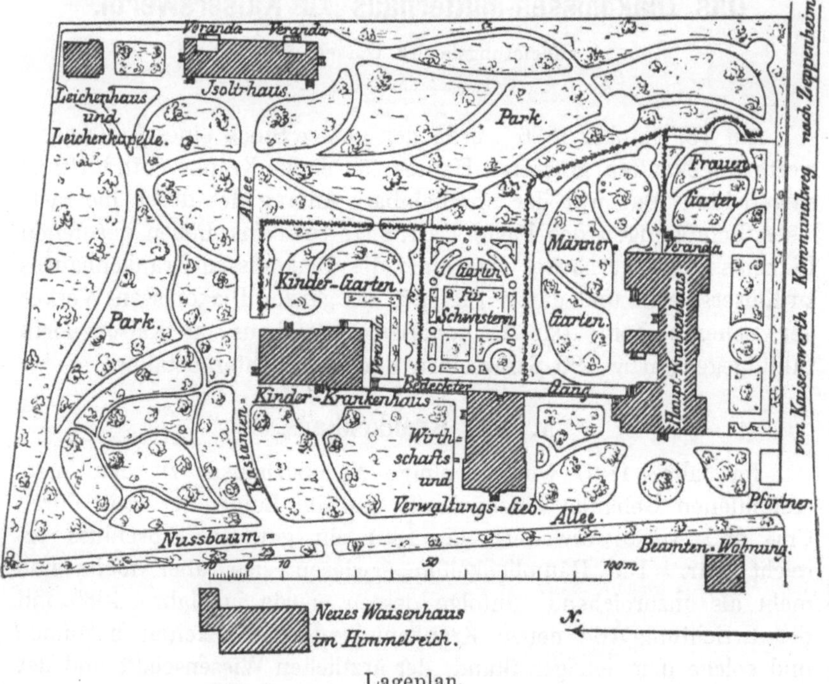

Lageplan.

e) **Leichenhaus** mit Sezirraum und Kapelle;

f) **Pförtnerhaus.**

Das Gesammt-Areal mit Park- und Gartenanlagen umfasst etwa
20 Morgen, die bebaute Fläche rund 2400 qm. Die Gebäude a,
b und c sind durch eine bedeckte, nach Osten offene Halle mit
einander verbunden. Eigene Telephonanlage, welche die einzelnen
Gebäude unter sich und mit den Häusern der Anstalt in der Stadt
verbindet, Heizung vermittelst Ventilationsöfen und Wasserheizung,
Warm- und Kaltwasserleitung sind vorhanden. Im Kellergeschoss

des Hauptgebäudes und Isolirhauses befinden sich Röhrendampfkessel, ein grosser Desinfektionsapparat mit Wagen und Holzrost, und Wannenbäder. Im Sommer wird auch eine eigene, etwa 10 Minuten entfernte Badeanstalt im Rhein mit sechs Badehäusern benutzt. — Die Entwässerung der ganzen Anlage erfolgt durch glasirte Thonröhren, welche auf je 50 bis 60 m Entfernung mit Revisionsschächten und Schlammfängen versehen sind. Für die Aborte besteht das Tonnensystem; regelmässige Abfuhr der Exkremente erfolgt nach einer 10 Minuten entfernt belegenen cementirten Dünger-Sammelgrube.

Eigenthümer: Rheinisch-Westfälischer Diakonissen-Verein zu Kaiserswerth, welchem durch Allerhöchste Kabinetsordre vom 20. November 1846 die Rechte einer juridischen Person verliehen sind.

Vorstand: Pastor Dr. Disselhof und Diakonissin Minna Fliedner.

Dirigirender Arzt ist der Geheime Sanitätsrath Dr. Hintze, welchem ein Hülfsarzt zur Seite steht.

Das Verwaltungs- und Warte- oder Arbeitspersonal besteht aus 1 Hauptvorsteherin, 1 Vertreterin und Probemeisterin, 4 Stationsvorsteherinnen und 1 Gehülfin, je 1 Vorsteherin für die Küche und Waschküche, 1 Apothekerin und 1 Gehülfin, 2 Telephonistinnen und Pförtnerinnen, 15 bis 20 Probeschwestern zur Ausbildung, 2 Wärtern, 2 Heizern, 1 Hausknecht, 1 Pförtner, 9 bis 10 Mägden, 1 Büreaugehülfen.

Aufnahmebedingungen: 1. Von der Aufnahme als Kranke sind ausgeschlossen: a) Epileptische und Geisteskranke; b) gänzlich Gelähmte männlichen Geschlechtes.

2. Vor der Aufnahme eines Kranken muss mündlich oder schriftlich unter Angabe des Namens und Alters des Kranken und Einreichung eines ärztlichen Zeugnisses über Art und Dauer der Krankheit angefragt werden. Bei plötzlichen Erkrankungen und Unglücksfällen, wo Gefahr im Verzuge ist, genügt telegraphische Anfrage mit Angabe des Alters, Geschlechtes und der Krankheit des Patienten.

3. Es bestehen drei Verpflegungsklassen. Das tägliche Pflegegeld beträgt I. Klasse 4,50 Mark, II. Klasse 2 Mark, III. Klasse 1,25 Mark; für Kinder unter 12 Jahren 75 Pfennig; für Kranke auf Kosten kirchlicher oder bürgerlicher Armen-Verwaltungen oder Krankenkassen 75 Pfennig und Kinder unter 12 Jahren 50 Pfennig; für zugereiste Kranke und Landarme 80 Pfennig.

Arme Kranke tragen Anstaltskleidung; Auslagen für Schuhe und Stiefel sind zu vergüten.

Für alle Kranken sind besonders zu vergüten: a) im Falle einer grösseren Operation die Auslagen für die assistirenden Aerzte, b) im Falle des Todes die Beerdigungskosten, c) die Transportkosten der Kranken, d) Auslagen für künstliche Glieder, Krücken, Bruchbänder, Brillen u. s. w.

4. Das Pflegegeld muss monatlich oder vierteljährlich vorausbezahlt werden; für dasselbe ist eine hinreichende schriftliche Garantie einzusenden.

Uebersicht der im Jahre 1889 verpflegten Kranken.

Krankheitsbezeichnungen	Bestand am 1. Januar 1889	Zugang pro 1889	Summa der Verpflegten	Abgang der			Bestand am 1. Januar 1890
				Geheilten und wesentlich Gebesserten	Ungeheilten	Gestorbenen	
Masern	—	11	11	11	—	—	—
Typhus	4	7	11	9	—	—	2
Rose	—	3	3	2	—	1	—
Diphtheritis	—	2	2	2	—	—	—
Blutarmuth	3	31	34	24	2	—	8
Syphilis	5	17	22	17	2	1	2
Rheumatismus	7	33	40	38	—	—	2
Skropheln	8	29	37	27	1	—	9
Krankheiten der Athmungsorgane . .	24	125	149	91	9	21	28
- der Verdauungsorgane	5	77	82	59	4	7	12
- der Harn- und Geschlechtsorgane	3	26	29	20	1	1	7
- des Gefässsystems	1	14	15	9	2	3	1
- der Nerven und Sinnesorgane . .	5	45	50	25	10	6	9
- der Knochen und Gelenke . . .	33	65	98	66	8	1	23
- der Haut, Muskeln, des Zellgewebes	22	123	145	124	3	—	18
Angeborene Fehler	1	5	6	6	—	—	—
Wunden und Verletzungen	2	58	60	55	—	—	5
Krebs und bösartige Geschwülste . .	1	6	7	—	—	4	3
Alterschwäche und Siechthum . . .	4	9	13	—	11	2	—
Krätze	—	107	107	105	—	—	2
Influenza	—	7	7	3	—	—	4
Summa . .	128	800	928	693	53	47	135

Etatsverhältnisse im Jahre 1889:

Die Einnahmen beliefen sich: aus eingezahlten Pflegegeldern auf 32 493,74 Mark, aus Stiftungszinsen auf 2315 Mark.

B. Heimstätte für Siechkranke evangelischer Konfession.

Die Räume befinden sich in dem renovirten alten Krankenhause. Epileptische, Geisteskranke und gänzlich Gelähmte männlichen Geschlechtes werden nicht aufgenommen.

Für Männer bestehen 3 Verpflegungsklassen; Frauen finden nur in der 3. Klasse Aufnahme.

Das jährliche Kostgeld beträgt: I. Klasse Abtheilung A. 1500 Mark, Abtheilung B. 1100 Mark; für eine besondere Pflegerin werden monatlich 25 Mark vergütet; II. Klasse 700 Mark; III. Klasse 360 Mark. Für sämmtliche 3 Klassen ist eine Einkaufung auf Lebenszeit möglich.

C. Heilanstalt für evangelische weibliche Gemüthskranke auf dem Johannisberg bei Kaiserswerth.

König Friedrich Wilhelm IV. schenkte eine unbenutzte Invalidenkaserne mit Garten in Kaiserswerth, wofür der Anstalt die Pflicht auferlegt wurde, 3 weibliche Angehörige von Militärs unentgeltlich in III. Klasse zu verpflegen. Nachdem die Kaserne um- und ausgebaut, auch ein neuer dreistöckiger Flügel angefügt war, konnte die Anstalt am 8. Mai 1852 eröffnet werden. Am 27. Juni 1881 wurde dieselbe in die neuerrichteten Gebäude auf dem Johannisberg bei Kaiserswerth verlegt. Areal mit ummauerten Gärten und umzäuntem Park 6,12 ha gross; bebaute Fläche ca. 2000 qm.

Die Anstalt besteht aus einem Haupthause und zwei etwas davon entfernten Gebäuden.

Das Hauptgebäude erstreckt sich von Westen nach Osten und hat gegen Süden zwei Flügel. Der Haupteingang befindet sich gegen Westen. Den Raum über demselben nimmt ein nach innen gewendetes Glasbild ein, einen Engel darstellend, mit der Ueberschrift: Friede sei mit euch! Links ist das Zimmer der Pförtnerschwester, rechts das Eintritt- und Besuchzimmer, daneben das ärztliche Ordinationszimmer.

Der westliche Flügel enthält unten den Festsaal, oben die Kirche.

Das Hauptgebäude besteht aus einem hohen Erdgeschoss und zwei Stockwerken. Hier wohnen die ruhigen Kranken der drei oberen Verpflegungsklassen. Das Versammlungszimmer im Erdgeschoss ist etwas grösser als diejenigen in den beiden Stockwerken.

Im Erdgeschoss des Ostflügels befindet sich die Küche mit Gemüsezimmer und Vorrathskammer, Heizküche, Waschküche und Bügelzimmer. Ferner sind hier zwei und im ersten Stockwerk ein Badezimmer angebracht, jedes mit zwei Badewannen versehen. Die Badezimmer befinden sich somit den Abtheilungen sehr nahe. Im »Ostflügel« wohnen die Kranken III. Klasse.

Nordöstlich vom Haupthause steht das Zellengebäude »Landhaus« genannt. Es enthält im Erdgeschoss und einem Stockwerk 11 Einzelzimmer, ein grösseres Schlafzimmer und zwei Versammlungsräume. Der Gedanke, zwei Tag-Aufenthaltszimmer in derselben Abtheilung herzustellen, hat also auch hier zweckmässige Verwirklichung gefunden. Mehrere der Zimmer sind mit cementirten Wänden versehen; in zweien derselben befinden sich die Fenster oben in der Wand (Zellen). Indessen sei bemerkt, dass bei den Kategorien von Kranken, die in der Anstalt verpflegt werden, nur verhältnissmässig selten die Nothwendigkeit fest verwahrter Isolirräume sich geltend macht. Ein Badezimmer fehlt selbstverständlich im Landhause nicht.

Ein offenes Haus für »Rekonvaleszenten und Leichtverstimmte« steht, etwa eben so weit als das Landhaus entfernt, südlich vom Hauptgebäude. Es enthält im Erdgeschoss und einem Stockwerk 16 Zimmer und 2 Säle, ausserdem auf dem Söller mehrere grössere und kleinere Zimmer. Bewohnt wird es, ausser von wenigen kranken Damen, vom Geistlichen und vom Arzte.

Zu nennen sind noch ein kleines Häuschen für den Portier und eins für Gärtner und Hausknecht, endlich ein Eiskeller.

Der Kittelbach ist zur Herstellung eines grossen Badebassins und eines Wellenbades verwendet.

Es sind 60 Plätze in 3 Klassen vorhanden und zwar I. Klasse a: 10, b: 12; II. Klasse 18; III. Klasse 20.

Vorstand: Pastor G. Fliedner. Dirigirender Arzt: Dr. C. Elsperger.

Pflege- und Verwaltungspersonal: 24 Diakonissen, 2 männliche und 5 weibliche Dienstboten.

Aufnahmebedingungen. Unheilbare und Epileptische werden nicht aufgenommen. Die Patienten dürfen nicht unter unwahren Vorwänden in die Anstalt gebracht werden, sondern es ist ihnen offen zu sagen, dass es nach ärztlichem Urtheil für sie nothwendig ist, sich einer geordneten, ärztlichen Kur in einer Heilanstalt anzuvertrauen. Das Verpflegungsgeld ist in vierteljährlichen Raten vorauszubezahlen; es beträgt monatlich in I. Klasse a: 250 Mark, b: 200 Mark; II. Klasse 120 Mark; III. Klasse 55 Mark.

Im Jahre 1889 wurden 97 Geisteskranke verpflegt; am 1. Januar 1890 befanden sich 52 in der Anstalt.

Die Einnahmen betrugen aus Pflegegeldern 76 042 Mark.

D. Paul-Gerhardt-Stift.

Diese Heimstätte für alleinstehende kränkliche und sieche Frauen und Jungfrauen evangelischer Konfession ist am 7. Juni 1876 zur Erinnerung an den 200 jährigen Todestag Paul Gerhardt's in einem provisorischen Gebäude errichtet und Oktober 1881 in die frühere Heilanstalt für Gemüthskranke verlegt worden.

Anzahl der eingerichteten Plätze: 66. Zahl der Pfleglinge am 21. Februar 1890: 63. Durchschnittlicher Bestand im Jahre 1889: 60.

Pflegepersonal: 12 Diakonissen.

Arbeitspersonal: 5 Mägde und 1 Hausknecht.

Aerzte: Wie beim Diakonissen-Krankenhaus.

3 Verpflegungsklassen. Das jährliche Kostgeld beträgt I. Klasse a: 1500 Mark, b: 1000 Mark; II. Klasse 600 Mark; III. Klasse 300 Mark. Einkaufung auf Lebenszeit ist möglich.

Das Zentraldiakonissenhaus Bethanien in Berlin.

(SO., Mariannenplatz 1—3.)

Das Diakonissenmutterhaus mit der Heilanstalt für Kranke beiderlei Geschlechtes und jedes Religionsbekenntnisses ist von Friedrich Wilhelm IV. gestiftet und am 10. Oktober 1847 eröffnet worden. 1861 wurde im Garten Bethaniens das erste Krankenzelt in Deutschland aufgestellt, (Modell im Hygienemuseum), 1872 ist ein Evakuationspavillon erbaut worden, dessen eine Hälfte seit 1882 ausschliesslich für Diphtheriekranke eingerichtet ist.

Protektorin des Hauses ist Ihre Majestät die Kaiserin und Königin.

Die Anstalt ist dem Evangelischen Oberkirchenrath, aber keiner Provinzialbehörde unterstellt, liegt innerhalb der Stadt auf einem Gesammtgrundstück von 69 547 qm, welches seiner Zeit für 341 460 Mark angekauft worden ist. Die Anlagekosten betragen für die Gebäude 1 320 000 Mark, für Inventar 150 000 Mark, insgesammt mit dem Baugrund 1 811 460 Mark.

Das Hauptgebäude, im Korridorsystem mit 325 Betten, hat vollständiges Kellergeschoss, in welchem die mit Dampfbetrieb eingerichtete Kochküche liegt, und darüber 3 Stockwerke von 4,70 m lichter Höhe. Der an den Krankensälen entlang laufende Korridor ist 3 bis 3,75 m breit; die Fenster der Krankenzimmer liegen sämmtlich nach Südost und Südwest. Von den 40 Krankenzimmern oder Sälen sind 20 zur Aufnahme von 10—12 Betten und 20 zur Aufnahme von 1—5 Betten eingerichtet. In den Sälen kommen auf jeden Kranken 37,10 cbm, in den kleinen Zimmern 61,8 bis 77,3 cbm Luftraum.

Die Heizung erfolgt durch Kachelöfen, welche in der Mitte der Säle aufgestellt sind. Die eisernen Säulen, welche die Decke tragen, dienen zugleich als Rauch- und Ventilationsrohre.

Der Oelfarbenanstrich sämmtlicher Krankenräume gestattet ein Abspülen der Decken und Wände mit Wasser. Die oberen Fensterflügel sind um eine horizontale Axe drehbar.

Durch alle Stockwerke hindurch sind geräumige Balkons aufgeführt, die auch den Kranken, welche sich nicht in den Anstaltsgarten begeben können, den Aufenthalt in frischer Luft gestatten. Der im Jahre 1872 im Garten der Anstalt errichtete Evakuations-Pavillon ist massiv mit Hintermauerung von porösen Steinen hergestellt. Ohne Unterkellerung steht er auf dem durch Anschüttung erhöheten Terrain und hat massiven, gegen Erdfeuchtigkeit isolirten Fussboden von Mettlacher Fliesen. Die zwischen den kleinen Pfeilern cirkulirende Luftschicht steht mit der Aussenluft durch Kanäle in Verbindung, welche unter den Fenstern durch vergitterte Oeffnungen nach aussen münden.

Die Bedachung ist in Holzcement hergestellt, der Dachreiter hat doppelte Verschlüsse erhalten.

Das Gebäude enthält in zwei, für die Geschlechter getrennten Abtheilungen 28 Betten in 2 Sälen und 4 Einzelzimmern, dazu Nebenräume.

Zur Anstalt gehört ferner ein 1886 erbautes Waschhaus, das mit Dampfbetrieb eingerichtet ist, in welchem sich auch der Desinfektionsapparat befindet, 2 Beamtenhäuser, Oekonomiegebäude, eine Leichenhalle mit Sektionsraum; die erforderlichen Badezimmer und Aborte sind vorhanden.

Die ganze Anstalt hat Gasbeleuchtung, ist an die Wasserleitung und Kanalisation der Stadt angeschlossen und seit dem Anschluss mit Spülabtritten versehen. Für den Arzneibedarf des Krankenhauses ist eine Hausapotheke eingerichtet, welche von einer zu diesem Zwecke vorbereiteten und amtlich geprüften Diakonissin geleitet wird.

Eigenthümer der Anstalt ist die Genossenschaft der Diakonissen, vertreten durch die Oberin, in deren Händen die innere Verwaltung liegt, wobei ihr in technischer Beziehung die beiden dirigirenden Aerzte, in inneren Angelegenheiten der erste Geistliche des Hauses zur Seite stehen.

Die Aufsicht führt ein Kuratorium aus 12 Mitgliedern, darunter die Oberin, die beiden dirigirenden Aerzte und der erste Geistliche.

Der Vorsitzende, welcher von Seiner Majestät dem Kaiser ernannt wird, ist zur Zeit Graf von Perponcher-Sedlnitzky.

A e r z t l i c h e   L e i t u n g: Die Abtheilung für innere Kranke leitet der Geheime Sanitätsrath Dr. G o l t d a m m e r, welchem zwei Assistenzärzte zu Seite stehen, während die chirurgische Abtheilung mit der Kinderabtheilung und Diphtheriebaracke dem Geheimen Medizinalrath Professor Dr. R o s e anvertraut ist, welchen drei Assistenzärzte und ein Volontärarzt unterstützen.

Das W a r t e p e r s o n a l im Krankenhause besteht aus 40 Diakonissen, 20 Probeschwestern, 20 Probepflegerinnen und 14 Wärtern für besondere Fälle bei männlichen Kranken; zur Anstalt gehören 255 Schwestern, von denen 160 auf 38 Aussenstationen thätig sind.

Das Krankenhaus hat 364 Betten: davon für Frauen: I. Klasse 1, II. Klasse 9, III. Klasse 128, zusammen 138; für Männer: I. Klasse 2, II. Klasse 6, III. Klasse 140, zusammen 148 (I. und II. Klasse in Privatzimmern); für Kinder: 78. 61 Freibetten sind vorhanden.

A u f n a h m e b e d i n g u n g e n: Ausgeschlossen sind Geisteskranke, Epileptische, Pockenkranke, Syphilitische, Krätzkranke und Unheilbare. Durch Ueberweisung der Armenärzte werden der Anstalt auf Kosten der Stadt Kranke aus den Medizinalbezirken No. 13, 14, 15, 17, 20 und 23 überwiesen.

Krankenbewegung im Jahre 1889.

	Bestand 31. 12. 88	Zugang 1889	Summa 1889	Gestorben 1889	Bestand 31. 12. 89
Innere Abtheilung . . .	94	1556	1650	184	118
Aeussere Abtheilung . .	145	1281	1426	264	154
Summa . .	239	2837	3076	448	272

Die Summe der Verpflegungstage betrug 102 755.

Auf der inneren Abtheilung wurden 1889 behandelt an:

Lungenentzündung 106, Pleuritis 51, Lungentuberkulose 101, Typhus 225, Influenza 49, akut. Gelenkrheumatismus 90.

Auf der äusseren Abtheilung: Diphtheritis 330, davon 183 tracheotomirt. Im Jahre 1889 ist das tausendste durch Tracheotomie gerettete Kind aus Bethanien entlassen, seit im Jahre 1861 hier die erste Tracheotomie vollzogen wurde.

Grosse Operationen 434; Narkosen 579.

Unter den grösseren Operationen betrafen 25 Amputationen und Exarticulationen, 15 Resektionen, 34 Osteotomien und Nekrotomien, 40 Bruchoperationen, 16 Bauchschnitte, 11 Punktionen von Höhlen und Gelenken, 186 Tracheo- und Bronchotomien, 8 Blasenschnitte und Steinschnitte, 7 plastische Operationen, 18 Gefässunterbindungen und 27 Entfernungen von Geschwülsten.

Der Etat für 1889 lautete in Ausgaben auf 264 006,48 Mark, davon für Verpflegung 103 022,50 Mark, in Einnahmen auf 264 006,48 Mark, davon an Pflegegeldern 154 760 Mark.

Die Anstalten der inneren Mission bei Bielefeld.

Die Anstalten Bethel mit der Ackerbaukolonie Wilhelmsdorf, Sarepta und Nazareth bilden jede für sich eine selbständige Korporation mit getrennter Finanzverwaltung, sind dabei aber nicht nur durch eine Personalunion mit einander vereinigt, indem die geistliche Leitung in einer Hand, in der des Pastors v. Bodelschwingh, liegt und ein Theil der Vorstandsmitglieder der einzelnen Anstalten zugleich Vorstandsmitglieder auch der anderen sind, und indem ausser den Aerzten und Geistlichen auch verschiedene andere Beamte an den verschiedenen Anstalten zugleich thätig sind, sondern sind auch durch die ganze Art ihrer Entstehung eine auf die andere angewiesen, bedürfen und ergänzen sich gegenseitig. Bethel bedarf der männlichen und weiblichen Pflegekräfte, Nazareth und Sarepta bedürfen zur Ausbildung ihrer Pflegekräfte der Kranken Bethels etc. In kirchlicher Beziehung werden sie demnächst wahrscheinlich eine völlige Einheit bilden, da die Absicht besteht, sämmtliche Kolonien zu einer sogenannten Anstaltsgemeinde, der Gemeinde der Zionskirche, zu verschmelzen; gemeinsame Kirche und gemeinsamer Friedhof sind bereits vorhanden.

Diese innige Verbindung, wobei ein Jeder für das Wohl des Ganzen einsteht und Einer sowohl des Andern Last mitträgt, als auch sich zugleich mit dem Andern freuen kann, ist eine Eigenthümlichkeit in diesem Anstaltsleben, welche auch für die Zukunft erhalten werden muss, damit der bisherige segensreiche Einfluss der Beruhigung und des Friedens auf die Kranken nicht gefährdet werde. Die Gemeinsamkeit des Lebens in allen Theilen der Anstalt, das In- und Miteinander prägt sich denn auch in verschiedenen Einrichtungen, die der Gesammtheit dienen, aus. So versorgt die

eine Bäckerei, welche Sarepta gehört, das ganze Anstaltsgebiet,
ebenso die Bethel gehörigen Konsum- und Manufakturgeschäfte; alle

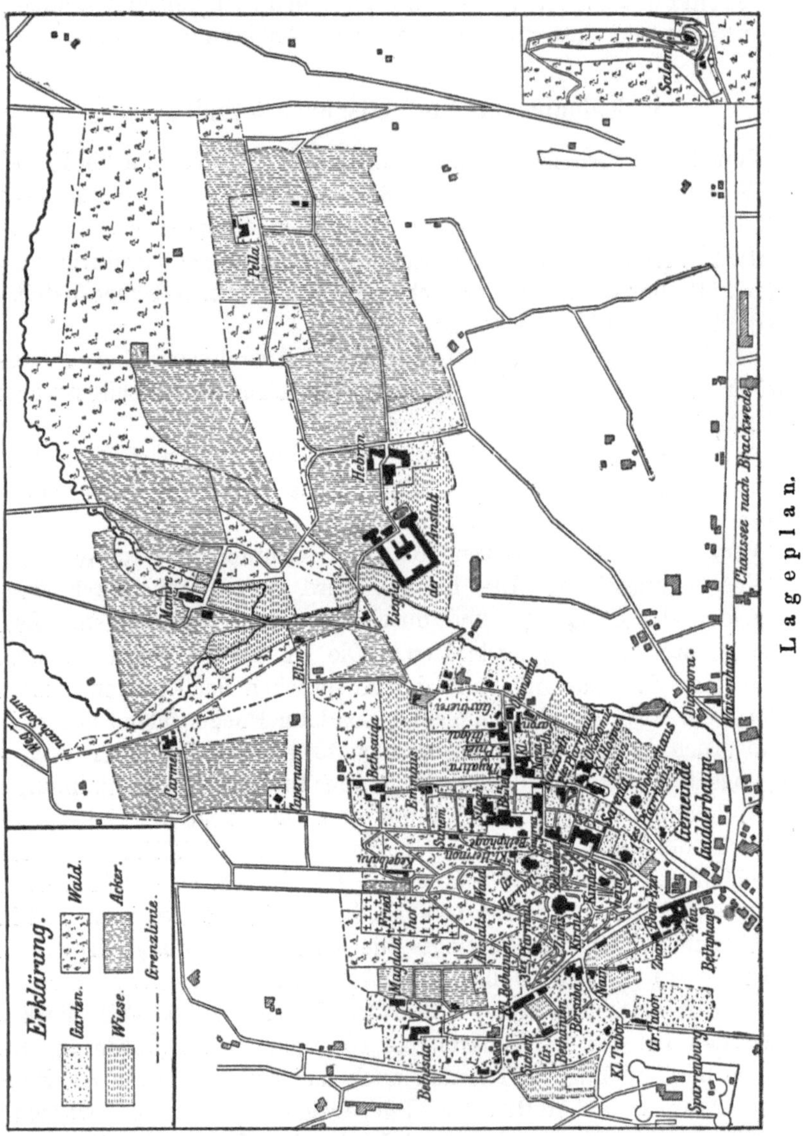

Handwerksstätten dienen der ganzen Anstalt. Das Haus Nazareth
birgt den grössten Theil der epileptischen Knaben, die Wilhelms-

dorfer Gesunden werden von Brüdern aus Nazareth geleitet, die dortigen Kranken von Sarepta verpflegt; ein Theil derselben stellt Hülfsarbeiter für Bethel; kurz, wenn auch finanziell getrennt, bilden die Anstalten ein untrennbares Ganzes (s. Abbildung S. 381).

1. Kolonie für Epileptische „Bethel".

Von dem Provinzialausschuss für innere Mission in Rheinland und Westfalen am 15. Oktober 1867 gegründet, ist die Anlage: 1. Heilanstalt (Heilversuche werden an Allen ohne Ausnahme gemacht), 2. Erziehungs- und Unterrichtsanstalt für epileptische Kinder, 3. Beschäftigungsanstalt für erwachsene Epileptische, 4. Pflegeanstalt (Asyl) für blöde Epileptische.

Vorstand: Pastor v. Bodelschwingh, Anstaltsvorsteher. Verwaltungsrath von 80 Mitgliedern. Geschäftsführender Ausschuss von 10 Mitgliedern in Bielefeld.

Aerzte: Dr. Müller-Warneck, Dr. Bertelsmann, Dr. Huchzermeyer. — Wartepersonal: 68 Diakone aus dem Brüderhaus Nazareth und 43 Diakonissen aus Sarepta.

Verwaltungsbeamte waren 36 thätig, darunter 23 Hausväter.

Verpflegungssätze: Die Kolonie wird unterhalten durch die Kostgelder der Pfleglinge und durch freiwillige Liebesgaben. Es bestehen drei Verpflegungsklassen. Die Pflegesätze werden zum Theile nach dem Zustande und den Ansprüchen der Kranken, z. B. ob ein oder zwei Zimmer und ein besonderer Pfleger oder Pflegerin in Anspruch genommen werden, bemessen. Die Wahl der Verpflegungsklassen steht den Angehörigen der Kranken, die Bestimmung der Abtheilungen den Anstaltsärzten zu. Die Pflegesätze betragen jährlich der Regel nach: Heilabtheilung: III. Klasse a) für schulpflichtige Kinder 360 Mark, b) für Erwachsene 420 Mark, II. Klasse 900 Mark, I. Klasse 1800 Mark; Pflegeabtheilung (d. h. für blödsinnige oder doch bildungs- oder besserungsunfähige Kranke): III. Klasse a) für Kinder bis zu 15 Jahren 420 Mark, b) für Erwachsene 480 Mark, II. Klasse 1000 Mark, I. Klasse 1800—2000 Mark. Es werden bei den Pensionären die Umstände und Anforderungen genauer berücksichtigt und finden auch hier Ermässigungen bei geringen Ansprüchen statt. Die Pflegegelder für Kranke werden vierteljährlich im Voraus bezahlt. In der III. Klasse kann für unbemittelte Armenverwaltungen und bedürftige Private eine Ermässigung des Pflegesatzes eintreten, wenn in einem begründeten

Antrag dargethan wird, dass die betreffenden Armenverwaltungen oder Privaten nicht im Stande sind, den geforderten Satz aufzubringen; namentlich gilt dies für unterrichtsfähige epileptische Kinder. Da sich aber die laufenden Ausgaben der Anstalt für einen Kranken schon in der III. Klasse im Durchschnitt auf über 500 Mark belaufen, also die angesetzten Pflegesätze weit übersteigen, kann die Ermässigung nur durch Beschluss des geschäftsführenden Ausschusses nach gewissenhafter Prüfung jedes einzelnen Falles genehmigt werden. In der II. und I. Klasse können, wenn nicht ganz besondere Verhältnisse vorliegen, keine Ermässigungen stattfinden.

Im Jahre 1888 wurden 1157 Epileptische, und zwar 693 männliche und 464 weibliche, verpflegt; darunter waren 551 Erwachsene, 133 schulpflichtige und 9 nichtschulpflichtige Kinder männlichen, und 371 Erwachsene, 88 schulpflichtige und 5 nichtschulpflichtige Kinder weiblichen Geschlechtes.

Von den 1157 verpflegten Epileptischen wurden im Laufe des Jahres 172 entlassen, und zwar 26 als geheilt, 50 als gebessert und 48 als ungeheilt; 48 sind gestorben.

Die Kranken waren vertheilt auf 32 Häuser mit 84 Stationen.

Unter den Verpflegten waren 360 arbeitsfähige Männer und 240 arbeitsfähige Frauen, was zusammen eine Arbeitskraft von 600 Epileptischen repräsentirt. Nicht arbeitsfähig wegen Schwach- und Blödsinns oder wegen anderer körperlicher Gebrechen waren 191 Männer und 131 Frauen. Von 133 schulpflichtigen Knaben besuchten 112 die Schule, und zwar in 4 Klassen vertheilt, von 88 schulpflichtigen Mädchen besuchten 75 die Schule in 2 Klassen. Die übrigen 35 schulpflichtigen Kinder wàren durch vorgeschrittenen Blödsinn vom Schulbesuch ausgeschlossen. Der Schulunterricht wird für die Knaben von 4, für die Mädchen von 2 Lehrkräften ertheilt und erstrebt die Ausbildung der Kinder bis zur Konfirmation.

Im Hinblick auf den geistigen Kräftezustand der Verpflegten stellt sich das Verhältniss derart, dass 512 in annähernd vollem Besitze ihrer geistigen Kräfte sind, während bei 645 durch Einwirkung der Epilepsie auf das Gehirn Schwachsinn oder Blödsinn sich entwickelt haben. Von letzteren mussten wegen Tobsucht und Gemeingefährlichkeit 2 Kranke in eine Irrenanstalt überführt werden.

Der Nationalität nach gehörten von den Anstaltsinsassen Preussen 1005 an; von diesen stellte Westfalen 260, Rheinland 220, Hannover 153, Hessen-Nassau 132, Schleswig-Holstein 95, während der kleinere

Rest sich auf die übrigen Provinzen vertheilt. Auf andere deutsche Staaten kamen 126, darunter Lippe mit 21, Waldeck mit 22, Bremen und Hamburg mit 15 und 18. Aus fremden Ländern waren 24 Kranke gesandt, und zwar aus Russland, Dänemark und Holland je 4, aus Amerika 3, aus Belgien, der Schweiz, Frankreich und Schweden je 2 und aus Oesterreich 1. Dem Religionsbekenntniss nach waren von den Kranken 1114 evangelisch, 35 katholisch und 8 mosaisch.

Der Gesundheitszustand war auch im verflossenen Jahre ein durchaus günstiger. Von einer Epidemie ist die Anstalt vollkommen verschont geblieben. Dass bei einem so grossen Kontingent von Pfleglingen, von denen doch immerhin die Blöden und Krüppel weniger widerstandsfähig sind, überhaupt nur 15 an Infektionskrankheiten Erkrankte dem Diakonissenhause übergeben werden mussten, ist wohl der beste Beleg für den günstigen Allgemeingesundheitszustand. Es betrafen die Infektionskrankheiten 2 Fälle von Unterleibstyphus, 3 von Diphtherie, 8 von Lungenentzündung, 2 von Rose und 2 von akutem Gelenkrheumatismus. Krankheiten von voraussichtlich kurzer Dauer, bei denen Ansteckung ausgeschlossen war, wurden vielfach in den Anstaltshäusern behandelt; meist kamen die bei Epileptischen häufig auftretenden Magen-, Darm- und Lungenkatarrhe und die Leiden der äusseren Haut in Frage. Dem Diakonissenhause wurden im Ganzen 68 erkrankte männliche und 10 weibliche Epileptische zur Behandlung überwiesen. Diese Krankheitszustände betrafen entweder schwere Krankheitsformen der Epilepsie, wie epileptisches Coma, Irresein und Lähmungen, oder äussere Verletzungen, Verstauchungen, Knochenbrüche, Entzündungen der äusseren Bedeckungen und besonders der Rachen- und Brustorgane. In Folge epileptischer Anfälle zogen sich 4 Kranke schwere Knochenbrüche zu und fanden 2 ihren Tod durch Ertrinken.

Die Behandlung der Epilepsie in der Anstalt besteht in der Darreichung der bewährt gefundenen Brom-Alkalien. Jedem neu aufgenommenen Epileptiker, bei dem die Untersuchung keinen Anlass für die Anwendung anderer Mittel ergeben hat, wurde zunächst eine kräftige Lösung der drei Bromsalze in der Weise gereicht, dass 1 Esslöffel der Lösung je 1,0 Bromkalium und Bromnatrium und $^{1}/_{4}$ g Bromammonium enthält. Je nach dem Grade der Krankheit und der Konstitution des Kranken wird diese Dosis zwei-, drei- bis viermal am Tage verabreicht. Stets entfaltet diese Lösung, richtig für den Einzelfall dosirt, überraschende Wirkung und übertrifft bei Weitem die Kraftentfaltung des Bromkaliums[1]) allein. Sie wird längere Zeit gut vertragen und allmälig, wenn die Anfälle nachlassen, in geringerer Dosis gegeben, später durch Bromkalium ganz ersetzt. Die Anwendung dieser Mischung bedarf aber der steten Kontrolle des Arztes, da auch Fälle vorkommen, in denen schon nach Einverleibung mittlerer Dosen grosse Benommenheit des Sensoriums eintritt, ausgeprägte Schlafsucht und Stumpfheit das weitere Geben verbieten. In den meisten Fällen aber werden die Bromsalze und das Bromkalium lange Zeit gut vertragen und wird das Heilmittel so lange in reduzirter Dosis fortgegeben, bis kein Anfall mehr eintritt. Erst nachdem die Anfälle ein ganzes Jahr fortgeblieben und drei Monate kein Medikament mehr eingenommen ist, werden die Kranken mit relativer Sicherheit als geheilt angesehen. Treten nach längerer Anwendung höherer Dosen der Bromsalze doch noch Anfälle ein, so ist die Hoffnung auf Heilung nach den in der Anstalt gemachten Erfahrungen ausgeschlossen; durch regelmässiges Einnehmen kleinerer Gaben von Bromkalium sucht man dann die Anfälle möglichst zu unterdrücken, um dem Kranken, der durch die Einwirkung der epileptischen Anfälle in seinen geistigen Kräften um so mehr benachtheiligt wird, je häufiger die Anfälle auftreten, sein geistiges Vermögen so lange wie möglich zu erhalten.

Wenn die Bromsalze die bekannten unangenehmen Nebenwirkungen hervorrufen, gewöhnt sich der menschliche Organismus an das Medikament und lässt damit die Wirkung desselben nach. Ausserdem verursachen die Bromsalze, jahraus, jahrein eingegeben, die bekannten Reizungen der Schleimhäute des Rachens, Magens, Darmes und der Bronchien. Endlich verlangen die Ausschläge und Geschwüre der äusseren Haut oft gebieterisch das Aussetzen des Mittels. Als Ersatzmittel werden Chloralhydrat und die nervenberuhigenden Medikamente eingeschoben, um nach Ablauf der Schäden mit kleinen Dosen der Bromsalze von Neuem zu beginnen.

Bei geeigneter Indikation werden Atropin, Arsenik, Brom-Arsen, Hyoscyamus, Valeriana und andere Mittel angewandt. Hier und da ist durch diese Mittel Erfolg erzielt in Fällen, in denen

---

[1]) Monatlich werden etwa 8 Centner verbraucht, davon $1/_3$ in der Anstalt, und $2/_3$ an auswärtige Patienten gesandt. 1888 wurden 1542 kg in der Anstalt und 3063 kg nach auswärts verbraucht. Bis Ende 1888 ist Bromkaliumpulver an 50 839 Adressen verschickt worden.

die Bromsalze nicht vertragen wurden. Die medikamentöse Behandlung wird unterstützt durch regelmässige Lebensweise in richtiger Abwechselung von Arbeit, Ruhe und Schlaf, verbunden mit kräftiger, reizloser Kost und Vermeidung aller excitirenden, besonders alkoholischen Getränke. Sie wird gefördert durch spezielle Behandlung besonderer Krankheitszustände, durch Isolirung bei den epileptischen Aufregungszuständen, durch Anwendung von kalten Douchen und von Bädern, sowie durch je nach Erforderniss ableitende oder roborirende Kuren.

2. Diakonissenhaus „Sarepta“.

Mutterhaus zur Krankenpflege und Ausbildung von Diakonissen am 31. März 1869 eröffnet. In 81 Orten sind auf 181 Stationen 487 Schwestern thätig. — Vorstand und Aerzte wie bei Bethel. — Wartepersonal: 2 Diakone aus der Brüderanstalt Nazareth bei Bielefeld und 23 Diakonissen aus dem Diakonissenhause selbst und eine aus Kaiserswerth. 168 Plätze, davon 158 eingerichtete Betten, einschliesslich 57 für Kinder.

Aufnahmebedingungen und Verpflegungssätze: 1. Die Anstalt nimmt männliche und weibliche, heilbare und unheilbare Kranke auf und zwar sowohl Erwachsene wie Kinder, letztere jedoch der Regel nach nicht vor Ablauf des ersten Jahres. 2. Die Aufnahmegesuche müssen mit einem ärztlichen Attest, welches den Zustand des Kranken näher beschreibt, versehen sein. 3. Der volle Pflegesatz für solche Personen, die selbst zahlen können, beträgt in der III. Klasse für Erwachsene 1 Mark, für Kinder 0,60—0,75 Mark für den Tag. Kann dieser Satz nicht aufgebracht werden, so ist dies in allen den Fällen kein Hinderniss der Aufnahme, wenn zwar die Willigkeit, aber nicht die Möglichkeit der Zahlung vorliegt. In diesem Falle ist aber ein ganz bestimmter Antrag zu stellen, bis auf welche Höhe das Pflegegeld ermässigt werden soll. 4. In der II. Klasse, in welcher höchstens zwei Kranke in einem Zimmer gepflegt werden, beträgt das Pflegegeld der Regel nach 2 Mark (für Kinder 0,75 Mark), in der I. Klasse, wo ein Zimmer allein gegeben wird, mindestens 3 Mark (für Kinder 1 Mark) für den Tag.

Im Jahre 1888 wurden 364 männliche und 301 weibliche, zusammen 665 Personen behandelt, von denen 36 männliche und 31 weibliche gestorben sind.

3. Die westfälische Brüderanstalt „Nazareth".

Am 30. April 1877 begründeten auf Anregung der Anstaltspastoren v. Bodelschwingh und Stürmer die bisherigen Wärter der Anstalt eine eigene Brüderschaft. Es werden evangelische Jünglinge aufgenommen, welche sich der inneren Mission widmen wollen, um diese Dienste christlicher Liebe zu ihrem Lebensberufe zu erwählen. Die Ausbildung dauert in der Regel drei bis vier Jahre. Auf 63 Stationen in 34 Orten sind 164 Brüder thätig.

4. Ackerbaukolonie „Wilhelmsdorf".

Am 17. August 1882 wurde die Kolonie eröffnet. Schon am 13. Dezember 1882 übernahm mit Genehmigung seines kaiserlichen Vaters der Kronprinz Friedrich Wilhelm das Protektorat über Wilhelmsdorf und äusserte in dem zusagenden Schreiben: »Wenn es der Wilhelmsdorfer Anstalt gelungen ist, während ihres kurzen Bestehens Hunderte von sittlich verwahrlosten und für die bürgerliche Gesellschaft anscheinend verlorenen Menschen vor vollständigem Untergange zu bewahren und sie der Arbeit und der Ordnung wiederzugewinnen, so darf wohl gesagt werden, dass es sich um eine Einrichtung handelt, welche die Theilnahme und werkthätige Unterstützung aller derer verdient, denen die gesunde Entwickelung unseres Volkslebens am Herzen liegt.«

Am 1. Januar 1889 war die Zahl aller Aufgenommenen auf 4750 gestiegen; diese hatten zusammen 412 000 Verpflegungstage in Wilhelmsdorf zugebracht. 2244 stammten aus Westfalen, 143 aus Lippe, 267 aus Hessen, 36 aus Waldeck; diese Landestheile unterstützen Wilhelmsdorf durch jährliche Hauskollekten. Der Konfession nach waren es 2775 Evangelische, 1959 Katholiken, 16 Israeliten; unbestraft 2410, bestraft mit Haft und Arbeitshaus 1287, mit Gefängniss 809, mit Zuchthaus 244. Die Kosten stellten sich im letzten Rechnungsjahre auf 60 649 Mark, die Pflegekosten auf Kopf und Tag auf $53\frac{1}{2}$ Pfennig, die Zinsenlast dazu $21\frac{1}{2}$ Pfennig.

5. Asyl für Trunkfällige „Friedrichshütte".

Das Asyl ist in einem besonderen, zehn Minuten vom Hauptgehöft Wilhelmsdorf gelegenen Hofe eingerichtet und bietet gegenwärtig Raum für 30 Pfleglinge. Ausser der landwirthschaftlichen Beschäftigung sollen einfache Arbeiten der Hausindustrie betrieben werden. Der damalige Kronprinz Friedrich Wilhelm, der Protektor von Wilhelmsdorf, hat zu seiner silbernen Hochzeit 1883 nicht nur für Wilhelmsdorf, sondern auch für die anderen Kolonien reiche Zuschüsse gewährt. Um das Andenken des Jugendfreundes und liebreichen Helfers des Pastors v. Bodelschwingh festzuhalten, ist dieser Tochteranstalt der Name Friedrichshütte gegeben worden.

---

6. Der Verein „Arbeiterheim".

Arbeiterheim will eine Heimstätte für Arbeiter schaffen, Bethel soll den Epileptischen eine Pflegeheimath, Sarepta und Nazareth wollen für die Schwestern und Brüder eine Berufsheimath sein. Was ferner in diesen Anstalten nur theilweise geboten werden kann, soll in den Zielen des Arbeiterheim nach Möglichkeit jedem Einzelnen zu gute kommen, die Familie; was dort nach Massgabe der Verhältnisse fast unmöglich erscheint oder doch wieder nur der Gesammtheit zusteht, soll hier dem Einzelnen gewährt und verschafft werden, eigener Besitz. Ein Wort von wichtiger Bedeutung ist es, welches der Verein Arbeiterheim zum Wahlspruch erwählt hat: Eigener Herd auf eigener Scholle, welches ihn gleichzeitig zum Theil unterscheidet von mehrfachen anderen Bestrebungen ähnlicher Art, und selbst zugleich Aufschluss giebt über die Aufgaben und Ziele des Vereines: mit bestmöglicher Benutzung vorhandener Mittel für die arbeitende Bevölkerung angemessene Wohnungen in Verbindung mit entsprechendem Grundbesitz für Gartennutzung als Eigenthum zu verschaffen.

Die Verfassung des Arbeiterheim ist im Gegensatz zu Aktiengesellschaften und ähnlichen Instituten, die ja auf anderen Wegen dieselben Ziele erstreben, neu und eigenartig: ein Patronat, zusammenwirkend mit einer Arbeitergenossenschaft. Das Patronat, welches nicht materielles, sondern sein geistiges Kapital darleiht, bietet den Rückhalt, welcher dem Arbeiter den nöthigen Kredit sicher stellt, durch welchen der gegründeten Baugenossenschaft mittelst Einrichtung einer Bau - Darlehnskasse Kapital beschafft wird zur Herstellung der geeigneten Wohnung, sowie Erwerbung einer entsprechenden Gartenparzelle.

Der Verein besitzt gegenwärtig noch keine eigenen Korporationsrechte, sondern ist noch juristisch mit Bethel verbunden.

Der Hauptverein, zugleich Lokalverein für Bielefeld, blickt nach seiner bisherigen Thätigkeit auf ein recht gutes Resultat zurück. Etwa 40 Häuser sind nach den dafür geltenden Grundsätzen hergestellt, meist für zwei Familien, je mit mindestens zwei heizbaren Zimmern, mehreren Schlafräumen und den nothwendigen Wirthschaftsräumen ausgestattet.

Das Mariahilf-Spital in Aachen.

Das Mutterhaus der Elisabethinerinnen ist im Jahre 1622 gegründet worden. Die Genossenschaft hat bis zur zweiten Hälfte dieses Jahrhunderts ihre Thätigkeit allein auf das Spital in Aachen beschränkt. Nach und nach dehnte dieselbe sich dann weiter aus und wirkt jetzt in 4 Filialen und zwar in dem mit dem Mutterhause verbundenen Vincenz-Spital für unheilbare Kranke, im St. Josefs-Stifte, ebenfalls für alterschwache und unheilbare Personen beiderlei Geschlechtes, im städtischen Hospital zu Düren und im Spital zu Kirchrath im Königreiche der Niederlande. Das Letztere, wie das St. Josefs-Stift verwalten die Elisabethinerinnen für eigene Rechnung, das Spital in Düren wird für Rechnung der Stadt Düren verwaltet und das Vincenz-Spital für Rechnung der Aachener Armen-Verwaltung.

Die Genossenschaft zählt jetzt 110 Mitglieder.

Die Spitäler für akut Erkrankte hat die Stadt Aachen und zwar für weibliche am 25. Januar 1630, für Männer am 19. Oktober 1768 durch ihren Bürgermeister von Wespien gegründet. Im Jahre 1855 wurden beide Spitalabtheilungen in das von der Stadt aus dem Gewinn der damals bestehenden Spielbank neu errichtete, ausserhalb der Stadt an der Promenade zwischen Köln- und Sandkaulthor gelegene Mariahilf-Spital verlegt.

Das Mariahilf-Spital ist nach dem sogenannten Korridorsystem erbaut. Der Mittelbau, in welchem sich im Erdgeschoss der Haupteingang und in der ersten Etage die Kapelle befindet, trennt Männer- und Frauenflügel. Hinter dem Mittelbau erstreckt sich der Flügel für die Wirthschaftsräume mit Wohnung für die geistlichen Schwestern, denen die Pflege der Kranken obliegt.

Die Länge des ganzen Gebäudes beträgt circa 133 m, Mittel- und Eckbauten enthalten Erdgeschoss und zwei Etagen, die Zwischenbauten Erdgeschoss und eine Etage. Korridor, Badezimmer, Kapelle und Leinwandzimmer werden mit Dampf geheizt, während in den Krankenzimmern Ofenheizung vorgesehen ist. Die Aborte befinden sich unmittelbar neben und zwischen den Krankensälen und sind mit Luftzügen, in denen beständig eine Gasflamme brennt, versehen.

Das Gebäude wurde im Jahre 1885 in Ziegelrohbau in einfachen Formen neu errichtet.

Das Mariahilf-Spital ist Eigenthum der Stadt Aachen. Vorstand ist die Aachener Armen-Verwaltung. Die Leitung der inneren Station ist dem Königlichen Kreisphysikus, Geheimen Sanitätsrath Dr. Schervier, die äussere Station dem Oberwundarzt Dr. Krabbel übertragen. Dem Ersteren ist ein Assistenzarzt, dem Letzteren sind zwei Assistenzärzte beigegeben. Der Assistent für die innere Station und einer der Assistenten der äussern Station haben im Spital Wohnung und Beköstigung. Die Pflege und Krankenwartung wird von 28 Schwestern vom Orden der heiligen Elisabeth ausgeübt, welchen auch gemäss Vertrag vom 25. Mai 1622 und 29. Mai 1855 die Besorgung des ganzen Haushaltes obliegt. Fünf männliche und vier weibliche Krankenwärter stehen den Schwestern zur Seite, ausserdem acht männliche, acht weibliche Dienstboten und sechs Wäscherinnen.

Das Spital ist für 316 Betten eingerichtet.

Die Aufnahme der armen Kranken erfolgt auf Antrag der Armenärzte unentgeltlich, der zahlenden Kranken auf Grund eines ärztlichen Attestes unter Vorauszahlung der Pflegekosten für einen Monat.

Die Pflegekosten betragen: III. Klasse für Einheimische 1,25 Mark, für Auswärtige 2 Mark; II. Klasse für Einheimische 3 Mark, für Auswärtige 5 Mark; I. Klasse für Einheimische 6 Mark, für Auswärtige 8 Mark täglich.

Am 1. Januar 1889 betrug der Krankenbestand 247; im Laufe des Jahres 1889 wurden 2364 Kranke aufgenommen, im Ganzen demnach 2611 Kranke verpflegt; davon wurden als genesen entlassen 2324, in andere Pflegeanstalten verbracht 43; es starben 244. Am 31. Dezember 1889 verblieb demnach noch ein Bestand von 273 Kranken. Von den 2611 Kranken entfielen auf die innere Station 1016, auf die äussere 1595 Kranke.

Von den 1016 in der inneren Station verpflegten Kranken litten an Phtisis pulmonum 145, Bronchitis 62, Emphysem 22, Febris gastrica 82, Enteritis acuta 43, Rheumatismus acutus und chronicus 79, Pneumonia 70, Typhus abdominalis 169, Scarlatina 11, Vitium cordis 24, Pleuritis 16, Puerperalfieber 9, Haemoptoe 6, Carcinoma ventriculi etc. 26, Clorose 11, an verschiedenen anderen Krankheiten 141.

Die Erkrankungen der äusseren Station vertheilen sich, wie folgt:

Verletzungen 286, darunter Fracturen und Luxationen 146, sonstige Verletzungen 140. Tuberkulose der Knochen 92, der Drüsen 56, der Hoden 4, anderer Organe 9, zusammen 161. Akute Osteomyelitis 9. Bösartige Geschwülste, Sarcome und Carcinome der Mamma 11, des Uterus 7, der Lippen 5, der Zunge 4, der Ovarien 2, der übrigen Organe 22, zusammen 51. Struma (operativ behandelt) 7; Hernien (meist eingeklemmte und operirte) 30, innere Darmeinklemmungen 7, Mastdarmfisteln 9, Hydrocelen 11, Croup und Diphtherie 17, Erysipelas und Phlegmone 56, Erkrankungen des Uterus 56, Tumoren der Ovarien, Tuben und des Uterus 28, Hautkrankheiten (vorwiegend Scabies) 368, Syphilis (einschliesslich Gonorrhoe) 157, Augenkrankheiten 11, Gutartige Geschwülste, Schleimbeutelentzündungen und sonstige Krankheiten 331.

Ausserdem wurden in der mit dem Mariahilf-Spital verbundenen Poliklinik 1708 Kranken behandelt.

Die Zahl der Operationen im Jahre 1889 betrug 919.

Die Ausgaben beliefen sich für 1889 etatsmässig auf 155 751,25 M, die Einnahmen dagegen auf 174 059,97 Mark, und zwar: aus Pachten 44 826,98 Mark, Zinsen von Kapitalien 55 235,99 Mark, Renten 885 Mark, Pflegekosten 64 580 Mark, verkauften Produkten 6462 Mark, Diversen 2070 Mark. Der Ueberschuss, welcher der Stadt Aachen zufliesst, betrug mithin 18 308,72 Mark.

Die
Irren-Heil- und Pflege-Anstalt der Provinz Sachsen
zu Alt-Scherbitz.

Die Anstalt ist im Pavillonsystem unter grundsätzlicher
Vermeidung des Korridorsystems errichtet und mit der weitaus grössten landwirthschaftlichen Kolonie verbunden.
Letztere ist nicht nach Art der älteren agrikolen Kolonien als
Dependence einer räumlich entfernten geschlossenen Anstalt, sondern
zur Vermeidung derjenigen Mängel, welche sich aus der Entfernung
der Mutteranstalt von der Kolonie und dem Mangel anstaltsartiger
Einrichtungen auf letzterer ergeben, in engem Zusammenhang mit
einer nach den modernsten Grundsätzen der freien Irrenbehandlung
eingerichteten Hauptanstalt angelegt. Ferner ist das »Open door«-
System hier zum ersten Male in Deutschland grundsätzlich in der
Form eines allgemeinen Systems und in ausgedehntem Masse durchgeführt.

Zum Zwecke der Einrichtung dieser kolonialen Irrenanstalt in
modernster Form kaufte die Provinzial-Verwaltung der Provinz
Sachsen im Jahre 1876 das Rittergut Alt-Scherbitz für nahezu
eine Million Mark an; in verfügbaren Wohnräumen desselben fanden
noch vor Beginn des Anstaltsbaues Kranke aus der Anstalt zu Nietleben Aufnahme. Der Bau der Anstalt wurde nach dem ursprünglichen Programm 1885 zu Ende geführt; doch schon im Jahre 1888
wurde mit einer Erweiterung und Vervollkommnung der Anstalt
begonnen, welche im Jahre 1891 zum Abschluss gebracht werden
soll; die Anstalt wird alsdann (ausschliesslich des später zu er-

wähnenden Siechen-Asyles) für 460 Männer und 340 Frauen, zusammen für 800 Kranke reichlich Platz bieten.

Vorgesetzte Behörde ist die Landes-Direktion der Provinz Sachsen zu Merseburg; Direktor der Anstalt ist Dr. Paetz, sowohl ärztlicher Leiter als Vorstand der Anstalts- und Guts-Verwaltung; für den ärztlichen Dienst sind ihm 1 Oberarzt, 3 Assistenzärzte und 1 Volontärarzt beigegeben. Die Krankenpflege wird von 2 Oberwärtern, 1 Oberwärterin und den im Verhältniss von 1 zu 10 Kranken angestellten Wärtern und Wärterinnen versehen. Ausserdem sind für die Verwaltung der Anstalt 6 Beamte, 10 männliche und 13 weibliche Dienstpersonen, sowie 5 im Range von Wärtern stehende Handwerksmeister, für die Verwaltung des Gutes 2 Beamte, 9 männliche und 1 weibliche Dienstpersonen angestellt.

Aufgenommen werden, mit Ausnahme von geisteskranken Verbrechern, welche allein der Anstalt zu Nietleben zugewiesen werden, Geisteskranke aller Krankheitsformen, sofern sie in der Provinz Sachsen ihren Unterstützungswohnsitz haben oder als Landarme der Unterhaltungspflicht der Provinz anheimgefallen sind, und Militärpersonen, welche zwar nicht der Provinz Sachsen angehören, aber in derselben garnisoniren. Andere der Provinz nicht angehörende Geisteskranke werden nur in die erste der drei Verpflegungsklassen zu dem erhöhten jährlichen Kostensatze von 2000 Mark aufgenommen. Für Angehörige der Provinz beträgt derselbe in der I. Klasse 1600 Mark, in der II. Klasse 800 Mark und in der III. Klasse für die zahlungsfähigen Kranken 400 Mark, für die auf Kosten der Kreise oder Armenverbände zu unterhaltenden Kranken 240 Mark, für Militärpersonen und vorübergehend hier untergebrachte Kranke aus anderen Provinzen 292 Mark. Den Anstalten der Provinz sind keine bestimmten Bezirke derselben zugewiesen, es steht vielmehr den Angehörigen der Kranken und den Heimathsbehörden die Wahl der Anstalt frei.

Die Krankenbewegung im Rechnungsjahre 1889/90 wird durch nachstehende Tabelle dargestellt:

Krankenbewegung im Jahre 1888/89 nach Krankheitsformen.

Krankheitsformen.	Bestand aus dem Vorjahre		Zugang: Erste Aufnahme in eine Irrenanstalt überhaupt		Zugang: Versetzt aus einer anderen Anstalt		Zugang: Wiederholte Aufnahme überhaupt – nach vorheriger Genesung		Zugang: Wiederholte Aufnahme überhaupt – ohne vorherige Genesung		Zugang: Summe		Zahl der Verpflegten		Abgang durch Entlassung: genesen		Abgang durch Entlassung: gebessert		Abgang durch Entlassung: ungeheilt, in eine andere Anstalt		Abgang durch Entlassung: ungeheilt, in Familienpflege		Abgang durch Entlassung: nicht geisteskrank		Abgang: durch Tod		Abgang: Summe		Bestand am Schlusse des Jahres	
	m.	w.	m.	w.	m.	w.	m.	w.	m.	w.	m.	w.	m.	w.	m.	w.	m.	w.	m.	w.	m.	w.	m.	w.	m.	w.	m.	w.	m.	w.
Einfache Seelenstörung . . .	240	174	33	53	13	15	9	10	16	9	71	87	311	261	22	20	14	14	10	19	2	4	—	—	19	24	67	81	244	180
Paralytische „ . . .	35	3	26	3	14	—	—	—	7	1	47	4	82	7	—	—	6	2	3	2	6	—	—	—	23	3	38	7	44	—
Seelenstörung mit Epilepsie und Hystero-Epilepsie . .	25	14	1	6	2	—	1	—	3	1	7	7	32	21	—	1	3	2	1	1	1	—	—	—	2	—	6	4	26	17
Imbecillität (angeboren), Idiotia, Cretinismus	10	7	2	3	1	—	—	—	1	—	4	3	14	10	—	—	—	—	—	—	—	—	—	—	1	—	2	—	12	10
Säuferwahnsinn	—	—	1	—	—	—	—	—	—	—	1	—	1	—	1	—	—	—	—	—	—	—	—	—	—	—	1	—	—	—
Summe	310	198	63	65	30	15	10	10	27	11	130	101	440	299	23	21	23	18	14	22	9	4	—	—	45	27	114	92	326	207

Die Etats-Verhältnisse der Anstalt ergeben sich aus folgender Zusammenstellung:

Ausgaben und Einnahmen.	Ist-Betrag für 1889/90	Anschlag für 1890/91
Ausgaben:		
Sächliche	87 854,69 Mark	93 014,0 Mark
Persönliche	331 442,56 -	348 086,0 -
Summa .	419 297,25 Mark	441 100,0 Mark
Einnahmen:		
a) Eingezahlte Verpflegungsgelder	206 240,84 Mark	241 736,0 Mark
b) Verkaufte eigene Produkte .	50 414,50 -	34 460,0 -
c) Zuschuss der Provinz . . .	161 687,52 -	164 000,0 -
d) Sonstige Quellen	928,56 -	904,0 -
Summa .	419 271,42 Mark	441 100,0 Mark

Das Rittergut Alt-Scherbitz liegt dicht bei der Stadt Schkeuditz, Station der Halle-Leipziger Eisenbahn, an der diese beiden Städte mit einander verbindenden Chaussee, oberhalb des durch seine Wiesengründe und Laubwaldungen landschaftlich anmuthigen Elsterthales. Das gesammte Areal hat eine Grösse von 290 Hektar, von denen 211 auf Acker, 37 auf Wiesen, 13 auf Gärten und Park, 18 auf Wald und 11 auf Wege, Wasserflächen, Hofräume etc. entfallen.

Die Anstalt besteht aus zwei durch die Chaussee von einander getrennten Theilen, der Hauptanstalt und der Kolonie. Die Hauptanstalt ist bestimmt für diejenigen Kranken, welche aus Rücksicht auf ihren geistigen oder körperlichen Zustand der vorübergehenden oder dauernden Ueberwachung oder Absonderung bedürfen. Schon in dem Bau der Hauptanstalt ist der Grundsatz möglichster Freiheit in der Behandlung und Unterbringung der Kranken dadurch zum Ausdruck gebracht, dass Mauern und eiserne Fenstergitter fehlen, die Fenster nur in den Abtheilungen der überwachungs- und absonderungsbedürftigen Kranken verschliessbar, die Isolirzimmer auf eine geringe Zahl beschränkt sind und nur in seltenen Ausnahmefällen zur vorübergehenden Isolirung Kranker benutzt werden, auch bei den inneren Einrichtungen alle Absonderlichkeiten vermieden und die Einrichtung des normalen Wohnhauses nach Möglichkeit angestrebt ist. Die üblichen Sicherheitsvorkehrungen der geschlossenen Anstalten sind ausser durch die sorgfältige Ueberwachung der Kranken dadurch entbehrlich gemacht, dass unter Verzicht auf das sonst allgemein übliche Korridorsystem die Grundrisse aller Gebäude derart eingerichtet sind, dass alle Aufenthaltsräume in bequemer, leicht übersichtlicher Weise neben einander oder rund um einen gemeinsamen Aufenthaltsraum herum liegen.

Die Hauptanstalt zerfällt in zwei Hälften zu je fünf Pavillons für weibliche und männliche Kranke. Diese beiden Hälften liegen zu beiden Seiten einer Mittelaxe, die in der Vorderfront von dem Verwaltungsgebäude, in der Hinterfront von dem Sektionshause und in der Mitte von einem Lazarethgebäude gebildet wird, das für alle aus körperlichen Gründen bettlägerigen

<h3 style="text-align:center">Ueberwachungsstation.</h3>

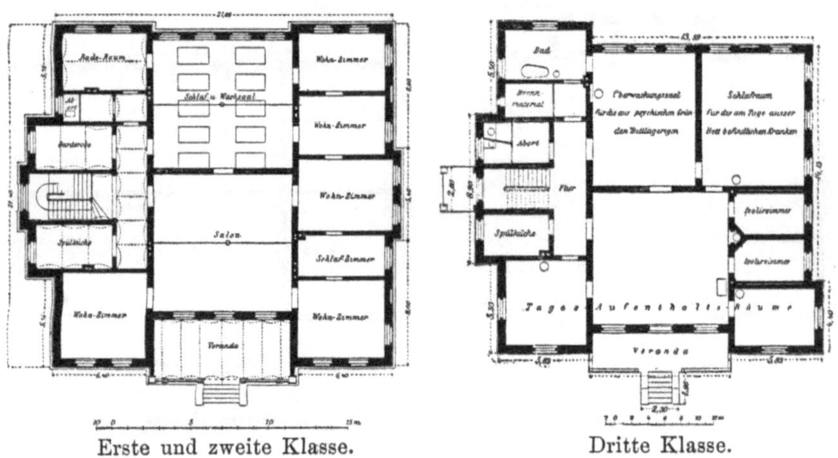

Erste und zweite Klasse.   Dritte Klasse.

und der besonderen Pflege und Wartung bedürftigen Kranken bestimmt ist.

Die fünf Pavillons jeder Seite bestehen aus je einer Ueberwachungs-Station für Kranke der drei Klassen, zwei Pavillons für unzuverlässige, ungesellige und deshalb abzusondernde Kranke und einem Pavillon für zuverlässige, ruhige Kranke, der, bereits nach dem »Open door«-System eingerichtet, die Uebergangsstation zur Kolonie bildet. Die Ueberwachungs-Stationen sind für alle diejenigen Kranken bestimmt, welche aus psychischen Gründen sorgfältigerer Pflege und Ueberwachung bedürfen, also sowohl für alle neu aufzunehmenden als für sonstige Kranke, welche wegen Nahrungsverweigerung, Selbstbeschädigungsdrang oder Selbst-

mordneigung u. dergl. in hohem Grade unzuverlässig sind und der
dauernden Ueberwachung bedürfen.

In welcher Weise die Vermeidung des Korridorsystems zum
Ausdruck gebracht ist, zeigen u. A. die Grundrisse dieser Ueberwachungs-Stationen auf S. 397. Unter sparsamster Ausnutzung
des Raumes sind um einen die Mitte einnehmenden gemeinsamen
Aufenthaltsraum alle anderen Räume in der Weise gruppirt, dass
sie mit dem ersteren durch nach Bedürfniss offen stehende grosse
Glasthüren verbunden sind. (Genauere Beschreibung siehe: Allgemeine Zeitschrift für Psychiatrie etc. Bd. 44.)

Der Hauptanstalt gegenüber, auf der anderen Seite der Chaussee,

Villa.

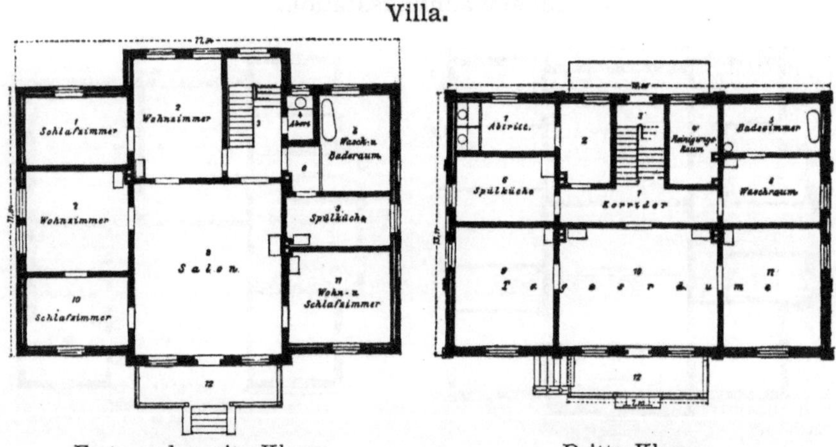

Erste und zweite Klasse.   Dritte Klasse.

liegt das Gutsgehöft, das Zentrum der Kolonie. Es enthält
alle Wirthschaftsgebäude, Scheunen, Gewächshäuser, Molkerei,
Stallungen für 16 Pferde, 19 Ochsen, ca. 75 Kühe, mehrere hundert
Schafe und Schweine und zwei Wohngebäude für die Beamten und
Bediensteten des Gutes mit je einer Abtheilung für diejenigen weiblichen und männlichen Kranken, welche speziell mit den Arbeiten
auf dem Hofe, in den Ställen und in der Molkerei betraut sind
(Gutsstationen). Am unteren Ende des Gutsgehöftes liegt das
Wohnhaus des Direktors (früher des Gutsbesitzers).

Auf der einen Seite des Gutsgehöftes liegen die ›übrigen
kolonialen Stationen der weiblichen Kranken, und zwar
fünf Villen im Anschluss an die hauptsächlichsten Arbeitsstätten

der Frauen, Küche und Waschhaus; auf der entgegengesetzten Seite des Gutsgehöftes liegen sieben ähnliche Villen für männliche Kranke, getrennt von den ersteren durch das kleine Dorf Alt-Scherbitz, von dem 10 kleinere Häuser, welche theils bei Ankauf des Gutes mit übernommen, theils später hinzugekauft worden sind, gleichfalls von zuverlässigen männlichen Kranken bewohnt sind. Im Park zwischen Gutsgehöft und Dorf liegt ausserdem das auch zu den gottesdienstlichen Zwecken benutzte Gesellschaftshaus. Den einfachen Typus der kolonialen Krankenstationen stellen die zwei Grundrisse auf S. 398 dar, von denen der eine einer Villa für Kranke der I. und II. Klasse, der andere einer solchen für Kranke III. Klasse angehört.

Zur Gutswirthschaft gehören schliesslich noch ein grösserer gärtnerischer Betrieb, eine Ziegelei und eine Brennerei.

Ausser der vorstehend beschriebenen Provinzial-Irrenanstalt liegt auf deren Gebäude ein zweites Asyl für Geisteskranke, das

„Kaiser-Wilhelm-Augusta-Siechen-Asyl",

errichtet in den Jahren 1883 bis 1885 zur Erinnerung an die goldene Hochzeitsfeier Ihrer Hochseligen Majestäten des Kaisers Wilhelm I. und der Kaiserin Augusta aus Mitteln, welche aus diesem Anlass wie in allen anderen preussischen Provinzen, so auch in der Provinz Sachsen gesammelt waren und auf den Wunsch Ihrer Majestäten zu wohlthätigen Zwecken verwandt werden sollten.

Das Asyl ist nur für ruhige unheilbare, nicht gemeingefährliche Geisteskranke bestimmt, welche vermöge ihres geistigen oder körperlichen Zustandes oder der Unzulänglichkeit ihrer häuslichen Verhältnisse in besonderem Grade hülfsbedürftig sind. Das Asyl besteht aus einem Wohngebäude für einen Arzt und einen Verwaltungsbeamten (die oben in dem Personal der Anstalt bereits eingerechnet sind) und je einem Pavillon für je 80 Männer und Frauen.

Die Verwaltung des Asyles ist mit der der Anstalt vereinigt und untersteht dasselbe daher auch der Leitung des Anstalts-Direktors.

Die Rheinische Provinzial-Irrenanstalt Grafenberg

bei Düsseldorf.

Die Reform der Irrenpflege in der Rheinprovinz begann Anfangs der sechziger Jahre und fand ihren ersten Ausdruck in dem vom Provinziallandtag im Jahre 1865 gefassten Beschluss: »In jedem der 5 Regierungsbezirke Düsseldorf, Köln, Aachen, Koblenz, Trier soll eine gemischte Heil- und Pflegeanstalt für je 200 bis 300 Kranke nach dem bewährtesten System erbaut werden.«

Für den Regierungsbezirk Düsseldorf wurde die Anstalt in Grafenberg errichtet.

Baubeschreibung. Die Gebäude sind auf einem etwa eine Stunde von Düsseldorf entfernten, an der Düsseldorf-Elberfelder Provinzialstrasse gelegenen, nach dem letzten Ankauf etwa 35,50 ha umfassenden Gelände erbaut, welches nach Südwesten durch einen von Ratingen nach Gerresheim führenden Feldweg, im Norden durch einen fiskalischen Laubwald, im Nordosten durch benachbarte Felder und im Südosten durch die obenerwähnte Provinzialstrasse begrenzt wird. Eine Waldfläche von 1,70 ha bietet im Sommer den Kranken zu schattigen Spaziergängen Gelegenheit. Das Anstaltsareal zerfällt in zwei in der Höhenlage wesentlich differirende Terrainflächen; die untere, in dem Winkel der Provinzialstrasse und des Feldweges von Ratingen nach Gerresheim liegende Fläche zieht sich um das obere, durchschnittlich etwa 18 m höher gelegene Gelände bogenförmig herum und steigt nach demselben in steiler Böschung an. Bei den grossen Schwierigkeiten, welche das höher gelegene Gelände für den Bau bot, entschied man sich für die Anlage einer grossen Zahl von Einzelgebäuden auf dem tiefer gelegenen Theile des Grundstückes (s. Lageplan S. 401).

In der Mitte der Bauanlage tritt das Verwaltungsgebäude in kompakter, fast quadratischer Masse hervor, hinter diesem in der

Hauptaxe liegt zunächst das Wirthschaftsgebäude und in grösserer
Entfernung auf dem oberen Gelände die Kapelle. Zu beiden Seiten
des Verwaltungsgebäudes und Wirthschaftsgebäudes wurden in zwei
parallelen Reihen je 5 Krankengebäude für Männer und Frauen,

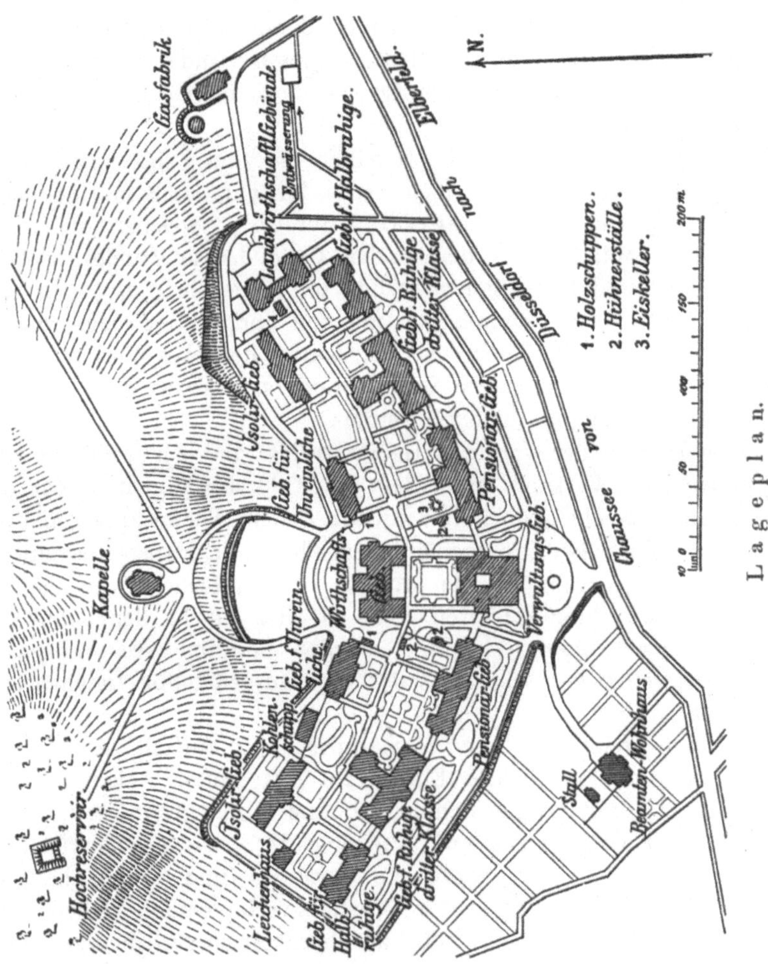

ein Oekonomiegebäude und das Leichenhaus errichtet, während in
der südwestlichen Ecke des Grundstückes, getrennt von den übrigen
Anstaltsgebäuden, ein Beamtenwohnhaus und nahe der östlichen
Grenze eine Gasanstalt erbaut worden sind.

Die Kranken-, das Verwaltungs- und die Oekonomiegebäude sind in zwei konzentrischen Kreisbögen, deren Mittelpunkt die Kapelle bildet, mit angemessenen Zwischenräumen derartig aufgeführt, dass in der vorderen Bogenlinie zu beiden Seiten des Verwaltungsgebäudes sich die Gebäude für Gebildete, für Ruhige dritter Verpflegungsklasse und für Halbruhige aneinander reihen, während auf der hinteren Bogenlinie, deren Mitte das Koch- und Waschküchengebäude einnimmt, die beiden Gebäude für unreinliche und besonders zu beobachtende Kranke, sowie die Gebäude für Tobsüchtige (Isolirgebäude) liegen.

Vom landwirthschaftlichen Gebäude bis zum Leichenhause erstreckt sich ein bedeckter, beiderseits bis auf ca. 3 m Höhe mit Mauern abgeschlossener Zentral-Korridor, welcher die vorspringenden Mittelbauten der beiden Gebäude für Ruhige, sowie das Wasch- und Kochküchengebäude direkt berührt, wogegen zur Vermittelung der Kommunikation mit den übrigen Gebäuden kurze, vom Zentral-Korridor senkrecht abgehende bedeckte Verbindungshallen von durchschnittlich 2,8 m Breite sich abzweigen, welche auch als Spaziergänge benutzt werden.

Die Häuser der vorderen Gebäudereihe sind zur weiteren Erleichterung des Verkehrs ausserdem direkt durch Gänge mit einander verbunden, welche jedoch nur zwischen dem Verwaltungsgebäude und den beiden Pensionärgebäuden als bedeckte Hallen ausgeführt worden sind, während die übrigen als einfache Laubengänge sämmtlich an ihrer äusseren Seite in der Flucht der Krankengebäude durch Mauern begrenzt werden und im Verein mit den Gebäuden selbst den Abschluss der sehr ausgedehnten Innengärten bewirken.

In den architektonischen Verhältnissen der Anstalt spricht sich durchgängig die möglichste Einfachheit aus; unter Anlehnung an den Villenstyl der Berliner Schule hat man durch angemessene Vertheilung der Gebäudemassen, Theilung der grossen Wandflächen durch leichte Gesimse, vorgelegte Veranden und Treppenhäuser, sowie unter Benutzung der die Gebäude verbindenden Hallen dem Ganzen einen freundlichen ländlichen Charakter zu verleihen gesucht; dem entspricht auch die Wahl weit überhängender, durchgängig abgewalmter Dächer.

In sämmtlichen Krankengebäuden ist die lichte Zimmerhöhe mit wenigen Ausnahmen in allen Geschossen gleichmässig 4,08 m.

Das Gebäude für gebildete Kranke lässt sich zergliedern

in einen dreigeschossigen Mittelbau und in zwei, bis auf die aus architektonischen Rücksichten höher geführten Eckrisalite, zweigeschossige Seitenbauten. Bei der Anordnung der Wohnungen für die Kranken ist dem bei den neuen rheinischen Provinzial-Irrenanstalten fast durchgängig zu Grunde gelegten Prinzip zufolge das sogenannte Horizontalsystem zum Ausdruck gelangt, das heisst, die zusammengehörigen Tages-Aufenthaltsräume und Schlafräume sind nebeneinander, also nicht in verschiedenen Geschossen übereinander, angeordnet worden. Sowohl im Erd- als auch im zweiten Geschoss ist das Gebäude in zwei für sich bestehende Abtheilungen zerlegt, deren Korridore durch eine im Treppenhause des Mittelbaues hergestellte Kommunikation in Verbindung stehen. Der dem Verwaltungsgebäude zunächst gelegene Seitenflügel enthält im Erdgeschoss und im ersten Stocke Wohnzimmer und Schlafzimmer, ein Isolirzimmer, je ein Wärterzimmer und eine Garderobe. Die unten gelegene Abtheilung des anderen Seitenflügels ist zur Aufnahme von zwölf gebildeten Kranken dritter Klasse bestimmt und besteht aus einem geräumigen Tageraum, drei Schlafzimmern, einem Isolirzimmer und Nebenräumen wie vorher. In der Abtheilung darüber sind Räume zur Unterbringung von sechs Pensionären zweiter Klasse vorgesehen. Im Mittelbau ist in den beiden unteren Geschossen nach vorn hinaus je ein 9,9 m langer, 6,75 m tiefer Salon hergestellt worden, welcher in unmittelbarer Verbindung mit dem Garten an der Vorderseite steht, während nach dem Hofe zu je eine gemeinsame Badeeinrichtung, Aborte, Pissoirs angelegt sind.

Wohnungen für Wartepersonal und einige Reserveräume sind vorgesehen.

Die Gebäude für ruhige Kranke dritter Verpflegungsklasse bestehen aus einem zum Zentralkorridor parallel gerichteten Langbau und einem von der Mitte desselben ausgehenden Querbau, welcher sich andererseits direkt an den Zentralkorridor anlehnt. Von letzterem gelangt man zunächst in das Haupttreppenhaus und weiterhin durch einen 2,6 m breiten Korridor zu den Räumen des Langbaues. Der Haupttreppe gegenüber liegt im Erdgeschoss ein gemeinsamer Speisesaal von 11,6 m Länge und 8 m Breite darüber ein als Schulsaal oder als Aufenthaltsraum bei allgemeinen Beschäftigungen der Kranken bestimmter Raum von den gleichen Dimensionen. Im Uebrigen ist die Einrichtung im Erdgeschoss identisch derjenigen im zweiten Geschoss. Jedes dieser beiden Geschosse enthält einen grossen Tagesaufenthaltsraum, acht Schlafzimmer verschiedener Grösse, worunter zwei Einzelschlafzimmer, ferner ein Isolirzimmer, sowie die erforderlichen Nebenräume als Badezimmer u. s. w.

Im Erdgeschoss steht der durch den ganzen Langbau sich erstreckende Tageraum, an seinen beiden Enden vermittelst Treppen einerseits mit den zu den benachbarten beiden Gebäuden führenden Passagen, andererseits mit den vor der Anstaltsfront liegenden Gartenanlagen in Verbindung.

Der mittlere Theil des Gebäudes ist mit einem dritten Geschoss versehen worden, welches zwei grössere und vier kleinere Wohn- und Schlafräume, ein Isolirzimmer und eine Reserve-Station mit Nebenräumen enthält.

Der Keller des Gebäudes ist zum grösseren Theil zur Einrichtung von Werkstätten benutzt worden.

Die Gebäude für Halbruhige dritter Verpflegungsklasse sind zweigeschossig und aus zwei kleinen Querbauten und einem dazwischen liegenden Verbindungsbau zusammengesetzt und haben mit Rücksicht auf die gleiche Grösse der beiden unterzubringenden Krankenabtheilungen in beiden Geschossen dieselbe Einrichtung erhalten. Der dem Verwaltungsgebäude zu gerichtete Querbau enthält zu beiden Seiten der Haupttreppe einen Speisesaal und ein grösseres Schlafzimmer.

An einen langgestreckten Tageraum schliessen sich vier Einzelschlafzimmer und ein Schlafzimmer für je zwei Kranke, sowie ein Isolirzimmer und die üblichen Nebenräume an.

Das zweite Geschoss hat im Wesentlichen dieselbe Einrichtung erhalten.

Die vorspringenden Theile der beiden Querbauten sind im Erdgeschoss durch eine vor dem Langbau herlaufende Veranda, welche einen Ausgang nach den vor der Anstaltsfront befindlichen Gartenanlagen hat, mit einander verbunden.

Die Gebäude für unreinliche und besonders zu beobachtende Kranke enthalten im Erdgeschoss einen durch die ganze Gebäudetiefe sich erstreckenden Tagesaufenthaltsraum mit zwei grossen Schlafräumen, einem Zugangs-Korridor und den sonst erforderlichen kleinen Räumen, wie in dem vorgeschilderten Gebäude für Halbruhige.

Im zweiten Geschoss ist die Station für körperlich Kranke, bestehend aus einem grösseren Krankensaale und drei Einzelzimmern mit Nebengelass. Im dritten Geschoss sind Schlafräume.

Die Isolirgebäude haben einen zweigeschossigen Mittelbau und zwei eingeschossige Seitenflügel erhalten, deren jeder einen 4,08 m breiten Tageraum und 5 an denselben sich anschliessende Isolirzellen von 3,95 m Länge, 3,45 m Breite und 4,08 m Höhe im Lichten, sowie Klosetraum und das Pissoir enthält.

Die Zellen haben theils Ober- theils Seitenlicht und sind fast sämmtlich mit einem Klosetsitz versehen, dessen Kothbecken vom Tageraum aus gereinigt wird.

Der Wärterraum im Erdgeschoss des Mittelbaues gestattet die beiden Tageräume zu übersehen, im Treppenhause daselbst ist der Ausgang nach dem Aufenthaltshof der Kranken; ein Bade-, ein Spül- und Waschraum, sowie ein Matratzen-Trockenraum befinden sich hier.

Die Gebäude sind nur insoweit unterkellert, als die Unterbringung der Badeheizung und der Lockfeuer-Einrichtung dies erforderlich machte.

Für den räumlichen Inhalt der Krankengebäude ergiebt sich folgendes Resultat:

1. der für Wohnzimmer oder Tageräume (ausschliesslich aller Reserveräume, der Isolirgebäude und der Infirmerie) vorgesehene Raum beträgt:

a) in den Pensionärgebäuden . . . $2 \times 1608{,}33 = 3\,216{,}66$ cbm
b) - - Gebäuden für Ruhige . . $2 \times 1682{,}55 = 3\,365{,}10$ -
c) - - - - Halbruhige $2 \times \;\;990{,}30 = 1\,980{,}60$ -
d) - - - - Unreinliche $2 \times \;\;921{,}14 = 1\,842{,}28$ -

$$\text{Summa}\quad 10\,404{,}64 \text{ cbm}$$

2. die Schlafräume ergeben sich:

a) im Pensionärgebäude zu . . . $2 \times \;\;721{,}06 = 1\,442{,}12$ cbm
b) in den Gebäuden für Ruhige zu . $\cdot 2 \times 2082{,}02 = 4\,164{,}04$ -
c) - - - - Halbruhige . $2 \times \;\;764{,}43 = 1\,528{,}86$ -
d) - - - - Unreinliche . $2 \times 1070{,}84 = 2\,141{,}68$ -

$$\text{Summa}\quad 9\,276{,}70 \text{ cbm}$$

3. dem Programm gemäss angelegte Reserveräume:

a) im Frauen-Pensionärgebäude . . . . $203{,}91$ cbm
b) in den Gebäuden für Ruhige . . . $2 \times 867{,}36 = 1\,734{,}72$ -
worunter $2 \times 485{,}15 = 970{,}30$ cbm als Schlafraum
und $2 \times 382{,}21 = 764{,}42$ cbm als Tagesraum bestimmt waren

$$\text{Summa}\quad 1\,938{,}63 \text{ cbm}$$

4. Reserveräume, welche nicht im Programm vorgesehen waren, sondern aus konstruktiven oder architektonischen Rücksichten ausgeführt worden sind.

a) in den Pensionärgebäuden . . . 2 × 245,17 = 490,34 cbm
b) - - Gebäuden für Unreinliche . 2 × 402,04 = 804,08 -

Summa 1 294,42 cbm

5. Inhalt der Speisesäle in den Gebäuden für Halbruhige, welche jetzt als Schlafräume benutzt werden . 2 × 423,99 = 847,98 cbm.

Da ein Raum von 25 cbm auf jedes Bett für Irrenanstalten vollständig genügt, so ergiebt sich unter Zugrundelegung des ermittelten Gesammtinhaltes der Schlafräume von rund 10 900 cbm, dass die Belagsfähigkeit der Anstalt über die festgestellte Zahl von 300 Kranken ganz bedeutend hinausgeht, namentlich, wenn man berücksichtigt, dass die Infirmerie, die Reservestationen, die Isolirzimmer in den Abtheilungen und die Isolirgebäude nicht mit eingeschlossen sind.

Die Kosten für den Grunderwerb, für den Bau und für die Einrichtung beliefen sich auf 84 143,87 Mark, 2 186 229,06 Mark und 157 729,75 Mark, zusammen auf 2 428 102,68 Mark.

Durch Ankauf sind in neuester Zeit noch 13,50 ha und fünf ursprünglich zur Aufnahme von Fabrikarbeitern bestimmte Gebäude hinzugekommen, von welchen zwei im Innern vollständig umgebaut und zur Aufnahme von männlichen Kranken eingerichtet wurden, während in drei andere, in der alten Abscheidung belassene die Handwerker und Dienstleute aus der Anstalt verlegt worden sind.

Zur Zeit wohnen 32 Kranke und 17 Handwerker, im Ganzen 69 Personen, in der bis dahin wohlbewährten Kolonie, welche am 2. Juni 1882 eröffnet wurde. Die Kranken betrachten es als einen Vorzug, dorthin versetzt zu werden. Entweichungen aus der Kolonie kommen ungeachtet des freien Verkehrs daselbst kaum vor.

Behufs Wasserversorgung besitzt die Anstalt ein durch eine Dampfmaschine getriebenes zweistiefeliges Pumpwerk, welches das Wasser aus einem Brunnen in hochgelegene Bassins drückt. Die Wasserleitung der Wirthschaftsgebäude steht mit dem Hauptvertheilungsnetz in Verbindung, ist also von der Wasserversorgung der übrigen Gebäude nicht getrennt.

Die Anstalt hat ferner eine grosse gemauerte, im Terrain liegende Regenwasser-Sammelcisterne von 280 cbm Inhalt, aus welcher das Wasser maschinell in ein kleines, auf dem Dachboden des Wirthschaftsgebäudes aufgestelltes Hochbassin gefördert wird.

Koch- und Waschräume. Dampfkesselanlagen: 2 Kessel von je 17,75 qm feuerberührter Fläche ohne Dampf-Ueberhitzungsfläche. Sie bestehen je aus einem Cylinderkessel und einem unter demselben liegenden, mit ihm durch einen Stutzen verbundenen Bouilleur. Von dem unter dem vorderen Ende des Oberkessels liegenden Rost gehen die Feuergase an dem Oberkessel entlang nach hinten, darauf um den Bouilleur herum wieder nach vorn und entweichen seitlich in den zum Schornstein führenden Fuchskanal.

Der grosse Dampfkesselschornstein ist zum Zwecke der Ventilation aus einem äusseren, im Querschnitt kreisförmigen Mantel und einem inneren, aus Gusseisen hergestellten Rohre gebildet, welches letztere die abziehenden Rauchgase aufnimmt, während der zwischen dem inneren Rohre und dem äusseren Mantel verbleibende ringförmige Raum durch weite Kanäle mit den Koch- und Waschräumen in Verbindung steht. Die Luft im ringförmigen Schlote wird erwärmt, steigt in Folge dessen empor und bewirkt ein Nachströmen der Luft aus den oben erwähnten zu ventilirenden Räumen. Das eiserne Rauchrohr ist nicht über den äusseren Schornsteinmantel hinausgeführt, sondern endigt etwa 10 m unterhalb der Schornsteinmündung, so dass oberhalb des ersteren eine Vermischung der Rauchgase und der Ventilationsluft stattfindet.

Die Trockenräume der Anstalt liegen im Erdgeschoss.

Die Heizung ist: a) Luftheizung in den Gebäuden für ruhige Kranke dritter Verpflegungsklasse und den Gebäuden für unreinliche Kranke; b) Warmwasserheizung in den Bädern der nicht mit Luftheizung versehenen Gebäude; c) Stubenofenheizung in den nicht zu a) und b) gehörigen Gebäuden und Räumen.

In den Tobzellen der Isolirgebäude sind die ursprünglich in sämmtlichen Zellen befindlichen Kachelöfen, welche den Kranken nicht widerstanden, durch eine für je zwei Zellen gemeinsame Einrichtung in Gestalt eines eisernen Ofens ersetzt worden, welcher in einer gemauerten Ummantelung an der Stelle, wo die Trennungswand der beiden Zellen und die Tageraumwand zusammentreffen, aufgestellt ist. Der gusseiserne Feuertopf des Ofens ist zur Vergrösserung der Heizfläche mit Rippen versehen, während der über dem Feuertopfe sich erhebende Heizzylinder aus demselben Grunde aus gewelltem Schmiedeblech hergestellt ist. Der Ofen steht auf einer kreisförmigen Gusseisenplatte, welche den Abschluss einer, mit dem Freien durch zwei Kanäle kommunizirenden Frischluftkammer bildet und ringsum mit fächerförmigen, durch einen Dreh-schieber regulirbaren Oeffnungen versehen ist.

Die durch diese Oeffnungen in den Raum zwischen Ofen und Ummantelung tretende Luft erwärmt sich, indem sie nach oben steigt, an den Ofenwandungen und tritt durch drei, über dem Ofen in der Ummantelung ausgesparte Oeffnungen in die beiden Zellen und den Tageraum ein. Die in die Zellen mündenden Warmluft-öffnungen sind mit schmiedeeisernen Rahmen versehen, in welchen einige jalousieartig angeordnete, schräggestellte Bleche eingesetzt sind, um den Kranken das Hindurchwerfen von Koth etc. unmög-lich zu machen.

Ventilation. Behufs Beseitigung des der Frischluftzuführung entsprechenden Quantums verbrauchter Luft aus den Zellen und Tageräumen stehen durch Ventilationskanäle mit grossen Aspira-tionskaminen zur Ablüftung in Verbindung, welche für gewöhnlich mit den von den Badefeuerungen entweichenden Rauchgasen be-heizt werden, ausserdem aber mit besonderen Lockfeuerungen aus-gestattet sind, welche in Betrieb gesetzt werden, wenn keine Be-heizung der Badekessel stattfindet. In denjenigen Tobzellen, welche mit Klosets versehen sind (es ist dies die Mehrzahl), wurden die Luftabsaugeöffnungen hinter den, in den Stossbrettern mit verti-kalen Schlitzen versehenen Klosetsitzen verborgen, so dass die Luft zum Theil durch diese Schlitze, zum Theil durch die Klosettrichter abgesogen wird; die durch die beschriebene Einrichtung erzielte Ventilation ist eine befriedigende.

Die Kloset- und Pissoirräume, sowie die Abtheilungen der un-reinlichen Kranken haben ausserdem künstliche Aspirations-Ein-richtungen erhalten, während in allen anderen Räumen von der Ausführung derartiger Einrichtungen mit Rücksicht auf die im Vergleich mit der Krankenzahl grosse Geräumigkeit der Aufenthalts-säle Abstand genommen wurde.

In den Krankengebäuden sind Luftklosets nach dem d'Arcet-schen System ausgeführt, in allen übrigen Gebäuden Wasserklosets nach im Handel gebräuchlichen Konstruktionen zur Anwendung gekommen; auch die Pissoirs haben Wasserspülung.

Die Anstalt hat ihre besonderen Entwässerungs-Anlagen. Die Ablaufröhren einer jeden Gruppe von Einrichtungen, mit deren Benutzung ein Wasserverbrauch verknüpft ist, vereinigen sich im Allgemeinen noch innerhalb des Gebäudes zu einem Hauptabfluss-rohre, welches durch die Gebäudemauer in das Terrain tritt und daselbst in einen wasserdicht gemauerten Schlammfang einmündet. Derselbe nimmt auch die Urinableitungsröhren der d'Arcet'schen Klosetanlagen, sowie da, wo es die örtlichen Verhältnisse angemessen erscheinen liessen, die Abfallröhren der Dachentwässerung auf.

Die Wasserklosetgruben sind rechteckige gemauerte Behälter, welche durch eine bis zur Höhe der Fäkalien-Oberfläche reichende Scheidewand und ein auf dieser Scheidewand stehendes 250 mm hohes schmiedeeisernes Gitter in zwei Kammern getheilt sind, in deren eine das aus dem Gebäude kommende Abflussrohr der betreffenden Klosetanlage einmündet, während die andere Kammer durch eine 150 mm weite Thonrohrleitung mit der Kanalisation in Verbindung steht. Papierstücke und sonstige, zufällig in die Klosets gelangende Gegenstände werden entweder durch das erwähnte schmiedeeiserne Gitter, oder, sofern sie zwischen dessen Stäben hindurchgehen, durch ein mit Geruchverschluss versehenes gusseisernes Klappgitter, welches vor dem, aus der zweiten Abtheilung zur Kanalisation gehenden Rohre angeordnet ist, zurückgehalten.

Ueberall sind an den Knotenpunkten, wo sich mehrere Hauptkanalisationsröhren vereinigen, gleichzeitig als Revisionsschächte dienende Schlammgruben angeordnet worden.

Ausserdem hat die Anstalt an der Stelle, wo das sämmtliche Kanalwasser in eine einzige Hauptleitung übergeht, einen grösseren Schlammbehälter erhalten, in welchem die Flüssigkeiten vor ihrem Eintritt in das Hauptrohr zur Ruhe gelangen, und alle in denselben etwa noch suspendirten festen Substanzen sich niederschlagen.

Sämmtliche Schlammfänge, Regeneinfallsschächte und Wasserklosetgruben können durch 500 qmm grosse, der Mehrzahl nach durch gusseiserne Platten, im Uebrigen durch Werksteinplatten abgedeckte Einsteige-Oeffnungen befahren werden.

In der Regel werden die Schlammfänge alle halbe Jahr einmal von den Niederschlägen, die als Dünger Verwendung finden, gereinigt.

Zur Aufnahme des Kanalwassers ist mit einem benachbarten Grundbesitzer ein Vertrag abgeschlossen worden, dergestalt, dass diese Verpflichtung auf dem betreffenden Grundstück dauernd als Servitut lastet.

Für die Gasbeleuchtung ist eine eigene kleine Gasfabrik angelegt, welche im Ganzen 730 Flammen speist.

Allgemeine bauliche Einrichtung im Innern der Gebäude.

Die Fussböden sind aus Dielen von Ostsee-Kiefernholz von durchschnittlich 32 mm Stärke und aus 30 mm starken Eichenholzdielen in den Abtheilungen für unreinliche und tobsüchtige Kranke, sowie in den Festsälen und deren Nebenräumen durch verlegte Parquetfussböden hergestellt worden.

Die Bade-, Wasch-, Spül- und Kloseträume haben gewölbte Fussböden und Asphaltbelag erhalten, welcher zur Erhöhung der Sicherheit gegen das Eindringen von Feuchtigkeit an den Kanten zwischen Fussboden und Wand um ca. 80 mm ringsum an den Wänden in die Höhe gezogen worden ist.

Die Treppenhäuser mit Steintreppen in den Krankengebäuden trennen im Allgemeinen die Krankenabtheilungen.

Der Wandputz ist fast überall in gewöhnlicher Weise aus Kalkmörtel hergestellt, dagegen sind die Wände in den Tageräumen und Schlafzimmern der Abtheilungen für unreinliche und tobsüchtige Kranke bis zu 2 m über dem Fussboden mit Cementputz versehen, während die Tobzellen der Isolirgebäude, sowie die Bade-, Wasch-, Spül- und Kloseträume ganz in Cementmörtel geputzt sind.

Die Thüren sind in üblicher Weise, aber grösstentheils ursprünglich zu schwach hergestellt worden, so dass bei den Isolirzellen bereits Aenderungen eintreten mussten.

Die Fenster in sämmtlichen Krankengebäuden, mit Ausnahme der Tobabtheilungen, sind zum grösseren Theile, abgesehen vom Oberlicht, zweiflügelig und mit feststehenden Mittelpfosten konstruirt; dieselben haben eine äussere schmiedeeiserne, theils am Blendrahmen, theils am Mittelpfosten befestigte Vergitterung erhalten.

Vergitterungen sind an den Fenstern der nach den Innenhöfen zu liegenden Korridore in den Abtheilungen für gebildete und ruhige Kranke nicht ausgeführt; um dennoch ein Entweichen der Kranken zu verhüten, lassen sich die beiden unteren Flügel der Fenster um ihre mittlere vertikale Axe drehen, gestatten jedoch durch eine Arretirungsvorrichtung nur ein Oeffnen um 30°.

Die Fenster der Tageräume in den Tobabtheilungen sind, um ein Einschlagen der unteren Fensterscheiben durch die Kranken zu verhüten, zum Theil durch engmaschige Drahtgitter, zum Theil durch Lochbleche, welche auf den Fensterflügeln abnehmbar befestigt sind, geschützt worden.

Die Oberlichtfenster in den Tobzellen sind zum Schutze gegen das Einwerfen an ihrer unteren Seite mit einem Drahtgitter versehen und können durch Holzklappen vollständig verdunkelt werden.

Die Seitenlichtfenster bestehen aus einem feststehenden Oberlichte und zwei gegen einen Mittelpfosten in horizontaler Richtung je um etwa 130 mm verschiebbaren Fensterflügeln, welche sowohl im geöffneten als auch im geschlossenen Zustand durch eine einfache Vorrichtung vermittelst des Dreikantschlüssels feststellbar sind. Diese Fenster sind in gewöhnlicher Brüstungshöhe angebracht, haben circa 450 mm hohe, 130 mm breite Fensterscheiben aus 26 mm dickem Glase erhalten und sind aus entsprechend starken eisernen Sprossen mit hölzernen Rahmen hergestellt. Um auch hier eine Verdunkelung der Zellen bewirken zu können, sind vor den Fenstern hölzerne Schiebeläden angeordnet, welche sich vom Dachboden aus reguliren lassen.

An den Fenstern sämmtlicher Schlafräume sind feststellbare Blendläden angebracht, welche in den Isolirzimmern für gebildete, ruhige, halbruhige und unreinliche Kranke besonders stark konstruirt sind.

Die Tobzellenthüren haben starke Basküleschlösser; ebenso dient als Fensterverschluss vorzugsweise der Basküleverschluss, sämmtliche Basküleschlösser lassen sich durch den Dreikantschlüssel bewegen.

Der ganze Baukomplex ist nach aussen hin durch Mauern abgeschlossen, welche theils in einer angemessenen Entfernung an den Gebäuden vorbeilaufen und in Folge dessen Raum zur Anlage von Aussengärten gewähren, theils, und zwar da, wo die Anlage von Aussengärten nicht nothwendig erschien, an je zwei auf einanderfolgende Gebäude sich anschliessen. Im Allgemeinen ist für jede Kranken-Abtheilung ein besonderer, direkt zugänglicher Garten vorhanden. Die Anstalt wurde am 1. Juli 1876 eröffnet.

Die unmittelbare Leitung und Verwaltung innerhalb der Grenzen der einzelnen Positionen des vom Provinzial-Landtage genehmigten Etats ist dem Anstaltsdirektor, zur Zeit Dr. Eickholt, anvertraut, welcher als Arzt nach den Anforderungen des Staates ausgebildet sein muss. Der Anstaltsdirektor bestimmt über die Aufnahme jeder Art von Kranken; zu seinem ausschliesslichen Geschäftskreise gehört Alles, was auf die medizinische, psychische und diätetische Behandlung der Kranken Bezug hat.

Ausser dem Direktor fungiren an der Anstalt noch ein zweiter Arzt, welchem gleichzeitig die Vertretung des Direktors übertragen ist, sowie 2 Assistenzärzte, ferner 2 Geistliche, welche nicht in der Anstalt wohnen, ein Apotheker, ein Verwalter und ein Rendant.

Die Oberaufsicht über die Verwaltung liegt in der Hand des Provinzial-Ausschusses.

Das übrige Anstaltspersonal besteht aus 2 Büreaugehülfen, 2 Oberwärtern, 2 Oberwärterinnen, 1 Gärtner, 1 Maschinist, 1 Oberköchin, 1 Oberwäscherin, 34 Wärtern, 34 Wärterinnen, 1 Schreinermeister und 1 Schreinergesellen, 1 Bäckermeister, 1 Schneidermeister, 1 Schuhmachermeister, 1 Portier, 1 Boten, 1 Nachtwächter, 1 Hausknecht, 1 Magazinier, 3 Heizer, 1 Schlosser, 2 Pferdeknechten, 1 Schweizer, 4 Küchenmägden.

Aufnahme-Bedingungen. Die Rheinischen Provinzial-Irrenanstalten sind wesentlich Heilanstalten; es werden jedoch nach Massgabe des vorhandenen Raumes auch Geisteskranke zum Zwecke blosser Pflege darin aufgenommen. Die Verpflegungskosten betragen in 4 Verpflegungsklassen täglich für einen Kranken aus der Rheinprovinz oder aus anderen Provinzen: I. Klasse 7,50 oder 8 Mark, II. Klasse 4 oder 5 Mark, III. Klasse 2,50 oder 3 Mark, IV. Klasse 1,50 oder 2 Mark.

Freistellen in der III. und IV. Klasse, behufs Anstellung von Kurversuchen, werden lediglich gewährt:

1. Geisteskranken, welche ihren Unterstützungswohnsitz in einer Gemeinde der Rheinprovinz haben oder dem Rheinischen Landarmenverbande zur Last fallen,

2. anderen Provinzen des Preussischen Staates oder dem Auslande angehörigen Kranken, im Falle sie von Rheinischen Gemeinden in vorläufige Fürsorge zu nehmen sind, soweit nicht ein Erstattungsanspruch bezüglich der Pflege und sonstigen Kosten geltend gemacht werden kann.

Die Freistellen werden von dem Landesdirektor stets nur auf die Dauer eines Jahres und unter der Voraussetzung bewilligt, dass nach Anerkenntniss des betreffenden Anstaltsdirektors die Zuführung des Kranken zur Anstalt innerhalb der ersten sechs Monate nach Ausbruch der Geisteskrankheit oder Wiederausbruch derselben erfolgt ist.

Für Pfleglinge können ganze oder theilweise Freistellen nur in ganz aussergewöhnlichen Fällen von dem Provinzial-Verwaltungsrathe bewilligt werden; für noch im Dienste befindliche Militärpersonen können Freistellen nicht bewilligt werden.

Der Etat für die Anstalt beträgt 275 000 Mark, der Zuschuss aus Provinzialmitteln 32 000 Mark.

Krankenbewegung nach Krankheitsformen im Jahre 1889.

Krankheitsform	Bestand am 31. 12. 88		Zugang 1889		Summa der Verpflegten		Abgang													
							Geheilt		Gebessert		Ungeheilt						Gestorben		Summa des Abgangs	
											in eine andere Anstalt		in die eigene Familie		in eine andere Familie					
	M.	Fr.	M.	Fr.	M.	Fr.	M.	Fr.	M.	Fr.	M.	Fr.	M.	Fr.	M.	Fr.	M.	Fr.	M.	Fr.
Einfache Seelenstörung .	227	222	151	203	378	425	52	45	36	53	30	50	8	14	—	—	14	20	140	182
Paralytische - .	24	—	54	16	78	16	—	—	1	2	6	1	3	—	—	—	36	9	46	12
Seelenstörung mit Epilepsie	7	2	5	5	12	7	—	1	1	1	1	—	—	—	—	—	1	—	3	2
Seelenstörung m. Hystero-Epilepsie	—	—	—	—	—	—	—	—	—	—	—	—	—	—	—	—	—	—	—	—
Imbecillität	2	—	2	1	4	1	—	—	1	—	2	—	1	—	—	—	—	—	4	—
Idotie	4	1	2	1	6	2	—	—	—	—	—	—	1	—	—	—	—	—	1	—
Delirium potatorum . .	2	—	1	—	3	—	—	—	1	—	—	—	—	—	—	—	—	—	1	—
Nicht geisteskrank . . .	2	—	3	—	5	—	5	—	—	—	—	—	—	—	—	—	—	—	5	—
Summa . .	268	225	218	226	486	451	57	46	40	56	39	51	13	14	—	—	51	29	200	196

PUBLIKATIONEN

DES

KAISERLICHEN GESUNDHEITSAMTES

AUS DEM VERLAGE

VON

JULIUS SPRINGER IN BERLIN N.

MONBIJOUPLATZ 3.

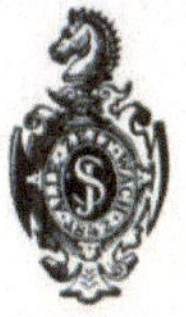

JULI 1890.

Band V.

stimmung des Arsens. — 3. Derselbe, Chemische Untersuchung verschiedener, im Handel vorkommender Konservirungsmittel für Fleisch und Fleischwaaren. — 4. Dr. Rasenack, Analyse eines Mineralwassers aus Kamerun. — 5. Dr. Windisch, Ueber Methoden zum Nachweis und zur Bestimmung des Fuselöls in Trinkbranntweinen. — 6. R. Heise, Zur Kenntniss des Rothweinfarbstoffes.

12. Dr. Rahts, Die Zahl der Geisteskranken in den Heil- und Pflegeanstalten des Deutschen Reiches, verglichen mit den Ergebnissen der letzten Volkszählungen.

13. Dr. Würzburg, Ueber die Bevölkerungsvorgänge in deutschen Orten mit 15000 und mehr Einwohnern im Durchschnitt der Jahre 1878/87, mit besonderer Berücksichtigung der Jahre 1885, 1886 und 1887. Mit 2 Tafeln.

14. Dr. L. Heim, Versuche über blaue Milch.

15. Ergebnisse des Impfgeschäfts im Deutschen Reiche während der Jahre 1886 und 1887. Mit 2 Tafeln.

16. Tabellarische Uebersicht der Ergebnisse des Impfgeschäfts im Deutschen Reiche für das Jahr 1887 nebst einer vergleichenden tabellarischen Zusammenstellung der entsprechenden Ergebnisse aus den Jahren 1883 bis 1886.

Band VI.

Heft 1 und 2. — Preis je M. 6,—.

1. Dr. Petri, Ueber die Verwerthung der rothen Salpetrigsäure-Indolreaktion zur Erkennung der Cholerabakterien.

2. Die Thätigkeit der im Deutschen Reiche errichteten Anstalten zur Gewinnung von Thierlymphe während des Jahres 1888. Nach den Jahresberichten der Vorstände zusammengestellt im Kaiserlichen Gesundheitsamte.

3. Dr. Ohlmüller, Versuche über die desinfizirende Kraft der synthetischen Karbolsäure im Vergleich zur Karbolsäure der Pharmacopoea germanica ed. II. und zu Karbolschwefelsäuren.

4. Dr. Rahts, Ergebnisse der amtlichen Pockensterbe- und Pockenerkrankungsstatistik im Deutschen Reiche vom Jahre 1888.

5. Mittheilungen aus dem chemischen Laboratorium des Kaiserl. Gesundheitsamtes: 7. Dr. Polenske, Chemische Untersuchung verschiedener, im Handel vorkommender Konservirungsmittel für Fleisch- und Fleischwaaren. — 8. Derselbe, Untersuchung eines „Deutsche Butterfarbe" genannten Präparates von Theodor Heydrich-Wittenberg. — 9. Derselbe, Ueber einige zur Verstärkung spirituöser Getränke, bezw. zur Herstellung künstlich. Branntweins und Cognaks im Handel befindliche Essenzen. — 10. Derselbe, Chemische Untersuchung einer „Rothweinfarbe".

6. Prof. Dr. Sell, Ueber die Reinigung von Rohspiritus und Branntwein nach dem Verfahren von Dr. J. Traube und Dr. G. Bodländer.

7. Prof. Dr. Gaffky u. Dr. Paak, Ein Beitrag zur Frage der sogenannten Wurst- und Fleischvergiftung.

8. Dr. Schiller, Zum Verhalten der Erreger der Cholera und des Unterleibstyphus in dem Inhalt der Abtrittsgruben und Abwässer.

9. Dr. Rahts, Zur Erkrankungsstatistik der Jahre 1888 und 1889.

10. Dr. Rahts, Beiträge zu einer internationalen Statistik der Todesursachen.

11. Dr. P. Friedrich, Untersuchungen über Influenza.

12. Dr. R. J. Petri, Ueber die Widerstandsfähigkeit der Bakterien des Schweinerothlaufs in Reinkulturen und im Fleisch rothlaufkranker Schweine gegen Kochen, Schmoren, Braten, Salzen, Einpökeln und Räuchern.

VERZEICHNISS

MEDIZINISCHER WERKE

AUS DEM VERLAGE

VON

JULIUS SPRINGER IN BERLIN N.

MONBIJOUPLATZ 3.

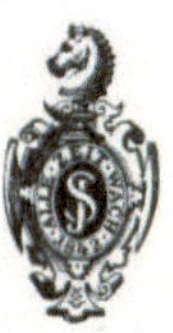

JULI 1890.

B. Baubeschreibungen.

1. Die neue medizinische Klinik für die Universität Marburg. (Hierzu Tafel 1—3.)
2. Neubau der Frauenklinik für die Universität Breslau. (Hierzu Tafel 4—6.) Beschreibung der Frauenklinik vom medizinisch. Standpunkt. Von Prof. Dr. H. Fritsch. — Bautechnische Beschreibung.
3. Prof. Dr. Schirmer, Die neue Augenklinik für die Universität Greifswald. (Hierzu Tafel 7—8.)
4. Die neue Augenklinik der Universität Marburg. (Hierzu Tafel 9—10.)
5. Klutmann, Das neue Kinderkrankenhaus für ansteckende Krankheiten b. d. Kgl. Charité in Berlin. (Hierzu Tafel 11—13.)

C. Statistik der stationären Kliniken und Polikliniken der preussischen Universitäten für das Jahr 1887/88.

I. Verwaltungsnachrichten für das Jahr 1887/88. (Tabelle 1—3.)
II. Morbiditätsstatistik für das Jahr 1887/88. (Tabelle 4—33.)
III. Unterrichtsstatistik für das Jahr 1887/88. (Tabelle 34—35.)
IV. Bibliographie der Kliniken und Polikliniken für das Jahr 1887/88.

D. Verschiedene Mittheilungen.

1. Prof. Dr. Vossius, Bericht über zwei poliklinisch behandelte Epidemieen von Bindehautentzündung in Königsberg i. Pr.
2. Statistik der Augenkrankheiten.
3. Ueber otiatrische Statistik, insbesondere in therapeutischer Beziehung.
4. Notwendigkeit und Anlage von Isolirspitälern.
5. Prof. Dr. Foerster, Prismatische Fenster in der Augenklinik der Universität Breslau.
6. Einführung von Ventilations-Kachelöfen bezw. von Cirkulations-Füllöfen für Lazarethe. (Erlass des Kriegs-Ministeriums, Medizinal-Abtheilung.)
7. Die beste innere Einrichtung eines transportablen Lazareths, Preisausschreibung.
8. Dr. Kremser, Ueber das Klima der preuss. Universitätsstädte.
9. Bevölkerungsverhältnisse der preuss. Universitätsstädte.
10. Studienalter der Medizin Studirenden auf den preuss. Universitäten im W.-S. 1887/88.

E. Amtliche Bekanntmachungen und Personalnachrichten.

Zweiter Band.

Mit 11 lithographirten Tafeln.

764 Seiten gross 8°. — In Leinwand gebunden Preis M. 20,—.

A. Abhandlungen.

1. Prof. Dr. C. Binz, Zur Geschichte der Pharmakologie in Deutschland.
2. Prof. Dr. Rud. Virchow, Ueber den Unterricht in der pathologischen Anatomie.
3. Prof. Dr. A. v. Hippel, Ueber die Entwickelung des Unterrichts in der Augenheilkunde an den deutschen Universitäten.
4. Prof. Dr. Rubner, Ueber die Aufgaben des hygien. Unterrichts beh. Ausbild. der Aerzte.
5. Prof. Dr. Henoch, Ueber den Unterricht in der Kinderheilkunde
6. Prof. Dr. B. Fränkel, Der Unterricht in der Universitäts-Poliklinik für Hals- und Nasenkranke zu Berlin.
7. Prof. Dr. Julius Schreiber, Ueber den Unterricht in der medizinischen Universitäts-Poliklinik zu Königsberg und die Stellung der medizinischen Poliklinik überhaupt.
8. Prof. Dr. Heinrich Fritsch, Ueber die für den Unterricht nötig. Räume in Frauenkliniken.
9. Prof. Dr. C. Wernicke, Stadtasyle u. psychiatrische Kliniken
10. Prof. Dr. Albert Neisser, Ueber den Nutzen und die Notwendigkeit von Spezial-Kliniken für Haut- und venerische Kranke.
11. Prof. Dr. Th. Puschmann, Der klinische Unterricht in Oesterreich-Ungarn.
12. Dr. Paul Güterbock, Ueber den klin. Unterricht in England.
13. Prof. Dr. Joessel, Ueber die ärztliche Ausbildung, insbesondere über den klinischen Unterricht mit Einschluss der Prüfungsbestimm.in Frankreich.
14. Prof. Dr. Cantani, Der medizinische Unterricht in Italien.
15. Prof. Dr. Wyss, Die Ausbildung der Arzte in der Schweiz.
16. Dr. Valenzuela, Das ärztliche Studium in Chile.

Aerztliche Erfahrungen
über die
Malaria der Tropen-Länder.
Gesammelt von
Dr. Ludwig Martin
K. bayer. Hofrath und approb. Arzt für Deutschland
und Niederländisch-Indien.

Preis M. 1,60.

Die Malaria-Krankheiten
unter specieller
Berücksichtigung tropenklimatischer Gesichtspunkte.
Auf Grund von in Kaiser Wilhelms-Land (Neu-Guinea) gemachten Beobachtungen
bearbeitet von
Dr. O. Schellong
Arzt in Königsberg.

Mit in den Text gedruckten Abbildungen und 9 lithographirten Tafeln.

Preis M. 5,—.

Die neueren Arzneimittel.
Für Apotheker, Aerzte und Drogisten bearbeitet
von
Dr. Bernhard Fischer.

Mit in den Text gedruckten Holzschnitten.

Fünfte Auflage in Vorbereitung.

Die Ohnmacht bei der Geburt
vom gerichtsärztlichen Standpunkt.
Eine Abhandlung für Aerzte und praktische Juristen
von
Dr. Moritz Freyer
Kreisphysikus in Darkehmen.

Preis M. 7,—.

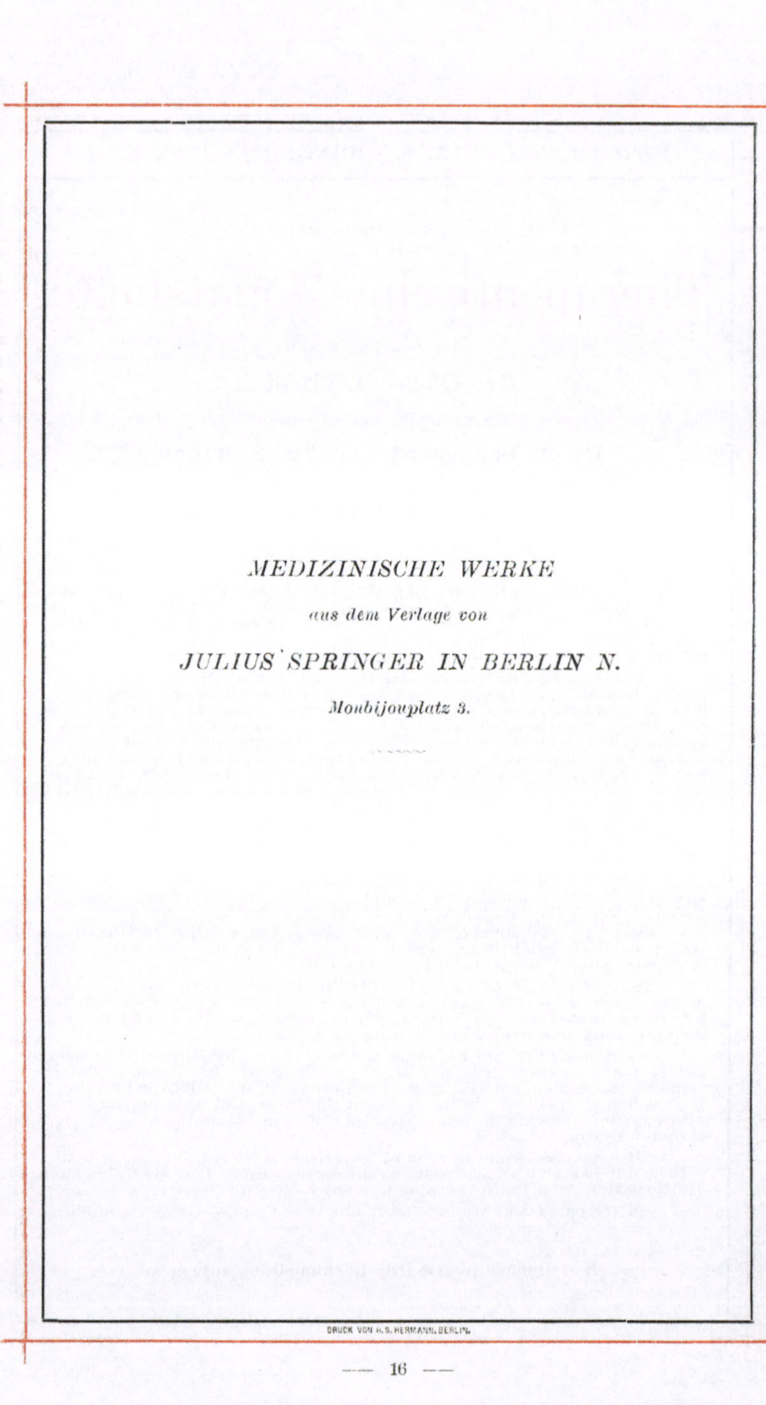
MEDIZINISCHE WERKE
aus dem Verlage von
JULIUS SPRINGER IN BERLIN N.
Monbijouplatz 3.
DRUCK VON H. S. HERMANN, BERLIN.